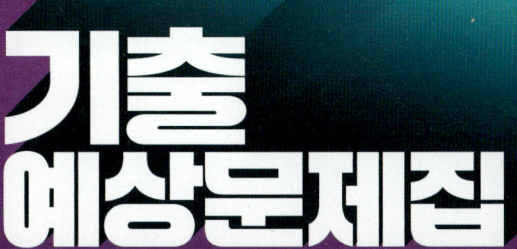

기출
예상문제집

간호조무사

가 / 장 / 빠 / 른 / 합 / 격

시대에듀

2026 가장 빠른 합격
간호조무사 기출예상문제집

PROFILE

김민소

[학력]
경북대학교 간호대학(RN-BSN) 졸업
남서울대학교 가정전문간호대학원 졸업
가정전문간호사 활동 중

[경력]
現 KG 에듀원 튜터로 활동 중
    KG 에듀원 슬기로운 의료생활 환자경험 중심 병원직무교육 촬영

前 종합병원 중환자실/응급실 근무
    요양병원 근무
    간호학원 강사(10년 이상)
    생명보험회사 FC, 임직원 대상 교육 다수
    수원 고용복지센터 돌봄직종 강연
    KBS 시사직격, KBS 2030 저출산을 말하다, SBS 궁금한 이야기 Y 방송 출연

[저서]
불안을 강함으로 바꾸는 기술
착한 아이보다 주도적인 아이로 키우는 불량육아
간호사 국가고시 한권으로 끝내기
신규 간호사 임상 매뉴얼

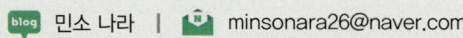 민소 나라 | minsonara26@naver.com

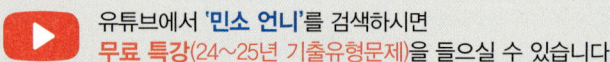
유튜브에서 **'민소 언니'**를 검색하시면
무료 특강(24~25년 기출유형문제)을 들으실 수 있습니다.

 시대에듀

끝까지 책임진다! 시대에듀!
QR코드를 통해 도서 출간 이후 발견된 오류나 개정법령, 변경된 시험 정보, 최신기출문제, 도서 업데이트 자료 등이 있는지 확인해 보세요! 시대에듀 합격 스마트 앱을 통해서도 알려 드리고 있으니 구글 플레이나 앱 스토어에서 다운받아 사용하세요.
또한, 파본 도서인 경우에는 구입하신 곳에서 교환해 드립니다.

편집진행 윤진영 · 김지은 | **표지디자인** 권은경 · 길전홍선 | **본문디자인** 정경일 · 박동진

안녕하세요. 김민소 간호사입니다.

저는 하나의 꿈이 있었습니다. 그 꿈은 바로 기존에는 없었던 다른 색깔의 간호조무사 수험서를 제 이름으로 집필하는 것입니다. 그렇기에 이 책을 집필하는 동안 행복하고 감사하였으며 마음 한편으로는 첫 데이트를 기다리는 사람처럼 설레기도 했습니다. 이러한 저의 마음이 고스란히 이 책에 녹아들었기 때문에 함께하는 모든 분들에게 밝은 에너지가 전달되어 합격으로 안내하리라 자신합니다.

간호학원 강사로 강단에 선 지 10년이 훌쩍 넘었습니다. 책의 내용을 단순하게 전달하는 것에서 그치는 것이 아니라 어떻게 하면 학생들이 쉽고 재미있게 이해할 수 있을까를 늘 생각해 왔습니다. 이러한 고민과 경험들이 겹겹이 쌓여서 저만의 강의 노하우가 쌓여 갔습니다. 고개를 절레절레 저었던 어려운 내용들을 재미있게 이해하는 학생들을 보면서 결심하였습니다.

'나를 직접 만나지 못하는 학생들에게도 나의 노하우를 알려줄 수 있는 방법이 없을까?'

그 결심을 시작으로 오랜 시간이 흘러 이 책이 드디어 세상의 빛을 보게 되었습니다. 옆집 언니가 종알종알 상세하게 알려주는 것처럼 빈출문제와 관련된 이론을 '민소쌤의 핵직강'으로 수록하였으며, 시험 전 꼭 외워야 하는 것들이 머릿속에 쏙쏙 들어올 수 있도록 재미있는 '암기팁'도 추가하였습니다. 국가시험을 앞두고 자신감을 잃은 분이 있다면 이 책이 막판 뒤집기가 되는 계기가 될 것이며, 꾸준하게 공부를 하고 있던 분에게는 더욱 자신감을 키울 수 있게 해줄 것입니다.

사람은 자신이 생각하고 말하는 대로 미래가 그려집니다.

여러분들의 밝은 미래를 응원합니다. 감사합니다.

편저자 김민소

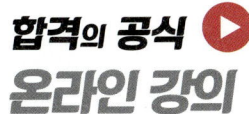

보다 깊이 있는 학습을 원하는 수험생들을 위한
시대에듀의 동영상 강의가 준비되어 있습니다.
www.sdedu.co.kr ➜ 회원가입(로그인) ➜ 강의 살펴보기

시험안내 INFORMATION

개 요

간호조무사는 각종 의료기관에서 의사 또는 간호사의 지시하에 환자의 간호 및 진료에 관련된 보조업무를 수행하는 자를 말한다.

수행직무

간호조무사 업무(간호법 제15조)

① 간호조무사는 간호사를 보조하여 다음의 업무를 수행할 수 있다.

ㄱ 환자의 간호요구에 대한 관찰, 자료수집, 간호판단 및 요양을 위한 간호

ㄴ 의사, 치과의사, 한의사의 지도하에 시행하는 진료의 보조

ㄷ 간호 요구자에 대한 교육·상담 및 건강증진을 위한 활동의 기획과 수행, 그 밖의 대통령령으로 정하는 보건활동

② ①에도 불구하고 간호조무사는 의원급 의료기관에 한하여 의사, 치과의사, 한의사의 지도하에 환자의 요양을 위한 간호 및 진료의 보조를 수행할 수 있다.

③ ① 및 ②에 따른 구체적인 업무의 범위와 한계에 대하여 필요한 사항은 보건복지부령으로 정한다.

시험일정

구 분		일 정	비 고
응시원서접수	상반기	1월 6일 ~ 1월 23일	• 응시원서 접수 https://www.kuksiwon.or.kr [국시원 홈페이지-상시(기간제) 시험 홈페이지] (방문 및 우편접수 불가) • 응시수수료 : 추후 공지 • 준비물 : 신분증, 응시표
	하반기	7월 7일 ~ 7월 24일	
시험시행	상반기	3월 6일 ~ 3월 14일	
	하반기	9월 4일 ~ 9월 12일	
최종 합격자발표	상반기	3월 19일 10:00	
	하반기	9월 17일 10:00	

※ 지역별 예상 응시인원에 따라 시험센터별 시험 일정을 배정하여 시행하므로 시험 세부 일정은 https://www.kuksiwon.or.kr 에서 확인하시기 바랍니다. 시험 응시는 반기(상반기/하반기)별 시험 일정 내 1회만 가능합니다.

시험과목

시험과목	문제수	배 점	비 고
기초간호학 개요 (치의학기초개론 및 한의학기초개론 포함)	35	1점/1문제	객관식 (5지 선다형)
보건간호학 개요	15		
공중보건학개론	20		
실기	35		

※ 간호조무사 국가시험에서 법률을 적용하여 정답을 구하는 시험문제는 시험시행일 현재 시행되고 있는 법률을 기준으로 출제됩니다.

시험시간표

구 분	입장시작	입장완료	시 험
오전 시험	09:20 ~	~ 09:40	10:00 ~ 11:45 (105분)
오후 시험	12:40 ~	~ 13:00	13:20 ~ 15:05 (105분)

합격기준

① 간호조무사 및 의료유사업자에 관한 규칙 제7조제1항에 의거 매 과목 만점의 40% 이상, 전 과목 총점의 60% 이상 득점한 자를 합격자로 한다.

② 응시자격이 없는 것으로 확인된 경우에는 합격자 발표 이후에도 합격이 취소된다.

검정현황 ACCEPTANCE RATE

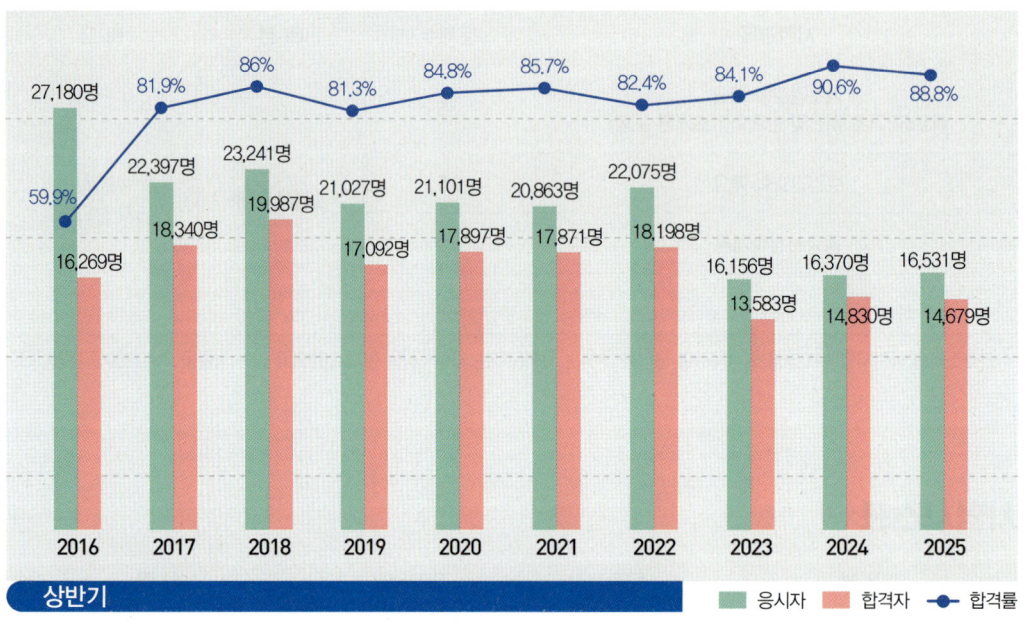

상반기

■ 응시자　■ 합격자　●— 합격률

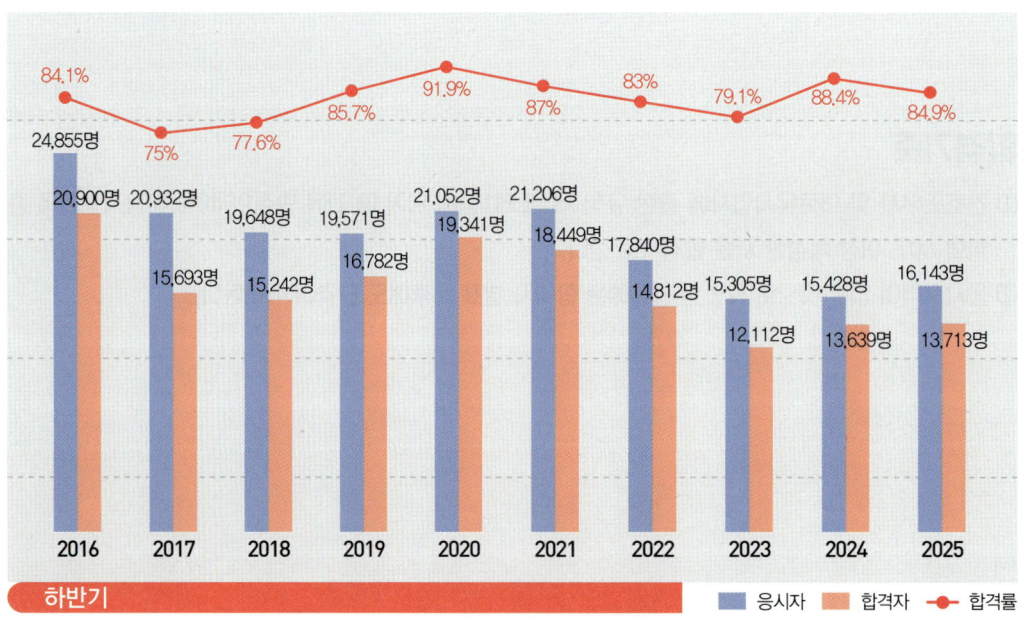

하반기

■ 응시자　■ 합격자　●— 합격률

빨간키

CHAPTER 01 기초간호학 개요

01 아동간호

01 조금 전 태어난 신생아의 눈에 1% 테트라사 이클린을 점안하는 이유는?

① 매독 예방
② 임균성 안염 예방
③ 각막염 예방
④ 결막염 예방
⑤ 파상풍 예방

해설
임질은 임균(neisseria gonorrhoeae)이 원인이며 성관계를 통해 흔하게 감염되는 성병이다. 질 분비물이 늘어나 진득하고 누런 양상을 띤다. 질염, 자궁경부염, 요도염(배뇨통, 배뇨불편감)을 일으킨다. 무증상인 경우도 있어 산모 스스로 임질에 걸렸다는 것을 모르고 지낼 수 있으므로 산모가 임균에 감염되었을 가능성을 배제할 수 없다. 질식분만을 하는 신생아의 눈에 1% 질산은, 0.5% erythromycin, 1% tetracycline을 점안하여 임균

03 3세 유아의 대소변 가리기 훈련에 대한 설명으로 옳은 것은?

① 대변 가리기는 18개월 이후에 훈련한다.
② 멜빵바지를 입혀서 어린이집에 보낸다.
③ 변기에 오래 앉아 있지 않도록 한다.
④ 개인차가 없다.
⑤ 소변을 대변보다 일찍 가리기 시작한다.

해설
③ 대변과 소변을 보는 것에 실패한다면 5분 넘게 앉아 있지 않도록 한다. 대소변 가리기 훈련은 성격에 영향을 미치므로 실수하더라도 꾸짖지 말고 부드럽게 격려해주는 것이 좋다.
① 대변은 12~18개월, 소변은 18~24개월에 가리기 시작하지만, 아이가 준비(대변을 보고 싶다는 말을 한다든지 팬티을 조절하여 참을 수 있다)해야만 대소변 훈련을 시

시험 전에 필수적으로 학습해야 하는 중요한 이론을 각 과목별로 수록하였습니다.

기출유형문제

2025년 상반기 기출유형문제

제1과목 기초간호학 개요

01 모든 국민은 보건의료인으로부터 자신의 질병에 대한 치료 방법, 의학적 연구 대상 여부, 장기이식 여부 등에 관하여 충분한 설명을 들은 이 이에 관한 동의 여부를 결정할 권리를 가지는데 이 권리를 무엇이라 하는가?

① 자기결정권
② 건강권
③ 피해를 구제받을 권리
④ 비밀을 보호받을 권리
⑤ 진료받을 권리

해설
② 모든 국민은 자신과 가족의 건강에 관하여 국가의 보호를 받을 권리를 가진다.
③ 권리를 침해받은 생명과 신체적·금전적 피해가 발생한 경우 상담 및 구제신청을 할 수 있다.

최근 시행된 기출문제를 분석하여 기출유형문제를 수록하였습니다. 문제를 풀어보면서 최신 출제경향을 파악할 수 있습니다.

과목별 빈출문제

25 붕대를 감는 올바른 방법은?

① 관절을 편 상태에서 감는다.
② 체간에서 말단부를 향해 감는다.
③ 최대한 얇게 감는다.
④ 젖은 드레싱을 적용한 부위는 느슨하게 감아
⑤ 돌출 부위는 감아준다.

해설
④ 젖은 드레싱 위에 감은 위에 감긴 붕대는 젖은 상처를 누를 수 있으므로
① 관절을 약간 구부려 편 채로 장시간
③ 중분히 누르게 감아서 상처나 다친 부위가 충분히 지지되도 야 한다.
⑤ 뼈 돌출 부위에는 솜과 같은 패드를 대고 감아야 눌림 인한 욕창을 예방할 수 있다.

수 있다. 젖은 드레싱
르는 동안 수축되면서
기가 힘들어진다.
감아야 한다. 관절을
한 압력을 유지하여
혈액순환이 잘 되는지
발가락 끝은 감지 않는다.
을 눌러서 피가 통하는지,

민소쌤의 핵직강

붕대 감는 방법

• 환행대 : 고리처럼 같은 행대를 적용한다. 특정 부위에 적용하거나 붕

여러 번 감는 방법 를 지지하기 위해 은 같은 곳을 방글빙

• 나선대 : 몸통, 상박, 부목 고정 부위 등 굵기가 고른 신체 부위에 사선으로 겹치게 감는 방법이다.

나선(나사의 곡 부위에 사 붕대가

암기 tip 균일하게 붕대가 감 선 형태)과 흡사하다.

• 나선절전대 : 종아리처럼 굵기가 용하는 방법으로 나선대로 감으 흘러내릴 수 있기 때문에 사 관절을

민소쌤의 핵직강 & 해설 & 암기 tip

과년도 기출문제를 분석하여 자주 출제되는 과목별 빈출문제를 선별수록하였습니다.
과목별 빈출문제에는 상세한 해설과 민소쌤의 핵직강, 그리고 암기 tip으로 두꺼운 기본서의 복잡한 이론을 보다 쉽고 빠르게 학습할 수 있습니다.

목 차 CONTENTS

빨간키

빨리보는 간단한 키워드

기초간호학 개요

▌ 발달이론

	에릭슨	프로이트
영아기(0~1세)	신뢰감 vs 불신감	구강기

유아기(1~3세)	자율성 vs 수치심	• 항문기
		• 대소변 훈련 시기
		  – 대변 : 12~18개월
		  – 소변 : 18~24개월
		  – 개인차
		  – 강압적인 태도 금기(성격에 영향)

학령전기(3~6세)	자발성(주도성) vs 죄책감	• 남근기 • 오이디푸스 콤플렉스, 엘렉트라 콤플렉스
학령기(6~12세)	근면성 vs 열등감	잠복기
청소년기(12~18세)	정체감 vs 혼돈감	생식기

▌ 미숙아의 특징

체중과 관계없이 재태기간 37주 미만에 태어난 아기이다.

• 머리가 크며 몸통이 야위었다.
• 관절이 제대로 발달되지 않았기 때문에 개구리의 밋밋한 손발(관절 구분이 힘듦)과 비슷하다.
• 솜털이 많다.
• 태지는 거의 없다.
• 피하지방이 덜 생성되어 피부가 투명하게 비치며 체온 조절이 힘들다.
• 반사반응이 약하고 신전이 된 자세이다.
• 여아는 음핵이 돌출되고 음순이 덜 발달되어 있으며 남아는 고환이 음낭으로 내려오지 않았다.
• 귀 연골의 발달이 미약하여 부드럽게 잘 접히는 것이 특징이다.
• 손바닥과 발바닥에 주름이 거의 없다.

▌ 미숙아에게 흔히 발생하는 문제

- 미숙아망막증 : 망막은 시신경과 연결된 중요한 부위이다. 미숙아에게 장시간 고농도의 산소를 공급했을 때 망막이 두꺼워지고 실명까지 하게 되는 증상이다. 미숙아망막증을 막기 위해서는 산소포화도가 적절하게 유지될 만한 최소한의 산소를 마시게 해야 한다.
- 초자양막증 : 폐의 폐포는 계면활성제라는 미끈한 물질로 코팅되어 있다. 계면활성제가 생성되기 전에 태어난 미숙아는 초자양막증이 발생하여 호흡곤란을 초래한다.
- 고빌리루빈혈증 : 빌리루빈은 간을 통과하면서 분해되는데 미숙아는 적혈구가 쉽게 파괴되고 간이 미성숙하기 때문에 잘 분해되지 않아서 빌리루빈이 축적되는 고빌리루빈혈증이 발생하며 광선요법이 필요하다.

▌ 광선요법을 받는 아기 간호와 보육기 관리

핵황달은 태어나서 24시간이 되지 않았는데 빌리루빈 축적으로 황달이 발생하는 것이다.

- 광선을 골고루 쐬기 위해 2시간마다 체위를 변경하도록 한다.
- 옷을 모두 벗기되 눈(검은 안대)과 생식기에 손상이 가지 않도록 보호하는 것이 중요하다.
- 오일이나 로션을 바르면 피부가 손상받을 수 있다.
- 수분을 보충해야 한다.
- 아기를 눕히기 전에 적절한 온도로 바닥을 미리 따뜻하게 한다.
- 산소, 습도(55~65%)와 온도(30~32℃), 보온을 확인한다. → 보육기 점검은 2시간 간격
- 보육기는 이중벽으로 되어 있고 덮개는 항상 덮여 있어야 한다.
- 손 씻기와 최소한의 접촉을 한다.

▌ 모유의 장점

- 초유(초반에 나오는 젖)는 분만 후 2~3일 동안 나온다. 면역체와 단백질, 무기질 등이 들어 있어 태변을 배설하는 데 도움을 준다.
  ※ 태변 : 생후 1일 내에 봐야 하고 2~3일 동안 보지 못하면 항문 직장 기형을 의심할 수 있다. 암녹색의 끈적하고 냄새가 없는 것이 특징이다.
- 비타민 A가 풍부하다.
- 면역글로불린 전달(자연수동면역)
- 옥시토신 분비 자극 → 자궁 수축 회복, 프로락틴 → 배란 억제시켜 피임 가능
- 아기와 엄마 사이의 만족감, 경제적, 위생적
  ※ 모유는 인공유에 비해 단백질이 부족하다.
- 수유 중 아이가 새파랗게 변했다면 머리를 바닥으로 향하도록 자세를 취하기
  ※ 청색증 없이 토했다면 머리를 옆으로 돌려 눕는 자세를 취하기

▌ 이유식

- 6개월부터 철분 보충을 위해 고형식이(이유식)를 시작해야 한다.
- 한 가지 재료씩 추가하며 5~7일 후에 다른 재료를 추가한다(알레르기 위험).
- 이유식을 먼저 주고 나서 수유하도록 한다.
- 쌀(철분 풍부) → 고기(철분 풍부) → 야채 → 과일 순으로 먹인다.

▌ 아프가 점수

출생 후 1분과 5분에 각각 측정하며 0~3점은 즉각적인 소생술, 4~6점은 중증도 곤란 상태, 7점 이상은 정상이다.

	0점	1점	2점
심박동수	없음	100회/분 미만	100회/분 이상
호흡	없음	느리고 약한 울음	힘찬 울음(폐호흡 시작)
피부색	창백하거나 푸른색	몸통은 분홍색, 사지는 푸른색	핑크색(혈액순환 양호)
반사반응	없음	약간의 찡그리는 정도	기침과 재채기를 함(입안의 이물질을 제거하면서 반응 확인)
근긴장도	늘어져 있음	사지만 약간 굴곡	굴곡이 잘 되며 움직임이 활발함

▌ 신생아 반사

- 모로반사 : 작은 자극에도 놀라서 양팔을 위로 만세 하듯 뻗는 모습을 보이는데 이 반응이 없다면 쇄골골절 혹은 뇌손상을 의심할 수 있다. 3개월이 되면 사라진다.
- 바빈스키반사 : 발꿈치에서 발가락 쪽으로 외측을 긁었을 때 발가락이 부채가 펴지는 것 같은 모습을 보인다. 12개월이 되면 사라진다.
- 긴장성 경반사 : 눕힌 상태에서 머리를 한쪽으로 돌리면 같은 쪽 팔다리가 펴지는데 펜싱하는 자세와 비슷해 펜싱반사라고도 한다. 5개월 전후에 사라진다.
- 파악반사 : 손에 무언가 쥐어주면 꼭 잡는 반사를 말하며 3개월이 되면 사라진다.
- 젖찾기 반사 : 입 주위를 자극하면 자극을 준 쪽으로 입술을 돌리는 반사이며 3개월이 되면 사라진다.

▌ 유아기 아동의 심리적 발달

- 분리불안 : 주양육자와 떨어졌을 때 불안해하는데 대상 영속성(눈에 보이지 않아도 어딘가에 있다)이 생겼다는 뜻이다.
- 분노발작 : 아이가 하고 싶은 행동을 저지당했을 때 나타나며 소리를 지르고 머리를 잡아 뜯으면서 바닥에 드러눕고 심지어 기절까지 하는 아이도 있다. 이때 부모는 무관심하게 대하며 지켜보아야 한다.
- 자기중심적 사고 : 다른 사람의 입장에서 생각하는 능력이 형성되지 않는 것이다.
- 거부증 : 자기 고집의 한 가지 형태이며 흔하게 '아니', '싫어'라는 말을 많이 한다.

- 물활론적 사고 : 모든 물체는 활동하며 살아 있다고 생각한다.
- 상징적 사고 : 그릇에 담긴 모래를 밥이라 생각하는 것처럼 어떤 것에 가치와 상징을 두고 놀이를 한다.
- 마술적 사고 : 생각하는 대로 모든 일이 일어난다고 생각한다.
- 직관적 사고 : 눈에 보이는 것만 그대로 믿는다.

▎ 예방접종

- 접종하는 전날 목욕을 하고 당일은 목욕을 하지 않는다.
- 접종은 가능하면 오전에 한다.
- 예방접종 후에 접종기관에 20~30분간 머물러야 한다.
- 접종 당일에 열이 나는 경우는 접종하지 않는다.
- 예방접종 후에는 통증과 발적, 근육통, 권태감, 종창 등이 있을 수도 있다.

출생~1개월 이내	• B형 간염 1차 • BCG(생후 4주 이내)
1개월	B형 간염 2차
2개월	• DTaP(디프테리아, 파상풍, 백일해) 1차 • 폴리오(IPV, 주사 형태) 1차 • 폐렴구균(PCV) 1차, Hib(b형 헤모필루스 인플루엔자, 뇌수막염) 1차 • 로타릭스(RV1) 1차, 로타텍(RV5) 1차
4개월	• DTaP(디프테리아, 파상풍, 백일해) 2차 • 폴리오(IPV, 주사 형태) 2차 • 폐렴구균(PCV) 2차, Hib(b형 헤모필루스 인플루엔자, 뇌수막염) 2차 • 로타릭스(RV1) 2차, 로타텍(RV5) 2차
6개월	• B형 간염 3차 • DTaP(디프테리아, 파상풍, 백일해) 3차 • 폴리오(IPV, 주사 형태) 3차 • 폐렴구균(PCV) 3차, Hib(b형 헤모필루스 인플루엔자, 뇌수막염) 3차 • 로타텍(RV5) 3차
6~12개월	매년 인플루엔자 접종(매년 유행하는 독감 바이러스의 형태가 바뀜)
12~15개월	• MMR(홍역, 유행성이하선염, 풍진) 1차 ※ 홍역 유행 시 생후 6~11개월에 MMR 접종이 가능하며 12개월 이후에 일정에 맞추어 1차와 2차 접종을 해야 한다. • 수두, Hib 4차, 폐렴구균 4차
12~23개월	• 일본뇌염(생백신) 1차 혹은 일본뇌염 1~2차(사백신) • A형 간염 1차 접종 후 6~12개월 뒤 2차 접종
15~18개월	DTaP 4차
24~35개월	일본뇌염(생백신) 2차 혹은 일본뇌염(사백신) 3차
4~6세	MMR 2차, DTaP 5차, 폴리오 4차
6세	일본뇌염(사백신) 4차
11~12세	• Td/Tdap 6차, 10년마다 재접종 • Tdap(성인용 디프테리아, 파상풍, 백일해)를 우선 고려/Td(파상풍 디프테리아)
12세	일본뇌염(사백신) 5차, 사람유두종바이러스(HPV, 여아만 해당되며 1차 맞고 6개월 후 2차)

▋ 아동의 성장과 발달 과정

- 결정적 시기이다.
- 팔 → 손 → 손가락 방향, 즉 중심에서 말초 방향으로 발달한다.
- 복합적인 과정 : 유전, 경제 · 사회적 위치, 부모의 가치관, 부모의 성격, 영양 상태 등
- 머리 → 몸 → 다리의 순서로 발달한다.
- 역행하지 않고 순서대로 일어난다.
- 개인차가 있다.

▋ 감염병

- 홍역
  - 전구기(카타르기) : 코플릭 반점, 발열, 기침, 콧물
  - 발진기 : 귀 뒤와 얼굴에서 시작하여 몸통과 사지로 확산한다.
  - 회복기 : 발진이 생긴 순서대로 사라진다.
- 수두
  - 반점 → 구진 → 수포 → 농포 → 가피의 순서로 24시간 이내에 빠르게 진행한다.
  - 반점이 몸통에서 시작되며 여러 형태의 발진이 관찰된다.
  - 소양증 : 장갑이나 팔꿈치 보호대를 한다.
  - 헐렁한 면으로 된 옷을 입히고 시원한 환경을 유지한다.
  - 피부가 건조하지 않도록 보습제를 자주 바른다.
- 백일해
  - 호기 시에 발작적으로 구토가 나올 때까지 기침을 심하게 한다.
  - 소량씩 자주 먹여야 한다.
  - 기침이 심하여 청색증까지 나타나기도 한다.
  - 적절한 습도를 유지하고 수분을 충분히 섭취한다.
- 풍진 : 임신 3개월 내에 풍진에 걸리게 되면 태아 기형을 일으킬 확률이 높다.
- 매독
  - 임신 5개월 이후에는 태반으로 전달된다. 페니실린으로 치료해야 한다.
  - 매독 감별 검사 : VDRL

▋ 당뇨 환자 발 합병증 예방 관리

- 발톱을 일자로 깎아야 한다.
- 면양말을 신고 다니게 하여 발에 상처가 나지 않도록 한다.
- 임의로 소독을 하지 않고 병원에 가도록 한다.
- 발바닥과 발등은 로션을 바르더라도 발가락 사이는 습하지 않도록 한다.
- 운동화처럼 편하고 사이즈가 맞는 신발을 선택하도록 한다.

▌ 경련 환자 간호

- 기도를 유지한다.
- 주변에 위험한 물건이 있으면 치운다.
- 경련하는 사람을 이동시키지 않는다.
- 어둡고 조용한 환경에 머물게 한다.
- 강제로 사지를 누르지 않는다.

▌ 수술 후 조기 이상

- 무기폐와 폐렴 예방 : 기침과 심호흡
- 심부정맥 혈전증 예방 : 탄력 스타킹 신기, 누워서 자전거 타기 운동, 다리 올리고 쉬기, 마사지(혈전이 발생하고 난 후에는 마사지는 금기이다)

▌ 중요한 약물

- 나이트로(니트로)글리세린 : 협심증 약물로 혀 밑에 넣어 흡수시켜야 한다.
- 디곡신 : 심부전 약물로 맥박이 60회 이하면 금기이다.
- 모르핀 : 마약으로 호흡이 10회 이하면 금기이다.
- 항히스타민(페니라민) : 졸릴 수 있으므로 운전에 주의한다.
- 에피네프린 : 아나필락시스 쇼크일 때 투여하는 약물로 기관지를 확장하고 혈관을 수축시킨다.
- 아미노필린 : 기관지를 확장시키는 약물이다.
- 리도카인 : 마취제이지만 부정맥을 교정하기 위한 응급약물로 사용하기도 한다.
- 철분약 : 검은 변과 변비가 생기고 치아가 착색(액상형은 빨대 사용)된다. 비타민 C(철분 흡수)와 같이 복용한다.
- 아스피린 : 해열진통제로 출혈 위험이 있다.

▌ 덤핑증후군 환자 교육

- 식사 전·후와 식사 중에는 물을 마시지 않는다.
- 식사 후에는 비스듬하게 누운 자세를 취한다.
- 조금씩 나누어서 자주 먹는다.
- 저탄수화물, 고단백, 고지방식이를 한다.
- 식후에는 운동하지 않는다.

■ **백내장 수술 환자 관리(안압 중요)**

• 머리를 30° 올린 자세, 수술한 눈이 위로 향하도록 눕는다.

• 머리를 숙이는 행동, 무거운 것을 드는 행동을 하지 않는다.

• 변비가 있다면 대변완하제를 복용한다.

• 기침과 재채기를 하면 안 되고 부드러운 음식을 먹는다.

• 안대 착용하기

■ **만성폐쇄성 폐질환(COPD) 환자 관리**

• 1~2L/min 속도의 저농도 산소를 공급한다.

• 코로 숨을 들이마신 뒤 입술을 동그랗게 만들어서 천천히 조금씩 길게 호흡을 내뱉기

• 가습기, 충분한 수분 섭취

• 고열량, 고단백 음식을 자주 소량씩 먹게 한다.

■ **교감신경**

• 눈 : 동공 확대

• 기관지 : 확장

• 심혈관 : 빈맥, 혈관 수축, 혈압 상승

• 위장 : 타액 분비 저하, 소화액 분비 저하, 소화관 운동 감소, 괄약근 수축

• 비뇨기 : 방광 이완, 괄약근 수축

• 땀샘, 털 : 땀샘 분비 증가, 털이 곤두섬

■ **결핵 관리**

• 1차 약물 : 이소니아지드, 리팜피신, 피라지나마이드, 에탐부톨

 – 내성을 막기 위해서 6개월 이상 네 가지 약물을 한꺼번에 복용해야 한다.

 – 2주 복용 시 전염력 저하

 – 이소니아지드(INH) : 말초신경염 유발 → 피리독신(비타민 B_6 복용)

• 제2급 법정 감염병으로 격리하고 N95 마스크를 착용한다.

• 투베르쿨린 반응검사

 – PPD 0.1mL를 피내주사하여 48~72시간 후에 결과를 확인한다.

 – 10mm 이상인 경우는 양성

• 객담검사 : 활동성 결핵 판단 기준이다. 아침에 일어나자마자 식전에 입을 헹궈내고 받는다.

▌ 빈혈

- 재생불량성 빈혈 : 골수의 문제이다. 적혈구가 생성(재생)되지 못하여 발생하는 빈혈이다.
- 용혈성 빈혈 : 적혈구가 120일의 수명을 다하지 못하고 일찍 파괴되는 빈혈이다.
- 철분결핍성 빈혈 : 철분 섭취가 부족한 채식주의자, 다이어트를 하는 경우, 출혈로 인한 빈혈이다.
- 악성 빈혈
  - 비타민 B_{12} + 위에서 분비하는 내적인자 → 비타민 B_{12} 흡수
  - 위암으로 위를 절제했거나 비타민 B_{12}가 부족한 경우

▌ 임신 후반기 합병증

- 전치태반 : 무통성 질출혈이 있다.
- 태반조기박리 : 통증이 심각한 질출혈 → 출혈이 심하면 변형된 트렌델렌부르크자세를 취하고 내진은 절대 금기이다.

▌ 가진통과 진진통

- 가진통
  - 불규칙한 자궁 수축이 있다.
  - 자궁경부가 소실되거나 열리지는 않는다.
  - 진통이 불규칙적이고 진통간격이 길다.
  - 걸으면 통증이 줄어든다.
  - 시간이 흘러도 강도의 변화가 없다.
  - 진통이 하복부에 집중된다.
- 진진통(본격적인 진통)
  - 진통이 규칙적이고 진통간격이 짧아진다.
  - 시간이 갈수록 강도가 점점 심해지고 걸으면 진통이 심해진다.
  - 진통이 등과 복부에 집중된다.

▌ 임산부 사망 3대 요인

- 산후감염
  - 분만 24시간이 지나서 38℃ 이상의 발열이 이틀 이상 지속된다.
  - 분만 24시간까지는 열이 있을 수 있다.
  - 자궁 내에 남아 있는 태반 조각이나 분만 지연으로 인해 자궁내막염을 초래한다.
  - 자궁내막염 : 악취가 나는 오로가 나타나며 좌위를 취해야 한다.
- 출혈
  - 자궁이 물렁거림 : 자궁 마사지를 하고 옥시토신을 투여한다.
  - 변형된 트렌델렌부르크자세를 취한다.

- 임신중독증
  - 고혈압, 단백뇨, 부종이 주요 증상이다.
  - 저염, 고섬유질, 고단백식이를 한다.

▌ 임산부 정기검진

- 임신 28주까지는 4주에 1회 방문한다.
- 임신 36주까지는 2주에 1회 방문한다.
- 그 이후에는 1주에 1회 방문한다.

▌ 유산의 종류

- 계류유산 : 자궁 입구는 닫혀 있고 태아가 사망하여 자궁 내에 남아 있는 경우이다. 유도분만 혹은 소파술이 필요하다.
- 절박유산 : 소량의 출혈과 통증이 경하게 있고 자궁 경부가 닫혀 있다. 침상안정을 하며 황체호르몬 치료를 하면 임신을 유지할 수 있다.
- 불가피유산 : 출혈과 통증이 절박유산보다 심해진다. 자궁 입구가 열리고 양막이 파열되어 양수가 흘러내리고 소파술을 해야 한다.
- 완전유산 : 태아와 태반이 완전히 배출되고 난 후에 자궁경관이 닫혔고 소파술이 필요치 않다.
- 불완전유산 : 출혈과 통증이 심하다. 태아와 태반 일부가 불완전한 모양으로 열린 자궁경관으로 흘러나오며 소파술을 해야 한다.

▌ 분만 단계

- 분만 1기
  - 진진통이 시작되면서 자궁이 10cm까지 열리는 단계이다.
  - 관장, 삭모
- 분만 2기 : 태아 만출기
  - 회음절개술
  - 초산부는 완전개대가 이루어지고 난 후, 경산부는 7~8cm 개대되면 분만실로 옮긴다.
- 분만 3기 : 태반 만출기
  - 태반 상태를 확인한다(자궁내막염 예방).

▌ 임신과 관련한 호르몬

- 프로게스테론
  - 임신 유지 호르몬이다.
  - 배란 직후에 체온을 상승시킨다.
- 옥시토신 : 자궁 수축 호르몬이다.
- HCG(융모성선자극호르몬)
  - 임신을 확인할 수 있는 호르몬이다.
  - 입덧을 유발(임신 12주 이후에도 지속 시 임신오조) : 소량씩 자주 먹고 크래커를 섭취한다.
  - HCG가 과도하게 높으면 포상기태를 의심한다. 포상기태로 확인되면 소파술을 하고 융모상피암으로 발전할 가능성이 있으므로 주기적으로 HCG 검사를 해야 한다. 융모상피암은 폐로 전이가 쉽게 되므로 흉부 엑스레이를 촬영하여 확인이 필요하다.

▌ 노화 과정

- 노인성 난청
  - 얼굴을 보고 중저음으로 이야기한다.
  - 반복하여 짧고 간결하게 설명하고 기다려야 한다.
- 수면장애
  - 규칙적인 수면 패턴을 유지하여 정해진 시간에 일어나도록 한다.
  - 낮잠은 최소한으로 잔다.
  - 야간 수면등을 켠다.
- 물체를 잘 보지 못하고 어두운 곳과 밝은 곳에 갔을 때 적응하기가 어렵다.
- 소화불량, 변비, 가슴앓이, 연하곤란, 구토 → 소량씩 자주 먹고 수분 섭취
- 요실금과 변실금
- 약물배설능력이 저하되고 몸에 축적됨
- 요실금, 야뇨증, 긴박뇨, 빈뇨, 잔뇨감 → 낙상 예방, 수분 섭취를 격려
- 구강 건조, 타액 분비 저하, 구취, 단맛과 짠맛의 역치가 높아짐
- 눈물 감소로 인한 안구건조증

▌ 심폐소생술

- "여보세요."와 같은 언어적 자극으로 의식을 확인한다.
- 흉부 압박과 인공호흡 비율은 30 : 2로 한다.
- 가슴 중앙 부위(흉골)에 팔꿈치를 편 상태에서 손바닥을 올리고 다른 손을 겹친다.
- 흉골 깊이가 성인 기준 5cm까지 들어가도록 하되 가슴이 올라오는지 확인한다.
- 분당 100~120회 속도로 누른다.

자동심장충격기 사용법

- 심장의 문제로 의식이 없어진 환자에게 심장에 충격을 주어 리듬을 정상으로 돌리기 위한 목적이다.
- 패드를 오른쪽 쇄골 아래와 왼쪽 젖꼭지 아래 선이 지나가는 왼쪽 겨드랑이 중앙선에 부착한다.
- 심장 리듬을 분석할 때와 전기 충격이 가해질 때는 손을 떼야 한다.
- 충격 후 다음 리듬 분석 때까지 30 : 2(흉부 압박 : 인공호흡)로 심폐소생술을 계속 해야 한다.

열성 질환

- 열사병
  - 시상하부의 손상이 원인이다.
  - 사망의 위험성이 높다.
  - 증상 : 40℃가 넘는 고열과 혼수, 경련, 피부건조(땀이 나지 않음)
  - 즉시 체온을 떨어뜨리는 처치가 필요하다.
- 열피로
  - 혈관이 피로해져 늘어난 상태이다.
  - 증상 : 혈압이 떨어지고 현기증이 나며 전신 피로를 느낀다.
  - 수액을 혈관으로 투여해야 한다.
- 열경련
  - 땀을 많이 흘려서 전해질 균형이 깨진 상태이다.
  - 증상 : 근육의 통증성 경련
  - 생리식염수를 혈관으로 투여하거나 이온음료나 염분을 구강으로 보충한다.
- 일사병
  - 일사병이 심해지면 열사병으로 진행한다.
  - 체온은 40℃를 넘지 않는다.
  - 증상 : 오심, 두통, 어지러움, 실신
  - 시원한 곳으로 옮겨가서 체온을 떨어뜨려야 한다.

쇼크

- 저혈량성 쇼크 : 탈수, 출혈, 화상으로 인한 혈량의 소실이 원인이다.
- 심인성 쇼크 : 심근경색, 부정맥 등이 원인이다.
- 신경성 쇼크 : 척수 손상을 당하고 3~5분 후에 저혈압이 오면서 의식소실이 있다.
- 패혈증 쇼크
  - 패혈증이 심각해지면 패혈증 쇼크 상태가 된다.
  - 독소로 인해 혈관이 손상되어 혈압이 떨어지고 쇼크가 발생한다.

- 아나필락시스 쇼크
  - 음식, 벌레, 약물 등으로 인한 급성 알레르기 반응이다.
  - 주요 증상 : 저혈압, 빈맥, 호흡곤란, 저산소혈증, 천명음, 소양증, 얼굴과 안검 부종, 의식 변화
  - 항히스타민제, 기관지 확장제, 에피네프린을 투여하고 기도를 유지하면서 산소를 공급한다.
  - 알레르기를 유발하는 원인 물질을 피한다.

▌ 치아 구조

- 법랑질 : 치아의 가장 겉표면이다.
- 상아질
  - 법랑질 바로 아래에 있는 노란 빛을 띠는 층이다.
  - 상아질 안쪽에는 신경(치수)이 위치한다.
  - 외부 충격으로부터 신경을 보호하는 완충역할을 한다.
- 백악질 : 치근을 한 번 더 감싸 치아를 하악골과 상악골에 고정한다.
- 치관 : 겉에서 보이는 치아의 일부이다.
- 치경 : 치관과 치근 사이를 말한다.
- 치근 : 잇몸 뼈 안에 뿌리처럼 박혀 있는 치아로 겉에서 보이지 않는다.
- 치수 : 치근의 중앙에 위치하고 신경과 혈관으로 구성되어 있다.

▌ 구강관리 예방

- 1차 예방 : 불소 도포, 저탄수화물식이, 올바른 칫솔질, 수돗물 불소 농도 조절 사업
- 2차 예방 : 법랑질이나 약간의 상아질까지 충치 치료, 치은염 초기 치료, 구강검진
- 3차 예방 : 발치, 의치(틀니), 진행된 치주병 치료

▌ 자침 환자 간호

- 발침 후 침의 개수를 확인한 후 손상성폐기물통에 버린다.
- 훈침(침훈)
  - 침을 맞는 중 얼굴이 창백해지고 가슴이 두근거리고 답답하면서 어지러운 증상이다.
  - 즉시 발침한다.
  - 조이는 것은 풀고 공기가 잘 통하는 시원한 곳에 반듯이 눕힌다.
  - 따뜻한 물을 마시도록 한다.
- 금기 : 심장질환이나 출혈성 질환이 있는 사람, 피곤한 상태에 있을 때, 배가 부르거나 고플 때, 갈증이 심할 때
- 침은 일회용으로 사용하고 알코올솜으로 닦는다.
- 유침 시간은 20분이며 움직이지 않는다.

▌ 수술 후 식이

• 유동식
  − 수술을 마치고 나온 환자에게 처음으로 제공하는 식사이다.
  − 미음, 맑은 고깃국물, 우유 등
• 연식 : 죽, 으깬 감자, 달걀, 두부, 국수, 다진 고기 등
• 경식
  − 소화에는 문제가 없다.
  − 튀긴 음식, 날 음식, 가스를 만드는 음식, 지방이 많은 음식은 금기이다.
• 일반식

▌ 기초대사량

심장과 호흡, 위장운동 등 우리가 잠을 자고 있을 때 소비되는 에너지이다.
• 여자 < 남자
• 체격이 작은 사람 < 체격이 큰 사람
• 여름 < 겨울
• 자고 있을 때 < 깨어 있을 때

▌ 비타민

에너지를 발생하지 않고 서로 대체가 안 되며 부족 시 결핍증이 나타난다.
• 수용성
  − 물에 잘 녹는다.
  − 과량 섭취해도 소변으로 배설된다.
  − 부족 시 결핍증 : 비타민 C − 괴혈병(잇몸 출혈), 비타민 B_{12} − 악성 빈혈, 비타민 B_1 − 각기병, 비타민 B_2 − 구각염, 비타민 B_6(피리독신) − 말초신경염
• 지용성
  − 지방이랑 붙어 있는 비타민
  − 몸에 축적되므로 과량으로 섭취하면 안 된다.
  − 부족 시 결핍증 : 비타민 A − 야맹증, 비타민 D − 구루병, 비타민 E − 빈혈, 비타민 K − 출혈

▌ 뇌의 역할

• 대뇌 : 시각, 청각, 후각, 운동, 감정과 행동, 기억과 판단, 이성적 사고를 하는 곳이다.
• 소뇌 : 균형과 평형에 관여한다.
• 시상하부 : 항상성 유지에 관여한다.
• 연수 : 심장박동과 호흡, 위장운동에 관여한다.
• 중뇌 : 평형을 유지시킨다.

▌ 췌장

유일하게 외분비선과 내분비선이 공존하는 곳이다.

- 외분비선
  - 아밀라아제, 리파아제, 트립신 → 십이지장으로 분비된다.
  - 아밀라아제는 탄수화물 분해, 리파아제는 지방 분해, 트립신은 단백질을 분해한다.
- 내분비선 : 랑게르한스섬의 베타세포에서 인슐린(혈당 저하), 알파세포에서 글루카곤 분비

▌ 심장 혈액순환

- 좌심실 → 대동맥(산소가 풍부한 동맥혈) → 전신 순환 → 대정맥(이산화탄소가 풍부한 정맥혈) → 우심방 → 우심실 → 폐동맥(동맥이지만 이산화탄소가 풍부한 정맥혈이 흐름) → 폐 → 폐정맥 (정맥이지만 산소가 풍부한 동맥혈이 흐름) → 좌심방
- 판막 : 혈액의 역류를 막는 기능을 한다.
  - 좌심실에서 대동맥으로 나가는 출구에 대동맥판
  - 우심실에서 폐동맥으로 나가는 출구에 폐동맥판
  - 좌심방과 좌심실 사이에는 이첨판(승모판)
  - 우심방과 우심실은 삼첨판

보건간호학 개요

▎ **일차보건의료**

보건소, 보건지소, 보건진료소(농어촌 등 보건의료를 위한 특별조치법)

- 접근성 : 지역 주민이 쉽게 접근할 수 있는 지리적 위치에 있어야 한다.
- 수용 가능성 : 지역 주민이 쉽게 수용할 수 있는 방법으로 사업이 제공되어야 한다.
- 주민의 적극적인 참여 : 일차보건의료가 잘 이루어지기 위해 가장 중요한 부분이다.
- 지불부담능력 : 부담 없이 이용할 수 있는 비용이어야 한다.

▎ **국가보건의료 전달체계**

- 보건의료자원
  - 지적 자원 : 의료기술, 의료지식, 정보
  - 인적 자원 : 의사, 간호사, 물리치료사, 간호조무사 등의 보건의료인력
  - 물적 자원 : 의료기기와 장비, 의료물품과 약품
- 자원의 조직적인 배치 : 인력, 시설, 장비 등이 조직적으로 배치되어 효과적으로 의료서비스를 이용할 수 있도록 해야 한다.
- 보건의료제공
  - 1차 의료기관 : 의원, 한의원, 치과의원
  - 2차 의료기관 : 의원급에서 해결되지 않은 환자가 방문하는 병원
  - 3차 의료기관 : 대형 종합병원
  - 1차 예방 : 예방접종, 운동, 스트레스 관리, 좋은 식습관, 충분한 수면
  - 2차 예방 : 증상이 있을 때 조기에 검사하여 발견하고 조기치료를 하는 것, 당뇨 환자의 발 케어와 고혈압 환자의 식이조절
  - 3차 예방 : 후유증을 최소화하여 악화되는 것을 막는 것이 목적으로 재활치료가 예이다.
- 경제적 지원 : 진료비, 기업의 보조금, 기부 등
- 보건의료 정책과 관리 : 보건의료는 정책에 영향을 받음

▌ 진료비 제도

- 행위별수가제(우리나라)
  - 의사의 자율권이 보장된다.
  - 의료의 질이 높아진다.
  - 과잉진료가 있을 수 있다.
  - 사후결정방식이다.
  - 청구와 심사과정이 복잡하다.
- 포괄수가제(우리나라)
  - 청구와 심사과정이 간단하다.
  - 의료의 질이 낮다.
  - 진단명을 조작할 여지가 있어 감시가 필요하다.
  - 의료현장의 다양한 상황이 반영되어 있지 않다.
  - 사전결정방식 : 사전에 진료비를 대략 알 수 있다.
  - 안과, 이비인후과, 외과, 산부인과 4개 진료과의 백내장수술, 편도수술 및 아데노이드 수술, 항문수술, 탈장수술, 맹장수술, 제왕절개분만, 자궁 및 자궁부속기 수술(악성 종양 제외) 등 7개 질병군
- 봉급제
  - 일정한 봉급(월급)을 받는다.
  - 승진에 관심이 많고 형식적으로 진료하거나 관료적이다.
- 인두제
  - 의사가 맡은 환자 숫자에 따라 보수를 받게 된다.
  - 예방에 중점을 두게 된다.
  - 형식적인 과소진료가 있을 수 있다.
  - 신의료기술의 적용이 지연될 우려가 있다.
- 총액계약제
  - 보험자(국민건강보험공단)와 의료공급자(병원)가 총액(진료비)을 계약한다.
  - 사전에 결정된 진료비 총액을 지급하는 방식이다.
  - 총액 계약 과정에서 분쟁이 있을 수 있다.
  - 진료비가 억제된다.
  - 과소진료를 하거나 중증환자를 기피할 수 있다.

▌ 건강보험

- 강제가입
- 제3자 지불 형식 : 보험자인 국민건강보험공단에 청구하여 진료비를 받는다.
- 소득비례의 원칙/소득재분배원칙 : 소득에 따른 보험료에 차이가 있다.
- 단기보험 : 1년마다 보험료가 달라지므로 단기보험이라고 부른다.
- 균등수혜

▌ 수질오염지표

- DO(dissolved oxygen, 용존산소) : 물에 녹아 있는 산소의 양이다. DO가 높다는 것은 깨끗하다는 말이다.
- BOD(생물학적(biochemical) 산소요구량) : 물에 있는 유기물질이 미생물에 의해 분해되어 깨끗해지는 데 필요한 산소요구량이다. BOD가 높다는 것은 오염이 많이 되었다는 말이고 DO가 낮아진다.
- COD(화학적(chemical) 산소요구량) : 산화제에 의해 유기물질을 분해해 물을 깨끗하게 만드는 데 필요한 산소요구량이다. COD가 높다는 것은 오염이 많이 되었다는 말이고 DO가 낮아진다.

▌ 보건의료 전달체계

- 자유방임형(우리나라)
  - 정부의 통제는 최소한이며 민간주도형으로서 국민의 자유로운 선택을 존중한다.
  - 의료의 질이 높아지며 의료인의 재량권과 의료서비스의 질이 높아진다.
  - 지역적 그리고 사회적으로 불균형이 생긴다.
  - 비효율적인 이용이 의료비 상승을 부추긴다.
- 사회보장형
  - 개인의 자유는 어느 정도 존중한다.
  - 보건의료서비스를 국가가 주도하여 사회에서 보장해준다.
  - 주치의에게 무료로 진료를 보는 시스템이다.
  - 의료의 형평성이 보장된다.
  - 의료의 질이 떨어질 수 있으며 의료조직이 형식적이고 관료적이다.
- 사회주의형
  - 북한, 중국 같은 공산주의 국가에서 채택했다.
  - 의료자원과 의료서비스의 분포와 기회를 공평하게 무료로 제공하는 제도이다.
  - 형평성이 높다는 장점이 있다.
  - 개인의 자유가 존중되지 않고 의료의 질이 낮다.

▌ 보건교육 방법

- **심포지엄** : 사회자부터 청중들까지 모두 전문가이다. 심포지엄과 배심토의를 헷갈리면 안 된다. 웹 신종 해외 감염병이 국내에 유입되어 확산될 때 각 부서 전문가들이 모여 대책을 토론하는 것
- **상담** : 대상자와의 신뢰관계 형성이 중요하다. 스스로의 문제를 알아가고 문제 해결방법 또한 상담을 통해 스스로 찾을 수 있다.
- **강의** : 많은 사람을 대상으로 단시간에 교육이 가능하다. 단 개인차를 고려할 수 없고 집중이 안 될 수도 있으며 학습효과가 떨어질 수 있다.
- **분단토의(와글와글 학습법)** : 여러 분단(무리)으로 나누어 와글와글거리며 분단끼리 토론하는 방법이며 인원이 많아도 참여할 기회가 주어진다.
- **패널토의(배심토의)** : 청중은 전문가가 아니며 의견이 대립되는 전문가들이 청중 앞에서 토론하는 방식이다. 반대의 의견을 주장하다 보니 사회자의 조율과 대화기술이 중요하다.
- **시범** : 실물을 사용하여 실제로 사용하는 방법을 보여주는 방법으로 동기와 흥미를 유발할 수 있어 보건교육을 할 때 많이 쓰이는 방법이다. 다만 소수에게만 이용 가능하고 비용이 많이 든다.
- **시뮬레이션** : 가상의 상황을 연출하여 활동에 참여시켜 대상자가 문제를 해결해보도록 하는 방법이며 흥미와 동기를 유발할 수 있다. 하지만 시간과 비용이 많이 든다는 단점이 있다. 웹 화재나 지진 상황을 리얼하게 연출하여 체험해보는 것
- **브레인스토밍** : 머릿속에서 폭풍(브레인스토밍)이 이는 것처럼 기발한 생각들을 서로 토의하는 방식이며 토론을 성공적으로 마치기 위해서는 기술이 필요하다.
- **프로젝트** : 대상자가 목표에 맞게 스스로 자료를 수집·계획하고 문제 해결에 필요한 것들을 학습하게 한다.

▌ 보건교육 평가

- **형성평가** : 보건교육을 하는 중간 과정에서 피드백을 주기 위한 평가이다. 웹 쪽지시험
- **진단평가** : 교육 시작 전, 대상자의 지식수준(사전지식)과 흥미, 동기 등을 진단하는 단계이다.
- **총괄평가** : 보건교육을 마치고 총괄적으로 학습목표를 얼마나 성취했는지 확인하는 평가이다. 웹 기말고사
- **절대평가** : 미리 도달해야 할 절대적인 목표를 정해두는 것이며 그 목표 이하는 기준에 부합하지 못한 것으로 판정한다. 웹 80점 이하는 불합격
- **상대평가** : 다른 사람에 비해 나의 점수가 상대적으로 결정되는 것이다. 웹 10명 중에 상위권 3명만 합격
- **투입평가** : 보건교육을 할 때 투입된 것들이 적절했는지 평가를 하는 것이다. 웹 강사, 교육 장소
- **과정평가** : 보건교육이 이루어지는 과정이 제대로 진행되었는지를 평가하는 것이다. 웹 교육이 이루어지는 동안 소음, 온도의 적합성

- 성과평가 : 교육과정을 통해 얼마나 목표를 이루었는지를 평가하는 것이다. 예 인슐린 주사를 스스로 가능하게 하는 목표 성취도 확인

▌ 건강진단

- 특수건강진단 : 야간근무, 나이트로벤젠, 가솔린, 수은, 구리, 납, 분진, 유해 광선, 진동 등 특수하고 유해한 환경에 노출되어 일하는 근로자라면 지정된 의료기관에서 주기적으로 특수건강진단을 받아야 한다.
- 일반건강진단 : 근로자 5인 이상의 사업장의 경우는 사무직은 2년에 1회, 비사무직은 1년에 1회 실시한다. 간호사와 간호조무사 등 환자를 직접 돌보는 직종은 비사무직으로 1년에 1회씩 원하는 의료기관에 가서 일반건강진단을 받아야 할 의무사항이 있다.
- 배치 전 건강진단 : 특수건강진단 대상 업무에 종사할 근로자를 현장에 배치하기 전에 적합성 평가를 위해 사업주가 실시하는 건강진단이다.
- 수시건강진단 : 특수건강진단 대상 업무에 종사하는 근로자가 건강에 이상이 생겼을 때 하는 건강진단이다.
- 임시건강진단 : 특수건강진단 대상 업무 현장에서 직업병 유소견자가 여러 명 발생하여 고용노동부장관의 명령에 따라 사업주가 실시해야 하는 건강진단이다.

▌ 사회보장제도

- 사회보험
  - 산재보험(의료보장, 소득보장) : 산재는 산업재해에 대비한 보험이다.
  - 연금보험(소득보장)
  - 고용보험(소득보장) : 실업급여를 지급해줌으로써 소득을 보장해준다.
  - 건강보험(의료보장)
- 공공부조 : 저소득계층의 최저생활을 보장하기 위한 제도이다.
  - 의료급여 1종, 2종(의료보장)
  - 기초생활보장(소득보장) : 최소한의 인간다운 생활을 보장한다.
- 사회서비스 : 장애인복지, 아동복지, 노인복지 등

▌ 질병예방 범위

- 1차 예방 : 증상과 질병이 없는 상태이며 꾸준하게 건강증진을 위한 활동을 하는 것이다.
- 2차 예방 : 증상이 있을 때 조기에 검사하여 발견하고 조기치료를 하는 것이다. 당뇨 환자의 발 케어와 고혈압 환자의 식이조절도 2차 예방에 포함된다.
- 3차 예방 : 후유증을 최소화하여 악화되는 것을 막는다.

▌ 세균성 식중독

- 감염형
  - 살모넬라 식중독 : 한국에서 가장 흔한 감염형 식중독으로 달걀, 두부, 육류 등의 음식물 혹은 대소변에 오염된 음식물이 원인이다.
  - 비브리오 식중독 : 바닷물 또는 덜 조리된 해산물을 통해 감염된다.
  - 병원성 대장균 식중독 : 환자나 동물의 분변에 오염된 식품이나 조리기구를 통해 감염된다.
- 독소형
  - 포도상구균 식중독 : 한국에서 가장 흔한 독소형 식중독이다. 도시락과 김밥 같은 조리식품이 원인이며 봄과 가을에 흔하게 발생한다.
  - 보툴리누스 식중독 : 신경마비가 일어나는 식중독이다. 보관 상태가 나쁜 통조림, 소시지의 섭취를 통해 주로 감염된다.
  - 웰치균 식중독 : 육류와 어패류가 흔한 원인이다.

▌ 노인장기요양보험제도

- 대상자 : 65세 이상 노인 또는 65세 이하더라도 치매, 뇌혈관성 질환, 파킨슨 등의 노인성 질병을 가진 자가 6개월 이상 혼자서 일상생활을 수행하기 어렵다고 인정된 경우
- 장기요양등급 : 1~5등급+인지지원등급이다.
  - 재가급여 : 방문요양서비스, 방문목욕서비스, 주야간보호서비스, 단기보호서비스, 방문간호서비스
    a. 방문요양서비스 : 요양보호사가 방문하여 일상생활과 가사 등을 도와주는 서비스
    b. 방문목욕서비스 : 요양보호사가 직접 방문하여 목욕을 제공하는 서비스
    c. 주야간보호센터 : 주간 혹은 야간에 돌봄이 필요한 비교적 건강한 노인을 대상으로 다양한 프로그램과 식사 등을 제공하는 서비스
    d. 단기보호서비스 : 월 9일 이내의 단기간 돌봄이 필요한 노인이 입소 가능한 서비스
    e. 방문간호서비스 : 방문간호사 혹은 방문간호조무사가 방문하여 의사가 처방한 방문간호지시서에 따라 간호, 상담, 진료 보조 등을 하는 서비스
    ※ 방문간호서비스 종사자 : 2년 이상 경력의 간호사, 3년 이상의 간호조무사 경력이 있고 보건복지부장관이 지정한 교육기관에서 일정 교육을 이수한 자, 치과위생사
  - 시설급여 : 노인요양시설, 노인전문요양시설
  - 특별현금급여

▌ 영아사망률과 총부양비

- 영아사망률 : 한 국가의 보건수준을 알 수 있는 대표적인 지표이다.

> 출생 후 1년 미만 영아 수/특정 연도 총 출생아 수 × 1,000

- 총부양비 : 생산인구는 15~64세의 경제활동이 가능한 인구를 말하며 비생산인구는 0~14세의 유년인구와 65세 이상 노인을 말한다.

> - 총부양비 = 0~14세 유년인구 + 65세 이상 노인/15~64세 인구 × 100
> - 유년부양비 = 0~14세 유년인구/15~64세 인구 × 100
> - 노년부양비 = 65세 이상 노인/15~64세 인구 × 100

▌ 발생률과 유병률

- 발생률 : 새로 발생한 환자 수/발병 위험에 노출된 인구수
- 유병률 : 기존의 환자 수와 발생한 환자 수/특정 시점의 전체 인구수
- 만성질환은 유병률이 높다.
- 유병률은 발생률과 이환기간의 영향을 받게 된다.
- 유병률이 높다고 해서 발생률이 높은 것이 아니다.
- 유병률이 낮다는 것은 질병의 심각성이 낮거나 치명률이 높은 경우이다.

공중보건학 개론

▌ 면역

- 선천면역
  - 선천적으로 가지고 있는 면역체계이며 개인차가 있다.
  - 피부의 보호 작용, 기관 내 섬모 활동, 백혈구
- 후천면역
  - 자연능동면역 : 독감 혹은 홍역을 앓으면서 항체를 만들어내는 과정
  - 자연수동면역 : 태반이나 모유를 통해서 엄마의 면역체를 받는 과정
  - 인공능동면역 : 백신을 맞아서 항체가 만들어지는 과정
  - 인공수동면역 : 인공적으로 만들어진 면역체를 주사로 투여하는 과정

▌ 병원체와 숙주의 관계

- 감염력 : 감염을 일으키는 힘이다. 현성감염(증상이 나타나는 감염) + 불현성감염
- 병원력 : 증상을 발생시켜 병원에 가게 하는 힘을 말한다.
- 독력 : 현성감염자 중에서 사망 혹은 중환자가 된 정도를 말한다.
- 치명률 : 현성감염자 중에서 사망한 정도를 말한다.
- 면역력 : 숙주가 병원체에 감염되고 나서 생긴 감염에 방어하는 능력이다.

▌ 정신건강을 위한 예방활동

- 1차 예방 : 스트레스 관리와 부모교육로그램, 산후우울증 예방을 위한 프로그램
- 2차 예방 : 응급전화, 초기 정신치료
- 3차 예방 : 정신재활

▌ 국가암검진

위암	만 40세 이상 남녀	위장조영검사 혹은 위내시경검사	2년마다
대장암	만 50세 이상 남녀	분변잠혈검사를 해서 이상이 있으면 대장내시경검사 혹은 대장이중조영검사	1년마다
간암	만 40세 이상 남녀 중 간경변증, 간염 바이러스에 의한 만성 간질환 환자, B형 간염 항원 양성, C형 간염 항체 양성인 자	복부초음파검사와 혈액검사	6개월마다
유방암	만 40세 이상의 여성	유방촬영검사	2년마다
자궁경부암	만 20세 이상의 여성	자궁경부세포검사	2년마다
폐암	만 54~74세 남녀 중 30갑년 이상의 흡연력을 가진 흡연자	저선량 흉부 CT	2년마다

▌ 성비

- 1차 성비 : 배 속에 있을 때 성비
- 2차 성비 : 태어난 아기의 성비(장래의 인구 예측 가능)
- 3차 성비 : 현재 인구의 성비
- 여자 100명에 대한 남자의 수이다. 남자 수/여자 수×100

▌ 인구 형태

- 피라미드형
  - 출생률이 사망률보다 2배 이상 높다(다산다사).
  - 후진국
- 종형
  - 소산소사의 형태이며 인구증감이 정지된다.
  - 선진국
  - 출생률이 사망률의 2배와 같다.
- 항아리형
  - 대한민국의 인구구조
  - 출생률이 사망률보다 훨씬 낮은 인구감퇴형
- 별형 : 도시형 인구구조이며 청장년층의 비율이 높다.
- 호리병형(표주박형) : 농촌형 인구구조이며 청장년층의 비율이 낮다.

▌ 질병예방

- 1차 예방 : 만성질환이 증가하는 요즘 1차 예방은 한층 더 중요하게 대두되고 있다. 증상과 질병이 없는 상태이며 꾸준하게 건강증진을 위한 활동을 하는 것이다.
  예 예방접종, 운동, 스트레스 관리, 좋은 식습관, 충분한 수면
- 2차 예방 : 증상이 있을 때 조기에 검사하여 조기 발견하고 조기치료를 하는 것이다. 당뇨 환자의 발 케어와 고혈압 환자의 식이조절도 2차 예방에 포함되는데 이미 당뇨와 고혈압을 진단 받았지만 교육을 통해 자기 건강관리가 가능한 집단이다.
- 3차 예방 : 질병으로 손상된 상태에서 후유증을 최소화하여 악화되는 것을 막는다.
  예 재활치료

▌ 학교 구강보건사업

- 불소 용액의 농도는 매일 1회 양치하는 경우에는 양치액의 0.05%로, 주 1회 양치하는 경우에는 양치액의 0.2%로 한다.
- 불소 도포의 횟수는 6개월에 1회로 한다.
- 구강보건교육과 구강검진
- 칫솔질과 치실질 등 구강위생관리 지도 및 실천

▌ 가정방문

- 전염성을 고려한 방문 순서
  신생아와 미숙아 → 임산부 → 학령전 아동 → 학령기 → 성병환자 → 결핵 환자
- 집단 → 개인
- 비전염 → 전염
- 급성질환 → 만성질환
- 의심이 가는 대상자 → 문제 있는 대상자

▌ 결핵과 관련된 용어

- "결핵 환자"란 결핵균이 인체 내에 침입하여 임상적 특징이 나타나는 자로서 결핵균검사에서 양성으로 확인된 자를 말한다.
- "결핵 의사(擬似) 환자"란 임상적, 방사선학적 또는 조직학적 소견상 결핵에 해당하지만 결핵균검사에서 양성으로 확인되지 아니한 자를 말한다.
- "전염성 결핵 환자"란 결핵 환자 중 객담(喀痰)의 결핵균검사에서 양성으로 확인되어 타인에게 전염시킬 수 있는 환자를 말한다.
- "잠복 결핵 감염자"란 결핵에 감염되어 결핵감염검사에서 양성으로 확인되었으나 결핵에 해당하는 임상적, 방사선학적 또는 조직학적 소견이 없으며 결핵균검사에서 음성으로 확인된 자를 말한다.

▌ 결핵 검진

의료기관의 장, 산후조리업자, 학교의 장, 유치원의 장, 어린이집의 장, 아동복지시설의 장, 그 밖에 보건복지부령으로 정하는 기관·학교 등의 장 → 직원들을 대상으로 결핵 검진을 매년 받게 해야 할 의무가 있다.

▌ 부적격 혈액의 폐기 처분 전 처리

- 부적격 혈액이 발견된 즉시 식별이 용이 하도록 혈액 용기의 겉면에 그 사실 및 사유를 기재할 것
- 부적격 혈액은 적격 혈액과 분리하여 잠금장치가 설치된 별도의 격리공간에 보관할 것
- 보건복지부 장관에게 보고

▌ 가족사정도구

- 가계도 : 3세대 이상에 걸친 정보를 도식화한다. 사망한 경우는 × 표시, 남성은 □, 여성은 ○로 표시하면 된다. 동거를 하고 있는 가족은 점선으로 묶어서 표시한다.
- 가족밀착도 : 가족구성원 사이에서 친밀한 정도를 표식을 통해 나타낸 것
- 외부체계도 : 가족을 둘러싼 교회, 학교, 회사 동료와 같은 외부체계들과 가족 구성원과의 관계를 도식으로 만든 것이다.
- 가족연대기 : 가족의 역사 중에 가족에게 영향을 주었던 중요한 사건을 시간의 흐름대로 열거하고 그 사건으로 인한 가족의 변화를 나열한 것이다.

▌ 간호법

간호조무사 자격인정 등(제6조)

간호조무사가 되려는 사람은 보건복지부령으로 정하는 교육과정을 이수하고 간호조무사 국가시험에 합격한 후 보건복지부장관의 자격인정을 받아야 한다.

간호조무사의 업무(제15조)

- 간호조무사는 무면허 의료행위 금지 규정에도 불구하고 간호사를 보조하여 아래의 업무를 수행할 수 있다.
  - 간호조무사는 의료인이 아니기 때문에 간호사의 지도 혹은 의사의 지도하에 하는 간호 행위가 아니라면 무면허 의료행위로 처벌을 받게 된다.
  - 환자의 간호요구에 대한 관찰, 자료수집, 간호판단 및 요양을 위한 간호
  - 의사, 치과의사, 한의사의 지도하에 시행하는 진료의 보조
  - 간호 요구자에 대한 교육·상담 및 건강증진을 위한 활동의 기획과 수행, 그 밖의 대통령령으로 정하는 보건활동
- 의원급 의료기관에 한하여 의사, 치과의사, 한의사의 지도하에 환자의 요양을 위한 간호 및 진료의 보조를 수행할 수 있다.
- ※ 의원에서는 간호사가 없어도 의사의 지도하에 간호 및 진료 보조가 가능하다.

실태 및 취업상황 등의 신고(제17조)

간호조무사는 보건복지부령으로 정하는 바에 따라 최초로 자격인정을 받은 후부터 3년마다 그 실태와 취업상황 등을 보건복지부장관에게 신고하여야 한다(보수교육 연 1회 필수).

▌ 정신병원 입원 형태

- 동의입원 : 정신질환자는 보호의무자의 동의를 받아 정신의료기관 등에 입원 등을 할 수 있다. 정신질환자가 퇴원 등을 신청한 경우에는 지체 없이 퇴원 등을 시켜야 한다. 다만, 정신질환자가 보호의무자의 동의를 받지 아니하고 퇴원 등을 신청한 경우에는 정신건강의학과 전문의의 진단 결과 환자의 치료와 보호 필요성이 있다고 인정되는 경우에 한정하여 정신의료기관 등의 장은 퇴원 등의 신청을 받은 때부터 72시간까지 퇴원 등을 거부할 수 있고, 퇴원 등을 거부하는 기간 동안 보호의무자에 의한 입원 등으로 전환할 수 있다.
- 자의입원 : 정신의료기관 등의 장은 자의입원 등을 한 사람이 퇴원 등을 신청한 경우에는 지체 없이 퇴원 등을 시켜야 한다. 정신의료기관 등의 장은 자의입원 등을 한 사람에 대하여 입원 등을 한 날부터 2개월마다 퇴원 등을 할 의사가 있는지를 확인하여야 한다.
- 보호의무자에 의한 입원 : 정신질환자의 보호의무자 2명 이상이 신청한 경우로서 정신건강의학과 전문의가 입원 등이 필요하다고 진단한 경우에만 해당 정신질환자를 입원 등을 시킬 수 있다.
- 응급입원 : 정신질환자로 추정되는 사람으로서 자신의 건강 또는 안전이나 다른 사람에게 해를 끼칠 위험이 큰 사람을 발견한 사람은 그 상황이 매우 급박하여 입원 등을 시킬 시간적 여유가 없을 때에는 의사와 경찰관의 동의를 받아 정신의료기관에 그 사람에 대한 응급입원을 의뢰할 수 있다. 정신의료기관의 장은 응급입원이 의뢰된 사람을 3일(공휴일은 제외) 이내의 기간 동안 응급입원을 시킬 수 있다.

▌ 모자보건사업

- 다른 사업에 비해 적은 비용으로 건강증진에 기여하는 정도가 크다.
- 모자는 전체 인구의 절반 이상이며 지역사회와 국가에 미치는 영향력이 크다.
- 영유아와 임산부는 감염과 질병에 취약한 계층이다.
- 대상자 : 임신한 여성, 분만 후 6개월 미만의 여성, 신생아, 미숙아, 선천성 이상아, 영유아(초등학교에 들어가기 전), 가임기 여성

▌ 감염병

- 제1급
  - 생물테러감염병 또는 치명률이 높거나 집단 발생의 우려가 크다.
  - 발생 또는 유행 즉시 신고한다(기관의 장 혹은 보건소).
  - 음압격리한다.
  - 에볼라바이러스병, 두창, 페스트, 탄저, 보툴리눔독소증, 야토병, 신종감염병증후군, 중증급성호흡기증후군(SARS), 중동호흡기증후군(MERS), 동물인플루엔자 인체감염증, 신종인플루엔자, 남아메리카출혈열, 마버그열, 라싸열, 크리미안콩고출혈열, 리프트밸리열, 디프테리아

- 제2급
  - 발생 또는 유행 시 24시간 이내에 신고한다(기관의 장 혹은 보건소).
  - 일반격리한다.
  - 파라티푸스, 콜레라, 세균성이질, 장티푸스, 장출혈성대장균감염증, A형 간염, 반코마이신내성 황색포도알균(VRSA) 감염증, 카바페넴내성장내세균목(CRE) 감염증, 결핵, 수두, 홍역, 백일 해, 유행성이하선염, 풍진, 폴리오, E형 간염, 수막구균감염증, b형 헤모필루스 인플루엔자, 폐렴구균감염증, 한센병, 성홍열
- 제3급
  - 발생을 계속 감시할 필요가 있다.
  - 발생 또는 유행 시 24시간 이내에 신고한다(기관의 장 혹은 보건소).
  - 일본뇌염, 말라리아, 지카바이러스감염증, 황열, 뎅기열, 웨스트나일열, 치쿤구니야열, 쯔쯔가 무시증, 중증열성혈소판감소증후군(SFTS), 진드기매개뇌염, 라임병, 공수병, 신증후군출혈열, 발진열, 큐열, 브루셀라증, 비브리오패혈증, 발진티푸스, 레지오넬라증, 유비저, 렙토스피라증, 크로이츠펠트-야콥병(CJD) 및 변종크로이츠펠트-야콥병(vCJD), 파상풍, 후천성 면역결핍증 (AIDS), 매독, 엠폭스(원숭이두창), B형 간염, C형 간염
- 제4급
  - 표본감시기관에 한해 발생 또는 유행 시 7일 이내에 신고한다(기관의 장 혹은 보건소).
  - 회충증, 편충증, 요충증, 간흡충증, 폐흡충증, 장흡충증, 해외유입 기생충 감염증, 연성하감, 성기단순포진, 첨규콘딜롬, 임질, 클라미디아 감염증, 사람유두종바이러스 감염증, 반코마이신 내성장알균(VRE) 감염증, 메티실린내성황색포도알균(MRSA) 감염증, 다제내성녹농균(MRPA) 감염증, 다제내성아시네토박터바우마니균(MRAB) 감염증, 인플루엔자, 수족구병, 장관 감염 증, 급성호흡기 감염증, 엔테로바이러스 감염증, 코로나바이러스감염증-19

의료인

- 의사·치과의사·한의사·조산사 및 간호사
- 결격사유
  - 정신건강증진 및 정신질환자 복지서비스 지원에 관한 법률에 따른 정신질환자. 다만, 전문의가 의료인으로서 적합하다고 인정하는 사람은 그러하지 아니하다.
  - 마약·대마·향정신성의약품 중독자
  - 피성년후견인·피한정후견인
  - 금고 이상의 실형을 선고받고 그 집행이 끝나거나 그 집행을 받지 아니하기로 확정된 후 5년이 지나지 아니한 자

▋ 진료기록부 등의 보존

- 수술기록 : 10년
- 진료기록부 : 10년
- 환자 명부 : 5년
- 조산기록부 : 5년
- 검사내용 및 검사소견기록 : 5년
- 방사선 사진(영상물을 포함) 및 그 소견서 : 5년
- 간호기록부 : 5년
- 진단서 등의 부본 : 3년
- 처방전 : 2년

실기(기본간호)

의료폐기물

구분	설명	보관기간	의료폐기물 도형 색깔
격리의료폐기물	고위험 감염자에게서 의료행위를 하던 중에 나온 모든 폐기물을 말한다.	7일	빨간색
일반의료폐기물	환자의 혈액과 체액, 분비물, 객담 등이 묻어 있는 거즈, 붕대, 바늘을 뺀 주사기, 수액 세트, 기저귀 등을 말한다.	15일	상자 도형 : 노란색 비닐 도형 : 검은색
병리계폐기물	검사실에서 사용한 배양용기, 슬라이드, 보관 균주 등을 말한다.	15일	
혈액오염폐기물	혈액으로 오염된 폐기물을 말하는데 혈액 투석 시 사용한 폐기물이나 수혈한 혈액주머니와 같이 혈액이 새 나올 우려가 있는 폐기물을 말한다.	15일	
조직물류폐기물	혈액 오염 폐기물과 달리 혈액 그 자체가 폐기된 것이다. 혈액뿐만 아니라 장기, 신체의 일부, 배액물 덩어리, 혈장을 말한다.	15일	
생물화학폐기물	백신·항암제가 들어 있는 앰플 혹은 바이알, 화학 치료약물이 들어 있는 앰플 혹은 바이알, 백신과 항암제, 화학 치료약물이 믹스되었던 수액 팩과 주사기 그리고 수액 세트 등을 말한다.	15일	
손상성폐기물	말 그대로 손상을 받을 수 있는 위험한 폐기물이다. 주삿바늘, 봉합 바늘, 칼날, 파손된 유리 재질의 시험기구, 한방 침, 수술용 칼날 등을 말한다.	30일	
태반	4℃ 이하 전용 냉장고에 보관하였다가 태반주사, 태반 화장품 등의 제조에 활용된다.	15일	초록색

멸균과 소독기구 분류

• 고위험 기구(멸균) : 수술기구, 주사용품, 관절경, 드레싱 세트, 생검겸자나 절단기, 큐렛, 치과기구, 유치도뇨관
• 준위험 기구(높은 수준 소독, 점막과 상처) : 내시경기구, 호흡치료기구(네뷸라이저), 직장과 질의 초음파 탐침
• 위험 기구 : 혈압계, 체온계, 심전도 기계, 대소변기, 방광 초음파

주사

약물 흡수 속도 : 정맥 > 근육(혈관 풍부) > 피하 > 경구
• 피내주사
  - 투베르쿨린 반응과 알레르기 반응 : 전완의 내측면을 많이 사용한다. 15° 각도로 주삿바늘을 삽입하여 0.1cc의 약물을 주입한다.
• 정맥주사
  - 빠른 약물 효과
  - 피하나 근육에 자극이 심한 약물을 장기간 투약할 수 있다.

- 혈중 농도를 유지할 수 있다.
- 피하주사
  - 45° 각도로 주사를 삽입하며 인슐린과 백신을 접종할 때 적용한다.
  - 인슐린은 지방조직이 단단하게 굳는 부작용을 예방하기 위해 여러 곳에 돌아가면서 주사하여야 한다.
- 근육주사
  - 근육은 혈관이 풍부하므로 주사할 때 피스톤을 뒤로 당겨서 혈액 역류 여부를 확인한다.
  - 둔근의 배면 : 혈관과 신경이 지나가므로 주의가 필요한 부위이다.
  - 대퇴의 외측광근 : 2세 미만 영유아에게 주사하는 부위이다.

손 씻기

- 내과적 손 씻기
  - 비누거품을 사용한다.
  - 손을 팔꿈치 아래에 둔다.
  - 비누를 사용한 손 씻기는 40~60초 이상, 알코올 제제를 사용할 때는 20~30초 이상
  - 손을 닦은 종이 타월을 이용하여 수도꼭지를 잠근다.
- 외과적 손 씻기
  - 멸균 전용 손소독제나 항균비누를 사용한다.
  - 손을 위로 올리고 물이 손에서 팔꿈치 방향으로 흐르도록 한다.
  - 무릎과 발을 사용하여 페달을 눌러 수도꼭지를 잠근다.
  - 멸균 타월을 사용하며 한 번 닦고 버린다(손가락 → 손목 방향).
  - 손 씻기 후에 손은 가슴 이하로 내려가지 않는다.

의치 관리

- 의치 전용세제와 칫솔로 흐르는 물에 씻는다.
- 의치를 보관할 때는 뚜껑이 있는 전용 용기에 찬물을 받아 넣어두어야 변형되지 않는다.
- 싱크대에서 씻을 때는 수건을 깔아서 의치가 떨어졌을 때 파손되는 것을 막아야 한다.

섭취량과 배설량

- 섭취량 : 혈관으로 주입하는 모든 용액, 입으로 섭취하는 음료와 식사, 비위관으로 투여되는 물과 경장영양액 등
- 배설량 : 몸에서 배출되는 소변, 설사, 구토, 심한 발한, 과도한 호흡, 상처에서 나오는 배액량, 젖은 드레싱, 출혈 등은 모두 배설량에 들어간다. 정상 대변과 정상 호흡을 하는 동안에 나오는 수분 소실과 발한은 배설량에 포함시키지 않는다.

▌멸균 방법

- 에틸렌옥사이드가스(EO gas)멸균
  - 가스 독성 있음
  - 상온에서 8~16시간 동안 소독 후 공기 중 방치하기
  - 마모되기 쉬운 기구와 열에 약한 고무와 플라스틱
- 고압증기멸균
  - 높은 압력과 높은 온도에서 증기를 이용해 20~30분간 멸균
  - 거즈, 수술용 기계와 기구, 스테인리스, 리넨(linen), 치과용 기구
- 자비소독
  끓는 물에 완전히 잠기게 넣어서 뚜껑을 닫고 10~20분간 소독
- 저온플라스마멸균
  - 과산화수소수 증기를 이용하여 저온 멸균하는 방법
  - 인체에 무해하며 빠른 시간에 멸균이 된다는 장점
- 건열멸균
  - 긴시간과 높은 온도 필요하다는 단점
  - 유리와 금속도구, 파우더와 오일, 바세린 거즈, 후라진 거즈, 겔

▌신체역학의 원리

- 다리를 벌리고 선다.
- 무릎을 구부린채 앉아서 물건을 들어올린다.
- 엉덩이와 대퇴부 같은 크고 강한 근육을 사용한다.
- 물체를 들어 올리지 말고 끌어야 한다.
- 무거운 물건을 들 때 힘의 방향으로 마주하고 선다.
- 물건을 들 때는 최대한 몸에 가깝게 들고 손바닥을 이용한다.

▌산소요법

- 비강 캐뉼라와 마스크는 끈으로 인한 욕창이 생기지 않도록 주의하기
- 산소요법을 받을 때는 화재폭발의 위험이 있으므로 주의하기
- 산소발생기에는 멸균증류수를 워터 레벨까지 채우기
- 마스크는 안에 습기가 머물게 되므로 수시로 닦아주기

▌비강 캐뉼라

- 가장 낮은 농도의 산소를 공급한다(1~5L/min 공급).
- 간단하고 수월하며 가장 흔하게 사용하는 방법이다.

- 식사하거나 대화를 할 때도 방해가 되지 않는다.
- 코 이물질로 산소가 들어가는 곳이 막히지 않았는지 확인이 필요하다.

▌ 단순 산소마스크
- 비강 캐뉼라로 산소포화도가 유지되지 않을 때 사용
- 5~8L/min 산소 공급

▌ 비 재호흡 마스크(주머니 달려 있음)
- 5~15L/min 속도로 산소 공급
- 일방향 밸브와 마스크의 덮개 : 가장 높은 산소 농도 흡입 가능

▌ 부분 재호흡 마스크(주머니 달려 있음)
- 6~10L/min 산소 공급
- 덮개(flap)와 일방향 밸브가 없음 → 외부의 공기와 산소, 이산화탄소가 섞여서 흡입

▌ 벤투리 마스크
가장 정확한 농도의 산소 흡입 가능

▌ 단순도뇨 목적
- 배뇨한 후에 잔뇨량을 측정할 때
- 와상 상태의 여성 환자에게 소변 검사물을 받을 때
- 척수손상 등의 문제로 방광의 기능이 불완전할 때
- 방광이 팽만되었을 때
- 무균적인 소변 검사물을 받을 때

▌ 흡인(suction)
- 저산소증 예방을 위해 카테터를 삽입해서 제거할 때까지 10초를 넘기지 말기
- 흡인과 흡인 사이는 20~30초 간격을 두기
- 총 흡인시간은 5분을 넘지 않기
- 흡인하는 전·후에 산소 공급하기
- 카테터를 넣을 때는 압력을 풀었다가 객담을 제거할 때 압력을 걸기
- 멸균카테터(1회 사용)와 멸균 생리식염수 사용하기

▌ 복부천자

- 앉는 자세를 취해 하복부에 복수가 고이도록 하기
- 복수를 받는 통은 침상 아래에 두기
- 한꺼번에 복수를 많이 뽑지 말기(쇼크)
- 배 둘레 측정하기
- 멸균원칙 지키기

▌ 흉강천자

- 앉은 자세로 앞으로 엎드려 늑골 사이를 넓히기
- 검사 중에는 기침 금지(바늘로 인한 손상)
- 검사 후 무균 폐쇄드레싱, 검사한 부위가 위로 가도록 눕기
- 멸균원칙 지키기

▌ 요추천자

- 요추 3~4번 혹은 요추 4~5번 사이의 지주막하강의 척수액을 채취하는 검사
- 새우 모양 자세 취하기
- 검사 후 최소 6시간 이상 앙와위 유지(두통 예방)
- 멸균원칙 지키기

▌ 격리와 역격리

구분	격리	역격리
정의	전염병에 걸린 환자에게서 타인을 보호하기 위함이다.	감염에 취약한 환자를 타인에게서 보호하기 위함이다.
대상	전염성 질환자	감염에 취약한 환자(예) 백혈병, 중증 화상, 장기이식)
간호	• 환자에게 적용하는 모든 물품은 격리가 끝날 때까지 병실 안에 두고 써야 한다. • 방문은 항상 닫아두어야 한다. • 같은 전염병이 걸린 환자끼리 같은 병실을 사용할 수 있으며 병실 안에 있는 화장실을 사용해야 한다. • 리넨통과 쓰레기통은 문앞에 두고 즉각적으로 비울 수 있어야 한다. • 공기로 전파되는 전염병이면 음압격리를 해야 한다. • 접촉으로 전파되는 전염병이면 의료진은 환자를 만질 때 장갑을 사용하고 병실에 나오기 전에 장갑을 벗고 손을 씻어야 한다.	• 내과적 무균법 • 소독 혹은 멸균된 보호장구를 착용한다. 장갑은 직접적으로 접촉할 때만 사용한다. • 외부에서 균이 들어가는 것을 막기 위해 항상 창문과 문을 닫아둔다. • 1인실을 사용한다. • 환자에게 적용하는 모든 물품은 멸균된 상태여야 한다. • 의료진과 방문객의 접촉을 최소화한다.

▌ 목발사용하기

- 겨드랑이와 목발의 패드 사이에 손가락 두세 마디가 들어갈 정도의 여유두기
- 손목과 손바닥에 힘을 주기
- 목발 손잡이를 잡을 때 팔꿈치는 20~30° 굽혀야 한다.
- 목발 보행을 시작할 때 앞으로 15cm, 옆으로 15cm 위치에 두기
- 목발을 처음 시작할 때는 보폭을 짧게 하였다가 차차 넓히기

▌ 혈압

- 환자의 팔을 심장과 같은 높이에 두고 혈압을 측정한다.
- 공기가 빠진 커프를 팔꿈치에서 2~5cm 위의 팔에 감은 후 공기를 주입한다.
- 커프는 상박 길이의 2/3 크기여야 한다.
- 상완동맥에 청진기를 댄다.
- 혈압이 높게 측정되는 경우
  - 커프가 너무 좁은 경우
  - 커프가 느슨하게 감긴 경우
  - 운동 직후
  - 혈압을 측정하는 팔이 심장보다 낮을 때

▌ 편마비가 있는 환자 지팡이 보행

- 평지 보행 시에는 지팡이 → 마비된 다리 → 건강한 다리 순이다.
- 계단을 올라갈 때는 지팡이 → 건강한 다리 → 마비된 다리 순이다.

▌ 경장영양 순서

- 경장영양 용액의 온도는 방안의 온도와 비슷해야 한다. 날짜와 부유물 여부를 확인하고 개봉한 경장영양 용액은 24시간이 지나면 폐기한다.
- 자세는 반좌위 혹은 좌위를 취해서 구토나 역류 시 흡인을 방지한다.
- 튜브가 위에 위치하고 있는지 확인하는 것이 중요하다. feeding 전용 주사기를 사용하여 피스톤을 당겨보아 위 잔량이 100mL 이상 나오면 전해질 소실을 예방하기 위해 다시 주입하고 영양 공급을 진행하지 않은 상태에서 의사에게 보고한다. 소화가 되지 않고 위의 잔량이 많으면 흡인성 폐렴의 위험이 있기 때문이다.
- 영양백은 환자의 배에서 30~50cm 높이에 위치하도록 한다. 이보다 높은 곳에 위치하면 더 빠른 속도로 떨어지게 된다.
- 영양액을 주입하기 전에 물을 30~60mL를 주입하여 튜브를 부드럽게 해준다.

- 물 주입 후 공기가 들어가기 전에 손으로 튜브를 꺾어 쥐고 영양액 주입관을 연결하여 1분에 50cc 이상 주입되지 않도록 한다. 빠른 주입은 설사를 유발할 수 있기 때문이다. 주입되는 동안 환자의 상태를 파악한다.
- 영양액이 다 주입되기 전에 공기가 들어가지 않도록 비위관을 손으로 꺾어 쥐어야 한다. 물을 30~60mL 주입한다. 영양액을 주입하고 나서 물을 주입하면 비위관에 묻어 있는 영양액을 깨끗하게 씻어낼 수 있기도 하다.
- 영양액 주입 완료 후 역류하여 폐로 흡인되는 것을 막기 위해 30분 동안 앉은 자세를 유지한다.

▌ 체위

- 심즈자세 : 왼쪽 혹은 오른쪽이 밑으로 가도록 비스듬하게 눕는 자세이다. 등 뒤와 가슴 앞에 베개를 대어 지지해준다. 관장이나 좌약 삽입 시 왼쪽(S상결장이 왼쪽)이 밑으로 가는 자세를 취한다.
- 배횡와위 : 앙와위로 누워 무릎을 세우고 다리를 옆으로(가로 횡) 벌려 회음부가 보이도록 하는 자세이다. 유치도뇨관, 단순도뇨관 삽입 시, 복부검사(무릎을 세우면 복부가 부드러워진다)에 취하는 자세이다.
- 쇄석위 : 앙와위 자세에서 발걸이에 발을 올리고 무릎을 굴곡시키며 엉덩이는 진찰대의 끝에 닿도록 눕는다. 회음부와 항문이 보이도록 하는 자세이며 분만, 직장과 질 검사를 할 때 필요하다.
- 트렌델렌부르크자세 : 머리를 낮추고 몸체와 다리를 45° 각도로 올리는 것이다. 장기가 횡격막을 눌러 호흡곤란을 유발하므로 최근에는 사용하지 않는 체위이다(거꾸리 자세). 최근에는 앙와위 자세에서 다리만 45° 높인 변형된 트렌델렌부르크 체위를 취한다. 쇼크 및 출혈(순환기 문제)이 있을 때 머리로 혈액순환을 시키기 위해 취하는 자세이다.
- 반좌위 : 좌위는 90° 각도로 앉는 것이고 반좌위는 좌위의 반, 즉 침상머리를 45~60° 올려 앉는 자세로 흉곽이 최대한 확장될 수 있다. 호흡곤란이 있는 환자나 심질환이 있는 환자에게 적용한다.
- 쇄석위 : 쇄석위는 절석위라고도 불리며 분만 자세이다.
- 배횡와위 : 누워 있는 앙와위 자세에서 무릎만 구부리는 것이다.

▌ 신체보호대 종류와 원칙

- 재킷 보호대 : 휠체어에 앉아 있거나 침대에 누워 있을 때 가슴 부분을 억제하는 장치이다. 등쪽에서 묶는 방법을 사용하며 떨어지는 것을 막기 위함이다.
- 사지 보호대 : 정맥주사와 튜브 등을 빼려 하거나(일차적으로는 장갑 보호대 선택) 침상에서 떨어질 위험이 높은 환자에게 적용한다. 손목 또는 발목과 같은 사지를 억제하는 장치이다.
- 장갑 보호대 : 벙어리장갑과 같은 모양이며 긁는 행동을 예방하고 정맥주사나 기구, 카테터를 빼지 못하도록 하거나 혹은 드레싱한 것을 보호하기 위한 장치이다.
- 팔꿈치 보호대 : 팔꿈치를 굽히지 못하도록 막기 위한 장치이다.

- 전신 보호대 : 몸부림을 막기 위한 장치인데 영유아에게 주사를 삽입할 때 많이 적용한다.

※ 신체 보호대 적용 원칙
- 다른 방법(대소변 해결, 식사 제공, 심리적 지지, 약물요법, 관심 전환)을 사용하고 난 후에 쓰는 최후의 방법이어야 한다.
- 뼈 돌출 부위에 두툼하게 패드를 적용해 피부손상을 막는다.
- 묶을 때는 침상 난간이 아닌 침상틀에 묶는다. 난간에 묶게 되면 난간이 파손될 수 있고 보호대가 당겨지면서 난간이 젖혀져 환자가 다칠 수 있다.
- 매듭을 한 부위가 눌리지 않도록 한다. 환자의 손이 신체 보호대에 닿아서 풀 수 있도록 하면 안 된다.
- 클로브 히치 매듭을 적용하여 화재와 같은 응급상황에서 쉽게 풀 수 있어야 한다.
- 신체 선열을 유지해야 한다. 팔다리를 무리하게 벌린 채 묶거나 몸이 뒤틀려진 채 묶지 않아야 한다.
- 보호대는 혈액순환이 되도록 손가락 2개가 들어가는 여유가 있도록 억제해야 한다.
- 최소한의 움직임이 가능해야 한다.
- 2시간마다 보호대를 풀어주고 다시 보호대를 적용하기 전 10분 동안은 풀어놓아야 한다. 신체 보호대를 풀었을 때 관절 범위 운동을 시행하고 피부가 손상당하지 않았는지 확인한다. 신체 보호대를 하고 있는 동안에도 손발 말단 부위에 혈액이 순환하고 있는지 저린 증상은 없는지 꼭 확인해야 한다.
- 신체 보호대는 적용 전에 주치의의 서면처방(1일 1회 처방)과 보호자(환자의 동의를 구하기 힘들 때) 혹은 환자의 서면동의가 있어야 한다.
- 최소한으로 적용해야 한다. 그리고 신체 보호대의 필요성이 없는 환자에게는 즉시 신체 보호대를 종료해야 한다.

▌ 얼음주머니 적용방법
- 얼음을 작게 쪼개어 주머니의 1/3~1/2만 채우고 공기를 제거한다.
- 쪼개지 않거나 공기를 빼지 않으면 피부에 닿는 면적이 그만큼 줄어들어 효과를 보지 못한다.
- 주머니는 마개로 막아서 녹은 물이 새어 나오지 않도록 한다.
- 수건으로 한 번 더 싸야 하는데, 이유는 동상을 막고 피부에 직접적으로 닿는 불편감을 줄이기 위해서이다.
- 30분 이상은 적용하지 않는데 장시간 적용했을 때 동상 등의 문제를 초래할 수 있다. 특히 감각 이상이 있는 환자나 노인에게 적용 시 더욱 주의한다.

█ 욕창 관리 방법

• 욕창이 있다면 충분한 영양섭취는 필수이다. 욕창이 생긴 조직의 재생을 위해 고비타민, 고단백질 식이를 한다.

• 체위는 2시간마다 변경하고 환자가 스스로 움직이지 못한다면 수동적으로 관절 범위 운동을 시켜서 혈액순환을 촉진시키고 관절이 굳지 않도록 한다.

• 시트나 환의가 주름지지 않도록 한다.

• 누워있는 환자이지만 의식이 명료하고 스스로 체위 변경이 가능하고 요실금과 변실금이 없다면 유치도뇨관을 하지 않는다. 욕창이 발생할 확률이 높거나 욕창이 이미 발생하여 소변으로 심각해질 위험이 높은 환자에게 선택적으로 유치도뇨관을 삽입한다.

• 기저귀가 축축하면 피부가 짓무르게 되어 금방 벗겨져 욕창이 발생하므로 깨끗하게 유지하는 것이 중요하다.

• 욕창은 지속적인 압박, 마찰(끌리는 힘), 응전력(미끄러지면서 발생하는 힘)으로 발생한다. 마찰력과 응전력을 받지 않기 위해서는 환자를 옮길 때 끌지 말아야 하며 앉은 자세로 오랫동안 있지 않도록 한다.

• 단시간에 강한 압박보다 낮은 압박이더라도 장시간 노출되었을 경우에 발생하므로 2시간마다 체위를 변경해줘야 한다.

█ 낙상예방 간호

• 침상에서 안정을 취할 때는 난간을 항상 올려서 수면 중인 환자나 의식이 혼미한 환자가 떨어지지 않도록 주의해야 한다.

• 전선을 정리하고 길게 늘어진 수액 세트를 돌돌 말아서 걸려서 넘어지지 않도록 한다. 카펫은 미끄러지거나 걸려서 넘어질 수 있으므로 깔지 않도록 한다.

• 휠체어나 침대는 이동할 때가 아니라면 꼭 잠금장치를 해야 한다. 그리고 침상에서 휠체어에 옮겨 타거나 반대로 휠체어에서 침상으로 옮겨 갈 때 잠금장치를 하지 않으면 밀려서 넘어지기 쉽다.

• 환자의 손이 닿지 않는 곳에 물건이 있다면 물건을 잡기 위해 손을 뻗다가 낙상할 수 있다. 손이 닿는 곳에 물건을 두거나 호출 벨을 가까이 두어 누를 수 있도록 한다.

• 복도나 화장실에는 난간을 설치하여 넘어질 때 잡을 수 있도록 한다. 욕실 바닥에는 미끄럼 방지 매트를 설치하고 물기가 없도록 늘 관리한다.

• 노인은 야간에 화장실을 가기 위해 이동하는 경우가 잦으므로 야간조명등을 은은하게 켜두어야 한다.

█ 무균법

• 내과적 무균법 : 비위관 삽입, 관장, 위관 영양, 경구투약 등

• 외과적 무균법 : 간단한 드레싱, 수술, 주사 처치, 유치도뇨관 삽입, 욕창 소독 등과 같은 침습적인 처치

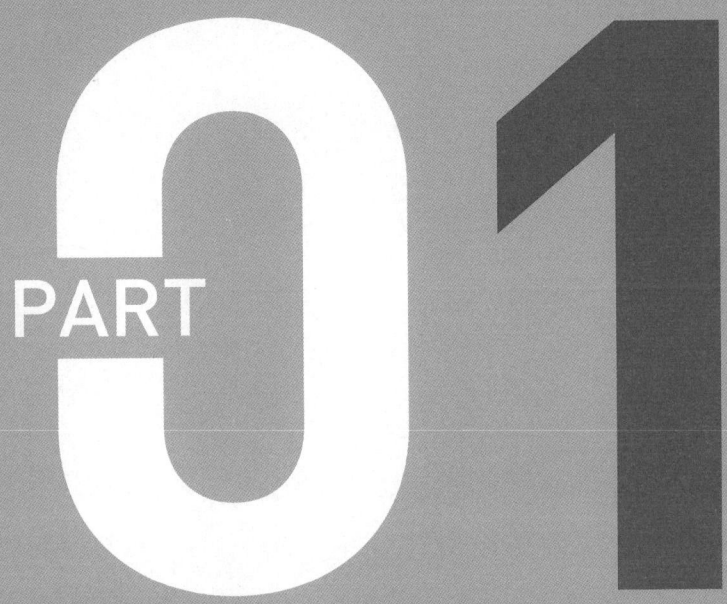

PART

01

과목별 빈출문제

CHAPTER 01 기초간호학 개요

01 아동간호

01 조금 전 태어난 신생아의 눈에 1% 테트라사이클린을 점안하는 이유는?

① 매독 예방　　　　② 임균성 안염 예방

③ 각막염 예방　　　　④ 결막염 예방

⑤ 파상풍 예방

해설

임질은 임균(neisseria gonorrhoeae)이 원인이며 성관계를 통해 흔하게 감염되는 성병이다. 질 분비물이 늘어나며 진득하고 누런 양상을 띤다. 질염, 자궁경부염, 요도염(배뇨통, 배뇨불편감)을 일으킨다. 무증상인 경우도 있어 산모 스스로 임질에 걸렸다는 것을 모르고 지낼 수 있으므로 산모가 임균에 감염되었을 가망성을 배제할 수 없다. 질식분만을 하는 신생아의 눈에 <u>1% 질산은, 0.5% erythromycin, 1% tetracycline</u>을 점안하여 임균성 안염을 예방해야 하는데 임균성 안염을 치료하지 않으면 실명이 될 수 있다.

02 유행성이하선염에 걸린 환아의 간호로 옳은 것은?

① 차가운 얼음을 먹는다.

② 부드러운 수프를 먹는다.

③ 오렌지주스를 마신다.

④ 호두를 씹어 먹도록 한다.

⑤ 수분을 제한한다.

해설

고열, 두통, 근육통, 식욕저하를 시작으로 이하선 부위에 종창이 생겨서 삼키기 힘들어한다. 격리하고 대증요법을 하는데 삼키기 쉬운 자극이 없고 부드러운 음식 위주로 먹도록 한다. 드물게 뇌수막염, 고환염, 부고환염, 난소염, 청력장애, 심근염 등이 합병증으로 오기도 한다.

03 3세 유아의 대소변 가리기 훈련에 대한 설명으로 옳은 것은?

① 대변 가리기는 18개월 이후에 훈련한다.

② 멜빵바지를 입혀서 어린이집에 보낸다.

③ 변기에 오래 앉아 있지 않도록 한다.

④ 개인차가 없다.

⑤ 소변을 대변보다 일찍 가리기 시작한다.

해설

③ 대변과 소변을 보는 것에 실패한다면 5분 넘게 앉아 있지 않도록 한다. 대소변 가리기 훈련은 <u>성격에 영향을 미치므로</u> 실수하더라도 <u>꾸짖지 말고 부드럽게 격려해주는 것이</u> 중요하다.

① <u>대변은 12~18개월, 소변은 18~24개월</u>에 가리기 시작하지만, 아이가 준비(대변을 보고 싶다는 말을 할 수 있고 괄약근을 조절하여 참을 수 있어야 함)되어야 대소변 훈련을 시작할 수 있다는 것을 기억하자.

② 고무줄이 있는 바지를 입혀서 아이가 수월하게 입고 벗을 수 있어야 한다.

④ <u>개인차가 있다.</u> 아동이 말을 이해하고 대변과 소변이 보고 싶다는 느낌을 알아야 하고, 참았다가 볼일을 볼 수 있는 괄약근 조절 능력이 있어야 하며 변기에 쭈그리고 앉는 것이 가능해야 한다.

⑤ 항문괄약근 조절이 요도괄약근 조절보다 수월하기 때문에 대변 훈련을 먼저 시작한다.

04 3kg으로 태어난 아기가 이틀 후 2.9kg으로 체중이 빠졌다고 불안해하는 엄마에게 할 수 있는 말은?

① "종합병원에 가서 검사를 해봐야 해요."
② "광선요법이 필요해요."
③ "정상이므로 지켜보셔도 됩니다."
④ "모유양을 더욱 늘려야 해요."
⑤ "감염이 의심돼요."

해설

생리적 체중감소 : 출생 시 체중의 5~10%는 줄어들 수 있는데 이는 정상적인 반응이다. 뱃속에 있을 때는 수동적으로 모체로부터 영양분과 호르몬을 일정하게 받게 되고 대변은 배출하지 않고 배출한 소변은 다시 섭취하게 된다. 하지만 태어나고 나면 소변과 대변이 배출되기 때문에 체중이 줄어들게 된다. 3kg 아이라면 10%인 300g까지 빠지는 것은 정상이다.
※ '생리적'이라는 단어가 앞에 붙으면 대부분 정상적인 반응이다.
② 광선요법은 핵황달이 왔을 때 빌리루빈을 제거하기 위해 하는 처치이다.

05 유아기에 달성해야 할 발달과제를 에릭슨은 무엇이라 하였는가?

① 신뢰감   ② 근면성
③ 친밀감   ④ 자율성
⑤ 자발성

해설

④ **자율성** : 스스로 걸어 다닐 수 있게 되는 유아기에 이것저것 시도하면서 만들어가는 발달과업이다. 이때 양육자로부터 "너가 뭘 할 수 있겠니? 엄마가 해줄게."와 같은 말을 듣고 지나친 제압을 당한 아이는 자신감을 잃고 수치스러운 감정을 겪게 된다.
① **신뢰감** : 영아기에 아이가 주양육자로부터 느끼는 편안함으로 인해 획득하게 되는 발달과업이다. 이 시기에 신뢰감을 형성하지 못한다면 자라는 동안 인간관계를 만들어갈 때 어려움을 겪게 된다.
② **근면성** : 학령기에 학교생활을 시작하면서 공부와 운동, 교우관계에 에너지를 소비하면서 획득하는 발달과업이다. 이 시기에 근면성이 형성되지 못하면 친구들과 어울리지 못하고 열등감을 겪게 된다.
③ **친밀감** : 성인 초기에 대학생활과 직장생활을 시작하면서 인간관계를 만들어가는 과정에서 형성되는 발달과업이다. 사회생활에 적응하지 못하여 직장생활과 인간관계에 실패하면 고립되어 지내게 된다.

⑤ **자발성** : 유아기에 자율성을 획득한 아동이라면 자발성(주도성)을 획득하기가 수월하다. 스스로 옷을 골라 입고 양치질과 식사를 하면서 주도적으로 행동하는 과정에서 자신감을 갖는다. 이때 주도성(자발성)을 획득하지 못했다면 다른 아이와 비교당하고 스스로 하지 못하는 자신에 대해 죄책감을 갖게 된다.

민소쌤의 핵직강

에릭슨의 사회심리발달 이론 : 에릭슨은 주양육자와의 관계에 중점을 두었고 긍정적인 관계를 통해 발달과업을 획득해야 한다고 주장했다. 각 시기마다 성공적으로 획득해야 하는 것과 실패했을 때 겪게 되는 것을 기억해야 한다. 아래의 나이는 만 나이이다. 만 나이로 통일되기 이전의 우리나라 기준으로 말한다면 유아기는 어린이집을 다니는 2~4세, 학령전기는 유치원을 다니는 5~7세, 학령기는 초등학교를 입학하는 8세부터이다.

• **영아기(0~1세)** : 신뢰감 vs 불신감
아기가 울 때 기저귀를 갈아주고 수유를 하며 양육자가 정성으로 케어해야 한다. 불편할 때 누군가 와서 돌봐주는 것을 반복적으로 경험하면서 사람에 대한 신뢰를 가지게 된다.
• **유아기(1~3세)** : 자율성 vs 수치심
아기들이 자기주장을 펴고 "내가 할 거야."라면서 스스로 하겠다고 떼를 쓰는 시기이다. 물을 엎지르면서 혼자 마시려고 하고 양치질을 혼자 하려고 고집을 피우면서 부모와 부딪히게 된다. 이때 아기가 하려는 행동을 하지 못하게 하거나 일방적으로 부모가 해주려고 한다면 고집을 꺾으려는 부모의 행동으로 인해 아동은 좌절과 수치심을 느낀다.
• **학령전기(3~6세)** : 자발성(주도성) vs 죄책감
주도적으로 옷을 골라 입고 대소변을 해결하며 유치원에 등원할 준비를 스스로 하기 시작하면서 주도성을 키우는 시기이다. 부모가 또래들과 비교하면서 압박을 하면 죄책감을 느낄 수 있다.
예 "언니가 돼서 왜 혼자서 그런 걸 못해?"
• **학령기(6~12세)** : 근면성 vs 열등감
학교에 들어가서 규칙을 배우고 순응하며 학업과 교우관계에 열중하는 시기이다. 친구들과 스스로를 비교하면서 성적, 운동 등이 뒤지면 열등감을 느끼게 된다.
• **청소년기(12~18세)** : 정체감 vs 혼돈감
자신이 누구인지 고민을 하는 단계이다.
• **성인초기(18~40세)** : 친밀감 vs 고립감
사회생활을 본격적으로 시작하는 단계로서 인간관계를 확장해가고 결혼을 하고 아이를 양육하면서 친밀감을 획득하는 단계이다. 과업달성에 실패한다면 고립감을 겪게 된다.
• **중년기(40~60세)** : 생산성 vs 침체성
아이들이 성인이 되어 사회의 일원이 되고 부모는 사회적·경제적으로 기반을 잡으면서 생산성을 획득하고 안정감을 느끼는 단계이다. 하지만 이러한 과업들을 달성하지 못한다면 스스로의 위치에 자괴감을 느끼면서 침체성을 겪게 된다.

- 노년기(60세 이상) : 자아통합감 vs 절망감
  생을 마감하는 과정에서 지난 인생을 돌아보면서 잘 살아왔다는 느낌을 갖고 자아통합이 되는 긍정적인 과업을 형성해야 한다. 하지만 이때 인생의 결과에 만족감을 느끼지 못한다면 절망감이 들면서 불행한 노후를 보내게 된다.

06 미숙아의 특징으로 옳은 것은?

① 솜털이 없다.
② 머리가 작다.
③ 손바닥에 주름이 많다.
④ 태지는 거의 없다.
⑤ 귀연골이 단단하다.

해설

④ 태지는 피부를 보호하는 역할을 하는데 미숙아는 태지가 없는 매끈한 상태로 태어난다.
① 미숙아는 솜털이 많으며 임신 후반기에 빠진 솜털이 양수에 많이 떠다닌다.
② 미숙아는 머리가 큰데 몸통은 야위었다.
③ 손바닥과 발바닥의 주름은 손발을 펴고 구부리기 쉽게 만들어주는데 미숙아는 주름이 덜 만들어져 나온다.
⑤ 귀 연골은 미숙하기 때문에 물렁물렁하다.

민소쌤의 핵직강

미숙아의 특징
미숙아는 체중과 관계없이 재태기간 <u>37주 미만에 태어난 아기</u>이다.
- 머리가 크며 몸통이 야위었다.
- 관절이 제대로 발달되지 않았기 때문에 개구리의 밋밋한 손발(관절구분이 힘듦)과 비슷하다.
- <u>솜털이 많고 태지는 거의 없으며</u> 피하지방이 덜 생성되어 피부가 투명하게 비치며 체온 조절이 힘들다.
  ※ 태지 : 태아의 탈락된 상피세포와 피지선의 분비물들이 섞인 것이다. 피부를 보호하는 역할을 하므로 벗겨내지 않도록 한다. 미숙아는 피부가 성숙되지 않은 상태에서 태어나므로 태지가 적은 것이다.
- 반사반응이 약하고 신전이 된 자세이다.
- 여아는 음핵이 돌출되고 음순이 덜 발달되어 있으며 남아는 고환이 음낭으로 내려오지 않았다.
- 귀 연골의 발달이 미약하여 부드럽게 잘 접히는 것이 특징이다.
- 손바닥과 발바닥에 <u>주름이 거의 없다</u>. 주름은 손바닥과 발바닥이 접힐 수 있도록 도와주는 역할을 하는데 미숙아는 이 주름이 생기기 전에 태어나게 된다.

07 초유의 특징으로 옳은 것은?

① 성숙유보다 단백질이 부족하다.
② 성숙유보다 면역체가 풍부하다.
③ 분만 후 일주일 동안 나온다.
④ 하얀색이다.
⑤ 태변 배설과는 무관하다.

해설

초유(초반에 나오는 젖)는 분만 후 2~3일 동안 나온다. 진한 오렌지주스와 같은 양상이며 면역체와 단백질, 무기질 등이 들어 있고 태변을 배설하는 데 도움을 준다.

민소쌤의 핵직강

모유의 장점
- 모유는 비타민 A가 풍부한데 비타민 A는 시력과 관련이 있다. 모유를 먹은 아이의 머리가 똑똑하다는 말이 있다. 눈의 시력발달이 빠르니 똑똑해지는 것이라고 연관 지어 생각하자.
- 당질이 인공유보다 많다. 모유는 특유의 단맛이 있다 보니 모유를 먹은 아기는 분유를 잘 먹지 않는다.
- 모체의 모유를 통해 면역글로불린을 받아서 면역력이 높아진다(<u>자연수동면역</u>).
- 소화가 잘 되며 변비와 설사, 구토 등의 부작용이 적다. 모유를 먹는 아기들의 대변은 인공유를 먹는 아기보다 무른 편이다. 열량이 인공유보다 낮고 소화가 빨리 되므로 수유간격이 짧다.
- 모유 수유를 하면 회복이 빠르다는 말을 들어보았을 것이다. 모유 수유를 하면서 아기가 유두를 자극하면 옥시토신이 분비되어 유즙이 나오게 된다. 옥시토신은 자궁을 수축시키는 호르몬이기 때문에 산후회복을 촉진시키는데 옥시토신은 중요한 호르몬이므로 꼭 기억하자.
- 모유수유는 프로락틴(유즙 생성 분비호르몬)을 촉진시키는데 이 호르몬이 배란을 억제시키므로 피임이 될 확률이 높아진다.
- 인공유처럼 젖병을 소독하고 분유를 타는 수고를 하지 않아도 되며, 경제적이고 시간을 아낄 수 있고 언제 어디서든 먹일 수 있다.
- 아기와 엄마 사이에 정서적 만족감을 충족시킬 수 있다.

모유의 단점 : 모유는 인공유보다 <u>단백질이 부족</u>하다. 모유가 모든 것이 우월하다고 여겨 틀릴 수 있는 문제이므로 주의해야 한다. 성인도 단백질을 보충하기 위해 분유를 먹을 정도로 분유에는 단백질이 충분히 포함되어 있다는 것을 기억하자.

08 작은 소리에도 깜짝 놀라면서 팔을 위로 뻗는 신생아의 신경계반사는?

① 모로반사   ② 바빈스키반사

③ 긴장성 경반사   ④ 파악반사

⑤ 젖찾기 반사

해설

① 모로반사 : 작은 자극에도 놀라서 양팔을 위로 만세 하듯 뻗는 모습을 보이는데 이 반응이 없다면 쇄골골절 혹은 뇌손상을 의심할 수 있다. 3개월이 되면 사라지는데 3개월까지 속싸개를 하는 이유도 모로반사 때문이다.

  암기 tip 놀랐을 때 반응이 "뭐?"라고 말하며 두 팔을 뻗는다. 모로반사 '모'가 "뭐?"라는 발음과 비슷하다. 생후 3개월이 되면 아기가 모로반사가 없어져 작은 소리에 예민하게 반응하지 않고 잠을 잘 잔다고 해서 백일의 기적이라고도 한다.

② 바빈스키반사 : 발꿈치에서 발가락 쪽으로 외측을 긁었을 때 <u>발가락이 부채가 펴지는 것 같은 모습</u>을 보인다. 12개월이 되면 사라지는데, 성인이 되어서 이 반응이 보이면 뇌손상을 의심할 수 있다.

  암기 tip 발가락 '바'와 바빈스키 '바'를 연관 짓고 12개월이 되면 '발'을 딛고 걸어 다니니 반사가 없어진다고 생각해보자.

③ 긴장성 경반사(강직목반사) : 눕힌 상태에서 머리를 한쪽으로 돌리면 같은 쪽 팔다리가 펴지는데 펜싱하는 자세와 비슷해 펜싱반사라고도 한다. 5개월 전후에 사라진다. 경반사의 '경'이 경추의 '경'과 같은데 목과 관련된 반사반응을 말한다.

④ 파악반사(잡기반사) : 손에 무언가 쥐어주면 '파악'하려는 듯 꼭 잡는 반사를 말하며 3개월이 되면 사라진다. 아기의 백일 사진을 보면 아기가 엄마 아빠의 손가락을 꽉 움켜잡고 있는 모습이 많은 것도 이 때문이다.

⑤ 젖찾기 반사 : 입 주위를 자극하면 자극을 준 쪽으로 입술을 돌리는 반사이며 3개월이 되면 사라진다.

09 탈수가 온 영아의 특징은?

① 대천문이 불룩 나온다.

② 맥박이 느려진다.

③ 요비중이 증가한다.

④ 피부가 축축해진다.

⑤ 소변량이 늘어난다.

해설

③ 탈수로 소변이 농축되어 진해지면 무게감, 즉 요비중이 증가한다.

① 탈수가 오면 대천문은 일시적으로 움푹 들어갔다가 탈수가 교정되면 원상복구가 된다. 아기가 심하게 울거나 뇌수종이 있을 때 천문은 불룩 나올 수 있다.

② 탈수가 오게 되면 혈액의 양이 부족하다는 것이기 때문에 보상하기 위한 반응이 일어나는데 이것을 항상성(항상 일정하게 몸을 유지하려는 성질)이라고 한다. 전신에 혈액을 돌리기 위해 맥박이 빨리 뛰고 산소를 전달하기 위해 호흡이 가빠지게 된다.

④ 탈수가 오면 수분이 부족하므로 피부가 건조해진다. 물을 먹지 않으면 피부가 빨리 늙는다는 말 또한 피부가 건조하기 때문이다.

⑤ 혈액의 양이 부족하니까 이를 보상하기 위해 신장에서는 소변을 적게 배출한다.

민소쌤의 핵직강

탈수

- 영유아에게 탈수가 쉽게 오는 이유
  - 탈수가 되면 소변이 농축되어야 하는데 영유아는 신장의 기능이 미숙하기 때문에 농축할 수 있는 능력이 떨어져 탈수가 더 잘 온다.
  - 세포외액(세포 밖에 위치하는 조직액)이 차지하는 비율이 높다. 아기들의 피부가 몰랑몰랑하고 부드러운 것은 세포외액이 차지하는 비율이 높기 때문이다. 탈수가 되면 세포외액은 쉽게 소실된다. 탄수화물, 단백질, 지방 등 영양분은 대사되는 과정에서 수분이 필요한데 영유아는 발달속도가 빠르고 기초대사율이 높기 때문에 수분이 많이 필요하다. 그만큼 탈수가 일어날 확률이 높다는 말이다.
  - <u>체중에 비해 체표면적(외부에 노출되는 피부면적)이 넓어</u> 열 소실률이 높고 수분이 그만큼 증발하게 된다.
  - **암기 tip** 같은 30평(체중) 아파트이지만 창문(체표면적)이 작은 집과 큰 창문이 여러 개 있는 집을 비교해보자. 같은 평수일지라도 외부에 노출되는 창문의 면적이 클수록 겨울에 외부로 뺏기는 열이 상당하고 여름에는 외부에서 받아들이는 열 또한 상당하다. 그래서 창문이 큰 집은 겨울에는 춥고 여름에는 덥기 마련인데 이것을 아기와 연관 지어 생각해보자.

• 증상
  - 설사로 인해 항문 주위 피부가 손상되었다면 피부 간호가 필요하다.
  - 피부와 구강 내 점막이 건조하며 체중이 감소되고 천문이 움푹 들어간다.
  - 소변량이 줄어들고 진해지며 맥박은 약하고 빠르게 뛰고 혈압이 떨어지기도 하며 요비중이 증가(소변이 농축되고 무거워짐)한다.
• 간호 : 근본적으로 탈수를 일으키는 구토와 설사 같은 원인을 치료해야 한다. 구강 섭취가 가능하면 탈수 교정에 적합한 충분한 전해질과 수분을 입으로 공급해야 한다. 하지만 구강 섭취가 힘들다면 혈관을 통해 전해질과 수액을 공급해야 한다.

민소쌤의 핵직강

• 생후 1년까지는 소금과 설탕 같은 조미료를 사용하지 않아야 하며 꿀(보툴리누스 식중독 위험), 달걀흰자(알레르기 위험이 높아서 돌 이후 제공), 생우유(장출혈 위험)는 금기이다.
• 질식 위험이 있는 작은 땅콩 같은 간식은 주지 않는다.
• 치아는 6개월이 되면 하악중절치부터 나기 시작하며(맹출, 잇몸을 뚫고 나오는 것) 치아가 나기 시작하면 칭얼거리고 침을 흘리는 모습을 보인다. 허약한 아이는 설사와 열이 나는 맹출 곤란 증상이 있을 수 있다. 이때 깨끗한 수건을 손가락에 말아 잇몸 마사지를 해주고 물고 뜯을 수 있는 장난감을 준다. 충치 예방을 위해 젖병을 문 채 잠들지 않도록 한다.
  암기 tip 첫 유치는 6개월, 유치가 처음 빠지는 시기는 6세 → '6'이 공통적으로 들어간다.
• 6개월이 되면 아기에게 큰 변화가 보인다. 치아가 자라게 되고 이유식을 먹게 된다. 그리고 눈의 균형이 맞춰지고 사시가 사라지며 낯가림이 생긴다. 안구의 균형이 맞춰지면서 엄마를 분간할 수 있게 된다(치아 - 이유식, 사시 사라짐 - 낯가림).

10 이유식에 대한 설명으로 옳은 것은?

① 생후 3개월에 이유식을 시작한다.
② 수유를 하고 난 후 이유식을 먹인다.
③ 고기를 가장 먼저 먹인다.
④ 소화가 되는지 확인하기 위해 한 가지씩 재료를 추가한다.
⑤ 알레르기 반응이 있는지 관찰이 필요하다.

해설
④, ⑤ 한 가지 재료씩 추가하며 5~7일 후에 다른 재료를 추가하는데 이유는 알레르기 반응을 확인하기 위해서이다. 알레르기 반응이 바로 나타나는 경우도 있지만 시간을 두고 천천히 보이기도 한다. 당근을 추가해서 먹여보았다면 며칠 동안 당근만 섞어 먹이면서 알레르기 반응을 본다. 5일 후에는 당근에 브로콜리를 추가하여 시도해본다.
① 4~6개월까지는 몸에 비축된 철분을 쓰지만 이후 고갈되어 6개월부터 고형식이(이유식)를 시작해야 한다. 6개월에 유치가 나기 시작하니까 연관 지어 생각하자.
② 영양이 풍부한 이유식을 먼저 주고 나서 수유하도록 한다. 수유하고 배가 부른 상태이면 이유식에 대한 흥미가 없고 안 먹으려 할 수 있기 때문이다.
③ 쌀(철분 풍부) → 고기(철분 풍부) → 야채 → 과일 순으로 먹인다.

11 버려진 강아지와 고양이로 가득한 집에 아이를 방치시키는 아동학대는?

① 신체적 학대
② 정서적 학대
③ 성적 학대
④ 방임
⑤ 유기

해설
④ 방임 : 아동에게 필요한 의식주와 보호 등을 하지 않고 방치하여 위험한 상황에 빠지게 하는 행위
  예 쓰레기가 가득 쌓인 집에서 양육하고 겨울인데 여름옷을 입혀서 내보내는 것
① 신체적 학대 : 고의적으로 아동의 신체를 때리거나 꼬집는 행위로 상해를 입히는 것
② 정서적 학대 : 아동에게 언어폭력, 비인격적인 말을 함으로써 심각한 행동장애, 감정장애, 정신장애 등을 유발하는 것
  예 "너 같은 쓰레기를 내가 임신하지 말았어야 해."
③ 성적 학대 : 아동을 대상으로 성폭력, 성폭행, 성추행을 하고 매춘 등을 하도록 하는 행위
⑤ 유기 : 아동을 버리는 행위

12 기저귀 발진이 생긴 아기의 간호로 옳은 것은?

① 발진 부위에 포비돈을 바른다.
② 공기에 노출되지 않도록 주의한다.
③ 접힌 부위보다 펴진 부위를 더 신경 써야 한다.
④ 발진 부위에 파우더를 바른다.
⑤ 중성비누를 사용한다.

해설
대변과 소변으로 인해 자극되어 수포, 발진의 형태로 피부 문제가 생기기도 하는데 이것을 기저귀 발진이라 한다. 발진만 있을 때 기저귀를 열어서 공기 중에 최대한 노출시켜 깨끗하고 건조하게 유지시키는 것이 중요하다. 임의로 연고를 바르지 않도록 한다. 피부가 겹치는 부위는 더 신경을 쓰고 중성비누를 사용하고 수건으로 두드리듯이 닦아주어 자극이 가지 않도록 한다.

13 아토피 피부염을 앓는 아이의 간호로 옳은 것은?

① 통증 완화가 일차적인 간호이다.
② 따뜻한 방 온도를 유지한다.
③ 팔꿈치 보호대를 해야 한다.
④ 산성비누를 사용한다.
⑤ 건조한 피부를 유지한다.

해설
아토피 피부염은 알레르기로 인한 염증성 피부질환이다. 알레르기를 일으키는 유발원인(동물, 꽃가루, 털 인형)을 제거하고 심하면 스테로이드 외용제를 발라야 한다.
③ 긁어서 2차 감염이 생기지 않도록 팔꿈치 보호대를 착용하도록 하여 상처에 손이 가지 않도록 한다.
①, ② 소양증 완화가 일차적인 치료이자 간호이다. 서늘한 기온을 유지하고 헐렁한 면옷을 입힌다.
④ 목욕할 때 약산성~중성비누(피부는 약산성을 유지해야 함)를 사용하고 수건으로 닦을 때도 문지르지 말고 자극 없이 두드리듯이 말린다.
⑤ 전신에 생길 수 있으나 특히 팔꿈치나 무릎 뒤처럼 피부가 접혀 닿는 부위에 호발한다. 건조하지 않도록 충분한 보습과 적절한 습도를 유지하도록 한다.

14 아프가 점수 항목에 들어가지 않는 것은?

① 심박동수　　② 호흡
③ 산소포화도　　④ 반사반응
⑤ 피부색

해설
아프가 점수 : 출생 후 1분과 5분에 각각 측정하고 0~3점은 즉각적인 소생술, 4~6점은 중증도 곤란 상태, 7점 이상은 정상이다. 심박동수, 호흡, 피부색, 반사반응, 근긴장도 5개 항목을 측정한다.
• 호흡 : 뱃속에 있을 때는 폐호흡이 일어나지 않고 제대를 통해 산소를 전달받는다. 그러다가 태어나서 울음을 터뜨리면서 폐가 확장되어 호흡이 시작되므로 울음으로 호흡 여부를 파악한다. 30초 이상 울음을 터뜨리지 않는다면 뇌손상이 진행될 수 있다.
• 근긴장도 : 예전에는 아기가 태어나면 다리를 잡고 거꾸로 들어서 움직임이 있는지 확인하였다. 아이가 사망하게 되면 반응이 없이 축 늘어져 있다.

민소쌤의 핵직강

	0점	1점	2점
심박동수	없음	100회/분 미만	100회/분 이상
호흡	없음	느리고 약한 울음	힘찬 울음 (폐호흡 시작)
피부색	창백하거나 푸른색	몸통은 분홍색, 사지는 푸른색	분홍색 (혈액순환 양호)
반사반응	없음	약간의 찡그리는 정도	기침과 재채기를 함(입안의 이물질을 제거하면서 반응 확인)
근긴장도	늘어져 있음	사지만 약간 굴곡	굴곡이 잘 되며 움직임이 활발함

15 광선요법을 받는 신생아에 대한 간호로 옳은 것은?

① 기저귀를 활짝 열어둔다.

② 안대를 착용한다.

③ 24시간 켜두어야 한다.

④ 체위 변경을 하지 않는다.

⑤ 수분을 제한한다.

해설

①, ② 옷은 모두 벗기되 안대를 하여 <u>눈을 보호하고, 생식기를</u> 보호하기 위해 기저귀를 채운다.

③ 수유하는 동안 광선을 꺼둔다.

④ 광선을 골고루 쬐기 위해 2시간마다 체위를 변경하도록 한다. 오일이나 로션을 바르고 광선요법을 받으면 광선을 과하게 흡수하여 피부가 손상받을 수 있다.

⑤ 광선에서 열이 나기 때문에 수분이 증발되므로 수분을 보충해야 한다.

민소쌤의 핵직강

- **빌리루빈** : 황달을 이해하기 위해서는 빌리루빈을 먼저 알아야 한다. 빌리루빈은 적혈구(수명은 120일)가 파괴되어서 발생한 시체라고 생각하면 된다. 빌리루빈은 간을 통해서 대변과 소변으로 배출되어야 하는데 간에 문제가 있다면 빌리루빈(누런색)이 밖으로 나가지 못하고 몸에 쌓여서 황달이 된다.
- **생리적 황달** : <u>신생아의 70% 가까이</u>가 생리적 황달을 겪을 수 있다. '생리적'이라는 단어가 붙으면 문제가 없다는 의미이다. 생리적 황달은 태어나서 2~3일 후에 노랗게 되었다가 며칠이 지나면 대부분 사라진다. 신생아는 <u>간 기능이 미숙</u>하므로 파괴된 적혈구(배 속에 있을 때부터 적혈구는 존재한다)에서 나온 빌리루빈이 몸에 쌓이므로 생리적 황달이 일시에 생기는 것이다.
- **핵황달** : 핵황달은 <u>태어나서 24시간이 되지 않았는데 황달이 발생</u>하는 것이다. 생리적 황달과 핵황달은 황달이 보이는 시점이 다르므로 구분하는 것이 중요하다. 핵황달이 보이면 발견 즉시 보고하여 <u>광선요법을 즉각 시행</u>해야 한다. 적혈구가 어떤 문제로 인해 일찍 파괴되어 빌리루빈이 축적되는데 이때 쌓이는 빌리루빈을 제거해 주지 않으면 뇌에 축적되어 정신지체 등의 문제가 생긴다. 광선요법을 적용하면 광선이 빌리루빈을 분해시켜 배설될 수 있게끔 도와준다.
- **광선요법** : 광선을 쬘 때는 <u>눈과 생식기에 손상이 가지 않도록 보호</u>하는 것이 중요하다. 온몸에 골고루 광선을 쬐게 하고 화상을 입지 않도록 주의한다. 매일 혈액을 통해 빌리루빈 검사를 하여 빌리루빈 수치가 감소하는지 확인하고 정상으로 돌아왔다면 광선요법을 중단해야 한다.

16 돌이 지난 아이를 어린이집에 맡기려고 하는데 엄마와 떨어지기 싫어 우는 아이의 원인은?

① 분노발작

② 자기중심적인 사고

③ 분리불안

④ 퇴행

⑤ 거부증

해설

③ 분리불안 : 정상적인 반응이다. 대상 영속성이 생겼다는 말이며 주양육자가 사라지면 어딘가에 있다는 것을 알기 때문에 불안해하며 찾는 것이다.

　㉠ 인형이나 담요와 같은 애착물건을 주어 안심하도록 도와준다.

　㉡ 아이 몰래 사라지면 안 된다. 돌아온다는 약속을 하고 갔다가 돌아와서 다시 만나는 경험에 아이를 반복적으로 노출시켜 안심시키도록 한다.

① 분노발작 : 스스로 무언가를 하려고 하는데 저지당했을 때 나타나며 소리를 지르고 머리를 잡아 뜯으면서 바닥에 드러눕고 심지어 기절까지 하는 아이도 있다. 이때는 아이가 관심을 받으려 하는 행동이기 때문에 진정될 때까지 부모는 <u>무관심하게 대하며 지켜보기만</u> 해야 한다.

② 자기중심적 사고 : 이기적이다는 말이 아니라 다른 사람의 입장에서 생각하는 능력이 형성되지 않는 것이다. 영유아기에는 친구가 가지고 노는 장난감을 빼앗을 때 친구가 기분이 나쁠 거라는 개념이 없으며 함께 사이 좋게 놀아야 한다는 것을 모른다.

　예 엄마가 아파서 누워 있어도 놀아달라고 보채거나 어린이집에 자신을 늦게 데리러 급하게 뛰어온 엄마의 입장을 고려하지 않고 울며 보챈다.

④ 퇴행 : 동생이 태어나거나 입원하게 되는 스트레스 상황도 닥칠 수 있다. 이때는 퇴행반응이 일어나는데, 예를 들어 대소변을 잘 해결하던 아이가 다시 기저귀를 차겠다고 하면서 실수하는 모습을 보이는데 일시적인 반응이므로 <u>안아주고 이해해줘야</u> 한다.

⑤ 거부증 : 자기고집의 한 가지 형태이며 흔하게 "아니", "싫어"라는 말을 많이 하는데 자연적인 성장 과정이며 아동이 자율적으로 선택하게끔 기회를 주는 것이 중요하다.

17 모유 수유와 인공 수유에 대한 설명으로 옳은 것은?

① 인공 수유 시 젖꼭지는 하루 한 번 소독한다.
② 인공 수유 시 공기가 들어가지 않도록 잘 기울여야 한다.
③ 모유 수유 시 유두를 물려야 한다.
④ 모유 수유 시 유즙이 충분히 나오는 쪽의 젖을 위주로 물린다.
⑤ 수유 후에는 곧바로 눕혀서 소화를 도와준다.

해설

① 우유병과 젖꼭지는 하루 한 번이 아니라 매회 소독한 것을 사용해야 한다. 젖꼭지는 아기 개월에 맞추어 뚫어주되 너무 크게 뚫어서 우유가 많이 들어가지 않도록 한다.
③ 젖을 물릴 때 유두를 신생아의 입천장을 향하게 한 뒤 유륜까지 깊숙하게 물려야 한다. 유즙이 유륜 아래의 관에 모여 있으므로 아기가 유두만 물었을 때는 젖이 나오지 않는다. 유두만 물리면 유두에 상처가 생겨 유선염이 발생할 확률이 높아진다. 그리고 유두와 유륜에는 분비물이 나오는 선이 있는데 이 미끈한 분비물로 인해 유두와 유륜이 보호가 되는 것이다. 그런데 비누로 씻게 되면 건조해지고 아기가 젖을 물고 나면 상처가 날 확률이 높아지므로 반드시 물로만 씻어야 한다.
④ 젖이 잘 나오는 한쪽만 물리다 보면 젖양이 줄게 된다. 양쪽 젖을 골고루 물리도록 한다. 아기가 젖을 더 이상 먹지 않으려고 한다면 유축기를 이용하여 짜내야 한다.
⑤ 아기는 위의 분문근이 미숙한 탓에 역류하여 입으로 나오는 경우가 잦다. 트림을 시키는 것은 위에 있는 공기를 빼주는 작업이다. 젖꼭지를 빨 때 공기가 같이 들어가는데 위에 공기가 가득 차면 내용물이 역류되면서 기도로 흡인될 수 있다. 그러므로 수유 후에는 트림을 시키고 눕히는 것이 중요하다. 또한 영유아는 중이염에 걸리기 쉬우므로 모유 수유와 인공 수유 모두 누워서 먹이면 안 된다.

18 유아기에 보이는 사고방식으로 자동차가 살아있다고 생각하는 것은?

① 물활론적 사고
② 상징적 사고
③ 비가역적 사고
④ 마술적 사고
⑤ 직관적 사고

해설

① 물활론적 사고 : 모든 '물'체는 '활'동하며 살아있다고 생각한다.
　예 인형에게 밥을 먹었냐고 인사하면서 놀아준다.
② 상징적 사고 : 어떤 것에 가치와 상징을 두고 놀이를 한다.
　예 모래를 그릇에 담아서 수프라고 부르며 먹으려고 한다.
③ 비가역적 사고 : 비가역적이라는 말은 바뀌지 않는다는 말이다. 사고의 흐름이 일방향적이며 거꾸로 생각하지 못한다.
　예 신발을 거꾸로 신어서 넘어지게 되었을 때 넘어진 이유가 신발을 잘못 신어서 그렇다는 것을 이해하지 못한다.
④ 마술적 사고 : 생각하는 대로 모든 일이 일어난다고 생각한다.
　예 동생이 아팠으면 좋겠다는 생각을 했는데 이튿날 동생이 입원하게 되면 본인이 만들어낸 일이라 착각한다.
⑤ 직관적 사고 : '직'접적으로 '관'찰한 것, 즉 눈에 보이는 것만 그대로 믿는 것이다.
　예 사탕의 개수는 같지만 큰 그릇에 담은 사탕이 더 많다고 생각한다.

19 생후 3개월 아기가 접종을 했어야 하는 것은?

① B형 간염 3차

② 로타텍 2차

③ 폴리오 1차

④ 폐렴구균 2차

⑤ DTaP 2차

해설

생후 12개월 내에 맞아야 하는 예방접종과 생후 12개월 이후에 맞는 예방접종을 구분해야 한다. 별표 위주로 기억을 하자.

국가 필수 예방접종

* 출생~1개월 이내
  - B형 간염 1차(생후 1주 이내, 모체가 B형 간염 항원 양성이라면 출생 후 12시간 내 백신과 면역글로불린을 동시에 접종해야 함)
  - BCG(생후 4주 이내)
* 1개월 : B형 간염 2차
* 2개월
  - DTaP(디프테리아, 파상풍, 백일해) 1차
  - 폴리오(IPV, 주사 형태) 1차
  - 폐렴구균(PCV) 1차, Hib(b형 헤모필루스 인플루엔자, 뇌수막염) 1차
  - 로타릭스(RV1) 1차, 로타텍(RV5) 1차
* 4개월
  - DTaP(디프테리아, 파상풍, 백일해) 2차
  - 폴리오(IPV, 주사 형태) 2차
  - 폐렴구균(PCV) 2차, Hib(b형 헤모필루스 인플루엔자, 뇌수막염) 2차
  - 로타릭스(RV1) 2차, 로타텍(RV5) 2차
* 6개월
  - B형 간염 3차
  - DTaP(디프테리아, 파상풍, 백일해) 3차
  - 폴리오(IPV, 주사 형태) 3차
  - 폐렴구균(PCV) 3차, Hib(b형 헤모필루스 인플루엔자, 뇌수막염) 3차
  - 로타텍(RV5) 3차
* 6개월~12세 : 매년 인플루엔자 접종(매년 유행하는 독감 바이러스의 형태가 바뀜)
* 12~15개월
  - MMR(홍역, 유행성이하선염, 풍진) 1차
  ※ 홍역 유행 시 생후 6~11개월에 MMR 접종이 가능하며 12개월 이후 일정에 맞추어 1차와 2차 접종을 해야 한다.
  - 수두, Hib 4차, 폐렴구균 4차
* 12~23개월
  - 일본뇌염(생백신) 1차 혹은 일본뇌염 1~2차(사백신)
  - A형 간염 1차 접종 후 6~12개월 뒤 2차 접종
* 15~18개월 : DTaP 4차

* 24~35개월 : 일본뇌염(생백신) 2차 혹은 일본뇌염(사백신) 3차
* 4~6세 : MMR 2차, DTaP 5차, 폴리오 4차
* 6세 : 일본뇌염(사백신) 4차
* 11~12세
  - Td/Tdap 6차, 10년마다 재접종
  - Tdap(성인용 디프테리아, 파상풍, 백일해)를 우선 고려/Td(파상풍 디프테리아)
* 12세 : 일본뇌염(사백신) 5차, 사람유두종바이러스(HPV, 여아만 해당되며 1차 맞고 6개월 후 2차)

20 영아기 발달의 특징으로 옳은 것은?

① 생후 1년이 되면 출생 시 체중의 2배가 된다.

② 3개월이 되면 앉을 수 있다.

③ 6개월에 의미 있는 단어를 말한다.

④ 6개월이 되면 엎드려 있을 수 있다.

⑤ 10개월에 걷기 시작한다.

해설

④ 6개월에 구르면서 양팔을 뻗은 채 엎드려 있을 수 있다.
① 1년이 되면 출생 시 체중의 3배, 신장은 1.5배가 된다. 출생 시에는 두위가 흉위보다 큰데 1년이 되면 흉위가 더 커지기 시작한다.
② 3개월이 되면 머리를 들게 된다.
③ 3개월에 옹알이를 시작한다. 7개월에 양육자의 말을 이해하기 시작하고 말을 따라 하려고 한다. 12개월이 되면 "맘마", "할미"처럼 알아들을 수 있는 의미 있는 단어를 이야기한다.
⑤ 10개월에는 잡고 서 있을 수 있다.

> **민소쌤의 핵직강**
>
> **운동 발달**
> - 3개월 : 머리를 들 수 있다.
> - 4개월 : 머리를 가누고 몸을 돌리는 것까지 가능하다.
> - 5개월 : 뒤집기를 시작한다.
> - 6개월 : 구르면서 양팔을 뻗은 채 엎드려 있을 수 있다.
> - 8개월 : 도움 없이 혼자 앉는다.
> - 9개월 : 기어 다닌다.
> - 10개월 : 잡고 서 있을 수 있다.
> - 12개월 : 한 걸음 떼어 걷기 시작한다.

21 미숙아에게 고농도의 산소를 공급했을 때 발생할 수 있는 질환은?

① 패혈증
② 초자양막증
③ 미숙아망막증
④ 고빌리루빈혈증
⑤ 파상풍

해설

③ 미숙아망막증(수정체 후부 섬유증식증) : 망막은 시신경과 연결된 중요한 부위이다. 망막에 혈관이 생성되기 전에 미숙아는 태어난다. 그런데 미숙아에게 고농도의 산소를 공급했을 때 혈관은 노력하지 않아도 산소가 충분히 공급되기 때문에 굳이 미세혈관을 만들려고 노력하지 않는다. 그러다가 산소를 줄이거나 중단하게 되면 혈관이 만들어지지 않은 망막은 급하게 혈관을 만들려고 하지만 이 과정은 실패하게 되고 망막이 두꺼워지고 실명까지 하게 되는 망막증을 초래한다. 미숙아망막증을 막기 위해서는 산소포화도가 적절하게 유지될 만한 최소한의 산소를 마시게 해야 한다.
① 패혈증 : 박테리아가 혈액 안에 퍼져 여러 장기를 파괴시켜 사망에 이르게 할 수 있는 질환이다.
② 초자양막증(특발성 호흡곤란 증후군) : 폐포는 폐에 있는 포도송이라고 기억하자. 산소와 이산화탄소가 교환되는 곳이 폐포이다. 숨을 들이마시면 폐포가 커졌다가 내뱉으면 원래 모양으로 돌아온다. 이것이 가능한 것은 계면활성제라는 미끈한 물질로 코팅이 되어 있기 때문이다. 계면활성제는 임신 20주 이후부터 생성되므로 일찍 태어나는 미숙아일수록 호흡곤란의 위험이 그만큼 높아지는 것이다. 계면활성제가 생성되기 전에 태어난 미숙아는 호흡하지 못하므로 기도 삽관을 하여 계면활성제 약물을 투여받으면서 인공호흡을 하게 된다.
④ 고빌리루빈혈증 : 적혈구의 수명은 120일이며 적혈구가 죽으면 빌리루빈이 된다. 빌리루빈은 간을 통과하면서 분해되는데 미숙아는 적혈구가 쉽게 파괴되고 간이 미성숙하기 때문에 잘 분해되지 않아서 빌리루빈이 축적된다. 빌리루빈이 축적되면 누렇게 보이는 황달이 나타난다. 이는 고빌리루빈혈증이며 광선요법이 필요하다. 광선요법은 빌리루빈을 분해하는 치료이다.
⑤ 파상풍 : 녹슨 못에 찔렸거나 소독이 안 된 가위로 제대를 자른다면 파상풍에 걸릴 확률이 높아진다. 제대는 신생아가 감염에 걸릴 수 있는 확률이 높은 통로이므로 제대가 떨어지는 일주일 동안 매일 75% 알코올로 소독해야 한다. 파상풍에 걸리면 호흡근육과 신경까지 마비시켜 사망에 이르게 한다.

22 아동이 성장하고 발달하는 순서에 관한 설명으로 옳은 것은?

① 신체 말초에서 중심 방향으로 발달한다.
② 단순한 과정이다.
③ 발끝에서 머리 방향으로 발달한다.
④ 결정적인 시기가 있다.
⑤ 개인차가 없다.

해설

성장(양적인 개념)과 발달(질적인 개념)은 양적이며 질적인 과정으로서 일정한 방향이 있고 연속적으로 일어난다. 영아기에 급격히 발달하며 이후에는 발달속도가 더뎌진다. 머리, 다리, 팔 등 신체 각각의 부위는 발달속도가 다른데 머리는 신생아와 영아기에 급속히 발달하고 다리는 유아기에 많이 길어진다.
④ 결정적 시기 : 어떤 발달이 이루어지기 위해서는 결정적인 시기(언어능력과 두뇌세포 발달을 결정하는 시기)가 있으며 이 시기를 놓치게 되면 발달이 힘들어진다.
  예 늑대소년은 언어를 습득해야 하는 시기에 늑대들과 살아서 늑대의 언어를 배웠고, 뒤늦게 인간의 언어를 배웠지만 습득하지 못했다.
① 팔 → 손 → 손가락 방향, 즉 중심에서 말초 방향으로 발달한다. 몸통에서 가까운 쪽이 중심이다.
  예 아기에게 딸랑이를 흔들었을 때 처음에는 팔을 뻗어 잡으려고 하는 반응만 보이지만 점차 손으로 움켜잡고 손가락으로 피아노를 두드리는 행동까지 보이게 된다.
② 부모로부터 물려받은 유전적인 부분, 부모의 경제·사회적 위치, 부모의 가치관, 부모의 성격, 영양 상태 등의 환경이 복합적으로 아동의 발달에 영향을 미친다.
③ 머리 → 몸 → 다리 방향으로 발달하므로 신생아는 머리가 몸에 비해 큰 것이다. 머리가 점차 발달하면서 생후 3개월이 되면 머리를 드는 행동을 보인다. 그리고 앉고 기어 다니고 마지막으로 다리가 발달하여 걷게 된다. 발달단계는 역행하지 않고 순서대로 일어난다.
  예 머리를 들고 앉고 기어 다니고 서고 걸어 다니는 단계를 연속적으로 밟으며, 거꾸로 진행되지 않는다.
⑤ 개인차 : 같은 개월 수의 아기더라도 유전적 차이, 양육의 차이, 환경의 차이 등으로 발달의 차이가 생기게 된다.

23 이성의 부모에 대해 사랑하는 마음이 생기고 동성의 부모를 적대시하는 시기를 프로이트는 무엇이라 하였는가?

① 구강기   ② 항문기

③ 남근기   ④ 잠복기

⑤ 생식기

해설

남근기(학령전기)에는 오이디푸스 콤플렉스와 엘렉트라 콤플렉스가 나타나는 시기이다. 성기를 만지면서 쾌감을 느끼는 아이의 행동을 봤을 때 부모가 당황스러워 화를 낸다면 성에 대한 부정적인 감정을 가질 수 있으므로 주의가 필요하다.

민소쌤의 핵직강

프로이트의 성심리발달 이론 : 성적인 본능과 성감대를 언급하였으며 욕구의 충족 여부에 따라 성격 형성에 영향을 미친다고 주장했다.

• 영아기(0~1세) : 구강기
입이 성감대이며 모든 것을 입으로 가져가서 빨려고 하는 시기이다. 갈증과 배고픔을 느끼면 모유나 젖병을 물리고 공갈 젖꼭지 등 입으로 빨 수 있는 것이 필요하다. 이 욕구를 충족시켜주지 못하면 추후에 지나친 수다를 떨고 술과 담배에 의존하게 된다.

• 유아기(1~3세) : 항문기
<u>대소변 훈련이 일어나는 시기</u>이다. 대변을 참았다가 배설할 때 쾌감을 느끼게 된다. 대소변 훈련을 하는 동안 실수에 대한 부모의 지나친 꾸중과 깔끔함은 아동이 결벽증을 가지게 할 수 있다.

• 학령전기(3~6세) : 남근기
남근은 남성의 성기를 말한다. 성기를 만지거나 벽의 모서리와 같은 곳에 부벼대며 쾌감을 느끼는 유아자위가 있을 수 있다. 이때 부모가 당황하거나 꾸지람을 하는 모습을 보이면 안 되고 관심을 다른 곳에 돌릴 수 있도록 자연스럽게 유도해야 한다. 이 시기의 아이들은 엄마와 아빠의 외적인 스타일, 말과 행동을 배우고 닮아가므로 주의가 필요하다(동성 부모를 동일시하는 양상). 예를 들어 화려하게 꾸미는 것을 좋아하는 엄마 밑에서 자라는 딸은 자연스레 꾸미는 것에 관심이 많아진다. <u>오이디푸스 콤플렉스</u>(아들이 엄마를 사랑하면서 아빠를 미워하는 것), <u>엘렉트라 콤플렉스</u>(딸이 아빠를 사랑하면서 엄마를 미워하는 것)가 보인다. 성정체감과 성역할이 형성되는 중요한 시기이다. 여자아이는 액세서리와 드레스에 관심을 가지고 남자아이는 총과 로봇에 관심을 가지면서 여자다움과 남자다움의 모습을 만들어간다.

• 학령기(6~12세) : 잠복기
잠복은 숨는다는 말인데, 성적인 욕구가 잠시 숨어 있으며 학교생활, 친구관계에 집중을 하는 단계이다. 등교거부(학교공포증)가 있을 수 있는데 대부분은 친구나 학습 문제로 인한 스트레스가 원인이다. 이때 부모는 아동의 감정을 존중하고 강압적인 태도를 보이지 말고 이야기를 들어주며 학교에 갈 수 있도록 노력해야 한다.

• 청소년기(12~18세) : 생식기
이성에 대한 성적 욕구가 생기며 성적인 충동을 조절하는 방법을 배워나가는 시기이다.

24 인공영양을 하는 아기의 수유 방법에 대한 설명으로 옳은 것은?

① 젖병과 젖꼭지는 매회 소독하여 사용한다.

② 분유는 100℃로 끓인 물에 타서 식혀 먹인다.

③ 젖꼭지의 구멍을 최대한 크게 뚫어서 충분히 먹이도록 한다.

④ 침대에 눕힌 채로 젖병을 물린다.

⑤ 모유와 달리 트림을 시킬 필요가 없다.

해설

젖병과 젖꼭지는 한 번 수유하고 나서 바로 자비소독을 해야 하며 매회 소독해야 한다.

② 분유를 100℃로 끓인 물에 타면 영양분이 모두 파괴된다. 100℃로 끓이고 나서 50℃로 식힌 물에 분유를 타서 손목 안쪽에 떨어뜨려 보아 뜨거운 정도를 확인하고 준다.

③ 젖꼭지의 구멍은 아기의 개월 수에 맞추어 뚫어야 한다. 너무 크게 뚫으면 기도로 흡인될 위험이 높다.

④ 수유를 할 때는 젖병의 각도를 비스듬하게 조절하여 공기가 들어가지 않도록 해야 한다. 눕힌 상태에서 젖병만 물리게 되면 각도가 맞지 않아 공기가 많이 들어간다. 위에 공기가 차면 들어갔던 인공유가 역류하면서 기도로 흡인되는 사고가 발생하므로 주의가 필요하다.

⑤ 신생아와 영아는 분문괄약근(식도와 위 사이의 괄약근)이 미숙하므로 위의 내용물이 식도로 역류하기가 쉽다. 그런데 수유 중에 공기가 위에 많이 들어가게 되면 위가 팽창되어 역류가 더욱 유발하게 된다. 그러므로 모유와 인공유 모두 수유 후에는 트림을 시켜 위에 들어간 공기를 빼주어야 한다.

25 인공 수유를 하던 아이가 얼굴이 새파랗게 변한다면 어떻게 해야 하는가?

① 머리를 옆으로 돌린다.
② 안아 들어 올린다.
③ 엎드리게 하여 머리를 밑으로 가게 하고 등을 가볍게 두드린다.
④ 수유를 중단하고 눕힌 채 지켜본다.
⑤ 손가락을 입안으로 넣어 토하게 한다.

해설

아이가 새파랗게 변했다는 것은 인공유가 기도로 흡인되어 호흡을 하지 못하는 위험한 상황이 된 것이다. 이때는 머리를 바닥으로 향하도록 자세를 취하여 등을 두드려 기도로 들어간 인공유를 입 밖으로 나오게 하는 것이 중요하다. 인공유뿐만 아니라 아기가 잘못 삼킨 음식물과 장난감도 마찬가지 방법으로 처치해야 한다. 손가락을 입안으로 넣는 행동은 오히려 기도 안쪽으로 들어가게 하므로 하면 안 된다.

※ 청색증은 보이지 않고 입 옆으로 역류되는 정도라면 머리를 옆으로 돌려 눕는 자세를 취하게 하여 입 밖으로 흘러내리게 하면 된다. 청색증이 보이냐 그렇지 않냐에 따라 처치 방법이 크게 다르므로 구분이 필요하다.

26 영유아가 중이염에 더 잘 걸리는 이유는?

① 유스타키오관이 좁기 때문이다.
② 유스타키오관의 경사가 완만하기 때문이다.
③ 인두가 넓기 때문이다.
④ 고막이 얇기 때문이다.
⑤ 세균에 대한 감수성이 높기 때문이다.

해설

영유아가 중이염이 잦은 이유는 이관이라 불리는 유스타키오관(중이와 인두를 연결하는 관)이 짧고 넓으며 경사가 완만해서 원인이 되는 물질에 중이가 쉽게 노출되기 때문이다. 감기를 앓고 난 후 합병증으로 중이염이 오는 이유가 인두에 머물던 세균, 바이러스 등이 유스타키오관을 타고 중이로 가기 때문이다. 아이가 자라면서 유스타키오관은 좁아지고 경사가 급해지면서 중이염에 걸릴 위험이 낮아진다.

민소쌤의 핵직강

중이염의 원인은 아이를 눕혀서 수유했을 경우(인두에 고여서 문제가 됨), 호흡기 감염에 걸리고 난 후 합병증으로 발생한다. 그리고 양쪽 콧구멍을 막고 코를 강하게 푸는 습관은 강한 압력이 중이에 영향을 미치게 된다(코가 귀와 연결). 열이 나고 귀를 자꾸 비비며 칭얼거리고 귀를 잡아 뜯으려는 행동을 보인다. 조기에 치료하지 않으면 청력이 상실될 우려가 있다. 그럴 때에 아픈 귀가 밑으로 가게 되면 압력이 가해져서 통증이 생기므로 아프지 않은 귀가 밑으로 가도록 눕힌다. 반복되는 만성 중이염이라면 고막을 절개하고 삼출액을 제거하기 위한 관을 삽입하는 수술을 하기도 한다. 중이염 수술을 한 경우는 수술한 귀가 밑으로 가도록 눕힌다(삽입된 관을 통해 삼출물이 잘 흘러나오도록 하기 위해서).

※ 중이염 수술
• 아픈 귀가 위로 가게 눕는다(×).
• 수술한 귀(아픈 귀)가 아래로 가게 눕는다(○).

27 입원을 한 아동에게 적절한 간호는?

① 부모의 면회는 한번 와서 오래 머무르도록 한다.
② 부모가 갈 때는 언제 돌아올 것인지 약속을 하고 가도록 한다.
③ 아동의 방과 비슷한 환경을 만들면 분리불안이 더 심해진다.
④ 부모의 이야기는 가급적이면 하지 않도록 한다.
⑤ 주삿바늘을 뺀 주사기와 청진기는 만지도록 하면 안 된다.

해설
② 입원한 아동에게 가장 큰 문제는 부모로부터 분리되는 상황에서 느끼는 불안이므로 부모가 몰래 가면 안 된다. 가야 하는 이유를 말하고 언제 다시 올 것인지 약속하고 지켜야 한다.
① 부모의 면회는 한 번 와서 오래 머무르는 것보다 짧게 있더라도 자주 방문하는 것이 중요하다.
③ 아동이 사용하던 베개, 이불, 가족사진, 장난감 등을 가지고 와서 최대한 아동의 가정과 비슷한 환경을 만들어줘야 심리적 안정을 취할 수 있다.
④ 아동과 함께 부모와 즐거웠던 이야기를 자주 하면서 부모의 기억을 상기시키도록 한다. 분리불안으로 인해 아이가 운다면 울도록 허용하고 포용해준다.
⑤ 청진기와 주삿바늘을 뺀 주사기는 만지면서 놀도록 허용하여 두려운 감정을 없애고 친숙해지도록 만들어준다. 입원을 한 아동에게는 적절한 놀이를 제공하여 아이가 입원으로 인한 스트레스와 불안을 해소할 수 있는 기회를 마련해줘야 한다.

28 열성경련이 있었던 아이의 간호로 적절한 것은?

① 열이 38℃ 이상 오르지 않도록 해열제를 투여한다.
② 경련을 하면 사지를 눌러준다.
③ 항경련제는 투약하지 않는다.
④ 열성경련을 한다면 손가락을 넣어 혀를 눌러야 한다.
⑤ 경련을 하는 동안 안전한 곳으로 아이를 안고 이동한다.

해설
열성경련은 유전적으로 경련의 역치가 낮은 아이가 바이러스 감염이나 세균성 감염으로 인해 열이 발생하는 경우가 대부분이다. 생후 6개월~3세 아동이 39℃ 이상 열이 오를 때 전신발작이 일어난다. 열성경련의 대부분은 신경학적 후유증을 남기지 않는다.
① 열이 오르는 것을 막는 것이 중요하며 타이레놀 등의 해열제를 투여하고 미온수 목욕을 하거나 수액을 준다.
② 경련을 하는 도중에는 사지를 누르면 안 되며 조여 있는 끈을 풀어주고 주위에 위험한 물건을 치우고 구강으로 먹이지 않는다.
③ 열성경련을 하는 시간이 길어지고 심하다면 항경련제를 사용할 수 있다.
④ 기도를 확보하기 위해 손가락이나 설압자를 입에 넣는 행위도 하면 안 된다. 머리를 옆으로 돌려 입안의 이물질이 기도로 넘어가지 않도록 한다.
⑤ 경련하는 동안은 편평한 곳에 그대로 누워 있게 하고 아이를 들고 옮기거나 끌고 가는 행동을 하면 안 된다.

29 초등학교에 입학한 아이가 수업시간에 집중하지 못하고 돌아다니면서 친구들의 머리카락을 뜯는 충동적인 행동을 한다면 무엇을 의심할 수 있는가?

① 소아 우울증

② 소아 조현병

③ 신경성 식욕부진

④ 주의력결핍 과잉행동장애

⑤ 범불안장애

해설

주의력결핍 과잉행동장애(ADHD)는 주의가 산만하고 기다리거나 앉아 있지를 못하는 것이 특징적이다. 지나칠 정도로 수다스럽고 충동적인 행동을 하는데 부모로부터 지적과 꾸중을 오랫동안 받아왔으므로 자존감이 떨어져 있는 경우가 많다.

• 단순한 과업을 주고 그 결과에 칭찬을 해준다. 예를 들어 수업을 10분 이상 앉아 있지 못했던 아이에게 목표를 10분으로 정하고 달성하면 사탕을 주어 칭찬한다. 그 후에는 15분, 20분과 같이 차차 늘려간다.

• 무조건적인 칭찬과 격려는 금기이다. 친구들의 머리카락을 잡아 뜯는 행동과 같은 피해를 주는 위험한 행동을 한다면 즉각적으로 저지하고 잘못되었음을 알려야 한다.

• 복잡한 지시를 하면 안 된다. 집중하지 못하고 산만하기 때문에 어렵거나 복잡한 과제와 지시를 하면 이행하지 못한다. 한 번에 한 가지씩 간단한 지시를 하고 그 지시사항을 잘 이행하면 칭찬해줘야 한다.

예 "동그라미를 그려서 검은색으로 색칠하고 난 후 가위로 잘라볼래?"

→ "동그라미를 그려볼까?", "검은색으로 색칠해볼까?", "가위로 잘라볼래?"

30 열이 나는 아이의 간호로 옳지 않은 설명은?

① 아세트아미노펜을 투약한다.

② 체온보다 2℃ 높은 미온수로 마사지한다.

③ 35% 알코올로 몸을 닦는다.

④ 열을 재고 나서 30분 후에 다시 열을 잰다.

⑤ 수분 섭취를 격려한다.

해설

미온수는 체온보다 2℃ 낮은 미온수로 15분간 닦이고 30분 후에 다시 체온을 측정한다. 사타구니나 겨드랑이 같은 접힌 부위는 큰 혈관이 지나가므로 집중적으로 닦도록 한다. 아동은 고열로 인해 쉽게 탈수를 초래하기 쉽다. 수분을 충분히 섭취하도록 하고 구강으로 먹기 힘들어한다면 수액 치료가 필요하다. 열을 내리기 위해 옷을 벗기고 시원한 환경에 있도록 한다. 35~50% 알코올(수분과 열을 휘발시킴)을 사용하여 몸을 닦이는데 75% 알코올은 피부 소독을 할 때 사용하는 것이므로 혼돈하지 않도록 한다.

31 코플릭 반점이 발생하는 감염병은 무엇인가?

① 수두   ② 풍진

③ 홍역   ④ 결핵

⑤ 이하선염

해설

홍역(measles)은 measles virus가 원인이며 비말감염, 직접접촉으로 전염된다. 옛날에는 한 아이가 홍역에 걸리면 온 마을에 곡소리가 난다고 했을 정도로 전염력이 높다.

• 전구기(카타르기) : 코플릭 반점(구강 내 점막의 병변), 발열, 기침, 콧물, 결막염

• 발진기 : 귀 뒤와 얼굴에서 시작하여 몸통과 사지로 확산한다.

   암기 tip 홍역과 수두는 발진의 시작이 헷갈리므로 '홍콩귀신'으로 암기해보자. 홍역은 발진이 귀 뒤에서 시작되고 수두는 몸통에서 시작한다.

      ※ 홍(홍역) 콩(코플릭 반점) 귀(귀 부근에서 시작) 신

• 회복기 : 발진이 생긴 순서대로 사라진다.

② 임신 3개월 내에 풍진에 걸리게 되면 소두증, 심장질환과 같은 태아 기형을 일으킬 확률이 높기 때문에 산전검사에 풍진 항체검사가 포함되어 있다. 만약 임신 초기에 풍진에 걸리게 되면 인공임신중절수술의 합법적인 사유가 된다.

   암기 tip 풍진은 대부분 임신과 관련하여 문제가 많이 나온다. 풍진의 '풍'을 임신과 연관 지어 기억하자. 임신하면 아이를 '순풍순풍' 건강하게 분만해야 한다.

32 반점, 구진, 수포, 농포, 가피 등의 발진이 생기는 감염병은 무엇인가?

① 수두
② 풍진
③ 폐렴구균
④ 결핵
⑤ 이하선염

해설

수두(chickenpox)는 물(수, water)이 차는 수포를 만드는 전염병이다. 수두 대상포진 바이러스로 인해 생기는데 직접접촉, 비말감염에 의해 퍼진다.

• 반점 → 구진(동그랗게 올라온 형태) → 수포(물이 참) → 농포 (고름으로 변함) → 가피의 순서로 24시간 이내에 빠르게 진행되는데 가피가 생기면서 회복된다.
• 반점이 몸통에서 시작되며 여러 형태의 발진이 관찰된다. 예를 들어 먼저 시작한 몸통에는 수포가 농포로 변해 있을 때 다리에는 뒤늦게 생기니 반점이 구진으로 바뀌고 있을 것이다.
• 소양증의 두드러지는 증상이며 격리해야 한다. 긁어서 2차 감염이 생기지 않도록 주의가 필요하다. 손톱을 짧게 자르고 장갑이나 팔꿈치 보호대를 한다. 곰보 자국이라고 하는 것이 수두로 인해 긁어서 난 흉터이며 그만큼 소양증으로 힘든 전염병이다.
• 헐렁한 면으로 된 옷을 입히고 시원한 환경을 유지한다.
• 피부가 건조하지 않도록 보습제를 자주 바른다.
• 비누를 묻히지 않은 차가운 스펀지 목욕도 소양증 완화에 도움을 준다.

33 백일해에 감염된 아이의 간호로 옳은 것은?

① 금식을 한다.
② 제3급 감염병이다.
③ 한 번에 많이 먹도록 한다.
④ 수분 섭취를 제한한다.
⑤ 비말감염으로 퍼진다.

해설

백 일 동안 기침을 해서 백일해라고 부른다. 진해거담제는 기침을 진정시키고 가래를 없애는 약물인데 이때 '해'가 기침을 말한다. 백일해균이 원인이고 항생제를 투여하며 기침으로 호흡곤란이 온다면 기도를 유지해야 한다.

① 기침으로 인한 구토를 하는 것이므로 굳이 금식할 필요가 없다.
② 백일해는 제2급 감염병으로 격리가 필요하다.
③ 호기 시에 발작적으로 구토가 나올 때까지 기침을 심하게 한다. 구토가 잦기 때문에 소량씩 자주 먹어야 한다. 기침하면서 가래가 다량 나오고 기침이 심하여 청색증까지 나타나기도 한다.
④ 적절한 습도를 유지하고 수분을 충분히 섭취하여 가래 배출을 용이하게 한다.

34 미숙아 망막증을 예방하기 위해 어떤 간호를 해야 하는가?

① 고농도의 산소를 공급한다.
② 최소한의 산소를 공급한다.
③ 광선요법을 실시한다.
④ 인공호흡기를 연결한다.
⑤ 항생제가 필요하다.

해설

미숙아에게 고농도의 산소를 공급했을 때 혈관은 노력하지 않아도 산소가 충분하게 공급되기 때문에 굳이 미세혈관을 만들려고 하지 않는다. 그러다가 산소를 줄이거나 중단하게 되면 혈관이 만들어지지 않은 망막은 급하게 혈관을 만들려고 하지만 이 과정은 실패하게 되고 망막이 두꺼워지고 실명까지 하게 되는 망막증을 초래하게 된다. 미숙아 망막증을 막기 위해서는 산소포화도가 적절하게 유지될 만한 최소한의 산소를 마시게 해야 한다.

35 미숙아가 이용하는 보육기를 관리하는 방법에 대한 설명으로 옳은 것은?

① 미숙아를 눕히고 난 후 보온을 시킨다.
② 소독수를 사용하여 매일 청소해야 한다.
③ 수유를 할 때는 눕힌 자세에서 해야 한다.
④ 보육기 점검은 하루 한 번 시행한다.
⑤ 미숙아는 정서적 간호를 하기 위해 수시로 어루만져준다.

보육기(인큐베이터)는 최대한 자궁과 비슷한 안락한 환경을 만들어주는 것이 목적이며 보육기 자체에서 체중 측정이 가능하다. 미숙아는 피부가 성숙되지 않았기 때문에 욕창이 발생하기 쉽다. 한두 시간 간격으로 체위변경을 하여 욕창을 예방해야 하고 처치를 하거나 만질 때 조심해야 한다.
① 보육기에 미숙아를 눕히기 전에 적절한 온도로 바닥을 미리 따뜻하게 한다. 미숙아를 눕히고 난 후에 온도를 맞추면 화상을 입기 쉬우니 각별한 주의가 필요하다.
③ 수유를 할 때는 기도흡인을 막기 위해 반좌위 자세를 취한다.
④ 산소, 습도(55~65%)와 온도(30~32℃), 바닥의 보온이 적당한지 <u>보육기 점검은 2시간 간격</u>으로 한다. 적당한 습도를 유지해야 하는 이유는 기관지에 있는 분비물이 효과적으로 배출되게 하기 위함이다. 보육기의 산소, 온도, 습도 등이 밖으로 빠져나가지 않도록 보육기는 이중벽으로 되어 있고 덮개는 항상 덮여 있어야 한다. 호흡기 관련한 모든 문제는 <u>습도 유지</u>가 중요하다는 것을 기억하자.
⑤ 감염에 취약하므로 손 씻기를 철저히 해야 한다. 보육기 안에 있는 미숙아는 감염을 막고 열량 소모를 최소한으로 하기 위해 가급적이면 최소한으로 접촉하도록 한다.

36 천식으로 입원한 아동의 간호로 옳은 것은?

① 좌측위를 취한다.
② 격리해야 한다.
③ 급성 천식 발작일 때 에피네프린을 사용한다.
④ 건조한 공기를 유지한다.
⑤ 찬 공기를 마시도록 수시로 창문을 열어준다.

에피네프린은 천식 발작이 왔을 때 기관지는 확장시키고 혈관은 수축시키는 약물이다. 아나필락시스 쇼크로 인해 호흡곤란이 왔을 때도 기관지를 확장시키기 위해 사용하는 중요한 약물이니 기억하자.
① 호흡곤란이 있을 경우에는 안정시키고 반좌위를 취하도록 하는데 이 자세는 폐가 확장되는 것을 도와준다. 천식뿐만 아니라 대부분의 호흡기 질환에서 취하는 자세이니 기억하자.
② 천식은 격리해야 하는 제1급, 제2급 감염병이 아니다.
④ 모든 호흡기 질환에서 기관지 분비물을 잘 뱉어내기 위해서는 습도 유지가 중요한데 가습기를 두거나 네뷸라이저(흡입 치료)를 사용하기도 한다.
⑤ 심한 일교차, 알레르기원, 스트레스 등은 기관지를 좁게 만들어 천식 증상을 더욱 심하게 만들기 때문에 피해야 한다. 그리고 청소할 때 빗자루를 사용하면 떨어져 있던 먼지와 세균들이 공중에 날리면서 천식 증상을 심하게 만들 수 있으므로 걸레를 사용해야 한다.

37 당뇨를 앓고 있는 환자의 발 관리는?

① 발톱을 일자로 깎는다.
② 공기가 발가락 사이에 통하도록 양말은 신지 않는다.
③ 상처가 나면 포비돈을 바르면서 지켜봐도 된다.
④ 발가락 사이에 로션을 바른다.
⑤ 꽉 끼는 신발을 신는다.

해설

① 발톱을 일자로 깎는 이유는 내성발톱(발톱은 손톱과 달리 두껍고 단단하기 때문)이 생기는 것을 막기 위해서이다. 그리고 둥글게 깎으려다 보면 피부에 상처가 나기 쉽기 때문이다.
② 항상 면양말을 신도록 하고 발에 상처가 나지 않도록 한다.
③ 임의로 소독을 하지 않고 병원에 가도록 한다.
④ 발가락 사이가 축축하면 균이 번식하여 무좀이 생기기 쉽다. 무좀은 발톱을 두껍게 하고 소양증으로 인한 상처와 같은 다양한 문제를 발생시킨다. 발바닥과 발등은 로션을 바르더라도 발가락 사이는 습하지 않도록 한다.
⑤ 꽉 끼는 신발은 혈액순환을 저하시키기 때문에 운동화처럼 편하고 사이즈가 맞는 신발을 선택하도록 한다.

민소쌤의 핵직강

당뇨병 환자 합병증
• 당뇨병 환자의 혈액은 혈당이 높은 상태이다 보니 정상적인 혈액보다 혈액순환이 저하되기 쉽다. 뇌혈관질환, 심장질환, 당뇨병성 망막증, 당뇨병성 족부병변이 발생하게 된다.
• 당뇨병성 족부병변은 당뇨병 환자가 흔하게 앓는 합병증으로서 심각해지면 궤양이 생긴 발을 절단하는 상황까지 올 수 있다. 상처가 생기지 않도록 예방하는 것이 가장 중요하며 상처가 생겼더라도 임의로 해결하지 말고 반드시 의료진에게 확인받고 관리를 받아야 한다.

38 경련하는 환자의 간호로 옳은 것은?

① 손가락을 넣어 기도를 유지한다.
② 조용한 곳으로 이동시킨다.
③ 넥타이를 풀어준다.
④ 밝은 병실에 지내도록 한다.
⑤ 경련할 때 팔과 다리를 억제한다.

해설

① 기도를 유지하는 것이 우선이긴 하지만 손가락을 넣거나 설압자를 넣으면 사고의 위험성이 높으므로 하지 않는다. 머리를 옆으로 돌려서 구강 내 이물질이 기도로 넘어가지 않도록 한다.
② 경련하는 동안에 주변에 위험한 물건이 있으면 치우고 경련하는 사람을 이동시키지 않는다. 단 의자에 앉은 채로 경련을 하고 있어서 어딘가에 부딪히거나 낙상당할 위험이 높다면 바닥으로 옮겨 눕혀주어야 한다.
④ 경련의 위험이 있는 환자는 빛과 소음에 자극을 받기 쉬우므로 어둡고 조용한 환경에 머물게 하여 자극을 주지 않는다.
⑤ 경련 중에 팔다리를 억제하면 골절의 위험이 있으므로 강제로 누르지 말고 부딪힐 만한 물건을 치워준다.

39 골다공증 환자에 대한 간호로 옳은 것은?

① 저체중을 유지한다.
② 에스트로겐이 감소하면 위험도가 낮아진다.
③ 빠르게 달리기를 한다.
④ 체중부하운동을 한다.
⑤ 칼슘과 비타민C를 섭취한다.

해설

① 과체중은 근육과 뼈에 부담을 주므로 적절한 체중을 유지하도록 한다.
② 우리 몸의 뼈는 파괴되고 새로 형성되는 과정을 반복한다. 에스트로겐은 파골세포(골성분을 파괴시키는 세포)의 활성을 억제하는데 폐경이 되어 에스트로겐이 결핍되면 파골세포가 활성화되므로 골다공증을 촉진한다.
③ 근육과 뼈를 단련시킬 수 있는 걷기와 같은 체중부하운동, 등척성운동을 한다. 등척성운동의 예는 벽 밀기, 철봉 매달리기, 플랭크 자세와 같은 것이다.
⑤ 칼슘은 뼈를 튼튼하게 하는 전해질인데 비타민 D(햇볕을 통해 흡수 혹은 약물)와 같이 섭취해야 흡수가 된다. 금주와 금연, 적절한 영양 섭취 또한 골다공증 예방을 위해 필요하다.

40 전신마취를 하고 수술을 한 환자에게 기침과 심호흡을 하도록 하는 이유는?

① 저혈압 예방
② 출혈 예방
③ 무기폐 예방
④ 심부정맥 혈전증 예방
⑤ 쇼크 예방

해설

전신마취를 한 환자는 마취제 사용으로 인한 호흡기능이 저하되었고 회복하는 동안 호흡기능을 얼마나 단시간에 효과적으로 회복하느냐에 따라 합병증의 유무가 달렸다고 할 수 있다. 대표적인 호흡기 합병증은 무기폐와 폐렴이며 순환계 합병증은 심부정맥 혈전증이다.

민소쌤의 핵직강

수술 후 조기 이상

• 무기폐와 폐렴 예방 : 전신마취를 하고 수술한 환자는 무기폐와 폐렴과 같은 호흡기 합병증을 예방하는 것이 중요하다. 무기폐는 폐에 공기가 없는 상태이며 폐렴은 폐에 염증이 생긴 것이다. 전신마취를 하여 수술하는 동안에 전신의 수의 근육(의지로 움직이는 근육)이 이완되면서 호흡(폐 근육은 사람이 조절할 수 있는 수의 근육)이 억제되므로 기도 내 삽관을 하여 인공호흡기를 연결한 기계 호흡을 하게 된다. 쉽게 말해 수술하는 동안 폐 운동이 멈춘 상태였으므로 수술 후 최대한 빨리 복귀시키는 것이 중요하다. 기침을 통해 고여 있던 분비물을 밖으로 배출시켜야 폐렴을 막고 심호흡을 하여 폐 확장과 수축을 유도, 떨어진 폐 기능을 회복시켜야 한다. 기침을 하면 복부에 힘이 들어가고 통증이 발생하여 꺼려지는데 베개를 사용하여 배를 누르면서 기침을 시도하면 불편감이 덜하다.

• 심부정맥 혈전증 예방 : 장기간의 부동, 임신, 수술 등으로 혈액이 정체되면서 심부의(깊은) 정맥에 혈전이 발생한다. 끈적한 물이 고여서 덩어리를 만드는 것과 비슷하다. 혈액순환이 잘 되지 않는 다리에 혈전이 생기면 통증과 부종이 발생하고 염증이 생겨 열감, 발적을 동반한다. 떨어진 혈전이 몸을 돌아다니면서 혈관을 막는 것이 무서운데 특히 폐를 막아 폐색전증이 발생하면 갑작스러운 사망을 초래할 수 있다. 수술 후 종아리에 탄력 스타킹을 신고 가능하다면 누운 자세에서 자전거 타기와 같은 운동을 하여 다리에 혈액이 순환하도록 하는 것이 중요하다.

41 협심증이 있는 환자가 가슴 통증을 느낀다면 해야 하는 처치는?

① 흡인을 한다.
② 나이트로글리세린을 삼키게 한다.
③ 운동을 한다.
④ 비타민을 투여한다.
⑤ 산소를 적용한다.

해설

⑤ 심장 근육에 산소를 전달하는 혈관이 좁아져 산소가 제대로 전달되지 않는다. 심장이 제대로 뛰지 못하면서 흉통이 발생하므로 산소를 공급해주어야 한다.
① 객담 흡인은 협심증과 관련이 없다.
② 나이트로글리세린은 설하로 투여하는 약물이다.
③ 협심증으로 인한 흉통이 있을 때는 운동을 하고 있는 중이었더라도 중단하여야 한다. 운동을 하면 심장이 뛰기 위해 심장 근육의 산소요구량이 높아지기 때문에 흉통이 더욱 심해진다.
④ 비타민이 아니라 나이트로글리세린을 투약해야 한다.

민소쌤의 핵직강

협심증과 심근경색증 : 협심증은 관상동맥이 좁아져 일시적으로 허혈이 있는 상태이며 심근경색은 관상동맥이 차단되어 심근에 산소가 전혀 가지 않아 괴사되는 형태이다. 심근경색은 나이트로글리세린에도 완화되지 않고 30분 이상 통증이 지속되는데 왼쪽 어깨와 팔, 등, 턱까지 통증이 퍼진다. 협심증이 심각해진 상태가 심근경색이다.

나이트로글리세린(NTG)

• 혀 밑에 넣어 녹여서 흡수하는 약물이며 5분 간격으로 3회까지 투약이 가능하다. 이후에도 흉통이 호전되지 않으면 심근경색이 의심되므로 최대한 빠른 시간 안에 응급실을 방문해야 한다.
• 차광(햇볕을 보면 안 됨)이 되는 갈색병에 보관한다.
• 좁아진 관상동맥 혈관을 확장하는 약물이므로 저혈압, 현기증, 두통(뇌혈관도 확장), 오심과 구토가 발생할 수 있다.
• 신속한 효과를 얻기 위해 삼키는 것이 아니라 혀 밑의 굵은 혈관을 통해 흡수되도록 설하 투여해야 한다.

암기 tip 예전에 혀를 물어 죽는다는 이야기가 있듯이 혀에는 굵은 혈관이 있다. 나이트로글리세린은 혀 밑에 투여하여 흡수시키는 약물이다. '나이트로' = 혀 '밑으로'

42 인슐린을 맞는 당뇨 환자가 어지럼증과 불안을 호소할 때 무엇을 해야 하는가?

① 오렌지주스를 마시도록 한다.
② 혈압을 측정한다.
③ 변형된 트렌델렌부르크자세를 취한다.
④ 생리식염수를 주사한다.
⑤ 산소를 투여한다.

해설
뇌는 포도당만을 에너지로 사용하기 때문에 포도당이 부족하면 의식이 흐려지게 된다. 당뇨 환자에게 저혈당 증상이 오면 의식이 있을 때와 의식이 없을 때를 구분하여 생각한다. 의식이 있다면 입으로 주스와 사탕 같은 단순 당을 섭취하는 것이 먼저이고 의식이 없다면 입으로 먹이는 행동을 하면 안 되고 병원으로 이송하여 포도당을 정맥 투여해야 한다.
②, ③ 저혈량 쇼크가 의심되는 상황에서 취해야 하는 간호이다. 저혈량 쇼크일 때도 어지럼증과 불안을 호소할 수 있지만, 문제에서 당뇨 환자라고 언급하였으므로 저혈당에 초점을 맞추어야 한다.

민소쌤의 핵직강

저혈당
• 혈당이 70mg/dL 이하인 경우이다.
• 인슐린이 과하게 투여되었거나 식사를 하지 않았을 때, 과한 운동을 하였을 때, 술을 과하게 먹었을 때 발생할 수 있다.
• 두통, 피로감, 쇠약감, 의식저하, 빈맥, 불안, 과민, 진전 증상이 발생한다.
• 의식이 있다면 초콜릿, 과일주스 같은 당을 섭취하고 의식이 없다면 입으로 먹이면 안 되고 포도당 주사를 빠른 속도로 정맥으로 주입한다. 당뇨 환자들은 저혈당 증상에 대비해서 먹을 수 있도록 사탕, 젤리와 같은 단순 당을 항상 가지고 다녀야 한다.

43 파킨슨 환자의 두드러지는 증상은?

① 편마비   ② 실어증
③ 진전   ④ 설사
⑤ 연하장애

해설
편마비와 실어증, 연하장애는 뇌경색, 뇌출혈과 같은 뇌졸중에서 많이 발생한다.

민소쌤의 핵직강

파킨슨병 : 도파민을 생성하는 세포가 부족해서 발생하는 퇴행성 운동 질환이므로 도파민을 생성시킬 수 있는 약물을 사용한다. 증상은 안정 시 떨리는 증상(진전)이 보이고 수저질과 같은 목적 있는 행동을 할 때는 떨리는 증상이 사라지는 것이 특징적이다. 강직, 느리게 움직이는 모습, 표정 없는 얼굴, 우울증, 변비, 언어장애, 불안정하고 걸을 때 종종거리며 다리를 질질 끌고 다니는 모습을 보인다.

44 경구용 철분제를 먹는 환자에게 교육해야 할 내용은?

① "검은 대변이 나올 수 있어요."
② "설사를 할 수 있어요."
③ "수분 섭취를 제한하세요."
④ "단백질을 충분히 드세요."
⑤ "야채와 과일은 줄이세요."

해설
① 철분약은 대변과 치아를 검게 만드는 특징이 있다.
② 철분약은 변비를 유발한다.
③, ④, ⑤ 변비가 발생할 수 있으므로 섬유질, 수분, 야채, 과일을 충분히 섭취한다.

민소쌤의 핵직강

철분제는 정제와 액상형이 있는데 철분결핍성 빈혈 환자에게 처방된다. 적혈구가 만들어지기 위해서는 철분이 필수적인데 철분 섭취가 부족하거나 출혈이 심한 경우(만들어지는 적혈구보다 소실되는 적혈구가 많음) 철분결핍성 빈혈이 발생한다.
• 대변이 검은 색깔로 바뀌고 변비가 생길 수 있으므로 야채와 과일, 수분을 충분히 섭취해야 한다.
• 치아를 착색시키므로 액상 철분제라면 빨대를 이용한다.
• 철분의 흡수를 도와주는 비타민 C(오렌지주스)를 복용한다(칼슘은 비타민 D와 함께).
• 달걀노른자, 붉은색 고기, 간, 콩, 녹색 야채 등 철분이 풍부한 음식을 섭취한다.

45 덤핑증후군이 있는 환자에게 교육해야 할 내용은?

① "식사와 함께 물을 충분히 마시세요."
② "식사하고 운동을 하세요."
③ "당분이 많이 들어있는 음식을 드세요."
④ "한꺼번에 많이 드세요."
⑤ "식사 후에는 누운 자세를 취하세요."

해설

덤핑증후군은 위가 없어 음식물이 소장으로 빨리 내려가서 발생하는 문제이다. 덤핑증후군 예방법에 대한 질문은 소화가 천천히 되는 방법을 고르면 된다.
⑤ 식사 후에 누워 있으면 소화가 느려진다.
① 물을 충분히 마시면 음식물이 소장으로 내려가는 속도가 빨라지므로 피한다.
② 운동을 하면 소화가 빨리 되므로 피한다.
③ 당분은 수분을 끌어당기는 특징이 있다. 수분을 끌어당긴 음식물은 소화가 빨리 되므로 과도한 당분은 피한다.
④ 한꺼번에 많이 먹으면 빠른 속도로 내려가므로 조금씩 나누어 먹는다.

민소쌤의 핵직강

덤핑증후군
• 위절제술을 한 경우에 음식물이 빠른 속도로 소장으로 내려가기 때문에 덤핑증후군(급속이동증후군) 증상이 나타난다. 덤핑이라는 말은 '많은 양을 쏟아 붓는다'는 의미이다. 위가 없으니 소장으로 많은 음식물을 쏟아 부어버리듯이 급하게 내려가서 문제가 발생하는 것이다. 충분히 위에서 흡수되고 나서 소장으로 내려가야 하는데 위가 부분 혹은 전체가 없으니 소장으로 소화가 안 된 상태에서 내려가게 된다.
• 어지러움(탄수화물 혹은 나트륨이 포함된 음식물이 다량 소장으로 쏟아져 내려오면서 소장 주위의 혈액 입장에서는 수분을 뺏기므로), 빈맥(수분을 뺏기므로 보상작용이 일어남), 심계항진(빈맥이 있으면서 두근거리는 증상), 설사, 실신(저혈량성 쇼크)이 나타난다.
• 음식물이 급하게 내려가는 것을 막기 위해 식사 전·후와 식사 중에는 물을 마시지 않는다.
• 식사 후에는 비스듬하게 누운 자세를 취해 음식물이 천천히 내려가도록 한다.
• 한꺼번에 먹으면 더 빨리 소장으로 내려가므로 조금씩 나누어서 자주 먹는다.

• 저탄수화물식이를 한다. 당분이 많은 음식을 먹으면 갈증을 느끼게 되어 물을 많이 마시게 되어 소화가 빠르게 이루어진다. 더운 여름에 달콤한 음료수를 먹으면 갈증이 더 생기는 것을 떠올려보자. 그리고 당분은 소장을 지나가는 혈관에서 수분을 끌어 당겨온다. 혈액의 입장에서는 수분을 뺏기게 되므로 어지러움, 빈맥 등이 발생하게 된다.
• 고단백, 고지방식이를 먹는데, 단백질과 지방은 위에 머무는 시간이 길어서 소화가 천천히 진행된다.

46 백내장 수술을 한 후 머리를 구부리지 못하게 하는 것은 무엇을 예방하기 위함인가?

① 맥박 상승
② 안압 상승
③ 뇌척수압 상승
④ 혈압 상승
⑤ 허리 손상

해설

눈과 관련된 질환과 수술은 안압이 올라가는 것을 막는 처치와 간호가 우선되어야 한다. 비교하자면 머리 수술을 했을 때는 두개내압이 올라가는 것을 막기 위해 앉은 자세를 취하고 혈압을 수시로 측정한다. 안압과 두개내압을 헷갈리지 않도록 한다.

민소쌤의 핵직강

백내장 : 노화가 흔한 원인이며 수정체 단백질이 변성되어 혼탁해지며 통증이 없는 시력장애가 발생하는 질환이다. 수술이 유일한 치료이다. 백내장뿐만 아니라 녹내장도 안압을 상승시키는 행위를 하지 않는 것에 초점을 맞춘다.
• 머리를 30° 올린 자세로 있으며 옆으로 누울 때는 수술한 눈이 압력을 받지 않게끔 위로 향하도록 눕는다. 수술한 눈이 아래로 가면 압력이 쏠리게 된다.
• 머리를 숙이는 행동, 무거운 것을 드는 행동을 하지 않는다.
• 변비가 있으면 복압이 들어가는데, 복압은 안압을 높이므로 대변을 부드럽게 만들어주는 완하제를 복용한다.
• 안압을 높이는 기침과 재채기를 하면 안 되고 부드러운 음식을 먹도록 한다.
• 안대를 착용하여 수술한 눈을 보호하고 시야를 가려서 안구가 움직이는 것을 막는다.

47 강한 통증 자극에도 전혀 반응이 없는 환자의 의식 상태는?

① 명료 　　　　② 기면
③ 혼미 　　　　④ 반혼수
⑤ 혼수

민소쌤의 핵직강

의식 단계
- 명료 : 깨어 있는 상태로 정상적인 대화와 협조가 가능하다.
- 기면 : 수'면' 상태이다. 졸린 상태에서 깨웠을 때 느리게 반응하는 것과 비슷하지만, 질문에 대한 답변이 불완전한 형태를 보인다. 깊은 잠을 자다가 깨웠을 때 횡설수설하는 모습과 비슷하다.
- 혼미 : 젖꼭지를 비트는 강한 통증이나 밝은 빛의 자극을 주어야 반응하며, 한두 마디 대답이 '미'약하게 가능하지만 다시 의식이 흐려진다.
- 반혼수 : 혼미와 다른 것은 입 밖으로 말을 내뱉지 못한다. 젖꼭지를 비트는 것과 같은 강한 자극에 끙끙거리는 소리를 내면서 몸을 꼬는 모습과 같이 통증 자극에 피하려고 하는 반응을 보인다.
- 혼수 : 어떤 자극에도 전혀 반응을 보이지 않는다.

48 개두술을 받은 환자의 머리를 높이는 이유는?

① 두개내압 상승 예방
② 고혈압 예방
③ 감염 예방
④ 무기폐 예방
⑤ 구토 예방

해설

개두술은 두개골을 열어 수술하는 것이다. 뇌 수술을 한 후에는 뇌 조직이 부어오르는데 뇌는 단단한 두개골로 싸여 있기 때문에 넓어질 공간이 없어 두개내압이 상승하게 된다. 두개내압이 상승하면 뇌 조직이 눌리고 두통과 의식 변화를 가져오게 된다. 뇌 수술 후에는 머리를 15~30° 올려서 뇌척수액(뇌와 척수에 흐르는 액체)과 혈액을 순환시켜 뇌에 고여 있지 않도록 하는 것이 중요하다. 다리가 부었을 때 베개 위에 다리를 올려두면 붓기가 빠지는 것과 비슷하다.

49 활동성 폐결핵에 대한 설명으로 옳은 것은?

① 피부 접촉으로 전파되는 감염병이다.
② 항결핵 약물은 증상이 좋아지면 중단한다.
③ 격리를 할 필요가 없다.
④ 여러 가지 결핵 약물을 한꺼번에 복용한다.
⑤ 소양증이 주된 증상이다.

해설

활동성 폐결핵은 결핵균이 활동하고 있어서 다른 사람에게 감염될 수 있는 상태이다. 반면 결핵 보균자는 결핵균이 잠든 상태이므로 감염은 시킬 수 없으나 컨디션이 악화되면 잠든 결핵균이 깨어나서 활동할 수 있다.

②, ④ 1차 약물 네 가지(이소니아지드, 리팜피신, 피라지나마이드, 에탐부톨)를 우선적으로 선택하여 6~9개월 동안 복용한다. 결핵균은 내성이 잘 생기는 특성이 있으므로 약의 효과를 높이고 내성을 막기 위해서 네 가지 약물을 한꺼번에 복용해야 한다. 임의로 중단하면 안 되고 약물을 꼬박꼬박 복용하는 것이 중요한데 약물을 제대로 복용하지 않으면 다제내성결핵이 생기게 된다.

① 공기로 전파되는 감염병으로 N95마스크를 반드시 써야 하고 환자에게 나온 분비물은 모두 소각처리한다. 결핵약물 복용 후 2주가 지나면 감염력이 떨어진다.
③ 결핵은 제2급 법정 감염병으로 격리해야 한다.
⑤ 증상은 피로감, 기침, 체중감소, 객혈, 호흡곤란, 발열, 객담이다.

민소쌤의 핵직강

폐결핵
- 결핵 진단 검사
  - 투베르쿨린 반응검사 : PPD 0.1mL를 피내주사하여 48~72시간 후에 결과를 확인한다. 4mm 이하는 음성, 5~9mm는 위양성, 10mm 이상인 경우는 양성인데, 양성이라는 말은 현재 활동성 결핵이라고 단정할 수는 없지만 결핵균에 노출된 적이 있다는 것을 의미한다. BCG를 접종한 경우 투베르쿨린 반응검사에서 위양성이 나타날 확률이 있으므로 최근에는 잠복 결핵 감염 환자를 발견하기 위해 혈액을 채취하여 결핵 감염검사를 더 많이 한다.
  - 흉부 엑스레이 : 결핵에 감염되면 동그란 결핵 병변이 엑스레이에서 확인된다.
  - 객담검사 : 활동성 결핵 유무를 판단하는 기준이 되는데 아침에 일어나자마자 입을 헹궈내고 타액이 섞이지 않도록 주의하여 객담을 받아야 한다.
- 다제내성결핵 : 다제내성, 즉 여러 약제(약물)에 내성이 있다는 말이다. 다제내성결핵 환자로부터 감염되었거나 1차 결핵약의 불규칙한 복용으로 인해 내성이 생겨 발생한다. 다제내성결핵으로 2차 항결핵제를 복용하게 되면 부작용이 심하고 복용 기간도 더욱 길어지므로 1차 결핵 약물을 규칙적으로 복용하는 것이 중요하다.

50 비타민 B₁₂의 결핍으로 인한 빈혈은?

① 재생불량성 빈혈
② 용혈성 빈혈
③ 철분결핍성 빈혈
④ 악성 빈혈
⑤ 백혈병

해설
④ 적혈구가 만들어지기 위해는 비타민 B$_{12}$가 필요하다. 비타민 B$_{12}$가 흡수되기 위해서는 반드시 <u>위에서 분비하는 내적인자와 결합해야 한다.</u> 위에 문제가 생겨 내적인자가 분비되지 않으면 비타민 B$_{12}$가 흡수되지 않아 악성 빈혈이 발생하는데 위암 환자에게 흔하다. 즉 위암 수술을 한 경우에 비타민 B$_{12}$를 아무리 먹어도 위가 절제되어 내인성인자가 나오지 않으니 흡수가 되지 않는다는 말이다. 최근에는 비타민 B$_{12}$ 약물을 사용하는데 예전에는 이런 치료제가 없었기 때문에 '악성'이라는 단어를 썼다.

암기 tip 저 사람은 12(시비)를 잘 거는 '악'질 인간이네.
① 골수에 문제가 발생하여 적혈구가 생성(재생)되지 못하여 발생하는 빈혈이다. 적혈구, 혈소판, 백혈구가 모두 감소하는 전혈구 감소증이 나타난다. 적혈구 감소는 빈혈 증상, 백혈구 감소는 감염 위험, 혈소판 감소는 출혈 문제를 불러온다.
② 용혈은 세포가 터지는 것을 말하는데 적혈구가 120일의 수명을 다하지 못하고 일찍 파괴되는 빈혈이다.
③ 적혈구를 만들기 위해서는 철분이 필수적인데 인체에 저장된 철분이 적혈구를 만들어내기에 충분하지 못하여 발생하는 빈혈이다. 철분의 섭취가 부족한 채식주의자, 다이어트를 심하게 하면서 영양분 섭취가 부족한 경우, 출혈이 심한 경우 등이 원인이다.
⑤ 백혈병은 미성숙한 백혈구가 많아지는 혈액암으로 비타민 B$_{12}$와 상관없다.

51 만성폐쇄성 폐질환 환자의 간호는?

① 서호흡과 객혈이 증상이다.
② 저농도의 산소를 제공한다.
③ 입을 동그랗게 말아서 빨리 내쉬어야 한다.
④ 건조한 공기를 유지한다.
⑤ 고탄수화물, 고지방 식사를 한다.

해설
만성폐쇄성 폐질환(COPD)은 흡연, 오염물질, 독성에 의한 반복적인 염증반응으로 발생하는 질환이다.
② 1~2L/min 속도의 <u>저농도 산소를 공급한다.</u> 만성폐쇄성 폐질환이 없는 사람은 이산화탄소가 높아지면 연수가 자극을 받아 호흡을 조절하게 된다. 군집독의 상황을 떠올려보자. 하지만 만성폐쇄성 폐질환을 앓는 사람은 만성적으로 뱉어내는 숨이 힘들어 높은 이산화탄소 농도에 적응되어 있다. 그렇다 보니 이산화탄소가 아닌 산소에 의해 자극을 받는다. 따라서 고농도의 산소를 주게 되면 산소가 충분하다고 판단하고 호흡을 억제하게 되어 심각한 호흡곤란을 가져오게 된다.
① 호흡곤란이 심하며 기침, 가래, 부종, 청색증 등이 나타난다.
③ 입술 오므리기 호흡을 해야 한다. 만성폐쇄성 폐질환은 뱉어내는 숨을 힘들어하므로 코로 숨을 들이마신 뒤 입술을 동그랗게 만들어서 천천히 조금씩 길게 호흡을 내뱉는 방법을 사용해야 한다. 기도의 허탈을 최소화하여 배출되지 못하고 폐에 남아 있는 공기를 제거하는 데 효과적이다. 들이마시는 시간과 내쉬는 시간을 1:2의 비율로 하여 내쉴 때 더 길게 하는 것이 중요하다.
④ 가습기를 제공하여 습도를 조절하고 수분을 충분히 섭취하여 객담을 묽게 만들어 배출시키게끔 한다. 대부분의 호흡기 질환은 분비물 배출을 위해 습도를 조절해주는 것이 중요하다.
⑤ 호흡곤란은 열량의 소모를 가져오므로 고열량, 고단백 음식을 소량씩 자주 먹게 한다.

52 간성혼수를 일으키는 원인은?

① 탄수화물
② 포도당
③ 암모니아
④ 요산
⑤ 빌리루빈

해설

단백질은 질소를 포함하고 있다. 질소는 독성이 강한 암모니아로 바뀌는데 간에서 독성이 약한 요소의 형태로 변형되어 소변으로 배설된다. 하지만 간에 문제가 있다면 요소로 바뀌지 못한 암모니아가 몸에 쌓이게 되고 결국 뇌에 암모니아가 쌓이게 되어 간성혼수를 일으키게 된다. 그러므로 간이 제대로 일을 못 하는 간성혼수 환자는 암모니아를 만들어내는 질소를 줄이기 위해 저단백질 식사를 해야 한다. 간성혼수가 왔을 때 암모니아를 배출시키기 위해 락툴로즈 관장을 몇 차례 하면 의식이 돌아오는 경우도 볼 수 있다.

민소쌤의 핵직강

간경화 증상

- 간성혼수 : 혼수, 의식저하, 불안 증세와 함께 암모니아 향이 입에서 풍겨 나오고 과격한 행동 등을 한다.
- 복수 : 간에서 유일하게 만들어내는 혈장단백질(알부민)이 부족해진다. 알부민은 조직으로 수분이 빠져나가지 않게 하여 적당량 물을 끌어당겨 적당량의 혈액량을 유지하는 역할을 한다. 알부민 부족으로 인해 혈액 속에 있는 수분이 혈관 밖으로 빠져나가 조직에 수분이 축적되면서 부종과 복수가 발생한다. 그리고 간질환으로 인해 하지에서 간으로 들어가는 혈액순환에 문제가 생기면서 혈액이 고여서 복수는 더욱 심해진다.
- 황달 : 적혈구가 120일 살다가 죽으면 빌리루빈이 발생한다. 빌리루빈은 간을 통해 배설되는데 간이 제 기능을 하지 못하기 때문에 빌리루빈이 몸에 축적되어 노랗게 보이는 황달이 발생하는 것이다. 정상적으로 빌리루빈은 대변으로 나가야 하나(대변의 누런 색) 문제가 발생하여 몸에 쌓이게 되면 소변이 빌리루빈 색깔로 나오게 된다. 피부에 축적된 빌리루빈(담즙산)으로 인해 소양증이 발생한다. 〈아동간호 편〉에서 신생아가 병리적 황달이 발생한 경우에 빌리루빈을 제거하기 위해 광선요법을 하였으니 함께 기억하도록 하자.
- 소양증 : 암모니아가 피부에 축적되면서 소양증이 발생한다. 항히스타민제를 복용하고 서늘한 환경에 있도록 하며 2차 감염(긁은 상처로 인한 감염)을 막기 위해 손톱을 짧게 자른다.

53 당뇨 환자에 대한 간호로 옳은 것은?

① 인슐린은 피내주사한다.
② 인슐린 주사를 맞고 난 후 고혈당의 부작용이 있을 수 있다.
③ 혈당검사를 할 때 힘을 주어 피를 짜내야 한다.
④ 혈당검사를 할 때 손가락 중앙보다 측면이 통증이 덜하다.
⑤ 환자가 운동을 할 계획이라면 인슐린 용량을 높여서 주사한다.

해설

④ 손가락 중앙은 접촉하는 일이 많아서 굳은살이 생겨 바늘로 찌르면 잘 들어가지 않아 통증이 더 심하다. 손가락 측면을 찌른다면 오히려 통증을 줄일 수 있다.
① 인슐린은 피하주사를 하며 여러 곳에 돌아가면서 주사하여야 한다. 한곳에만 집중적으로 주사하면 지방조직이 단단하게 굳는 부작용이 발생하여 흡수력이 떨어진다.
② 인슐린은 췌장의 랑게르한스섬 베타세포에서 분비되는 호르몬으로서 혈당을 떨어뜨리는 역할을 한다. 반대로 혈당을 올리는 호르몬은 알파세포에서 분비되는 글루카곤이다. 인슐린 주사를 맞고 난 후 식사를 굶거나 무리하게 운동을 한다면 저혈당에 빠질 수 있으므로 혈당을 자주 측정하여 인슐린의 용량을 의사와 상의하여 조절할 필요가 있다.
③ 혈당검사를 할 때 피를 꽉 짜내면 조직액이 같이 나와 혈액이 희석되어 혈당 결과에 영향을 미치게 된다.
⑤ 환자가 맞는 인슐린을 간호조무사가 임의로 용량을 조절해서는 안 된다. 운동할 계획이라면 식사량을 조금 늘리거나 저혈당 증상이 나타난다면 운동을 중단하고 단순 당을 섭취하도록 한다.

54 류마티스 관절염에 대한 설명으로 옳은 것은?

① 저녁에 통증이 심하다.

② 관절 연골이 닳아서 발생하는 질환이다.

③ 피로, 미열, 식욕저하 등 전신적인 증상이 나타난다.

④ 얼음을 적용하는 것이 도움 된다.

⑤ 항생제가 유일한 치료이다.

해설

류마티스 관절염과 퇴행성 관절염을 구분할 줄 알아야 한다. 퇴행성 관절염은 말 그대로 관절을 많이 사용한 결과 퇴행되어 닳아서 발생하는 관절염이다. 그러므로 문제가 발생한 관절에만 증상이 집중적으로 나타난다는 것이 류마티스 관절염과 큰 차이점이다.

③ 류마티스 관절염은 피로감, 식욕저하, 체중감소, 미열 등 전신적인 증상과 양쪽 관절에 통증이 발생한다. 퇴행성 관절염은 전신 증상 없이 닳고 닳은 관절에 집중하여 증상이 나타난다.

① 아침에 관절에 강직 증상이 느껴지다가 1시간이 지나면 풀어진다. 퇴행성 관절염은 관절을 많이 쓰면 통증이 심해지다가 쉬면 통증이 줄어든다.

② 관절 연골이 닳아서 발생하는 질환은 퇴행성 관절염으로 나이와 상관없이 무릎을 많이 쓰는 사람에게도 오는 질환이다.

④ 류마티스 관절염과 퇴행성 관절염 모두 안정한 상태에서 온열팩을 적용하면 연골을 부드럽게 풀어주고 혈액순환을 촉진하여 통증이 줄어든다.

⑤ 류마티스 관절염은 자가면역질환으로 추정되며 40대 이상의 여성에게 호발한다. 관절을 둘러싸는 활액막과 연골에 염증반응이 생기는데 모든 관절에서 발생할 수 있다. 스테로이드(염증 개선), 진통제, 면역억제제(염증 발생 억제), 비스테로이드 소염제(염증과 통증 개선), 항류마티스 약물 등이 처방된다. 퇴행성 관절염에도 비스테로이드 소염제와 진통제를 사용한다.

55 수근관 증후군에 대한 설명으로 옳은 것은?

① 진단을 하기 위한 검사는 티넬 검사이다.

② 심부정맥 혈전증으로 인한 증상이다.

③ 요골동맥이 눌리는 것이 원인이다.

④ 많이 걷는 직업군에서 호발한다.

⑤ 손목을 굴곡시켰을 때 저린 증상이 나타나는지 보는 검사는 티넬 검사이다.

해설

① 수근관 증후군을 위한 검사

　㉠ 티넬(tinel) 검사 양성 : 수근관을 가볍게 두드리면 정중신경의 자극으로 첫 번째~네 번째 손가락의 절반까지 저린 증상이 있다.

　　암기 tip '팅팅' 두드리면서 '티'넬 검사를 하면 저린 증상이 나타난다.

　㉡ 팔렌(phalen) 검사 양성 : 양 손등을 마주대고 손목을 90°로 굴곡시키면 정중신경이 압박되어 손바닥과 손가락이 저리고 감각이 떨어진다.

② 심부정맥 혈전증과 수근관 증후군은 관련이 없다.

③ 손목의 중간에 있는 정중신경이 눌려서 나타나는 증상이다.

④ 손목을 많이 쓰는 직업군에게서 많이 생긴다.

⑤ 팔렌 검사에 대한 설명이다.

> **민소쌤의 핵직강**
>
> **수근관 증후군(carpal tunnel syndrome)** : 손목을 많이 쓰는 직업군에서 흔히 나타난다. 수근관(손바닥과 손목이 이어지는 통로)에 위치하는 정중신경이 압박되어 나타나는 증상이다. 컴퓨터를 많이 사용하는 현대사회에 많이 발생하는 질병이다. '수'는 손을 말하는데 손으로 통하는 '관'에 문제가 생긴 것이라고 이해하자. 손으로 향하는 정중신경이 눌리니까 손가락이 저린 증상과 함께 감각이 둔화되고 통증이 발생한다. 증상이 심해지면 팔과 어깨, 목까지 통증이 퍼지기도 한다. 수근관 증후군이 있을 때는 부목이나 손목 보호대를 하여 손목의 움직임을 피하면서 안정하는 것이 가장 중요하다.

56 고혈압에 대한 설명으로 옳은 것은?

① 동맥경화증으로 인한 고혈압은 본태성 고혈압이다.

② 수축기 혈압이 130mmHg 이상인 경우 고혈압이라 칭한다.

③ 저염식이를 해야 한다.

④ 고혈압약을 복용하면 위궤양의 부작용이 흔하다.

⑤ 수축기 혈압이 150mHg 이상이면 고혈압 2기로 진단한다.

해설

③ 저염식이, 카페인 제한, 체중 감소, 스트레스 조절, 금연과 알코올 섭취 금기, 저지방식이, 적절한 운동이 필요하다.

① '본'태성 고혈압(일차성 고혈압)은 원인이 되는 질환이 없이 '본'래부터 혈압이 높은 경우이다. 유전, 비만, 고지혈증, 알코올, 흡연, 고령, 스트레스 등이 원인이다. 이차성 고혈압은 신장 질환과 같은 질병이 발생하면서 그 질병으로 인해 이차적인 문제로 발생한 고혈압을 말한다.

② <u>수축기 혈압 140mmHg 이상 혹은 이완기 혈압 90mmHg 이상이면 고혈압이다.</u>

④ 고혈압 약물은 혈압을 떨어뜨리는 효과가 있으므로 부작용은 <u>체위성 저혈압</u>이다. 체위성 저혈압(기립성 저혈압)은 누워 있다가 일어나거나, 앉아 있다가 일어날 때와 같이 자세를 변경할 때 혈압이 떨어지고 어지러운 증상이 발생하는 것이다. 체위성 저혈압을 예방하기 위해서는 천천히 자세를 변경해야 하며 쪼그려 앉는 자세는 피하도록 한다.

⑤ 고혈압 1기는 수축기 혈압 140mmHg 이상 혹은 이완기 혈압 90mmHg 이상이며 고혈압 2기는 수축기 혈압 160mmHg 이상 이완기 혈압 100mmHg 이상인 경우이다. 고혈압을 진단하기 위해서는 수차례 같은 시간에 혈압을 측정하여 평균 혈압을 확인해야 하며 계단을 걸어 올라왔다면 안정을 취하고 난 후에 혈압을 측정하도록 한다.

57 혈액 투석을 받는 만성신부전 환자의 동정맥루 관리에 대한 설명으로 옳은 것은?

① 동정맥루에 전기가 흐르는 듯한 느낌이 든다면 문제가 있다.

② 무거운 물건을 들어도 상관없다.

③ 혈압을 측정해도 된다.

④ 혈액 채취를 하지 않는다.

⑤ 동정맥루를 만들고 혈액 투석이 바로 가능하다.

해설

③, ④ 동정맥루가 있는 팔은 보호하는 것이 중요하다. 동정맥루가 있는 혈관이 손상되면 압력이 강하기 때문에 출혈이 심하다. 주사, 채혈, 혈압 측정, 누르는 자세는 절대 하지 않는다. 상처가 생기면 안 되므로 긴팔옷을 입도록 한다.

① 동맥혈과 정맥혈이 함께 흐르므로 전기가 흐르는 듯한 <u>진동과 잡음이 느껴지는 것이 정상이다.</u>

② 무거운 물건을 드는 등 팔에 힘이 들어가는 행동은 하지 않도록 한다.

⑤ 동정맥루는 <u>수술 후 1~2개월이 지나야 성숙</u>되어 사용 가능한데, 그때까지는 중심 정맥관을 별도로 삽입하여 투석을 한다. 수술하고 안정기가 지나면 손을 쥐었다 폈다 운동을 하면서 혈관을 키워야 한다.

> **민소쌤의 핵직강**
>
> **동정맥루** : 혈액 투석을 하기 위해서는 동정맥루를 만들어야 하는데 동맥과 정맥 사이에 구멍(루)을 만드는 것이다. 일반 혈관은 투석하기에 부적합하므로 동맥과 정맥을 연결하여 정맥에 동맥혈이 흐르도록 하여 혈관 크기를 키운다. 짧은 시간 안에 많은 양의 혈액이 기계로 나갔다가 투석되어 들어오려면 통통하고 튼튼한 혈관이 필요하기 때문에 이러한 시술을 하는 것이다. 혈액 투석을 할 때 투석할 혈액이 나오는 곳과 투석된 혈액이 들어가는 곳을 확보하기 위해 바늘을 동맥과 정맥에 각각 한 개씩 꽂아야 한다.

58 전립선 비대로 수술을 한 남성의 간호로 올바른 것은?

① 방광 세척 시 세척액은 증류수를 사용한다.
② 수술 후 10일 동안 지속적으로 방광 세척을 한다.
③ 섭취량과 배설량을 기록하여야 한다.
④ 방광 세척을 계속할 때 붉은 출혈이 보이는 것은 정상이다.
⑤ 방광 세척은 단순도뇨로 한다.

③ 수술 후 혈괴가 생기는 것을 막기 위해 수분을 충분히 섭취하고 방광 세척도 주기적으로 하기 때문에 섭취량과 배설량을 확인해야 한다. 방광 세척을 할 때 주입했던 생리식염수만큼 배출되어야 하는 것이 정상이다.
① 방광 세척은 멸균 생리식염수를 사용한다.
② 수술 후 2~3일간은 지속적으로 방광 세척을 하여 수술한 부위의 출혈 여부를 확인하고 혈괴가 고이는 것을 막는다.
④ 방광 세척을 하는데 붉은 혈액이 보이는 것은 수술한 부위에 출혈이 발생한 것이므로 보고해야 하는 상황이다.
⑤ 비대한 전립선을 절제하거나 넓히는 수술을 하는데 요도를 통해 진입한다. 수술 후 2~3일 동안 유치도뇨관을 한 채로 방광을 세척해야 한다. 단순도뇨는 간단히 소변검사를 하거나 방광 안에 잔뇨량을 확인하는 방법으로 방광 세척이 불가능하다.

59 십이지장궤양에 대한 설명으로 옳은 것은?

① 위절제술 후에 고농도의 탄수화물이 소장으로 통과할 때 발생하는 문제이다.
② 헬리코박터균 감염이 원인이다.
③ 식사 바로 직후에 속쓰림이 발생한다.
④ 저단백질 식사를 해야 한다.
⑤ 우유를 섭취하는 것이 도움 된다.

② 헬리코박터균은 위산에서도 살아남을 수 있는 균으로 위벽에 염증을 일으켜 손상시킨다. 아스피린, 호르몬약과 같은 약물, 스트레스, 알코올, 흡연, 자극적인 음식도 원인이다.
① 급속이동증후군에 대한 설명이다.
③ 십이지장궤양이 위궤양보다 발생 확률이 높다. 십이지장궤양은 공복 시와 식후 2~3시간 후 위가 비었을 때 위액이 십이지장으로 흘러들어 가 상복부에 타는 듯한 통증을 유발한다. 제산제로 통증이 완화된다.
④ 식사는 소량씩 섭취하고 위벽 조직이 손상된 것이므로 재생을 위해 고단백질, 고비타민 식사를 하여야 한다.
⑤ 우유는 오히려 위산 분비를 자극하므로 식전에 우유를 마시지 않는다.

> **민소쌤의 핵심직장**
>
> **위궤양** : 음식을 먹으면 위액이 분비되기 때문에 통증이 심해지고 구토를 하게 되면 통증이 줄어든다. 제산제로 통증이 완화되지 않는다. 토혈과 흑색 변(혈액이 대변으로 나오는 과정에서 검은색으로 변함)이 나타난다.
> **십이지장궤양** : 공복 시와 식후 2~3시간 후 위가 비었을 때 위액이 십이지장으로 흘러들어 가 상복부에 타는 듯한 통증을 유발한다. 음식물이 위에서 빨리 비워지면 분비되었던 위액이 십이지장으로 흘러들어 온다. 음식이 들어가게 되면 통증이 덜해진다는 것이 위궤양과 다른 점이다. 위에 음식물이 있으면 음식물로 인해 중화되기도 하며 십이지장으로 흘러내려 가는 위액이 줄어들기 때문이다. 흑색 변과 토혈도 보인다.

60 충수염 의심 증상으로 온 환자에 대한 설명으로 옳은 것은?

① 복부에 따뜻한 물주머니를 적용한다.
② 식사를 소량씩 먹도록 한다.
③ 관장을 시행한다.
④ 오른쪽 하복부에 반동성 통증이 느껴진다.
⑤ 백혈구가 감소한다.

해설

① 열은 염증을 촉진시킨다. 충수염이 의심되는 상황에서 따뜻한 물주머니를 대주면 복막염을 유발하여 수술의 위험도와 사망의 확률이 높아지게 된다.
② 수술할 가능성이 높기 때문에 금식을 하고 수액요법을 시작한다.
③ 장을 자극시켜 천공의 위험성이 높아지므로 관장이나 대변을 보게 하는 약물은 투약하지 않는다.
⑤ 염증반응이므로 백혈구가 상승하게 된다.

민소쌤의 핵직강

충수염은 수술이 지체되면 복막염으로 진행되므로 확진과 조기치료가 중요하다. 구토와 오심, 상복부 통증이 초기에 발생하므로 충수염 진단이 늦어지기도 한다. 백혈구가 증가하고 미열이 있다. 상복부에 느껴지던 통증이 서서히 오른쪽 하복부로 이동한다. McBurney's point(맥버니 부위, 배꼽과 오른쪽 전상장골극을 이어 배꼽에서 2/3가 되는 지점)를 눌렀을 때는 통증이 없으나 뗄 때 통증이 느껴진다(반동성 통증). 오른쪽 하복부에 국한되던 통증이 서서히 하복부 전체로 퍼진다.

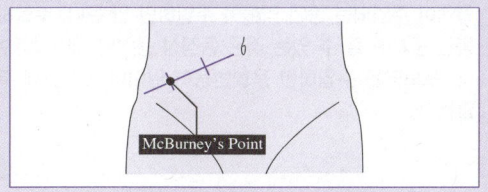

McBurney's Point

61 장루주머니를 하고 있는 환자에 대한 설명으로 옳은 것은?

① 장루의 색깔이 적갈색이면 정상이다.
② 회장루인 경우 대변이 단단하게 나오는 것이 정상이다.
③ 빨대로 음료를 섭취하는 것을 피하도록 한다.
④ 장루 수술 후에는 음식 섭취량을 빠른 시간 안에 늘려야 한다.
⑤ 모든 장루는 영구적이다.

해설

③ 껌을 씹거나 빨대를 이용하거나 탄산음료, 튀긴 음식, 콩, 맥주 등은 가스를 유발하므로 피하도록 한다. 달걀, 양파, 마늘과 같은 냄새를 유발할 수 있는 음식도 피한다.
① 장루주머니를 교체할 때마다 장루의 색깔을 확인해야 한다. 정상적인 장루의 색깔은 밝은 선홍색이다. 적갈색, 보라색을 띠면 혈액순환이 되지 않는 것이므로 즉각 병원을 방문하도록 한다. 주머니의 1/3~1/2 정도가 대변으로 차면 비우고 주 2~3회 주머니를 교체해야 한다.
② 회장 – 상행결장 – 횡행결장 – 하행결장 – S상결장 중에 암이 어디에 발생했느냐에 따라 장루의 위치가 달라진다. 크게 결장루와 회장루로 나뉜다. 회장루의 경우는 십이지장과 공장을 거쳐 도착하는 음식물의 수분이 본격적으로 흡수되기 전이므로 소화액이 다량 섞인 묽은 양상의 대변이 나오게 된다. 소화액으로 인해 회장루 주위의 피부는 손상되기 쉽다. 결장루는 대장에서 수분이 흡수되므로 묽지 않은 형태의 대변을 보게 된다.
④ 장루 수술 후에는 장이 적응하는 시간을 벌기 위해서 소량씩 천천히 섭취량을 늘리도록 한다.
⑤ 영구적인 장루와 일시적인 장루가 있다. 일시적인 장루는 암과 같은 문제가 생긴 장의 일부를 잘라내고 난 후 남은 장이 회복할 때까지 일시적으로 하는 장루이다. 장이 회복되고 난 후 장루를 없애고 잘린 장을 잇는 수술을 하게 된다.

62 다리가 절단된 부위에 극심한 통증을 느끼는 것을 무엇이라고 하는가?

① 환상통
② 내장통
③ 표재성 통증
④ 작열통
⑤ 방사통

① 절단된 부위에서 마치 그 부위가 있는 듯 환상 속에서 극심한 통증을 느끼는 것으로 절단을 당한 환자들이 겪게 되는 고통이다.
② 복강 깊숙한 곳, 흉강 등 장기에서 느껴지는 묵직한 통증이다.
③ 피부나 피하조직에서 시작하며 따끔따끔하고 예리한 통증이다. 표재성의 '표'는 표면의 '표'와 같은 뜻인데 반대되는 말은 심부성 통증이다.
④ 불(열)에 덴 듯한 느낌으로 타는 듯한 뜨거운 통증이다. 작열감을 느끼는 대표적인 통증이 삼차 신경통이다. 삼차신경(5번 뇌신경)이 지나는 길에 문제가 발생하여 얼굴에 바람만 스쳐도 극심한 통증을 느끼는 고통스러운 뇌신경 질환이다. 여성들에게 더 많이 찾아오며 눈과 광대뼈, 턱에 신경을 지나가는 길을 따라 통증이 발생한다.
⑤ 통증이 발생한 부위에서 신경으로 연결된 다른 부위로 방사되어 통증이 나타나는 것인데 대표적으로 허리 디스크가 있다. 허리 디스크가 있으면 다리로 통증과 저린 느낌이 뻗어 발생한다.

민소쌤의 핵직강

급성통증 : 통증을 느끼는 시간이 6개월 미만이다. 통증이 발생하면 교감신경이 자극을 받게 된다. 교감신경은 위급한 상황에서 우리 몸을 지키기 위한 본능적인 반응을 하는 신경이다. 혈압과 맥박이 상승하며 호흡수가 증가하고 동공이 확대된다. 땀이 흐르고 불안한 감정이 생겨서 집중할 수가 없다.
만성통증 : 급성통증 기간을 지나 <u>6개월 이상 통증</u>을 느끼는 것이다. 만성질환 환자의 유병률이 높아지면서 만성통증을 경험하는 환자 또한 늘어나고 있다. 급성통증 때 발동했던 교감신경 반응은 더 이상 나타나지 않는다. 어느 정도 통증에 몸이 적응되었지만 회복을 기대하지 못하니 만성적인 우울감에 빠질 확률이 높다.
※ 만성질환 : 3개월 이상, 만성통증 : 6개월 이상

63 수혈에 대한 설명으로 옳은 것은?

① 수혈 부작용은 수혈 후 1시간 안에 나타난다.
② 수혈 중 알레르기 반응이 나타나면 즉시 수혈을 중단하고 간호사에게 보고한다.
③ 수혈 세트 하나로 여러 수혈 팩을 사용해도 된다.
④ 수혈 세트에는 여과막이 없어야 한다.
⑤ 수혈을 하면서 포도당을 동시에 주입해도 된다.

수혈 중 저혈압, 호흡곤란 등의 심각한 문제가 발생하면 혈액을 중단시키고 생리식염수로 교체하여 주입을 시작한다. 문제가 된 혈액은 문제의 원인을 밝혀야 하므로 폐기하면 안 된다.
① 혈액끼리 부적합 반응이 일어나서 용혈이 일어나는 것인데 ABO 부적합 반응이 대부분이다. 처음 15분 안에 수혈하는 적혈구(대부분의 수혈은 농축적혈구 형태)가 용혈(적혈구 파괴)반응이 나타나면서 심각한 수혈 부작용이 발생한다. 천천히 주입하면서 증상을 관찰하고 부작용이 없다면 4시간 안에 수혈이 완료되도록 한다. 활력 징후는 수혈을 시작하고 15분마다 4번 측정하고 이후에는 30분마다 측정한다. 부작용은 알레르기 반응, 오한, 발열, 빈맥, 저혈압, 두통, 호흡곤란, 흉통, 청색증, 옆구리 통증(파괴된 적혈구로 인한 신장파괴), 혈뇨와 핍뇨(신장파괴로 인한 증상 → 급성신부전 초래) 등이 있다.
③ 수혈 팩을 교체할 때마다 수혈 세트도 새것으로 교체해야 한다.
④ 수혈 세트로 수혈을 진행한다. 수혈 세트의 체임버는 혈구가 떨어지면서 파괴되는 것을 최소화하기 위해 거름망이 있다. 체임버의 3/4을 혈액으로 채운다.
⑤ 혈액이 주입되는 동안 약물을 주입하면 안 된다. 수혈하는 동안 동시에 줄 수 있는 것은 등장성 용액인 생리식염수이다. 포도당은 주입하면 용혈반응이 일어나므로 함께 주지 않는다.

민소쌤의 핵직강

혈액형의 적합 · 부적합

	혈액형			
	A	B	AB	O
적혈구 형태	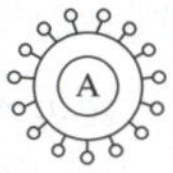 (A)	 (B)	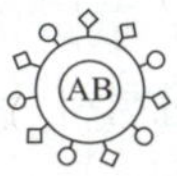 (AB)	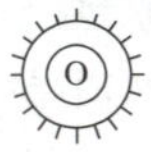 (O)
적혈구 응집원	○ A antigens	◇ B antigens	○◇ A and B antigens	None
혈장의 응집소	⊔ Anti-B	⊔ Anti-A	None	⊔⊔ Anti-A and Anti-B

- 적혈구에는 혈액형마다 다른 응집원이 붙어 있다. 혈장에는 이 응집원과 모양이 다른 응집소가 떠다니는데 서로 퍼즐 조각이 맞지 않아 응고반응이 일어나지 않게 된다.
- 수혈을 할 때 대부분 농축 적혈구를 투여하게 된다. 예를 들어 A형을 B형에게 수혈했다고 가정해보자. A형의 적혈구가 B형에게 투여되는데 A형의 동그라미 모양 응집원이 B형의 혈장에 있는 동그라미 응집소와 만나면 응집반응이 일어나서 문제가 발생하게 되는 것이다.
- O형이 만능 공혈자인 이유는 O형의 적혈구에는 응집원이 없기 때문이다. 예를 들어 O형의 혈액형을 A형에게 수혈한다고 가정해보자. O형은 응집원이 없으므로 A형 혈장에 있는 세모 모양의 응집소를 만난다 해도 문제가 되지 않는다. 즉 O형은 어느 혈액형의 사람에게 수혈해도 응집반응이 일어나지 않는다는 것을 알 수 있다.
  - 암기 tip O형은 성격이 좋다는 말이 있다. 성격이 좋은 O형이기에 두루두루 혈액을 나누어줄 수 있는 사람인 것이다.
- AB형이 만능 수(받을 수)혈자인 이유는 AB형의 혈장에 응집소가 없기 때문이다. 예를 들어 B형의 혈액을 AB형에게 수혈했다고 가정해보자. B형의 네모 모양 응집원이 AB형에게 수혈되어도 AB형의 혈장에는 응집소가 없기 때문에 응집반응이 일어나지 않는다. 즉 AB형은 어느 혈액형의 사람에게 수혈을 받아도 응집반응이 일어나지 않는다는 것을 알 수 있다.
- 만능 공혈자, 만능 수혈자가 있더라도 일차적으로 Rh가 맞고 혈액형이 맞는 사람끼리 수혈이 이루어져야 한다. 수혈 전에 교차시험을 하는데 공혈자와 수혈자의 혈액을 섞어서 응집반응이 없는지 다시 한번 확인하는 것이다. 교차시험에 문제가 없다면 수혈을 하게 된다.

64 림프절 절제를 동반한 유방암 수술을 받은 환자의 간호로 옳은 것은?

① 유방암 수술을 한 팔을 심장보다 낮게 유지한다.
② 수술한 팔은 혈압을 측정하지 않는다.
③ 절대적으로 안정한다.
④ 수술한 쪽은 일회용 면도기를 사용하여 제모한다.
⑤ 햇볕에 직접적으로 노출시킨다.

해설

② 림프관과 혈관은 서로 순환을 해야 하는데 림프관이 손상되면 순환이 제대로 되지 않아 림프액이 정체되어 조직이 붓게 된다. 유방절제술을 하면서 전이 문제로 겨드랑이 쪽의 림프절이 함께 제거되는 경우가 많은데 이로 인해 수술한 쪽 팔의 부종이 발생하게 된다. 환측으로 무거운 물건을 들거나 �꽉 끼는 옷, 반지 착용, 혈압 측정과 채혈과 같은 압력이 들어가는 행위는 림프 부종을 촉진시키므로 피한다.
① 수술한 팔은 부종이 쉽게 오므로 환측 팔을 심장보다 높게 올리고 어깨 마사지와 어깨 올리고 내리기, 어깨 원 그리기, 팔 돌리기 등 관절 내 운동을 한다.
③ 수술한 쪽 가슴 근육이 손상되어 짧아지므로 팔과 어깨 근육은 쉽게 위축 및 경축된다. 운동을 하지 않으면 환측 팔이 몸에 붙은 채로 머리가 환측으로 기울어지는 자세가 만들어지므로 운동이 필요하다. 수술 직후 공을 이용하여 주먹을 쥐었다 폈다 하는 손 운동과 손목 돌리기, 팔꿈치 굴곡과 신전운동을 한다. 적응되면 전완을 지나 어깨로 운동범위를 넓혀간다.
④ 림프순환이 되지 않으므로 감염이 된다면 심각한 문제가 발생할 수 있다. 환측 팔에 상처가 생기지 않도록 보호하며 일회용 면도기가 아니라 전기면도기를 사용하도록 한다.
⑤ 뜨거운 것, 차가운 것에 직접적으로 노출되면 안 된다. 수술한 팔은 항상 깨끗하게 건조하지 않도록 유지하고 보호해야 한다.

민소쌤의 핵직강

유방 자가검진 : 월경이 끝나고 3~7일째 되는 날에 검진하는데 호르몬의 영향을 덜 받아서 유방이 부드럽기 때문이다. 피임약을 복용 중이라면 위약이 끝나고 새로운 약을 시작할 때 검진한다. 그 이유는 피임약으로 인한 호르몬 영향을 피하기 위해서이다. 폐경이 되고 나서는 매월 정한 날짜에 검진한다. 유두에서 분비물이 나오는지, 유방의 피부 상태가 바뀌었는지, 유방에 덩어리가 만져지는지, 유방의 크기가 같은지, 겨드랑이에 만져지는 덩어리가 있는지를 확인하는데, 양쪽 유방을 동일하게 검진한다.

65 알레르기 비염 환자의 간호에 대한 설명으로 옳은 것은?

① 항히스타민제를 복용하면 잠이 안 올 수 있다는 것을 알려주어야 한다.
② 알레르기원에 노출되지 않는 것이 중요하다.
③ 항히스타민제와 운전은 관련이 없다.
④ 탈감작요법은 위험하므로 시도하지 않는다.
⑤ 수분을 제한시킨다.

`해설`

알레르기 반응으로 히스타민이 분비되고 혈관이 확장되면서 부종과 염증이 동반된다. 콧물과 재채기, 눈물이 나고 눈이 붓고 가려우며 두통(비강 점막이 부으면서 신경 자극)이 생긴다.
② 알레르기원(달걀, 곰팡이, 꽃가루, 약물 등)으로 인해 비강 점막에 염증이 생기는 것이 알레르기 비염이므로 <u>원인 물질을 피하는 것이 가장 중요</u>하다.
①, ③ 항히스타민제는 알레르기 증상을 일으키는 히스타민 분비를 억제하는 약물이다. 부작용으로 졸리고 어지럽고 집중력이 떨어질 수 있으므로 운전 시 주의해야 한다.
④ 탈감작요법은 알레르기원에 조금씩 노출시켜 적응하게 만드는 면역치료이다. 예를 들어 달걀 알레르기가 있는 환자에게 달걀 항원을 최소량에서 시작하여 조금씩 농도를 늘려가면서 적응하도록 하는 방법이다. 탈감작요법은 알레르기 환자에게 많이 시도하는 치료방법이다.
⑤ 수분이 부족하면 히스타민 분비가 자극을 받게 되어 비염 증상이 심해지고 코 점막이 건조해지면 코피도 발생할 확률이 높아진다. 그러므로 충분한 휴식을 취하고 수분을 섭취해야 한다.

66 백내장 수술을 받은 환자에 대한 간호로 옳은 것은?

① 앙와위 자세에서 6시간을 있도록 한다.
② 변비가 있으면 안 되므로 대변완하제가 필요하다.
③ 허리를 굽혀서 무거운 것을 들도록 한다.
④ 뇌압이 올라가는 행위를 하지 않는다.
⑤ 기침을 할 때는 복부를 누르고 하도록 한다.

`해설`

변비가 있으면 복압이 들어가고 복압은 안압을 높인다. 부드러운 음식을 먹고 대변을 부드럽게 만들어주는 완하제를 복용한다.
① 머리를 30° 올린 자세로 있으며 옆으로 누울 때는 수술한 눈이 압력을 받지 않게끔 위로 가도록 눕는다. 수술한 눈이 아래로 가면 압력이 쏠리게 된다.
③ 머리를 숙이는 행동, 무거운 것을 드는 행동은 안압을 높이므로 하지 않는다.
④ 뇌압과 안압은 다르다. 뇌압은 뇌수종이나 뇌수술을 받고 난 후에 뇌척수액의 흐름이 원활하지 않아서 생기는 것으로 뇌의 압력이 올라가는 것이다. 뇌수술 후 앉은 자세를 유지하면서 혈압과 의식 상태를 자주 측정하는 것은 뇌압이 상승하였는지를 확인하기 위해서이다. 안압은 안구의 압력으로 눈과 관련된 질환과 수술은 안압이 올라가는 것을 막는 간호에 초점을 맞추어야 한다.
⑤ 기침과 재채기는 안압을 높이므로 눈 수술을 하고 나서는 진해제를 복용하여 기침을 완화시키기도 한다.

67 팔이 개방골절된 환자에게 어떤 처치를 해야 하는가?

① 피부를 뚫고 나온 뼈를 밀어 넣는다.
② 팔을 심장보다 높이 들도록 한다.
③ 골절된 곳은 수동 운동을 한다.
④ 온열팩을 적용한다.
⑤ 골절된 부위를 최대한 펴야 한다.

골절된 부위는 붓기 마련이므로 심장보다 위로 올려야 한다.
① 개방성 골절(뼈가 피부를 뚫고 나온 골절)일 경우 피부를 뚫고 나온 뼈는 다시 밀어 넣지 않는다. 멸균거즈나 멸균포가 없다면 깨끗한 수건이라도 덮어 감염의 위험으로부터 보호하고 부목을 적용한다.
③, ⑤ 골절을 당한 부위를 움직이면 조직이 손상되므로 움직이지 않도록 고정하기 위해 부목이 필요하다. 골절된 부위를 임의로 정복하거나 잡아당기지 않는다.
④ 손상을 당한 처음 2~3일 동안은 혈관을 수축시켜 붓기를 빼고 통증을 완화시키기 위해 냉찜질을 적용한다. 붓기가 빠지고 난 후에는 온열팩을 적용하여 혈관을 이완시켜 혈액순환을 촉진하며 수축된 근육을 풀어주어 통증을 완화시킨다.

68 신장암을 확진하기 위한 검사는?

① MRI
② 조직검사
③ CT
④ 소변배양검사
⑤ 24시간 소변검사

조직검사는 피부를 통해 바늘을 찔러 넣어 조직을 떼어내 직접 세포 검사를 하는 방법으로 암을 확진할 수 있는 검사이다. 세포는 계속해서 분화한다. 암은 세포가 분화하는 과정에서 발생하는 기형세포이다. 악성 종양세포는 자라나는 속도가 빠르다. 피막(세포를 둘러싼 막)이 없기 때문에 주위의 조직을 침범하여 들어가고 들어내기가 쉽지 않다. 하지만 양성 종양세포는 피막이 있기 때문에 일정한 모양을 띠고 있어서 들어내기도 수월하다. 악성 종양세포는 혈관과 림프관을 통해 다른 장기로 전이되어 사망에 이르게 할 수 있다.

69 간호기록을 할 때 '화가 난 것 같다.'라는 표현을 "'화가 치밀어 오르네요.'라고 표현함'이라고 기록하는 원칙은?

① 사실성
② 정확성
③ 형식성
④ 적시성
⑤ 동시성

의무기록은 법적인 근거자료로 활용되기 때문에 주관적인 표현을 하는 것이 아니라 객관적이고 사실적으로 적어야 하는 것이 중요한 원칙이다.
① 사실성이라는 말은 객관적으로 쓰라는 말이다. 거짓으로 기록하면 안 된다. 기록을 하는 사람의 생각, 판단을 쓰면 안 되고 객관적으로 환자가 한 말과 행동을 있는 사실 그대로 기록해야 한다. 예를 들어 '열이 나는 것 같다.'라고 기록하는 것이 아니라 '체온이 38℃이다.'라고 표현한다.
② 정확성이라는 말은 어림짐작으로 쓰지 말고 정확한 수치를 적어야 한다는 말이다. '많이', '적게' 이런 단어를 쓰는 것이 아니라 '200cc', '50g'으로 기록해야 한다.
③ 형식성이라는 것은, 의무기록은 정해진 형식과 틀이 있고 그것에 맞추어 기록해야 한다는 뜻이다. 당뇨 수치는 당뇨 기록지에 적고 섭취량과 배설량은 섭취량 배설량 기록지에 적어야 한다. 섭취량을 계산하는 방법과 배설량을 계산하는 방법은 정해진 형식이 있고 간호사와 간호조무사는 그 형식대로 기록해야 한다.
④ 적시성은 '적'합한 '시'간을 말한다. 간호기록은 미래의 행위를 적는 것이 아니라 과거와 현재의 시제로 사용해야 한다. 예를 들어 CT를 촬영했다는 맞는 표현이지만 CT를 촬영할 예정이다는 틀린 표현이다.
⑤ 동시성은 투약, 처치 등의 행위가 이루어지는 동시에 기록되어야 한다는 말이다. 동시에 할 수 없는 상황이라면 투약을 한 후에 최대한 빠른 시간 안에 기록을 남긴다. 투약을 하기 전에 미리 기록하면 안 된다.

70 간호조무사로서의 직업적 태도로 옳은 행위는?

① 점심시간에 간호조무사 복장을 하고 카페에서 대화를 나눈다.
② 다른 부서와 협조하지 않는다.
③ 환자에게 냉철하고 사무적인 모습을 보인다.
④ 10분 늦게 출근하고 10분 늦게 퇴근한다.
⑤ 자신의 직무 한계를 분명히 알고 있다.

해설
간호조무사는 환자와 전문인들과 함께 하는 공간에서 직업인으로서 윤리의식과 태도를 가지고 일을 해야 한다.
① 근무시간을 제외한 시간에 근무지 외에 다른 공간에서 유니폼을 입고 돌아다니지 않아야 한다.
② 간호업무는 다양한 부서와 함께 일을 해야 하므로 서로 협조하는 데 노력해야 한다.
③ 환자를 편안하게 해줄 수 있도록 친절과 도움을 베푼다.
④ 출퇴근 시간을 정확하게 지켜야 하며 임의로 근무를 바꾸는 일이 없도록 해야 한다.

71 환자가 감사의 의미로 선물을 가져다주었을 때 어떻게 해야 하는가?

① 정중하게 사양해야 한다.
② 수간호사의 허락이 있어야 받을 수 있다고 말한다.
③ 감사의 표현이므로 일단 받아야 한다.
④ 병원 규칙이라는 것을 강조하며 냉정하게 거부한다.
⑤ 선물을 받아서 집으로 가져간다.

해설
환자 혹은 보호자가 감사의 의미로 선물이나 현금을 주는 경우가 있다. 고마움을 표시하는 것이므로 정중하게 사양하고 늘 품위를 유지하도록 노력해야 한다.

72 간호조무사 윤리강령에 위배되는 행동은?

① 환자의 사생활을 비밀로 한다.
② 병원의 이익이 법보다 우선이다.
③ 자기계발을 꾸준하게 한다.
④ 환자를 차별 없이 대한다.
⑤ 국가 재난 상황에서 적극 협조한다.

해설
간호조무사 윤리강령(22.11.23 개정)
• 간호조무사는 간호대상자가 필요로 하는 간호를 차별 없이 평등하게 제공하고, 건강 취약계층의 건강권을 보호한다.
• 간호조무사는 간호대상자의 존엄성과 기본권을 존중하고, 사생활과 개인정보를 보호한다.
• 간호조무사는 최선을 다해 성실하게 간호하고, 간호대상자에게 안전하고 편안한 간호환경을 조성한다.
• 간호조무사는 의료법규를 준수하고, 보건의료인으로서 품위를 지키며 자기관리를 철저히 한다.
• 간호조무사는 지속적인 자기계발과 학습을 통해 간호인력으로서 직무능력을 유지하고 개발하기 위하여 노력한다.
• 간호조무사는 다른 보건의료인들의 역할을 존중하고, 상호 협력적인 관계를 유지하는 가운데 간호업무를 수행한다.
• 간호조무사는 자신의 권익과 처우개선, 전문성 향상을 위하여 협회 활동과 사회 및 정책 활동에 적극 참여한다.
• 간호조무사는 국민보건 향상에 관한 정부의 요청에 협력하며, 사회적 재난과 국가적 위기 상황시 구호 및 의료 활동에 적극 참여한다.

73 간호윤리를 실천한 간호조무사가 얻을 수 있는 효과는?

① 양심적인 판단을 할 수 있다.
② 병원의 수익을 올려준다.
③ 환자의 개인정보를 사적인 이익을 위해 사용한다.
④ 이직 의도를 높인다.
⑤ 다른 사람을 이해하는 데 도움이 된다.

해설
간호조무사라면 마땅히 해야 할 도리가 간호윤리이다. 간호윤리는 직무에 있어 자기 자신을 이해하도록 만들어주며 양심적인 판단이 필요한 상황에서 도움이 된다. 간호윤리를 배운 간호조무사라면 친한 동료가 투약 실수하는 것을 목격하였을 때 개인적인 감정에 이끌려 숨겨주는 것이 아니라 간호대상자의 건강권과 정직을 우선으로 두고 상사에게 보고하는 판단을 할 수 있게 된다.

74 간호조무사가 주의 의무사항을 위반한 경우는?

① 연예인이 입원을 한 경우 정보를 캐내어 친구에게 유출한 경우

② 의사의 처방을 잘못 낸 경우에 제대로 확인하지 않은 채 그대로 수행한 경우

③ 단순도뇨를 하라는 오더였는데 유치도뇨를 한 경우

④ 설명하지 않고 동의도 받지 않은 상태에서 비급여 처치를 수행한 경우

⑤ 주사를 주기 전에 앰플에 이물질이 있는지, 유통기한은 괜찮은지 확인하지 않은 경우

해설

업무 능력이 있는 사람이 주의의무를 태만하여 타인에게 해를 끼치는 의료과실이 발생하지 않도록 정신을 집중해야 할 의무가 있다.

① 직무를 하면서 알게 된 환자의 정보를 제3자에게 공개하지 않을 의무사항인 비밀유지의 의무를 위반하였다.

② · ⑤ 확인의 의무를 위반하였다. 간호행위가 정확하게 이루어지기 위하여 확인해야 하는 의무이다. 의사의 처방 재확인, 처치 전 환자와 오더 재확인, 의약품과 기구 등 모든 처치의 불량이나 오염 여부를 확인하여 환자에게 해가 되는 행위를 하지 않아야 한다.

④ 환자에게 의료행위를 하기 전에 충분한 정보를 주어야 하며 동의받은 이후 행위를 해야 하는 설명 및 동의의 의무를 위반하였다.

75 폐결핵을 앓고 있는 환자가 객혈을 할 때 적절한 간호는?

① 화장실에 가도록 안내한다.

② 등을 두드려 객혈을 원활하게 하도록 도와준다.

③ 객담배양검사를 하도록 한다.

④ 객혈을 하고 난 후에는 음식물을 먹지 않도록 한다.

⑤ 앙와위 자세로 누워 있도록 한다.

해설

객혈 환자를 간호할 때 중요한 것은 객혈을 자극하지 말고 객혈이 기도를 막아 질식되는 것을 막는 것이다.

④ 객혈이 있을 때는 진정될 때까지 자극을 줄이기 위해 입으로 먹지 않도록 한다.

① 폐결핵 환자의 폐조직이 손상되면 객혈이 나올 수 있는데 어떠한 자극도 출혈을 유발할 수 있으므로 절대안정을 해야 한다.

② 등을 두드리는 행위는 자극을 주어 객혈을 더 초래할 수 있으며 자극을 최소화하기 위해 기침도 약하게 하도록 한다.

③ 활동성 폐결핵 여부를 확인하기 위해 객담을 받아나가는 검사이다. 아침 식전에 첫 객담을 타액과 섞이지 않도록 주의하여 뱉어야 한다. 객혈과 객담배양검사는 무관하다.

⑤ 상반신을 높인 자세를 취해서 객혈이 기도를 막는 것을 막고 호흡을 원활하게 해주어야 한다. 얼음팩을 폐결핵이 있는 곳 가슴에 끌어안아 지혈시키는 데 도움을 주도록 한다.

76 시각장애를 가진 환자와 대화할 때 유의할 점으로 옳은 것은?

① 환자에게 접촉을 한 후에 말을 한다.
② 친절하게 지시대명사를 사용한다.
③ 환자를 중심으로 '왼쪽', '오른쪽'으로 설명한다.
④ 소리를 지르지 않고 중저음으로 이야기한다.
⑤ 일어날 상황에 대해 미리 이야기하지 않는다.

해설
말하고 있는 사람의 오른쪽은 시각장애가 있는 환자에게는 왼쪽이다. 그러므로 환자를 중심으로 왼쪽, 오른쪽을 설명해야 한다.
① 시각장애를 가진 환자는 예고 없이 어떤 행동을 했을 때 놀라게 되므로 환자의 손을 잡거나 하는 행동을 하기 전에 미리 설명을 하고 잡아야 한다.
② 시각장애가 있는 환자는 볼 수 없기 때문에 '여기', '저기'라는 지시대명사를 사용하지 않는다.
④ 시각장애는 청각에는 문제가 없다. 소리를 지르지 않고 중저음으로 이야기하는 것은 난청 환자에게 적용하는 방법이다.
⑤ 일어날 상황이나 행동에 대해 미리 안내해서 불안하지 않도록 한다.

77 음식을 섭취해도 되는 환자는?

① 5시간 뒤에 위암 수술이 예정된 환자
② 복부 통증으로 급성 충수염이 의심되는 환자
③ NPO 오더가 내려진 환자
④ 사고로 인해 복부가 파열된 환자
⑤ 욕창이 있어서 옆으로 누워 있는 환자

해설
수술을 앞두고 있는 환자, 급성 충수염이 의심되는 환자, 복부가 파열된 환자는 모두 금식을 해야 한다. NPO(nothing per oral)는 금식을 뜻하는 의학 용어이다. 욕창이 있는 환자가 옆으로 누워 있을지라도 상체를 세운 상태에서 음식 섭취가 가능하다.

78 환자의 치료와 중재를 계획하는 데 기초적인 자료를 제공해주는 것은?

① 활력징후   ② 비만도
③ 기초대사량   ④ 머리둘레
⑤ 신장

해설
활력징후는 체온, 맥박, 호흡, 혈압으로 신체적 심리적인 상태가 반영된다. 그러므로 활력징후가 변화한다는 것은 생리적 기능이 변화가 있다는 것이어서 치료나 중재의 기초자료로 활용이 된다.

79 진전, 강직, 표정 없는 얼굴, 보행장애가 나타나는 중추신경장애는?

① 뇌수종   ② 파킨슨병
③ 뇌졸중   ④ 일과성 허혈발작
⑤ 뇌종양

해설
파킨슨병은 중뇌의 흑질에 도파민을 생성하는 세포가 부족해져 발생하는 퇴행성 운동 질환이다.
① 선천적인 결함, 뇌종양, 출혈 등이 원인이다. 뇌척수액의 생산·흡수 과정에 문제가 생겼거나 뇌척수액이 순환하는 길이 폐쇄되어 뇌척수액이 축적되어 뇌압이 올라가는 것이다.
③ 혈전이나 색전으로 뇌혈관이 막히는 뇌경색과 외상이나 고혈압으로 뇌혈관에 출혈이 생기는 뇌출혈로 나뉜다. 연하곤란, 언어장애, 편마비 등의 증상이 나타난다.
④ 미니 뇌졸중이라고 불리는데 뇌혈관이 일시적으로 혈전이 막혀 허혈 상태가 되었다가 회복이 되는 것이다. 일과성 허혈발작이 있고 난 후에 뇌졸중으로 진전되는 경우가 많으므로 주의가 필요하다.
⑤ 뇌에서 자라는 종양으로 인해 뇌압이 올라가고 두통과 구토 증상이 나타난다.

80 모유 수유를 하는 산모가 유방에 열감이 있고 통증이 있다면 적절한 간호는?

① 아픈 유방에 압박붕대를 적용한다.

② 아기가 유두만 충분히 빨 수 있도록 교육한다.

③ 유선염이 있다면 아픈 유방은 젖을 물리지 않는다.

④ 비누로 유두를 깨끗이 닦는다.

⑤ 아기가 젖을 먹지 않으려 한다면 짜내야 한다.

해설

① 유방이 울혈이 되어 열감이 느껴지고 아프다면 처음에는 얼음찜질을 하여 붓기와 통증을 줄여주어야 한다. 그러고 나서 온찜질을 적용하여 유관을 확장시켜 혈액순환을 촉진하여 젖 분비가 잘 되게 하는 것이 중요하다. 유방염과 유방 울혈 같은 문제는 젖이 제대로 배출이 되지 않아서 발생하는 경우도 많다는 것을 기억하자.

② 아기가 유두에 상처를 내지 않도록 유륜까지 물려서 젖을 먹이는 습관을 들이도록 한다. 이 상처를 통해 감염이 일어난다.

③ 배농술이 필요할 정도로 <u>농양(고름)이 생긴 유선염인 경우에는 아기에게 젖을 주면 안 되고 짜내어 버려야 한다.</u> 하지만 농양이 없는 유선염인 경우에는 아기에게 젖을 먹여도 되지만 아기가 먹지 않으려고 하면 역시 짜내서 버려야 한다. 농양이 있고 없고에 따라 젖을 먹일지 말지 차이가 있으므로 구분하자. 그리고 <u>젖이 차게 되면 염증이 더욱 심해진다는 것을 기억하자.</u>

④ 유륜과 유두는 피부를 보호하기 위한 미끈한 물질이 항상 분비되다 보니 주위의 피부와 달리 촉촉하다는 것을 알 수 있다. 그런데 비누를 사용하면 이 물질들이 사라지면서 건조해지고 아기가 젖을 빨 때 상처가 생기기 쉬워지므로 물로만 씻어야 한다는 것을 기억하자.

> **민소쌤의 핵직강**
>
> **유선염(유방염)** : 산후 2~4주에 많이 발생한다. 신생아의 입과 코에 있던 포도상구균이 젖을 먹이는 과정에서 모체의 상처 난 유두와 유륜을 통해 침입하여 유선에 염증을 일으키는 질환이다. 유방 울혈이 심한 경우에 심해지므로 젖을 먹이고 먹지 않은 유방은 짜내서라도 비워주는 것이 중요하다. 유방 통증, 유방의 단단함, 발열, 권태감, 오한, 전신통, 빈맥 등이 나타난다.

81 교통사고를 당해 다량의 출혈을 한 환자에게 발생할 수 있는 쇼크는?

① 저혈량성 쇼크

② 아나필락시스 쇼크

③ 심인성 쇼크

④ 신경성 쇼크

⑤ 패혈증 쇼크

해설

① 탈수, 출혈, 화상으로 인한 혈량(혈액의 양)의 소실로 인해 발생하는 쇼크이다. 변형된 트렌델렌부르크자세를 취하고 수혈 혹은 수액이 필요하다.

② 아나필락시스 쇼크는 음식, 벌레, 약물 등으로 인한 급성 알레르기 반응인데 혈관이 확장되어 혈압이 떨어지고, 기관지가 수축되어 호흡을 할 수 없는 쇼크 상태이다. 이때 사용하는 약물은 에피네프린이다.

③ 심인성 쇼크는 '심'장이 '원'인'(심근경색, 부정맥 등)이 되는 쇼크인데 혈액을 박출하는 능력이 저하되어 전신에 흐르는 혈액이 부족해지면서 쇼크가 발생한다.

④ 신경성 쇼크는 척수 손상을 당하고 3~5분 후에 척수 쇼크 증상이 나타난다. 저혈압이 오면서 의식을 잃게 된다. 흉추 1번에서 요추 3번까지 교감신경(혈관수축)이 척수에서 나가는데 척수가 손상되어 교감신경이 차단되면 혈관이 이완되면서 쇼크가 발생한다.

⑤ 패혈증은 세균이 혈액을 타고 전신에 흐르면서 장기들을 손상시키는 것이다. 패혈증이 심각해지면 패혈증 쇼크 상태가 된다. 세균이 뿜어내는 독소로 인해 혈관이 손상을 받아 혈압이 떨어지게 되고 쇼크가 발생한다. 결국 장기로 가는 혈액순환의 저하로 인해 심각한 문제가 동반된다.

82 임신 8개월에 통증이 없는 질출혈이 보인다면 무엇을 의심할 수 있는가?

① 자궁 외 임신　　② 전치태반
③ 태반조기박리　　④ 포상기태
⑤ 자궁경관무력증

해설

전치태반은 자궁이 수축하고 이완하는 과정에서 자궁에 붙어 있는 태반 쪽 혈관에서 출혈이 발생한다. 자궁경부 근처에 태반이 위치하다 보니 수축과 이완에 더 많은 자극을 받게 된다. 통증이 없다는 것이 전치태반의 특징이며 통증이 심각한 태반조기박리와 헷갈리면 안 된다. 임신 3~4기에 선홍색(태반 혈관에서 자궁경관을 통해 바로 혈액이 흘러나오니까)의 <u>무통성 질출혈</u>이 나타난다. 자궁이 수축되면서 자궁경부를 덮고 있던 태반이 자궁에서 분리되면서 출혈을 일으키는 것이다. 출혈이 심하면 저혈량성 쇼크도 가능하다. 침상안정을 하고 <u>내진은 태반을 자극하여 출혈을 일으키므로 절대 금기</u>이다.

※ 임신 후반기에 있을 수 있는 출혈성 합병증이 전치태반과 태반조기박리이다. 그렇다 보니 둘이 헷갈릴 수 있다. 전치태반은 무통성 질출혈이 특징이지만 <u>태반조기박리는 극심한 통증을 동반한 질출혈</u>이 있다. 때로는 자궁에 붙어 있는 태반의 뒤쪽에서 발생한 출혈이 고이기만 하고(은닉 출혈) 밖으로는 흘러내리지 않아서 임산부는 모르고 있다가 태아가 뒤늦게 사산된 채 발견되는 안타까운 일이 발생할 정도로 전치태반은 통증을 느끼지 못한다. 하지만 태반조기박리는 그야말로 태반이 자궁에서 뜯겨 나가는 것이므로 통증이 심할 수밖에 없다.

민소쌤의 핵직강

전치태반
• 태반이 정상적인 위치를 벗어나 자궁 내구에 자리를 잡게 되는 것을 전(앞)치(위치)태반이라고 한다.
• 완전전치태반, 부분전치태반, 변연전치태반(태반 끝의 주'변'부(가장자리)가 자궁 내구를 일부 덮은 경우)으로 나뉘는데 대부분의 전치태반은 출혈 위험으로 제왕절개 분만을 한다.
• 전치태반은 분만 후에도 출혈이 다량 발생할 수 있다. 자궁의 위쪽은 근육층이 두꺼워서 출혈을 방어할 힘이 있지만 자궁의 아래쪽의 근육층은 위쪽에 비해 얇아서 출혈에 대처하는 힘이 약하기 때문이다.
• 임신 중에도 출혈이 생길 수 있는데 분만이 임박하게 되면 자궁 경부가 조금씩 열리면서 태반이 자궁에 붙어 있지 못하고 뜬 상태가 되면서 출혈이 발생하는 것이다. 이렇게 되면 태반으로 산소의 전달이 원활하게 되지 않아 태아의 자궁 내 성장지연과 태아의 저체중과 저산소증을 초래할 수 있다.

83 가진통의 특징은?

① 진통이 규칙적이다.
② 진통간격이 짧다.
③ 강도가 점점 강해진다.
④ 하복부에 진통이 집중된다.
⑤ 걸으면 진통이 심해진다.

해설

가진통은 진통이 불규칙적이며 진통간격이 길다. 강도의 변화가 없으며 가진통일 때는 걸으면 통증이 줄어든다. 하복부에 통증이 집중되었다가 진진통으로 넘어가면 등과 허리로 퍼지게 된다.

민소쌤의 핵직강

가진통 : 불규칙한 자궁 수축은 있으나 자궁경부가 소실되거나 열리지는 않는 단계이다.
• 가짜 진통이며 <u>임신 중에 언제든 있을 수 있는 자궁 수축</u>이다.
• 진통이 불규칙적이고 진통간격이 길다.
• 걸으면 통증이 줄어들고 시간이 흘러도 강도의 변화가 없다.
• 진통이 하복부에 집중이 되며 보통 '배가 뭉친다'고 표현한다.
• 자궁경부가 닫혀 있고 이슬(자궁경부를 막고 있는 끈적한 점액 마개)이 비치지 않는다.

진진통
• 진짜 진통이고 분만이 임박했다.
• 진통이 규칙적이고 진통간격이 짧아진다.
• 강도가 시간이 갈수록 점점 심해지고 걸으면 진통이 심해진다.
• 진통이 <u>등과 복부</u>에 집중된다.

84 분만 3일 후에 39℃의 열이 있는 산모에게 악취가 나는 오로가 있다면 어떤 자세를 취해야 하는가?

① 쇄석위
② 반좌위
③ 앙와위
④ 측위
⑤ 변형된 트렌델렌부르크자세

해설

분만 후에 세균으로 인한 산후감염이 발생할 수 있다. 악취가 나는 오로가 나온다는 것은 자궁내막염을 의심할 수 있는데 이때 좌위 혹은 반좌위를 취해 상체를 올리면 감염이 위로 올라가는 것을 막고 오로를 아래로 배출하기가 수월하다.

> **민소쌤의 핵직강**
>
> **산후감염** : 분만하면서 손상된 조직에 세균이 침범하여 염증을 일으키는 것이다.
> • 증상
> – 분만 24시간이 지나서 38℃ 이상의 발열이 이틀 이상 지속된다. 분만 24시간까지는 신체적인 회복이 빨리 진행되면서 염증 없이도 열이 있을 수 있다.
> – 자궁 내에 남아 있는 태반 조각이나 분만 지연으로 인해 자궁내막염에 걸릴 수 있다. 그러므로 분만 3기에 배출된 태반을 확인하여 태반이 모두 나왔는지 확인해야 한다. 자궁내막염은 산후감염 중 가장 흔하다. 자궁이 붓고 그 부위를 만지면 자극적으로 불편감을 느끼고 악취가 나는 오로가 나온다.

85 임신 6개월인 임신부의 산부인과 방문 주기는?

① 1주에 한 번
② 2주에 한 번
③ 3주에 한 번
④ 4주에 한 번
⑤ 8주에 한 번

해설

임신 28주까지는 4주에 1회 방문, 임신 36주까지는 2주에 1회 방문, 그 이후에는 1주에 1회 방문을 하도록 한다.

86 임신을 확인할 수 있는 호르몬은?

① HCG(융모성선자극호르몬)
② 프로게스테론
③ 에스트로겐
④ 옥시토신
⑤ 프로락틴

해설

① 융모성선자극호르몬은 소변이나 혈액을 통해 임신을 진단하는 호르몬이다.
② 프로게스테론(황체호르몬) : 임신을 유지하는 중요한 호르몬으로서 자궁내막을 유지하고 자궁 수축을 막아 유산을 방지한다.
③ 에스트로겐 : 자궁의 발달, 유방의 샘 조직을 증대하여 유즙을 분비할 수 있도록 준비하는 호르몬이다.
④ 옥시토신 : 자궁을 수축시키는 호르몬으로 유도분만(자궁수축강도와 태아 맥박 확인, 맥박이 떨어지면 좌측위 취하기)을 할 때 사용하는 약물이기도 하다. 유두를 자극하면 뇌하수체 후엽에서 옥시토신이 분비되므로 임신 중에 유두를 자극하지 말아야 한다. 분만 후에 모유 수유를 하면 아기가 유두를 자극하면서 옥시토신이 분비되어 자궁 회복이 촉진된다.
⑤ 프로락틴 : 뇌하수체 전엽에서 분비되며 유즙을 생성하고 분비시키는 호르몬이다. 프로락틴은 배란을 방해하므로 모유 수유를 하는 동안 피임이 가능하다.

87 태반이 만출되는 분만 단계는?

① 분만 1기   ② 분만 2기
③ 분만 3기   ④ 분만 4기
⑤ 자궁회복기

해설

분만 3기는 태반이 만출하는 시기이다. 태아가 질 밖으로 완전히 나오고 5~10분 후에 약한 진통이 느껴지면서 태반이 나오게 된다. 태아가 만출되고 나면 자궁은 퇴축(임신 전 크기로 돌아가려는 반응)하기 시작하는데, 태반의 크기는 그대로지만 자궁이 수축하니까 태반이 박리되는 것이다.

88 회음절개술을 하는 분만 단계는?

① 분만 1기 ② 분만 2기
③ 분만 3기 ④ 분만 4기
⑤ 태반 만출기

해설

자궁이 완전개대하고 태아가 밖으로 나오기까지의 시기는 분만 2기이다. 분만 2기에는 회음절개술을 하는데 질 입구와 항문 사이의 회음을 가위로 절개하는 것이다. 절개술을 하지 않으면 아기가 나오면서 회음부 열상이 심해지고 항문까지 찢어질 위험이 있다. 회음절개를 하면 깨끗하게 절개되므로 회복속도가 빠르고 분만 시간을 단축할 수도 있다.

민소쌤의 핵직강

분만 2기(태아 만출기)

• 분만실로 옮기는 시기 : 초산부는 완전개대가 이루어지고 발로 초기에 분만실로 옮기고 경산부는 분만 진행속도가 빨라서 자궁경관이 7~8cm 개대되면 옮긴다.

• 힘주기
 - 자궁 수축과 동시에 임부는 깊은숨을 들이마시고 대변 보는 것처럼 힘주는데 성문을 열고 숨을 내쉬면서 힘 주어야 한다. 힘을 주는 동안은 아기에게 산소가 가지 않으므로 6~7초 이상 힘을 주지 않도록 한다. 수축과 수축 사이에는 힘을 주지 말고 최대한 호흡을 하여 아기에게 산소를 공급하도록 노력한다.
 - 발로 : 아기 머리의 일부가 질 밖으로 나와서 왕관을 쓴 것 같은 모양을 보이는 것을 발로라고 하는데 이때 힘을 주지 않아야 한다. 대포가 '발사되기 직전에 준비되어 있는 것 같은 모양처럼 아기 머리가 질 입구에 살짝 보이는 상태이다.
 - 제대가 압박되면 태아에게 저산소증이 초래되고 태아의 심박동수가 떨어지게 된다. 이때는 응급으로 제왕절개를 해야 한다.

89 자궁경부가 10cm까지 열리는 분만 단계는?

① 분만 1기 ② 분만 2기
③ 분만 3기 ④ 분만 4기
⑤ 자궁회복기

해설

분만 1기는 진진통이 시작되면서 자궁이 10cm까지 열리는 단계이다. 분만이 진행될수록 강도가 강해지고 수축과 수축 사이의 간격(통증 사이 간격)이 짧아지며, 수축 기간(통증을 느끼는 시간)은 길어진다.

민소쌤의 핵직강

분만 1기

• 배설 : 관장을 하면 장을 비워 선진부 하강을 쉽게 해주고 분만 시에 힘을 주면서 대변 배출로 인한 오염을 막을 수 있다. 방광이 팽만되어 있으면 분만이 지연되므로 배뇨를 하도록 한다.

• 원한다면 걷도록 하고 통증이 심하다면 침상에 누워 있도록 한다. 태아에게 효과적으로 산소를 전달하기 위해 앙와위보다 좌측위(하대정맥이 약간 우측에 위치함)를 취하는 것이 좋다.

• 삭모를 하고 난 후에는 로션을 바르지 않으며 상처가 있다면 보고를 해야 한다.

88 ② 89 ① **정답**

90 태아가 사망하여 자궁 안에 남아 있는 유산은?

① 절박유산   ② 불가피유산
③ 완전유산   ④ 불완전유산
⑤ 계류유산

해설

⑤ 계류유산 : '계류'는 머물러 있다는 말이다. 자궁 입구는 닫혀 있고 태아가 사망하여 자궁 내에 남아 있는 경우이다. 약간의 질출혈이 있을 수 있다. 유도분만을 하거나 소파술을 해야 한다.
① 절박유산 : 소량의 출혈과 통증이 경하게 있으며 유산이 될까 봐 임신부가 절박한 상태이다. 다행히 자궁 경부가 닫혀 있으며 침상안정을 하며 황체호르몬치료(프로게스테론 주사 혹은 질정과 같은 임신유지호르몬치료)를 하면 임신을 유지할 수 있다. 절박유산 상태에서 임신 유지가 안 되면 불가피유산으로 진행될 수 있다.
② 불가피유산 : 출혈과 통증이 절박유산보다 심해진다. 자궁 입구가 열리고 양막이 파열되어 양수가 흘러내리고 임신 유지가 안 되므로 '불가피'하게 소파술을 해야 한다.
③ 완전유산 : 태아와 태반이 완전히 배출되고 난 후에 자궁경관이 닫힌다. 추가적인 문제가 보이지 않으면 소파술이 필요치 않다.
④ 불완전유산 : 출혈과 통증이 심하다. 태아와 태반 일부가 불완전한 모양으로 열린 자궁경관으로 흘러나온다. 불가피유산과 다른 점은 태아와 태반 같은 조직물이 나온다는 것이다. 남은 태아와 태반 일부가 악취를 일으키고 자궁에 남아 출혈과 감염을 일으키므로 즉시 소파술을 해야 한다.

91 자간전증의 증상으로 옳은 것은?

① 혈뇨   ② 부종
③ 고열   ④ 호흡곤란
⑤ 저혈압

해설

자간전증은 예전에 임신중독증으로 불렸다. '자'식을 가진 엄마가 '간'질을 하는 문제가 자간증이다. 자간전증이 심해지면 자간증으로 발전하며 자간전증의 초기에는 증상이 경하여 지각하지 못한다. 대표적인 세 가지 증상은 임신 20주 이후의 고혈압과 단백뇨, 부종이다.

> **민소쌤의 핵직강**
>
> **자간전증(임신중독증)** : 신장이 망가진다는 것이 문제인데 단백뇨, 핍뇨가 생기고 소변의 배출이 원활하지 않으니 부종이 오고 부종은 혈압을 더욱 높이게 된다. 좌측위를 취해서 태반으로 혈액순환이 잘 되도록 한다. 고단백질(단백뇨가 있어서), 저염식이(부종 완화)를 해야 한다.
> **자간증** : 자간전증이 심해지면 자간증까지 진행된다. 수축기 혈압이 180mmHg 이상 올라가고 경련이 일어날 수 있다. 경련을 예방하기 위해 조용하고 어두운 방에서 안정하도록 하고 방문객을 제한한다. 경련을 한다면 산소를 공급하고 흡인을 하며 이물질이 기도로 넘어가지 않도록 한다. 자간증이 왔을 때 태아에게도 산소가 전달되지 않아 문제가 발생할 수 있다.

92 정자와 난자의 수정이 이루어지는 곳은?

① 자궁   ② 난소
③ 난관   ④ 정관
⑤ 질

해설

난관, 자궁, 난소는 골반 안에서 인대에 의해 자리를 유지하고 지탱받고 있다. 난관(나팔관)은 난소에서 난자를 자궁 방향으로 운반하는 역할을 하고 질을 통해 들어온 정자와 수정이 일어나는 곳이다. 수정란은 자궁으로 내려와서 착상해야 하는데 자궁으로 오지 않고 난관에 그대로 착상하게 되는 것을 자궁 외 임신이라고 한다.

> **민소쌤의 핵직강**
>
> **자궁 외 임신(저혈량성 쇼크로 모성 사망이 높음)** : 수정란이 자궁이 아닌 다른 곳에 착상하는 건데 특히 난관(특히 팽대부)에 착상하는 경우가 대부분이다. 수정란이 파열되기 전까지는 인지하지 못한다. 파열되면 상당히 날카로운 통증이 복부의 한쪽에 나타난다(한쪽 난관에서 착상하므로). 암갈색의 질출혈이 있고 난관이 파열되었다면 복강 내에 혈액이 고이면서 배꼽 주변이 푸른색으로 변한다.

93 산욕기 간호로 옳은 것은?

① 산후에 자궁이 물렁하다면 수축이 잘 되고 있다는 것이다.

② 산후 5일째에는 백색 오로가 나와야 한다.

③ 산후감염이 있을 때는 저혈량성 쇼크가 있을 수 있으므로 주의한다.

④ 산후출혈이 보이면 옥시토신을 투여한다.

⑤ 좌욕은 하루에 한 번씩 하도록 한다.

해설

<u>옥시토신(자궁수축제)</u>은 자궁이 수축되지 않아 출혈이 있을 때 자궁 마사지와 함께 투여하는 약물이다.

① 자궁의 출혈이 계속되면 자궁이 물렁하게 만져진다. 치골상부와 자궁저부에 손을 올리고 조심스럽게 마사지한다. 강하게 마사지하면 자궁 내번(뒤집힘)을 유발할 수 있고 오히려 이완되므로 주의한다.

② 자궁 퇴축이 이루어지면서 자궁내막에서 떨어져 나오는 분비물이다.

자궁 회복속도 : 경산부 < 초산부, 비수유부 < 수유부(옥시토신 분비)

오로의 양(자궁 회복지연) : 경산부 > 초산부, 비수유부 > 수유부

㉠ 적색 오로 : 산후 1~3일, 혈액성분이 많다 보니 육류의 비릿한 냄새가 난다.

㉡ 갈색 오로 : 산후 4~10일, 장액이며 냄새가 없어야 한다.

㉢ 백색 오로 : 산후 10일~3주, 양도 많이 줄었으며 백색을 띠며 냄새가 없어야 한다.

③ 산후출혈이 심각하면 저혈량 쇼크가 일어난다. 출혈이 지속되고 혈압이 저하하고 맥박이 상승하며 의식이 변화하고 호흡곤란, 두통, 복부 통증이 나타난다. 변형된 트렌델렌부르크자세를 취한다.

⑤ 좌욕은 회음부 상처의 혈액순환을 촉진시켜 염증을 줄여 상처를 치유하는 것이 목적이다. 하루에 3~4번 하며 40~43℃의 물에 회음부를 담그도록 한다.

94 임신 24주 이후 임산부의 생리적 변화로 옳은 것은?

① 설사　　　　　② 가슴앓이

③ 백혈구 감소　　④ 생리적 황달

⑤ 흉식호흡

해설

프로게스테론(임신유지호르몬)은 근육을 이완시킨다. 위괄약근을 이완시켜 위산이 역류하고 임신 말기에는 부른 배로 인해 가슴앓이가 생길 수 있다.

①, ② 프로게스테론이 근육을 이완시키는 역할을 하면서 자궁이 커질 수가 있다. 위장의 근육에도 영향을 미치는데 장운동이 떨어지면서 <u>변비와 치질, 소화불량</u>을 초래하고 위괄약근 이완으로 위 내용물이 식도로 역류해서 <u>가슴앓이</u>가 생긴다.

③ 임신 중에는 모체의 면역력이 저하되므로 생리적 <u>백혈구 증가</u>가 15,000/mm³까지 있을 수 있다.

④ 태아 성장에 필요한 영양과 산소의 공급을 위해 임신 초기부터 혈액량이 증가한다. 임신 32주에는 <u>혈액량이 1,500mL(임신 전 혈액량의 50%)까지 증가</u>하게 된다. 이는 분만 중 혈액 소실에 충분히 대비할 수 있게 한다. 적혈구에 비해 혈장의 양이 더 많아지면서 농도가 묽어져 <u>생리적 빈혈</u>이 발생한다.

⑤ 임신 24주 이후에 자궁이 커지면서 횡격막을 누르고 폐가 차지하는 공간이 좁아지면서 복식호흡으로 바뀐다. 보상작용으로 숨을 더 가쁘게 쉬게 된다.

95 태아가 둔위로 있을 때 위치를 교정하기 위해 임산부에게 취하도록 하는 자세는?

① 앙와위

② 슬흉위

③ 변형된 트렌델렌부르크자세

④ 쇄석위

⑤ 심즈자세

해설

슬흉위는 가슴과 머리를 붙이고 엉덩이를 하늘을 향해 높게 드는 자세이다. 태아의 위치를 교정하거나 산후 자궁 회복, 월경통 완화, 자궁후굴(자궁이 앞쪽으로 기울어져 있는 것이 정상이나 뒤로 기울어져 있는 경우)인 경우 슬흉위를 자주 취하도록 권유한다.

96 포상기태에 대한 설명으로 옳은 것은?

① 융모성선자극호르몬이 비정상적으로 낮다.

② 자연적으로 흡수가 된다.

③ 융모성선자극호르몬 검사를 주기적으로 해야 한다.

④ 위내시경을 주기적으로 해야 한다.

⑤ 융모성선자극호르몬이 정상이 되고 난 후 바로 임신이 가능하다.

해설

③ 융모성선자극호르몬 수치를 1주마다 한 번씩 세 번 검사, 1개월마다 한 번씩 6개월 동안 검사, 2개월마다 한 번씩 6개월 동안 검사, 6개월마다 한 번씩 검사한다.

① 융모성선자극호르몬이 비정상적으로 높으며 이로 인해 오심과 구토, 지나치게 큰 자궁의 크기가 특징적이다.

② 흡입 소파술을 해야 한다.

④ 융모상피암으로 발전할 확률이 높아서 관찰이 필요하다. 융모상피암은 폐로 전이가 잘 되기 때문에 흉부 엑스레이를 주기적으로 촬영한다.

⑤ 융모성선자극호르몬이 정상이 되고 난 후 1년 동안 피임을 해야 한다. 임신으로 인한 융모성선자극호르몬 상승과 융모상피암으로 인한 융모성선자극호르몬 상승이 헷갈리기 때문이다.

> **민소쌤의 핵직강**
>
> **포상기태** : 융모성선자극호르몬은 임신을 확인할 수 있는 호르몬이다. 초기에 임신이 된 것은 맞았으나 태반을 형성하는 일부가 수포성 낭포('포'도송이 같은 모양)를 형성하며 자궁을 채우고 수정란은 사라지는 것이다. 원인은 밝혀지지 않았다. 조직검사를 통해 융모상피암으로 진단되면 항암제 치료를 해야 한다. 수정란은 사라졌으므로 태아 심음이 감지되지 않는다.

97 Rh+ 임산부가 Rh− 첫 번째 태아를 임신한 경우 발생할 수 있는 문제는?

① 태아적아구증

② 문제가 없다.

③ 핵황달

④ 유산

⑤ 태반조기박리

해설

모체가 Rh+이고 태아가 Rh−이면 감작이 될 항원이 없으므로 항체가 생기지 않는다. 모체가 Rh−인데 태아가 Rh+일 때 문제가 발생한다. 단 한 번도 몸에 있지 않았던 생소한 Rh+에 대한 항체가 생기기 때문이다.

> **민소쌤의 핵직강**
>
> **Rh 부적합 임신**
> * 산모가 Rh−인데 Rh+ 태아를 임신할 때 문제가 발생한다. 임신 중에는 태아와 산모의 혈액이 섞이지 않으므로 항체가 만들어지지 않는다. 그러므로 첫째 아이는 무사하게 출산한다.
> * 첫째 아이를 분만하는 과정에서 태아의 혈액이 산모의 혈액에 일시적으로 섞이면서 모체에게 Rh 항체가 생긴다.
> * 둘째 아이를 임신하면 만들어졌던 항체가 태반을 통과하여 태아에게 전달되어 문제가 발생한다.
> * Rh 항체가 생기는 것을 예방하기 위해 첫째 아이 임신 28주 차와 출산 후 72시간 내에 항D면역글로불린 주사(로감주사)를 맞아야 한다. Rh+ 항체로 인해 성숙한 적혈구들이 파괴되면서 조혈과정이 촉진되고 어린 적혈구들만 가득 생기는데, 이를 태아적아구증이라고 한다.
> * 분만을 하지 않았더라도 유산, 자궁 외 임신, 양수 검사, 태아 혈액 채취와 같이 태아의 혈액에 노출될 확률이 높은 경우에도 로감주사를 맞아야 한다.

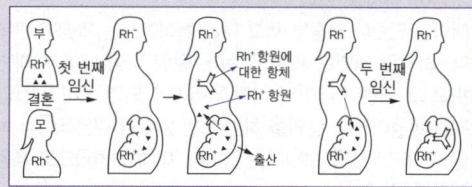

98 태아를 위한 부속물에 대한 설명으로 옳은 것은?

① 제대는 정맥이 1개이며 태아에게서 발생한 이산화탄소를 태반으로 전달하는 역할을 한다.
② 태반은 외부의 압력으로부터 태아를 보호하는 역할을 한다.
③ 양수의 색깔은 암녹색이 정상이다.
④ 태아에게 호흡과 같은 역할을 하는 곳은 태반이다.
⑤ 제대정맥은 2개, 제대 동맥은 1개이다.

④ 태반은 태아에게 제대정맥을 통해 산소, 영양, 호르몬을 전달하고 제대동맥을 통해 받은 이산화탄소와 노폐물을 모체에게 전달하여 없애는 호흡과 같은 역할을 한다. 태아는 폐호흡을 하지 않는다. 분만 직후 아기가 울면서 폐가 확장되고 폐호흡을 시작하게 된다(아프가 점수에서 호흡을 울음으로 확인함).
①, ⑤ 제대는 정맥이 1개, 동맥이 2개이다. 제대는 태아와 태반을 연결하고 있다. 제대정맥에는 산소가 풍부한 혈액을 태아에게 전달하는 역할을 하며 제대동맥은 태아에게서 만들어진 이산화탄소와 노폐물들을 태반으로 운반한다. 일반적으로 동맥이 산소가 풍부하다고 생각할 수 있는데 반대로 생각해야 한다는 것을 기억하자.
  암기 tip 제대(제대)로 정(정맥)산(산소)일(하나)에 돈(동맥)이(이산화탄소) 이(둘)체가 되어야 하는데!
② 양수의 역할이다. 태아는 양수에 떠 있기 때문에 부드럽게 운동할 수 있고 양수로 인해 체온을 유지하게 된다. 분만이 임박하면 양수가 자궁경부를 누르면서 열리게 만든다. 양수에는 태아의 세포들이 떠다니고 있어서 양수천자를 하여 기형아 검사를 한다.
③ 태아는 양수에 오줌을 싸고 다시 들이마시는 과정을 반복한다. 하지만 태변은 싸지 않는다. 만약 자궁 내에서 태변을 싸고 그 태변이 태아의 입에 들어가게 되면 태아가 사망할 확률이 높아진다. 분만을 하는 동안 양수가 검은색이나 녹색을 보이면 태변을 보았다는 말이다. 이때는 응급으로 제왕절개를 해야 한다.

99 요통을 호소하는 임산부에게 알려줄 수 있는 통증 완화 방법은?

① 얼음주머니를 적용하도록 한다.
② 푹신한 침대에 누워 있도록 한다.
③ 발판 위에 한쪽 다리를 올리고 서 있도록 한다.
④ 굽이 높은 신발을 신는다.
⑤ 자궁이 커질수록 요통은 완화된다.

요통은 임산부가 흔하게 호소하는 불편감으로 프로게스테론이 근육을 이완시키고 자궁이 커지는 것이 원인이다. 발판에 한쪽 다리를 올리면 체중이 분산되어 허리에 가는 부담을 덜어줄 수 있다.
① 허리 근육이 이완되면서 근육에 스트레스가 가해지고 긴장되어 통증이 발생한다. 온열주머니를 적용하면 혈액순환이 촉진되고 경직된 근육이 풀리면서 통증이 완화된다.
② 단단한 매트리스에 누워야 요통이 덜하다.
④ 굽이 낮은 신발을 신도록 한다.
⑤ 자궁이 커질수록 무게 중심이 앞으로 이동하면서 허리에 무리가 많이 가게 되어 통증이 심해진다.

100 오심 증상을 호소하는 임신 초기의 여성에게 적절한 간호는?

① 금식을 유지하도록 한다.
② 아침 식전에 따뜻한 초콜릿 우유를 마신다.
③ 심각한 문제이므로 병원에 방문하도록 한다.
④ 소량씩 자주 먹도록 한다.
⑤ 항생제를 복용한다.

임신 초기에 융모성선자극호르몬의 영향으로 오심과 구토 등 입덧이 생기는데 임신 12주 전후에 사라진다. 하지만 이후에도 지속되는 경우는 임신 오조라고 부른다. 융모성선자극호르몬이 지나치게 높은 것이 포상기태이며 이때는 오심과 구토 증상이 심각하다.
① 위가 공복일 경우 증상이 더 심해지므로 소량씩 자주 먹도록 한다.
② 아침 식전에 크래커와 같은 수분기가 없는 탄수화물을 먹으면 도움이 된다.
③ 임신 초기에 오심과 구토는 있을 수 있는 증상이다.
⑤ 항생제는 세균으로 인한 염증이 있을 때 복용하는 약물이다. 증상이 심하면 항구토제를 처방받아서 먹도록 한다.

101 분만 2기의 태아 맥박이 80회 이하로 떨어진다면 산모가 취해야 할 자세는?

① 변형된 트렌델렌부르크자세
② 앙와위
③ 반좌위
④ 좌측위
⑤ 절석위

해설

자궁이 완전개대하고 태아가 밖으로 나오기까지의 시기는 분만 2기이다. 분만이 진행되는 동안 침상에 누워 있어야 한다. 태아의 맥박이 떨어진다는 것은 태아가 나오는 동안 제대가 눌려 혈액순환이 제대로 되지 않는 것이다. 이때는 자세를 약간 변경하여 제대가 눌리지 않도록 하고 태아에게 효과적으로 산소를 전달하기 위해 좌측위(하대정맥이 약간 우측에 위치함)를 취하는 것이 좋다. 이런 자세를 취했는데도 불구하고 태아의 맥박이 돌아오지 않고 떨어진다면 제왕절개가 필요한 응급상황이 된다.
① 분만 후에 출혈이 심할 경우에 쇼크 예방을 위해 다리를 올리는 변형된 트렌델렌부르크자세를 취한다.
③ 분만 후에 자궁내막염이 왔을 때 자궁에 고여 있는 찌꺼기가 배출될 수 있도록 좌위 혹은 반좌위를 취한다.

102 질식분만을 한 산모가 회음부의 불편감을 호소할 때 해줄 수 있는 간호는?

① 도넛 모양의 쿠션을 깔고 앉도록 한다.
② 분만 직후 온찜질을 적용한다.
③ 하루에 한 번 좌욕을 2~3분 동안 적용한다.
④ 케겔 운동을 권유한다.
⑤ 복부 마사지를 한다.

해설

케겔 운동은 회음부 근육의 수축과 이완을 반복하면서 상처를 회복시키는 데 도움이 된다.
① 도넛 모양의 쿠션은 쿠션 위의 피부가 눌리면서 중앙에 혈액의 정체와 부종을 유발하여 통증을 증가시킬 수 있으므로 사용하지 않는다.
② 분만하고 24시간 내에는 혈관을 수축시켜 지혈을 하고 통증을 줄이기 위한 목적으로 냉찜질을 하고 24시간 후에는 건열(히트램프)을 적용하여 혈액순환을 증진시키도록 한다.
③ 좌욕은 5분 내로 하루에 3~4번 하고 한 번 할 때 5~10분 정도 시행한다. 좌욕은 회음부의 혈액순환을 촉진시켜 염증을 감소시키고 통증을 줄이는 효과가 있다. 적절한 물의 온도는 40~43℃이다. 쪼그리고 앉는 자세는 하지로 가는 혈액순환을 방해하여 어지럼증을 일으키므로 피하도록 한다. 좌욕기에 물을 2/3 채워서 엉덩이를 담그고 편하게 앉도록 한다. 어지러운 증상이 있으면 즉시 중단하고 침상에서 안정을 취하도록 한다. 혼자 두었다가 낙상사고가 발생할 수 있으므로 욕실 안에서 문이 잠겨지지 않아야 하며 간호조무사는 욕실 문 앞 혹은 커튼을 사이에 두고 욕실 안 상황에 귀를 기울여야 한다.
⑤ 복부 마사지는 자궁이 이완되어 출혈이 계속될 때 자궁 저부를 부드럽게 마사지하는 것인데 회음부 불편감과는 상관이 없다.

103 임신 때 시행하는 검사에 대한 설명으로 옳은 것은?

① 복부초음파를 할 때 복부에 알코올을 발라야 한다.
② 질식초음파를 통해 태아의 신경관 결함을 발견할 수 있다.
③ 무자극 검사를 통해 태아 움직임에 대한 태아의 심박동수 변화를 확인할 수 있다.
④ 복부초음파를 하면 태동이 증가 혹은 감소할 수 있다.
⑤ 내시경검사법은 임신 기간 내에 시행하는 가장 기초적인 검사법이다.

해설

무자극검사(NST)는 임신 32주 이후에 하는 검사이다. 사람은 움직일 때 맥박수가 올라간다. 마찬가지로 태동이 보일 때 태아 심박수가 정상 범위에서 올라가야 한다. 자극을 주지 않는 방법으로 태동과 태아 심박수의 관계를 분석하여 태아의 안녕을 확인하는 검사이다.
① 복부초음파를 할 때는 복부에 겔을 발라야 하는데 차가운 겔은 임산부를 놀라게 하므로 따뜻하게 겔의 온도를 유지한다. 임신 1기에는 양수가 충분하지 않으므로 방광에 소변을 채워야 하지만 양수가 생성되는 2기부터는 굳이 소변을 참을 필요는 없다. 방광에 소변을 채워야 하는 이유는 방광 뒤에 자궁이 위치하는데 방광에 소변이 있으면 초음파가 잘 투과되어 더 선명하게 볼 수 있기 때문이다.
② 신경관 결함이란 태아의 뇌와 척수가 제대로 발달하지 못해 나타나는 선천성 기형으로 무뇌증이나 이분척추가 예이다. 이러한 기형을 알기 위해서는 양수천자를 해야 한다.
④ 양수천자를 통해 양수를 채취하여 양수에 떠다니던 태아의 세포 등을 통해 태아의 신경관 결함과 태아의 폐성숙도 평가, 염색체 이상 등을 확인할 수 있다. 복부를 바늘로 찔러 양수를 채취하는 검사방법이므로 태아, 태반, 제대 등이 바늘에 찔려 손상당할 수 있으며 이로 인해 태동이 감소하거나 증가하며 심각하면 태아가 사망에 이를 수 있다.
⑤ 복부초음파를 설명하는 말이다.

민소쌤의 핵직강

옥시토신 자극검사(CST)
무자극검사(NST)는 모든 임산부가 하는 검사이지만 옥시토신 자극검사는 문제가 보이는 임산부만 시행한다. 옥시토신을 주사하여 자궁을 수축시키면서 태아의 맥박이 어떻게 변화하는지 확인하는 검사인데 정상적으로 자궁이 수축하는 동안 태아의 맥박은 낮아졌다가 이완되면서 맥박이 정상으로 돌아와야 한다. 그런데 검사를 했을 때 자궁이 수축하고 난 후에 이완되었는데도 맥박이 돌아오지 않는다면 자궁수축에 견디는 힘이 없는 것으로 본다.

104 임신 10~13주 사이에 태반 조직을 채취하여 염색체를 검사하는 방법은?

① 융모막 융모생검
② 양수천자
③ 복부초음파
④ 무자극검사
⑤ 파파니콜라우 검사

해설

융모는 태반 조직의 일부로서 모체의 혈관과 태아의 혈관 사이의 산소와 이산화탄소, 노폐물과 영양분의 물질교환을 해주는 중요한 역할을 한다. 모체의 혈액과 태아의 혈액은 섞이지 않기 때문에 매개체의 역할을 해주는 것이라고 생각하면 된다. 복부 혹은 질을 통하여 검체를 채취하는데 융모막 융모검사를 통해서 태아 염색체의 이상 여부를 확인할 수 있다.
② 양수천자를 통해 양수를 채취하여 양수에 떠다니던 태아의 세포 등을 통해 태아의 신경관 결함과 태아의 폐성숙도 평가, 염색체 이상 등을 확인할 수 있다. 복부를 바늘로 찔러 양수를 채취하는 검사방법이므로 태아, 태반, 제대 등이 바늘에 찔려 손상당할 수 있으며 이로 인해 태동이 감소하거나 증가하며 심각하면 태아가 사망에 이를 수 있다.
③ 복부초음파를 할 때는 복부에 겔을 발라야 하는데 차가운 겔은 임산부를 놀라게 하므로 따뜻하게 겔의 온도를 유지한다. 임신 1기에는 양수가 충분하지 않으므로 방광에 소변을 채워야 하지만 양수가 생성되는 2기부터는 굳이 소변을 참을 필요는 없다. 방광에 소변을 채워야 하는 이유는 방광 뒤에 자궁이 위치하는데 방광에 소변이 있으면 초음파가 잘 투과되어 더 선명하게 볼 수 있기 때문이다.
④ 무자극검사(NST)는 임신 32주 이후에 하는 검사이다. 사람은 움직일 때 맥박수가 올라간다. 마찬가지로 태동이 보일 때 태아 심박수가 정상 범위에서 올라가야 한다. 자극을 주지 않는 방법으로 태동과 태아 심박수의 관계를 분석하여 태아의 안녕을 확인하는 검사이다.
⑤ 파파니콜라우 검사(pap smear)는 자궁경부암 여부를 확인하기 위해 질경을 삽입하여 자궁경부 입구에서 질로 이어지는 곳에서 채취하여 도말검사하는 방법이다. 검사하기 12시간 전부터는 검사 결과에 영향을 미치므로 질세척을 하면 안 된다.

105 노인이 겪는 질환의 특징으로 옳은 것은?

① 뚜렷한 원인이 있다.
② 한 가지 질병이 대부분이다.
③ 질환의 경과가 짧다.
④ 급성질환이 대부분이다.
⑤ 비전형적으로 나타난다.

해설

⑤ 전형적이다는 말은 특징이 뚜렷하게 나타나는 것이다. 예를 들어 퇴행성 무릎 관절염이라면 염증반응으로 통증과 열감을 느끼는 것이 전형적인 증상이다. 그런데 통증과 열감이 아니라 냉감이 느껴진다면 비전형적인 증상이라고 한다. 노인은 외부환경과 심리적인 영향을 많이 받으므로 생각하지 못한 다양한 비전형적인 증상을 표현한다. 예를 들어 허리 통증이 느껴질 때마다 속이 쓰리다고 호소하는 노인에게 위약(가짜약)을 투여하면 말끔하게 증상이 좋아지는 경우이다.

① 노인의 질환은 뚜렷한 원인이 없다. 노인은 다양한 질환을 가지고 다양한 약물을 복용하고 있다. 신체적 · 정신적 · 면역학적으로 허약하고 복잡한 상태에서 많은 인자들이 서로 원인으로 작용하기 때문에 규명하기가 힘들다. 만약 뇌졸중을 진단받은 노인이 있다면 기존에 앓고 있었던 고혈압, 당뇨, 고지혈증 중에 무엇이 원인이었는지 아니면 담배와 술이 원인이었는지 알 수가 없다.

② 노인은 고혈압과 당뇨, 관절염 등 다양한 질환을 복합적으로 가지고 있다.

③, ④ 노인의 질환은 고혈압, 당뇨, 심장질환과 같은 만성질환이 대부분이어서 악화와 호전을 반복하지만 결국 악화되는 방향으로 간다.

106 낙상사고가 일어날 확률이 높은 노인은?

① 낙상을 한 경험이 있는 노인
② 진통제를 복용하는 노인
③ 야간에 수면등을 켜두고 자는 노인
④ 굽이 낮은 신발을 신는 노인
⑤ 가족들과 함께 사는 노인

해설

① 낙상을 한 경험이 있는 노인은 또다시 낙상사고가 일어날 확률이 높은 대상자이다. 낙상을 일으킬 위험이 높은 약물을 복용하는 노인, 인지기능 저하나 정신행동장애가 있는 노인, 보행장애가 있는 노인은 낙상을 쉽게 당하는데 원인이 개선되지 않는 이상 낙상을 반복할 위험이 높다.

② 우울증, 향정신병 약물처럼 보행장애와 기력저하를 유발할 수 있는 약물을 복용한다면 낙상이 일어날 확률이 높다. 고혈압 약물도 기립성 저혈압을 일으켜 현기증을 유발하여 낙상을 일으킬 수 있다.

③ 야간에 불을 환하게 켜두면 수면에 방해가 되어 비몽사몽한 상태에서 화장실에 가다가 넘어질 수 있다. 그렇다고 해서 야간에 불을 꺼버리면 화장실에 가다가도 넘어질 우려가 크므로 은은한 수면등을 켜두어야 한다.

④ 굽이 낮고 본인의 발 사이즈에 맞는 신발을 신으면 낙상의 위험이 낮다.

⑤ 돌봄의 손길을 받지 못하는 독거노인은 혼자 넘어져 늦게 발견되는 경우가 많다.

107 요실금을 보이는 노인의 간호로 옳은 것은?

① 욕창이 발생하지 않도록 유치도뇨관이 필요하다.
② 케겔 운동을 교육한다.
③ 하루 동안 수분을 제한한다.
④ 기저귀를 하도록 한다.
⑤ 침상에서 누워 있도록 한다.

해설

① 욕창이 발생해서 소변으로 인한 오염이 문제가 된다면 욕창이 나을 동안 유치도뇨관이 필요하다. 하지만 욕창이 발생하기 전에 예방의 목적으로 유치도뇨관은 하지 않는다.

③ 충분한 수분 섭취는 요실금을 개선할 수 있다. 다만 수면에 방해가 될 수 있으므로 저녁 이후에는 수분을 제한한다.

④, ⑤ 요실금을 보인다고 해서 침상에만 누워 있도록 하거나 기저귀를 채우는 것은 잘못된 방법이다. 심리적으로 지지해주면서 요의와 상관없이 규칙적으로 변기를 대주어 소변을 보도록 한다.

108 노인의 생리적 변화로 옳은 것은?

① 골밀도 감소　　② 혈관저항 감소
③ 호흡량 증가　　④ 심박출량 증가
⑤ 피부탄력 증가

해설

① 골밀도가 감소하고 골다공증이 발생한다. 골절의 위험이 크므로 체중이 부하되는 운동을 하면서 근골격계가 약해지는 것을 막는다. 햇볕을 자주 쐬고 칼슘과 인이 포함된 음식이나 약, 비타민 D도 함께 복용한다.

②, ④ 혈관과 심장, 심장 판막의 탄력이 떨어지고 두꺼워지므로 <u>혈관저항이 높아져</u> 고혈압 발생률이 높다. 혈관이 좁아지면서 동맥경화 위험이 높아지고 좌심실이 비대해지면서 크기가 줄어들어 <u>심박출량이 떨어진다</u>. 꾸준한 운동을 통한 체중관리와 콜레스테롤과 염분이 많은 식이는 제한할 필요가 있다.

③ 폐순환이 제대로 되지 않아서 가스 교환이 효과적으로 되지 않는다. 호흡근육을 효과적으로 쓰지 못해 <u>호흡량이 감소하고 폐활량이 떨어진다</u>. 분비물을 밖으로 뱉는 능력이 떨어져 호흡기계 감염에 취약해진다.

⑤ 피부탄력이 떨어지고 표피는 얇아져서 자극에 쉽게 상처가 난다. 멜라닌 색소가 감소하여 모발과 체모가 하얗게 변하면서 빠지는 양이 많다. 또 <u>피부건조</u>가 심하며 손발톱은 두꺼워지고 쉽게 바스러진다. 따뜻한 물에 불리고 나서 손발톱을 정리하도록 한다. 목욕을 자주 하면 피부건조를 더 야기하므로 미지근한 물로 <u>주 1~2회 씻고</u> 충분한 보습을 한다. 피부에 자극이 가지 않는 중성비누를 사용하도록 한다.

109 치매를 앓고 있는 노인의 간호로 옳은 것은?

① 음식은 화려한 색의 유리제품에 담고 숟가락은 가벼운 것으로 지급한다.
② 프라이버시를 위해 혼자 목욕하도록 한다.
③ 옷을 입을 때 시간이 오래 걸린다면 대신 입혀준다.
④ 반복적으로 질문을 하는 노인에게는 관심을 전환시킬 수 있는 일거리를 제공한다.
⑤ 금방 식사한 것을 잊어버리고 또 밥을 달라고 한다면 다시 밥을 제공한다.

해설

④ 배회와 같은 반복적인 행동과 반복적인 질문을 할 때는 콩나물 다듬기와 같은 단순한 일거리를 제공하거나 프로그램에 참여하도록 하여 <u>관심을 돌리는 것</u>이 도움이 된다.

① 엎지를 수 있으므로 플라스틱 제품을 사용하고 숟가락을 쥐었다는 느낌을 가질 수 있도록 약간 무거운 것을 선택한다.

② 치매가 있는 노인은 혼자 욕실 안에 두면 안 된다. 목욕할 때 필요한 모든 용품을 가지고 들어가야 하고 안에서 잠그는 장치가 되어 있으면 안 된다.

③ 스스로 할 수 있도록 여유를 가지고 지켜봐야 한다. 화려한 장신구가 있는 것은 삼킬 수 있고 혼란을 일으킬 수 있으므로 피한다. 입고 벗기 편하고 빨래도 편한 옷을 선택한다.

⑤ 금방 식사를 마쳤다는 것을 이야기해주고 식사가 모두 끝난 빈 그릇을 보여주도록 한다.

110 노화의 과정에 대한 간호로 옳은 것은?

① 눈물이 자주 흐르므로 가제 수건을 지니도록 한다.

② 한 번에 먹을 때 충분히 먹도록 한다.

③ 화장실은 병실과 멀리 떨어진 곳에 두어 운동할 수 있도록 한다.

④ 저음으로 이야기를 한다.

⑤ 짠맛에 대한 역치가 낮아진다.

해설

④ 노인성 난청이 생기고 고음을 잘 듣지 못한다. 소리를 지르지 않고 얼굴을 보고 중저음으로 이야기한다. 반복하여 짧고 간결하게 설명하고 기다려주어야 한다.

① 눈물의 감소로 안구건조증이 흔하다. 물체를 잘 보지 못하고 어두운 곳과 밝은 곳에 갔을 때 적응하기가 어렵다. 낙상 위험성이 높으므로 야간에 조명을 켜두어야 한다. 색깔의 구분이 힘들므로 선명한 색의 사물이나 환경을 제공한다.

② 소화기 근육운동 감소로 소화불량, 변비, 위액 역류로 인한 가슴앓이, 연하곤란, 구토 등이 발생한다. 위산 감소와 혈액순환 감소로 약물의 흡수율이 떨어질 수 있다. 소량씩 자주 먹고 수분을 적절하게 섭취한다. 항문괄약근의 긴장이 떨어지면서 변실금이 발생한다.

③ 신장기능이 감소하면서 약물을 배설하는 능력이 떨어지기 때문에 약물이 축적될 우려가 높다. 요실금, 야뇨증, 긴박뇨(불수의적인 방광 수축), 빈뇨, 잔뇨감이 있다. 화장실은 가급적 병실과 가까운 곳에 배치하되 야간에도 조명을 설치하고 손잡이와 미끄럼 방지 매트가 있어야 한다. 제한이 없다면 수분을 충분히 섭취하여 신장의 기능이 유지되도록 한다.

⑤ 타액 분비가 줄면서 구강이 건조하고 구취도 심해진다. 노인이 되면 타액, 눈물, 소화액 등 모든 분비액이 줄어드는 것이 공통적이다. 미뢰가 감소하면서 단맛과 짠맛의 역치가 높아지므로 노인이 만든 음식은 짜기 마련이다.

※ 역치 : 어떤 반응을 느끼기까지 필요한 자극이다. 소금 1스푼을 넣으면 짜다는 반응이 왔었는데 노화가 되면 소금 3스푼은 넣어야 짜다고 느끼는 것을 역치가 높아졌다고 표현한다.

111 노인의 수면장애에 대한 간호로 옳은 것은?

① 낮잠을 충분히 자도록 한다.

② 저녁에 수분 섭취를 줄인다.

③ 밤에는 불을 모두 꺼둔다.

④ 밤에 못 잤다면 오전 늦게까지 충분히 자도록 한다.

⑤ 잠자기 전에 운동을 하도록 한다.

해설

② 저녁에 수분 섭취를 자제하여 화장실에 가기 위해 깨는 일이 없도록 한다.

① 낮잠은 최소한으로 자도록 한다. 낮에 잠을 많이 자게 되면 밤에 잠을 못 잔다.

③ 밤에는 은은한 조명을 켜고 소음에 노출되지 않도록 한다.

④ 규칙적인 수면 패턴이 중요하므로 아침에 일어나는 시간을 일정하게 유지하도록 한다.

⑤ 잠자기 전에 하는 운동은 오히려 자극을 시켜 수면을 방해하게 한다.

> **민소쌤의 핵직강**
>
> **노인의 수면** : 초저녁에 잠이 들었다가 야간에 수면장애를 겪는다. 이른 새벽에 깨어나다 보니 낮에 자는 시간이 많다. REM 수면이 줄어들고 NREM 3~4단계를 건너뛰면서 깊은 수면을 취하지 못한다. 그렇다 보니 낮에 자는 시간이 많아지고 과도한 낮잠은 야간 수면장애를 심하게 만든다. 카페인과 알코올은 자제시키고 자기 전의 부드러운 등 마사지는 수면에 도움을 준다. 노인은 다양한 질환으로 약물을 복용하는데 약물 부작용으로 수면장애가 있을 수 있으므로 약물에 대한 검토도 필요하다.

112 비출혈을 보이는 사람에 대한 처치로 옳은 것은?

① 코를 풀도록 한다.
② 콧방울을 5분 이상 누른다.
③ 목 뒤로 넘어가는 피는 삼키도록 한다.
④ 머리를 앞으로 숙인다.
⑤ 온찜질을 하도록 한다.

해설

④ 머리를 앞으로 숙여서 피가 밖으로 나오도록 해야 한다. 머리를 뒤로 젖히면 피가 목 뒤로 넘어간다.
① 코를 푸는 행위는 비출혈을 더욱 자극시키므로 코를 풀지 않도록 한다.
② 혈관이 분포한 콧등을 5분 넘게 눌러서 지혈시켜야 한다.
③ 목으로 피를 삼키면 비출혈의 양을 확인할 수 없을뿐더러 오심과 구토를 유발하기도 한다. 목으로 넘어가는 피는 입으로 뱉어내도록 한다.
⑤ 얼음팩을 적용하여 혈관을 수축시켜 지혈을 시켜야 한다.

113 성인을 대상으로 심폐소생술을 하는 방법에 대한 설명으로 옳은 것은?

① 흉부 압박은 흉골이 5cm 내려가도록 압박을 한다.
② 흉부 압박 비율은 분당 80~100회로 한다.
③ 팔꿈치를 구부려서 압박한다.
④ 흉부 압박과 인공호흡의 비율은 15:2이다.
⑤ 코를 손으로 막지 않고 인공호흡을 한다.

해설

가슴 중앙 부위(흉골)에 팔꿈치를 펴 손바닥을 놓고 다른 손은 포갠 상태에서 흉골 깊이가 성인 기준 5cm까지 들어가도록 분당 100~120회 속도(1초에 두 번 압박)로 누른다. 심장으로 혈액이 귀환해야 하므로 눌렀던 가슴이 올라오는 것을 확인하고 누르는 것이 중요하다. 흉부 압박과 인공호흡은 30:2의 비율로 하고 흉부 압박과 압박 사이에 인공호흡을 한다. 기도 확보를 위해 머리를 뒤로 젖히고 입안의 이물질은 제거한다. 7세 이상부터는 코를 손으로 막고 입을 포개어 숨을 불어넣는데 흉부가 올라오는 것을 눈으로 확인할 수 있어야 한다.

> **민소쌤의 핵직강**
> 길에서 쓰러진 사람을 발견했을 때 가장 먼저 확인해야 하는 것은 반응을 보는 것이다(의식 확인). "눈 떠보세요.", "괜찮으세요?"라는 질문과 함께 어깨나 팔을 두드려야 한다.

114 화상을 당했을 때 응급처치로 옳은 것은?

① 수포는 터뜨려야 한다.
② 바셀린 연고를 바르도록 한다.
③ 옷이 붙어있다면 떼어내야 한다.
④ 화상 부위에 얼음을 직접 적용한다.
⑤ 연기를 마셨다면 기도 유지가 필요하다.

해설

⑤ 연기와 열을 흡입했다면 기도가 부어오르므로 기관 내 삽관을 하여 기도를 유지한다. 쉰 목소리, 호흡곤란, 검은 양상의 객담, 얼굴과 목의 화상 등이 있다면 호흡기 손상을 의심할 수 있다.
① 수포를 터뜨리거나 조직을 임의로 뜯어내는 것은 감염의 위험을 높이므로 하지 않는다. 광범위한 화상인 경우 감염으로 인한 사망의 위험이 높아지므로 역격리가 필요하다.
② 화상 부위에는 임의로 어떤 약품도 바르지 않도록 한다.
③ 화상을 입은 사람의 옷을 벗기려고 하지 말고(조직 손상 우려) 찬물을 얼른 부어 식히는 것을 우선한다. 화상 부위는 차갑게 하지만 그 외의 부위는 담요를 덮어 보온해줘야 한다.
④ 얼음은 혈관의 수축을 가져오므로 화상 부위에 직접적으로 사용하면 안 된다. 멸균 생리식염수에 적신 거즈로 화상 부위를 덮는다.

> **민소쌤의 핵직강**
> **화상 손상 정도에 따른 분류**
> • 1도 화상 : 표피만 손상되었고 벗겨지지 않았으며 통증, 부종, 발적이 보이는 상태로 차가운 물에 담그는 것이 우선이다. 부어오르기 전에 반지, 시계 등은 제거해야 한다.
> • 2도 화상 : 수포가 생기는 것이 특징인데 통증이 발생하고 감염의 위험이 커진다. 손상 정도에 따라 다르지만 상피 세포의 재생능력이 남아 있으므로 회복 확률이 높다.
> • 3도 화상 : 표피와 진피 전체, 피하조직까지 손상되었다. 신경까지 파괴되어서 통증이 없고 괴사가 진행되어 피부 이식이 필요하며 저혈량성 쇼크(깊은 조직까지 손상을 입어 다량의 혈액과 조직액 소실)가 일어날 수 있다.

115 곤충이나 뱀에 물렸을 경우 응급처치로 옳은 것은?

① 곤충에 물려 침이 박혀 있다면 핀셋을 이용한다.
② 곤충에 물린 부위에 온찜질을 적용한다.
③ 뱀에 물린 부위는 심장보다 위로 올린다.
④ 뱀의 독을 입으로 빨아낸다.
⑤ 뱀에 물린 부위를 움직이지 않도록 한다.

해설

③, ⑤ 뱀에 물린 부위는 심장보다 낮추고(심장으로 들어오는 속도를 늦추기 위해) 즉시 물로 씻어낸 후 움직이지 않도록 고정하여 전신에 독이 퍼지는 것을 최소화해야 한다.
① 핀셋으로 뽑으려고 하는 행위는 오히려 침을 깊숙하게 들어가게 하므로 카드와 같은 것을 사용하여 조심스럽게 긁듯이 빼내도록 한다.
② 곤충과 뱀에 물린 곳은 냉찜질을 적용하여 혈관을 수축시켜 퍼져나가는 것을 막고 통증을 줄여야 한다.
④ 뱀에 물린 다른 사람의 상처를 빨게 되면 그 독이 본인에게도 퍼지므로 하면 안 된다. 임의로 소독되지 않은 칼로 물린 부위를 잘라서 독을 빼내려는 시도 역시 하면 안 된다.

116 땀 분비가 없이 응급실에 실려온 노동자의 체온이 41℃였다면 의심할 수 있는 것은?

① 열사병   ② 열피로
③ 열경련   ④ 잠함병
⑤ 일사병

해설

열사병과 열경련, 일사병이 있을 때 처치하는 방법을 구분하는 것이 중요하다.
① 열사병 : 시상하부는 항상성에 관여하는 부위로 체온을 조절한다. 장시간의 고열 노출로 인해 시상하부에 문제가 발생하여 항상성이 작동하지 않는다. 40℃가 넘는 고열과 혼수, 경련, 피부건조(땀이 나지 않음)가 나타난다. 찬물에 밀어넣어서라도 즉시 체온을 떨어뜨리는 처치가 필요하다. 사망 확률이 높은데 '열'을 많이 받아서 '사'망하는 질환이라고 기억하자.
② 열피로 : 고온에 오랫동안 노출되면서 혈관이 피로해져 늘어났다고 생각하면 된다. 순환하는 혈액량이 떨어지니 머리에도 혈류량이 부족해진다. 혈압이 떨어지고 현기증이 있으며 전신이 피로해진다. 휴식을 취하고 수액을 혈관으로 투여해야 한다.
③ 열경련 : 땀을 많이 흘려서 전해질 균형이 깨지고 근육이 통증성 경련을 일으키는 것이다. 생리식염수를 즉시 혈관으로 투여하거나 이온음료나 염분을 구강으로 보충한다.
④ 잠함병 : 기압 차이로 인해 생기는 직업병이다.
⑤ 일사병 : 일사병이 심해지면 열사병으로 진행된다. 시상하부가 손상당하지 않았기 때문에 체온은 40℃를 넘지 않는다. 더운 여름날에 한참 걷다 보면 오심, 두통, 어지러움, 실신 증상이 나타나는 것이 일사병의 증상이다. 즉시 시원한 곳으로 옮겨가서 체온을 떨어뜨리는 처치를 해야 한다.

117 열사병이 의심되는 사람에게 가장 먼저 해야 하는 응급처치는?

① 찬물을 몸에 붓는다.
② 소금물을 먹인다.
③ 생리식염수를 주사한다.
④ 미온수 마사지를 한다.
⑤ 온열기구를 적용한다.

해설

장시간의 고열 노출로 인해 시상하부에 문제가 발생하여 항상성이 작동하지 않아서 사망의 위험이 높은 것이 열사병이다. 40℃가 넘는 고열과 혼수, 경련, 피부건조(땀이 나지 않음)가 나타난다. 찬물에 밀어 넣어서라도 즉시 체온을 떨어뜨리는 처치가 필요하다.

②, ③ 열경련이 있을 때 대처방법이다. 땀을 많이 흘려서 전해질 균형이 깨지고 근육이 통증성 경련을 일으키는 것이다. 생리식염수를 즉시 혈관으로 투여하거나 이온음료나 염분을 구강으로 보충한다.

118 음식물이 목에 걸린 성인에게 즉각 해야 하는 응급처치는?

① 명치와 배꼽 중간 지점에 주먹을 쥔 손을 위치하고 다른 손으로 주먹을 감싸 쥐고 힘차게 밀어 올린다.
② 옆으로 눕혀서 등을 두드린다.
③ 흉부 압박을 30회, 인공호흡을 2회 시행한다.
④ 누워 엎드린 자세에서 등을 두드리면서 기침을 하도록 한다.
⑤ 손을 입에 넣어서 음식물을 빼도록 시도한다.

해설

의식이 있는 경우에는 하임리히법을 즉각 적용한다. 선 자세에서 복부 밀어내기가 힘든 상황이라면 눕혀서 복부 밀어내기를 해야 한다. 음식물로 인한 기도 폐쇄의 경우 음식물이 눈에 보여 잡히는 것이 아니라면 손가락을 밀어 넣는 행위가 오히려 음식물을 더욱 뒤로 넘어가게 한다.

119 심실세동으로 생명의 위협을 받을 때 즉시 적용해야 하는 방법은?

① 인공호흡기　　② 기관지 절개술
③ 자동심장충격기　④ 위세척
⑤ 기관 내 삽관

해설

심정지가 발생하기 전에 심실세동, 심실빈맥을 흔히 보이는데 이때는 심장에 충격을 주어 리듬을 정상으로 돌려야 한다. 그러므로 의식이 없어진 환자를 발견하면 심장의 문제라 간주하고 우선 자동심장충격기를 가져와야 한다.

민소쌤의 핵직강

자동심장충격기(AED)의 패드는 2개인데 오른쪽 쇄골 아래와 왼쪽 젖꼭지 아래 선이 지나가는 왼쪽 겨드랑이 중앙선에 부착한다. 심장 리듬을 분석하는 동안에는 잘못 해석될 수 있으므로 손을 떼야 한다. 심장의 리듬을 읽어서 충격을 가할 때 감전을 피하기 위해 모두 환자에게서 손을 떼야 한다. 충격을 가한 후 멈추지 않고 즉각 30 : 2로 심폐소생술은 계속해서 이루어져야 한다.

120 축구를 하다가 발목을 삐끗하였다면 어떤 응급처치를 해야 하는가?

① 발목을 심장보다 낮게 둔다.

② 온열팩을 적용한다.

③ 삐끗한 부위를 움직이지 않도록 한다.

④ 걷도록 한다.

⑤ 발목 관절운동을 조심히 하도록 한다.

해설

발목을 삐끗한 상황은 염좌이다.

③ 압박붕대, 깁스, 부목을 이용하여 손상된 부위를 압박하여 고정시켜야 움직임을 막아 부어오르는 것을 막을 수 있다. 혈액순환에 이상이 없는지 수시로 확인해야 한다.

① 손상된 부위를 심장보다 높게 올려 혈액순환을 촉진하고 부어오르는 것을 줄인다.

② 손상되고 1~2일 동안 얼음주머니를 적용하여 통증, 염증반응과 부어오르는 것을 줄인다. 얼음주머니는 30분을 넘기지 않도록 한다.

④, ⑤ 손상된 부위를 보호하고 움직이지 않고 쉬도록 한다.

민소쌤의 핵직강

염좌와 좌상 : 운동, 사고로 인해 흔히 발생하는 회상은 염좌와 좌상이다.

• 분류

염좌 (sprain)	• 인대는 뼈와 뼈를 연결해주는 조직이고, 염좌는 인대가 찢어지거나 늘어져 발생하는 불편감이다. • 좌상보다 더 심한 통증, 움직임 제한, 멍, 부어오름이 나타난다. • 발목(발목 삐끗)과 허리(갑자기 무거운 것을 들 때), 목(삐딱한 자세로 잠을 잤을 때)에 잘 생긴다.
좌상 (strain)	• 건(tendon)은 근육이 뼈에 붙을 수 있게 하는 조직이며 힘줄이라고도 불린다. • 근육과 건이 찢어지거나 늘어져 발생하는 불편감이다.

• PRICE 중재

P (Protection)	손상된 부위를 보호한다.
R (Rest)	손상된 부위를 움직이지 않고 쉬도록 한다.
I (Ice)	손상되고 1~2일 동안 얼음주머니를 적용하여 통증, 염증반응과 부종을 줄인다. 얼음주머니는 30분을 넘기지 않도록 한다.
C (Compression)	압박붕대, 깁스, 부목을 이용하여 손상된 부위를 압박하여 고정시킨다. 움직임을 막아 부어오르는 것을 막을 수 있다. 혈액순환의 이상이 없는지 수시로 확인이 필요하다.
E (Elevation)	손상된 부위를 심장보다 높게 올려 혈액순환을 촉진하고 부어오르는 것을 줄인다.

• 진통제를 복용한다.

121 대형 교통사고 현장에 많은 환자가 발생하였다. 우선적으로 응급처치해야 하는 환자는?

① 골절 환자

② 염좌 환자

③ 대량 출혈을 보이는 환자

④ 통증이 심한 환자

⑤ 사망 환자

해설

응급처치를 할 때 치명적인 손상으로 생명을 잃을 수 있는 환자가 우선순위이다. 심장정지 환자와 대량 출혈로 인한 쇼크가 올 수 있는 환자가 1순위이다.

민소쌤의 핵직강

응급현장에서는 응급환자 분류체계를 이용하여 우선으로 처치해야 할 환자를 선별해야 한다.

한국형 응급환자 분류 도구(KTAS)

Level 1	즉각적인 처치가 필요하며 생명이나 사지를 위협하는 상태로 심장마비, 무호흡, 음주와 상관없는 무의식 상태이다.
Level 2	생명 혹은 사지, 신체기능에 잠재적 위협이 있고 이에 대한 빠른 치료가 필요한 경우이다. 심근경색, 뇌출혈, 뇌경색이 예이다.
Level 3	치료가 필요한 상태로 진행할 수도 있는 잠재적 가능성을 고려해야 하는 경우이다. 산소포화도 90% 이상의 호흡곤란, 출혈을 동반한 설사이다.
Level 4	환자의 나이, 통증, 합병, 악화 가능성을 고려할 때 1~2시간 내 처치나 재평가를 시행하면 되는 상태이다. 38℃ 이상 발열을 동반한 장염, 복통을 동반한 요로감염이다.
Level 5	응급은 아닌 상태, 만성적인 문제로 인한 것이나 악화 가능성이 낮은 상태이다. 감기, 장염, 설사, 열상이다.

(출처 : 충북대학교병원 권역응급의료센터)

122 산에서 말벌에 쏘인 후에 두드러기, 호흡곤란이 오는 상황은?

① 저혈량성 쇼크
② 아나필락시스 쇼크
③ 심인성 쇼크
④ 신경성 쇼크
⑤ 패혈증 쇼크

해설

쇼크를 발생시키는 원인은 다양하다.
① 저혈량성 쇼크 : 탈수, 출혈, 화상으로 인한 혈량(혈액의 양)의 소실로 인해 발생하는 쇼크이다.
③ 심인성 쇼크 : '심'장이 원'인'(심근경색, 부정맥 등)이 되는 쇼크인데 혈액을 박출하는 능력이 저하되어 전신에 흐르는 혈액이 부족해지면서 쇼크가 발생한다.
④ 신경성 쇼크 : 척수 손상을 당하고 3~5분 후에 척수 쇼크 증상이 나타난다. 저혈압이 오면서 의식을 잃게 된다. 흉추 1번에서 요추 3번까지 교감신경(혈관 수축)이 척수에서 나가는데 척수가 손상되면서 교감신경이 차단되어 혈관이 이완되면서 쇼크가 발생한다.
⑤ 패혈증 쇼크 : 패혈증은 세균이 혈액을 타고 전신에 흐르면서 장기들을 손상시키는 것이다. 패혈증이 심각해지면 패혈증 쇼크 상태가 된다. 세균이 뿜어내는 독소로 인해 혈관이 손상되어 혈압이 떨어지고 쇼크가 발생한다. 결국 장기로 가는 혈액순환의 저하로 인해 심각한 문제가 동반된다.

민소쌤의 핵직강

아나필락시스 쇼크 : <u>음식, 벌레, 약물 등으로 인한 급성 알레르기 반응</u>인데 혈관이 확장되어 혈압이 떨어지고, 기관지가 수축되어 호흡을 할 수 없는 쇼크 상태이다. 예방접종을 했을 때 15~30분 동안 병원에 머물게 하는 이유도 아나필락시스 쇼크 반응을 보기 위함이다.
• 주요 증상 : 저혈압, 빈맥, 호흡곤란, 저산소혈증, 천명음(기관지 협착으로 인한 호흡음), 소양증, 얼굴과 안검 부종, 의식 변화
• 치료 : 항히스타민제(혈관을 확장시키는 히스타민 분비 억제), 기관지 확장제, <u>에피네프린</u>(혈관을 수축시키고 기관지를 확장시킨다. 알레르기 반응이 심각한 사람은 에피네프린 주사를 처방받아서 가지고 다님)을 투여한다.
• 기도를 유지하면서 산소를 공급하고 알레르기를 유발하는 원인 물질을 피한다.

123 중독 환자에 대한 응급처치로 옳은 것은?

① 바비튜레이트 중독자는 산소를 먼저 흡입해야 한다.
② 독약을 먹었다고 의심되는 환자를 병원에 데려갈 때 약병을 반드시 가지고 가야 한다.
③ 일산화탄소 중독자는 위세척을 먼저 해야 한다.
④ 강산에 중독된 환자는 위세척을 해야 한다.
⑤ 쥐약에 중독된 환자는 구토를 시켜야 한다.

해설

② 원인을 알아야 해독할 수 있는 방법을 찾을 수 있으므로 <u>약병을 가지고 가야 한다.</u>
① 바비튜레이트는 마취제, 진정제, 수면제와 같은 중추신경 억제제로 사용하는 약물이다. 이 약물에 중독되면 호흡이 억제되어 사망에 이르게 될 수 있으므로 자살을 하려는 사람이 시도하는 방법이기도 하다. 독성물질이 아니므로 구토를 해도 되며 신속히 위세척을 해야 한다.
③ 일산화탄소와 산소가 있다면 헤모글로빈은 일산화탄소와 강력하게 결합한다. 장작불이나 번개탄과 같은 것에서 일산화탄소가 나오는데 이것을 마시게 되면 사망 또는 영구적인 중추신경계 장애를 갖게 된다. 발견 즉시 밖으로 옮기고 <u>100% 산소를 공급하는</u> 것이 우선이다.
④ 강산(소독제, 금속 세척제 등)과 강알칼리(표백제, 건전지 등)는 점막에 닿으면 조직을 파괴시킬 수 있으므로 구토를 하면 안 된다. 위세척을 하려고 위관을 삽입하는 과정에서 구토할 수 있으므로 위세척 시도를 하지 않아야 한다. 발견 즉시 물을 많이 마시게 하여 위 안의 내용물을 희석시키고 활성탄(독성물질을 빨아들이는 물질)을 먹도록 하여 대변으로 배출되게끔 유도한다.
⑤ 쥐약을 먹은 사람은 점막 손상을 막기 위해 구토를 금지한다. 활성탄을 투여하고 독성을 빨아들여 대변으로 배출되게 해야 한다. 쥐약을 먹은 후 피를 토한 상태에서 죽은 쥐를 본 사람도 있을 것이다. 쥐약은 장기에 출혈을 일으켜 사망에 이르게 하는 독약이다. 사람도 쥐약을 먹게 되면 같은 이유로 죽게 된다. 지혈을 위해 비타민 K를 투여하고 즉각 수혈 준비를 해야 한다. 수혈하기 전에 교차검사도 반드시 해야 한다. 교차검사는 수혈받을 혈액과 수혈받을 사람의 혈액을 섞어서 반응을 확인하는 것이다.

124 발목이 골절된 환자에게 적절한 응급처치는?

① 골절 부위를 관절운동을 시킨다.
② 온찜질을 적용한다.
③ 다리를 높이 올린다.
④ 피부를 뚫고 뼈가 나왔다면 밀어 넣는다.
⑤ 피부를 뚫고 나온 곳은 포비돈을 부어서 세척한다.

해설

- ②, ③ 냉찜질을 적용하고 골절당한 부위를 심장보다 높게 올려 통증과 부종을 줄인다.
- ① 골절을 당한 부위를 움직이면 <u>조직이 손상되므로</u> 움직이지 <u>않도록 부목이 필요하다.</u> 골절된 부위를 임의로 정복하거나 잡아당기지 않는다.
- ④ 개방성 골절(뼈가 피부를 뚫고 나온 골절)일 경우 <u>피부를 뚫고 나온 뼈는 다시 밀어 넣지 않는다.</u> 멸균거즈나 멸균포가 없다면 깨끗한 수건이라도 덮어 감염의 위험으로부터 보호하고 부목을 적용한다.
- ⑤ 멸균된 생리식염수로 세척한다.

125 올바른 응급처치로 옳은 것은?

① 복부에 칼이 박혀있다면 즉시 빼야 한다.
② 피부를 뚫고 뼈가 나왔다면 뼈를 밀어넣어야 한다.
③ 절단된 손가락은 드라이아이스와 함께 넣어 응급실로 즉시 이동한다.
④ 뱀에 물렸다면 즉시 입으로 빨아낸다.
⑤ 벌에 찔렸다면 카드를 이용하며 침을 제거한다.

해설

손가락이나 핀셋 등으로 벌침을 뽑으려고 하면 더 깊이 들어가서 독이 더 퍼질 수 있기 때문에 칼이나 신용카드 등으로 사용하여 긁어내듯이 빼도록 한다.
- ① 칼을 뽑지 않은 상태에서 응급실로 이동하는데 제거한다면 대량 출혈로 이어진다.
- ② 뼈를 강제로 밀어넣지 않고 깨끗한 수건으로 덮은 상태에서 움직이지 않도록 한다.
- ③ 절단된 신체 부위는 얼음이 들어 있는 주머니에 넣어 응급실에 갈 때 들고 가야 하는데 잘린 신체가 얼음에 직접 닿지 않도록 해야 한다. 왜냐하면 얼음에 직접 닿거나 드라이아이스를 사용하면 혈관이 과도하게 수축하여 조직이 파괴될 우려가 높기 때문이다.
- ④ 입에 상처가 있다면 입으로 독을 빨아낸 사람에게 문제가 발생할 수 있으므로 빨아내지 않도록 한다.

126 지하철에서 갑자기 쓰러진 사람을 발견하였을 때 가장 먼저 해야 하는 것은?

① 흉부 압박
② 의식 확인
③ 인공호흡
④ 자동심장충격기 적용
⑤ 119 신고

해설

길에서 쓰러진 사람을 발견했을 때 가장 먼저 확인해야 하는 것은 "여보세요"라고 불러 반응을 하는지 확인하는 것이다. 반응, 맥박과 호흡이 없다는 것이 확인되면 즉시 흉부압박을 시작하면서 주위 사람들에게 119에 신고를 해줄 것을 요청한다. 심폐소생술을 할 때는 분당 100~120회 속도(1초에 두 번 압박)로 흉부를 압박하고 흉부 압박과 인공호흡 비율은 30 : 2의 비율로 한다.

127 맥박이 50회라면 투약을 보류해야 하는 약물은?

① 아미노필린　　② 디곡신
③ 모르핀　　　　④ 아스피린
⑤ 타이레놀

해설

- ② 심장을 강하게 짜주는 강심제이며 심실(심장을 짜내는 곳)의 수축능력을 높인다. 강하게 짜주는 대신 심장을 천천히 뛰게 하므로 투약 전에 맥박을 측정하여 <u>60회 이하이면 중단</u>해야 한다.
- ① 아미노필린은 기관지 확장제로서 호흡곤란이 있는 환자에게 투여하는 약물이다.
- ③ 모르핀은 마약성 진통제이며 호흡이 10회 이하이면 투약하면 안 된다.
- ④ 아스피린은 해열진통제, 항혈전약물이다. 아스피린을 복용하는 환자는 지혈이 잘 되지 않기 때문에 출혈을 일으킬 수 있는 수술이나 시술을 하기 전에 복용 여부를 확인해야 한다. 그리고 부딪히거나 상처가 나지 않도록 주의해야 한다.
- ⑤ 타이레놀은 해열진통제이다.
  - **암기 tip** • 심부전인 심장을 꼭(곡) 짜주어야 한다. → 디곡신
    • '호'흡은 '모르(몰)'핀과 연관시켜야 하는데 '호흡을 몰아쉰다'를 떠올려보자.
    • 아스피린은 지혈이 잘 안 되니 묶어진 피를 보고 "앗(아스)! '피'다."라고 말하는 것을 떠올려보자.

128 천식으로 급성 발작이 왔을 때 투여하는 약물은?

① 디곡신

② 모르핀

③ 에피네프린

④ 페니라민

⑤ 리도카인

해설
③ 에피네프린은 기관지는 확장시키고 혈관은 수축시키는 약물로서 응급 시에 사용한다. 아나필락시스 쇼크로 인해 호흡곤란이 왔을 때도 기관지를 확장시키기 위해서도 사용하는 중요한 약물이니 기억하자. 혈압이 저하되었거나 심장이 뛰지 않을 때에도 에피네프린을 주사하여 혈관을 수축시킨다.

① 디곡신은 강심제로서 맥박이 60회 이하이면 사용하지 않는다.

② 모르핀은 마약성 진통제로서 호흡을 살펴봐야 한다.

④ 페니라민은 항히스타민제로서 알레르기 반응과 소양증, 콧물이 있을 때 사용하는 약물이다. 졸릴 수 있으므로 운전할 때 주의해야 한다.

⑤ 리도카인은 마취제(예를 들어 치과에서 발치할 때 리도카인 사용)로 널리 사용하지만 부정맥이 온 응급상황에서도 사용한다.

129 이중잠금장치를 한 약장에 보관해야 하는 약물은?

① 디곡신

② 모르핀

③ 에피네프린

④ 아트로핀

⑤ 나이트로글리세린

해설
향정신성의약품(조현병, 우울증과 같은 정신질환 환자에게 투여되는 약물)은 잠금장치가 되어 있는 장에 보관하고 마약은 조금 더 엄격하게 이중잠금장치(비밀번호와 열쇠)가 되어 있는 철장에 보관한다. 약물의 오용을 막기 위해 항상 잠가두고 근무를 교대할 때마다 개수를 확인해야 한다. 사용하고 남은 마약과 향정의약품은 반납처방전과 함께 즉시 약국에 반납한다. 주사약물이라면 주사기에 남은 약물을 재서 빈 앰플과 같이 반납한다.

130 항결핵약물 중 이소니아지드는 무엇과 함께 복용해야 하는가?

① 피리독신 ② 리팜피신

③ 에탐부톨 ④ 아미노필린

⑤ 비타민 K

해설
항결핵약물은 부작용이 다양하다. 이소니아지드는 중요한 결핵 치료 약물이다. 부작용인 말초신경염은 손발이 저린 느낌이 주증상이며 피리독신(비타민)을 함께 복용하면 예방할 수 있다.
암기 tip '피리'독신 → '이소'니아지드, 피리 있소?(피리 있어)?

② 결핵약인 리팜피신은 소변과 눈물 등의 분비물이 오렌지색으로 바뀐다.
암기 tip 리팜피신(RFP)의 'R'을 orange의 'R'과 연관 지어 기억하자.

③ 결핵약인 에탐부톨은 부작용이 시력감소이다.
암기 tip 에탐부톨(EMB)의 'E'를 eye로 기억하자.

④ 아미노필린은 기관지 확장제이다.

⑤ 비타민 K는 지혈제의 역할을 한다.

131 약물에 대한 설명으로 옳은 것은?

① 백신은 냉장고에 보관한다.

② 연고는 일반 약과 함께 보관한다.

③ 항문과 질에 넣는 고형의 외용제를 정제라고 한다.

④ 라벨이 손상된 약이더라도 투여가 가능하다.

⑤ 알부민은 실온에 보관한다.

해설
①, ⑤ 백신, 알부민, 인슐린과 같이 변성되면 안 되는 약물은 2~5℃ 냉장고의 냉암소(빛이 들지 않는 곳)에 보관한다. 약품 냉장고는 하루에 두 번 온도를 확인해야 한다.

② 소독약, 연고 등은 같은 약장이라면 칸막이로 구분하여 보관한다.

③ 항문과 질에 넣는 일정한 형상을 갖춘 고형의 외용제는 좌약이다. 비누와 같은 미끈미끈한 성질을 가지고 있고 쉽게 으깨진다. 몸속에 부드럽게 들어가고 녹으면서 흡수가 된다. 정제는 알약을 말한다.

④ 라벨이 손상된 약은 내용물을 확인하기 힘들어서 투약하면 안 된다. 색깔이 변했거나 흔들었을 때 침전물이 보이면 마찬가지로 투약하면 안 된다.

132 같은 치료 효과를 보기 위해서는 약물의 용량을 늘려야 하는 것을 무엇이라 하는가?

① 중독
② 협동작용
③ 길항작용
④ 내성
⑤ 축적작용

진통 효과를 보기 위해 처음에는 타이레놀 한 알만으로 충분하였지만 어느 순간부터 타이레놀 한 알로는 통증이 조절되지 않아서 두 알 이상을 복용해야 하는 경우 타이레놀에 대한 내성이 생겼다고 표현한다.

① 마약과 독극물 같은 물질에 중독되어 정신적인 중독과 집착, 갈망이 일어나는 상태이다. 알코올에 중독된 사람은 알코올을 마시지 않으면 벌레가 기어가는 듯한 느낌으로 고통스러워하고 알코올을 갈구하며 끊기 힘들어진다.
② 두 가지 이상의 약물을 함께 사용하면 서로 효과가 상승하는 것이다. 예를 들어 다른 계열의 항생제 약물 두 가지를 함께 사용하면 염증을 잡는 효과가 더 커진다.
③ 협동작용과 반대로 두 가지 이상의 약물을 함께 사용하면 서로의 효과가 떨어지는 것이다. 예를 들어 모르핀과 같은 마약중독으로 호흡이 되지 않는 상황에 날록손 약물을 투여하면 호흡곤란이 완화된다.
⑤ 약물이 제대로 배설되지 않아 몸에 축적되는 것이다. 대표적으로 디곡신이나 와파린과 같은 약물은 주기적으로 혈액검사를 하여 혈액의 약물 농도를 확인하여 조절해야 한다. 약물을 조절하지 않아 축적된다면 사망에 이를 정도로 치명적인 용량에 노출된다.

133 연고를 피부에 바르는 것은 어떤 작용을 기대하는 것인가?

① 국소작용
② 전신작용
③ 선택작용
④ 일반작용
⑤ 직접작용

① 소독약이나 연고, 안약은 국소 부위(눈, 피부)에 작용한다. 피부에 점을 제거할 때도 국소마취를 하여 점을 빼는 부위의 피부만 마취를 시킨다.
② 약물을 투여했을 때 그 부위뿐만 아니라 전신에 효과가 있는 경우이다. 전신마취를 떠올려보는데 마취제를 혈관으로 투여했을 때 전신에 퍼져 영향을 미치게 된다.
③ 어떤 특별한 장기에만 친화성을 가지고 있다. 예를 들어 위염이 있을 때 복용하는 위산분비 억제제는 위에만 작용한다.
④ 일반적인 모든 장기에 친화성이 있지만 특별한 장기에 더욱 친화성이 있기 때문에 사용하는 약물이다. 예를 들어 손가락이 아파서 진통소염제를 복용하면 손가락에 통증과 염증이 줄어드는 효과가 있지만 두통도 같이 효과를 보게 된다.
⑤ 피부 두드러기로 인해 페니라민을 복용하였다면 소양증을 없앤다는 것이 직접작용(약을 쓰려고 했던 목적)이고 페니라민의 졸리는 부작용으로 인해 숙면을 취했다면 간접작용이 되는 것이다.

134 자동심장충격기를 사용하는 방법에 대한 설명으로 옳은 것은?

① 오른쪽과 왼쪽 쇄골 아래에 각각 패드를 붙인다.
② 심장 리듬을 분석하는 동안 환자를 꽉 잡고 있어야 한다.
③ 충격을 가할 때 모두 손을 떼야 한다.
④ 충격이 이루어지고 나서 심폐소생술은 필요치 않다.
⑤ 호흡곤란이 발생한 환자에게 가장 먼저 적용한다.

<u>해설</u>
③ 심장 리듬을 읽어서 충격을 가할 때 감전을 피하기 위해 모두 환자에게서 손을 떼야 한다.
① 자동심장충격기(AED)의 패드는 2개인데 오른쪽 쇄골 아래와 왼쪽 젖꼭지 아래 선이 지나가는 왼쪽 겨드랑이 중앙선에 부착한다.
② 심장 리듬을 분석하는 중에는 잘못 해석될 수 있으므로 손을 떼야 한다.
④ 충격을 가하고 나서 멈추지 않고 즉각 30 : 2(흉부 압박 : 인공호흡)로 심폐소생술은 계속해서 이루어져야 한다. 첫 번째 충격이 가해지고 나서 몇 분 후 다시 심장리듬을 읽어서 다시 충격이 필요한지 기계가 알려준다. 제세동이 필요치 않다는 메시지가 나오기도 하는데 심장이 정지된 경우나 심장이 제대로 뛰는 경우이지만 의식이 없다면 심폐소생술을 지속하도록 한다.
⑤ 호흡곤란이 있는 환자에게는 자동심장충격기를 적용하지 않는다. 의식이 없어진 환자에게 일단 자동심장충격기를 가져가 심장 리듬을 분석한 후 필요하다면 심장에 충격을 주어 리듬을 정상으로 돌려야 한다. 심장리듬을 분석하였는데 심장에 문제가 없다면 계속적으로 심폐소생술을 진행하면서 119를 기다려야 한다.

135 노인이 겪게 되는 소화기계 변화로 옳은 것은?

① 타액 분비가 줄어든다.
② 설사가 빈번하다.
③ 영양분의 흡수율이 높아진다.
④ 항문괄약근의 긴장이 높아진다.
⑤ 소화능력이 높아진다.

<u>해설</u>
노인이 되면 신체의 전반적인 기능이 다 떨어진다. 타액과 소화액의 분비가 줄어들고, 타액이 줄어들면 구강이 자주 건조하고 구취도 심해진다. 혼수 상태가 되어 구강으로 음식을 섭취하지 못하는 환자의 구강은 타액이 분비되지 않으니 구강 내 염증도 자주 생기고 구취가 심하다. 소화액이 줄어들어 소화능력 또한 떨어진다. 입맛 역시 줄어들고 짠맛과 단맛의 역치가 높아져서 음식이 계속 짜고 달게 변한다.
② 소화기 근육운동이 떨어지면서 소화가 잘 되지 않고 변비가 쉽게 온다. 수분 섭취를 격려하고 섬유질이 풍부한 음식과 야채, 과일을 충분히 먹도록 한다.
③ 소화액의 분비와 소화기 근육운동이 떨어지면서 영양분의 흡수율이 떨어진다.
④ 항문괄약근과 요도괄약근의 긴장이 떨어지면서 대변과 소변을 실수하는 일이 잦아진다.
⑤ 소화능력이 낮아지므로 노인은 소화불량과 변비를 자주 호소한다.

136 치신경을 보호하는 완충역할을 하는 곳은?

① 법랑질　　　　② 상아질

③ 백악질　　　　④ 치관

⑤ 치근

해설

② 상아질 : 법랑질 바로 아래에 있는 노란 빛(상아색, 아이보리)을 띠는 층으로 법랑질이 썩어 상아질까지 들어오게 되면 말랑말랑한 상아질은 썩는 속도가 빨라진다. 그래서 법랑질까지만 썩었을 때 조기치료가 중요한 것이다. 상아질 안쪽에는 신경(치수)이 위치하고 있어서 상아질 깊숙이 썩어 들어가면 통증을 발생시키고 신경치료를 하게 된다. 외부 충격으로부터 신경을 보호하는 완충역할을 한다.

① 법랑질 : 치아의 가장 겉표면으로 사기질이라고도 부른다. 법랑 냄비와 법랑 그릇의 같은 의미인 '법랑'인데 쉽게 깨지지 않고 반짝반짝 윤이 난다는 뜻이다. 치아가 윤이 나도록 하고 음식물이 직접 닿는 부분이다.

③ 백악질 : 시멘트질이라고 부른다. 치근(치아 뿌리)을 한 번 더 감싸 치아를 하'악'골과 상'악'골에 고정시켜 주는 역할을 한다.

④ 치관 : 왕'관', 즉 크라운이라고 하며 겉에서 보이는 치아의 일부이다.

⑤ 치근 : '근'이 뿌리를 말한다. 잇몸 뼈 안에 뿌리처럼 박혀 있는 치아로 겉에서 보이지 않는다. 치관과 치근의 경계를 치경이라고 하는데 '경'은 경추와 같이 '목'을 말한다. 치관과 치근 사이의 목과 같은 곳이다. 치아가 박힌 잇몸이 벌어지면 찌꺼기가 쌓이게 된다.

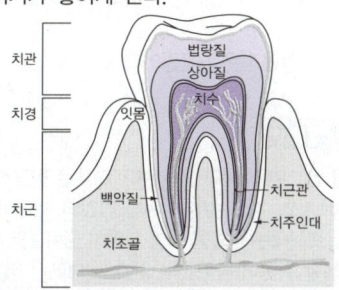

민소쌤의 핵직강

치수는 치근의 중앙에 위치하는 치수강을 채우고 있는 부드러운 조직으로 신경과 혈관이 있다. 치아가 많이 썩어서 상아질까지 뚫고 치수까지 침범하면 통증을 심하게 느낀다. 충치치료를 할 때 썩은 치수를 긁어내고 약제를 채우는 과정에서 신경을 건드려 통증이 발생하는 것이다. 치수까지 치료해야 하는 경우 리도카인으로 마취가 필요하다. 골'수'가 뼈의 안을 채우고 있는 부드러운 조직이며 치'수'는 치아의 안을 채우고 있는 부드러운 조직이라고 이해하자.

137 치과 진료 시에 빛을 반사시켜 치아를 직접 관찰하는 기구는?

① 탐침　　　　② 핀셋

③ 치경　　　　④ 라이트

⑤ 브래킷

해설

③ 치경 : '경'은 안'경'처럼 비치는 거울을 말한다. 작은 거울이 달려 잘 보이지 않는 구석구석을 거울을 통해 반사시켜 볼 수 있는 도구이다.

① 탐침 : 충치의 깊이 등 겉에서 알 수 없는 곳을 확인할 수 있도록 끝이 뾰족하고 길쭉하게 굽어 있는 도구이다. '탐'이 깊은 곳을 탐사한다는 뜻으로 이해하면 된다.

② 핀셋 : 집는 도구로 작은 솜과 같은 재료들을 제거하거나 삽입할 때 사용한다.

④ 라이트 : 무영등으로 그림자가 생기지 않는 불이다.

⑤ 브래킷 : 기구들을 올려놓는 의자 옆에 있는 테이블을 말한다.

138 발치를 하고 난 후 제공하는 적절한 간호는?

① 발치하고 난 후 거즈를 1~2시간 물고 있어야 한다.

② 온열팩을 적용한다.

③ 감염을 막기 위해 칫솔질을 세심하게 한다.

④ 음주는 2시간 후부터 가능하다.

⑤ 통증이 심하면 항생제를 먹도록 한다.

해설

① 발치를 한 잇몸의 지혈을 위해 거즈를 1~2시간 물고 누른 채 있어야 하는데 침과 혈액이 입에 고이면 삼키도록 한다. 뱉으려고 하면 거즈를 빼야 하므로 지혈에 도움이 되지 않는다.

② 부종을 줄이고 통증을 줄이기 위해 냉찜질을 적용한다. 발치 당일 밤에는 약간 머리를 올리고 자는 것이 도움이 된다.

③ 발치한 부위는 자극을 가하면 출혈이 발생하므로 발치한 당일에는 가글을 한다. 부드러운 음식으로 식사한다.

④ 음주와 흡연은 발치하고 3일 동안은 피한다. 사우나 같은 뜨거운 온도에 노출하는 것도 혈관을 이완시켜 출혈을 야기하므로 피한다.

⑤ 통증이 심하면 항생제가 아니라 진통제를 먹어야 한다.

139 치과 치료 중 진공흡입기를 사용하는 방법에 대한 유의점으로 옳은 설명은?

① 치경의 바로 옆에 붙어서 흡입을 한다.
② 치과의사가 해야 하는 업무 중 가장 중요하다.
③ 흡입기의 팁이 직접 치아에 닿도록 한다.
④ 구강의 타액을 흡입하는 것이 목적이다.
⑤ 의사의 진료하는 손과는 무관하게 흡입을 한다.

해설
④ 병원에서 흡입기(suction)는 객담과 타액을 흡입할 때 사용하고 치과에서의 흡입기는 타액뿐만 아니라 핸드피스를 통해 분사되는 물을 흡입하는 것이 목적이다. 흡입기의 팁은 매회 교체한다.
① 흡입할 때는 의사의 치경을 가리지도 말고 건드려서도 안 된다.
② 진공흡입기는 간호조무사의 중요한 기본 업무이다.
③ 흡입기의 팁은 치아에 가까이 가져가되 직접 닿으면 안 된다.
⑤ 의사의 진료하는 손에 방해가 되지 않도록 왼손 오른손을 교대로 사용할 줄 알아야 한다.

> **민소쌤의 핵직강**
>
> **핸드피스** : 구강 내의 치질(법랑질과 상아질) 삭제, 치아의 썩은 부위를 깎아내거나 치아의 표면을 갈거나 치아에 바람(시야를 확보하기 위함)이나 물을 뿌릴 때 사용하는 도구이다. 돌아가는 속도에 따라 하이 스피드와 로 스피드로 구분된다.

140 치아우식증을 막기 위한 예방법으로 옳은 것은?

① 치아에 과산화수소수를 도포한다.
② 고탄수화물 식사를 한다.
③ 크라운을 씌운다.
④ 치면열구전색을 한다.
⑤ 1년마다 정기적으로 구강검진을 받는다.

해설
④ 치아우식증을 예방하기 위해 치아 홈메우기(실란트, 치면열구전색)와 올바른 칫솔질(식후 3분 이내, 3분 이상, 하루 3회, 필요하다면 자기 전 한 번 더)이 중요하다. 치면열구전색은 치아의 표 '면'에 마치 찢어진 것처럼 보이는 '열'구를 약제로 채워 충전하여 홈을 메우는 것이다. 충치가 발생하지 않는 어린이의 어금니에 가능한 시술이다.
① 치아에 과산화수소수를 도포하는 것은 치아 미백을 위함이다. 치아우식증을 막기 위해서는 치아에 불소를 주기적으로 도포하고 불소치약을 사용하며 수돗물에도 불소화합물을 섞는다. 불소는 충치를 일으키는 세균으로 인해 법랑질이 녹았을 때 그 녹은 곳을 다시 재석회화(녹은 부위를 붙게 하는 것)시키는 과정을 도와준다.
② 치아에 있는 당에 세균들이 들러붙어(치아 플라크) 당을 먹고 난 후 산을 만들어내면서 치아의 법랑질을 녹여 썩게 만든다. 탄수화물이 적게 들어간 음식을 먹고 과일과 야채 같은 음식, 치아를 튼튼하게 하는 칼슘이 포함된 음식들을 섭취한다.
③ 크라운은 치아가 썩었을 때 금이나 도자기로 치관을 씌워 덮는 것을 말한다.
⑤ 정기적인 구강검진은 6개월마다 하도록 한다.

> **민소쌤의 핵직강**
>
> 음식물을 씹으면 타액이 분비된다. 타액은 항균작용이 있고 하루에 1.5L 정도 분비되는데 입안의 세균과 음식물 찌꺼기를 씻어내는 역할을 하며 타액이 줄어들면 치아우식증이 발생할 위험이 높아진다. 혼수 상태에서 비위관으로 영양을 공급받는 환자는 음식물을 씹을 일이 없어 타액 분비가 거의 없으므로 구강 내 염증과 치아우식증, 구취가 발생할 확률이 높아진다.

141 구강 건강관리를 위한 3차 예방에 들어가는 것은?

① 식이조절
② 불소 도포
③ 발치
④ 법랑질까지 침범한 충치치료
⑤ 치면열구전색

해설
식이조절과 불소 도포, 치면열구전색은 1차 예방이고 법랑질까지 침범한 충치치료는 2차 예방, 발치는 3차 예방이다.

> **민소쌤의 핵직강**
> 구강 건강관리를 위한 예방방법은 일반 질병관리를 위한 예방방법과 흡사하다.
> • 1차 예방 : 불소 도포, 저탄수화물식이, 올바른 칫솔질, 수돗물 불소 농도 조절 사업 등 증상이 있기 전에 예방하는 활동을 말한다.
> • 2차 예방 : 증상이 발생하였지만 조기에 치료하여 심각해지는 것을 막는 것이다. 법랑질이나 약간의 상아질까지 충치가 생겼을 때 치료하는 것과 치은염 초기 치료, 구강 검진이 해당한다.
> • 3차 예방 : 이미 상태가 많이 진전되었으나 더 이상 기능이 감퇴하는 것을 막기 위한 목적이다. 발치(충치치료로는 도저히 해결이 안 되어 제거하는 것), 보철(발치할 정도는 아니지만 많이 썩어서 치아가 제 기능을 하기 힘든 경우), 의치(틀니), 진행된 치주병 치료 등이 예이다.

142 음식물을 찢는 역할을 하는 영구치는?

① 견치
② 절치
③ 제1소구치
④ 제2소구치
⑤ 대구치

해설
① 견치의 '견', 즉 개의 이빨이라 생각해보자. 개가 고기를 찢어 먹을 때 사용하는 송곳니로서 총 4개이다.
② 절치의 '절'은 자르다는 말로 음식을 잘라 먹는 앞니를 말한다.
③, ④ 소구치는 음식물을 약간 부서뜨리고 물고 있을 때 쓰는 작은 어금니이다.
⑤ 음식물을 부서뜨리는 큰 어금니가 대구치이다.

143 후천적 부정교합을 막기 위한 방법으로 옳은 것은?

① 볼펜을 물고 있는 행동
② 유치를 적절한 시기에 빼는 것
③ 손가락을 빠는 버릇
④ 입술을 물고 빠는 행동
⑤ 손톱을 물어뜯는 행동

해설
유치가 흔들리기도 전에 충치가 생겨 빨리 빼게 되었을 때나 볼펜을 물고 있는 습관이 있거나 손가락을 빨고 입술을 물고 빨고 손톱을 물어뜯는 버릇이 있다면 후천적 부정교합이 발생할 확률이 높다. 부정교합 2급은 윗니가 앞으로 나온 뻐드렁니이고 부정교합 3급은 아랫니가 앞으로 나온 주걱턱이다.
암기 tip '2'급-'뻐'드렁니를 '이(2)뻐'라고 기억하자.

144 치주질환으로 인해 수술한 후 올바른 간호는?

① 치주 수술을 하고 3일 후에 봉합사를 제거한다.
② 온열팩을 적용한다.
③ 단단한 음식을 먹어도 무관하다.
④ 수술 당일은 양치질을 하지 않는다.
⑤ 치주포대에서 출혈이 있더라도 지켜봐도 된다.

해설

③, ④ 단단한 음식을 먹으면 수술 부위에 자극이 되므로 양치질과 단단한 음식을 금한다.
① 치주 수술은 염증이 심각한 잇몸을 절개하여 치석을 제거하는 수술인데 수술 후 5~7일째 되는 날 봉합사를 제거한다.
② 치주 수술 후에는 붓기가 심하고 통증이 있으므로 냉찜질을 해야 한다.
⑤ 치주포대는 치주 수술을 하고 나서 수술한 부위를 보호하기 위해 팩처럼 치주를 감싸 부착하는 것으로 손으로 떼어내면 안 된다. 수술한 당일은 치주포대를 변형시킬 수 있으므로 뜨거운 음식을 피해야 한다. 포대는 '포대기'처럼 덮는다는 의미이다. 수술 후에 치주포대에 출혈이 지속적으로 보이면 치과로 가야 한다.

> **민소쌤의 핵직강**
>
> 치주는 치은(잇몸)과 백악질(상악골과 하악골에 치아를 고정시키는 뼈)과 치주인대로 구성되어 있다. 치주질환은 치은염과 치주염으로 나뉜다. 치은염은 잇몸에만 염증이 있는 상태로 스케일링으로도 충분히 회복할 수 있지만 치은염이 심각해지면 치주염으로 발전한다. 치주질환은 이쑤시개를 습관적으로 잇몸 안쪽까지 깊숙이 쑤시면서 잇몸이 벌어지고 이때 발생하는 상처가 흔한 원인이다. 잇몸이 부어오르고 통증, 출혈과 냄새, 치아 흔들림이 나타난다.

145 치과에서 발치를 할 때 사용하는 마취제는?

① 살부타몰 ② 리도카인
③ 프로프라놀롤 ④ 모르핀
⑤ 페니실린

해설

리도카인은 발치, 봉합, 간단한 시술 시에 마취하는 용도로 사용하는 대표적인 약물이다. 부정맥이 왔을 때 응급약물로 사용하기도 한다.
① 살부타몰은 기관지를 확장시키는 약물로 경구약도 있지만 흡입제로 많이 쓰이는 성분이다.
③ 프로프라놀롤 성분의 대표적인 약물은 인데놀이다. 흥분한 교감신경을 진정시키는 효과가 있어서 심장 떨림, 공황장애, 부정맥, 고혈압이 있을 때 사용하는 약물이다.
④ 모르핀은 마약성 진통제이며 호흡이 10회 이하이면 투약하면 안 된다.
⑤ 페니실린은 항생제인데 매독 치료제로 사용하는 약물이다. 매독은 임신 5개월 이후에 태반을 통과하여 태아에게 전달하기 때문에 임신 초기에 페니실린으로 치료해야 한다.

146 임플란트 시술을 받은 사람에게 교육해야 할 내용으로 옳은 것은?

① "따뜻한 물주머니를 임플란트 부위에 대어주세요."
② "뜨거운 물에 들어가는 것은 이튿날부터 가능해요."
③ "임플란트를 한 곳은 치석이 잘 생기므로 양치질을 잘 해주세요."
④ "잠을 자는 동안 머리를 약간 높게 하세요."
⑤ "의치보다 씹는 힘이 약하므로 조심하세요."

해설

머리를 약간 높여서 수면을 취하면 붓기를 줄일 수 있다. 임플란트 수술 후에는 출혈을 관찰하고 붓기를 완화시키는 것에 초점을 두도록 한다.
① 임플란트 시술을 하고 나서 얼음주머니를 적용하면 혈관이 수축되어 붓기를 빼고 통증을 줄일 수 있다.
② 사우나, 찜질방처럼 뜨거운 환경이나 뜨거운 물에 접촉하는 것은 혈관을 이완시켜 출혈을 유발하고 붓기도 빠지지 않으므로 임플란트 시술을 하고 3일 후부터 가능하다.
③ 임플란트를 한 곳은 실밥을 제거하기 전까지는 자극이 되지 않도록 칫솔질을 직접적으로 하는 것은 피하도록 한다.
⑤ 임플란트는 자연치아와 비슷하므로 심미적인 부분도 만족시키며 저작력도 의치보다 우월하다. 자연치아와 마찬가지로 치면세균막과 치석이 발생할 수 있으므로 꾸준한 관리가 필요하다.

147 구법을 하는 환자에 대한 간호로 옳은 것은?

① 환기를 시키면 구법의 효과가 떨어진다.
② 수포는 터뜨려야 한다.
③ 얼굴에도 구법을 적용한다.
④ 편마비가 있는 환자의 마비가 있는 부위는 금
　기이다.
⑤ 임산부의 복부에도 적용한다.

해설
④ 마비가 있는 곳은 감각이 없어서 화상을 입을 우려가 높으므
　로 마비가 없는 곳에 적용한다.
① 구법(뜸)은 혈자리에 열을 가하여 혈액순환을 촉진하는 원
　리로서 공기 중의 뜸 냄새와는 무관하다.
② 구법을 한 후 수포가 발생할 수 있다. 작은 수포는 지켜봐도
　되지만 큰 수포는 터져서 감염을 일으킬 수 있으므로 주사
　기로 내용물을 흡입하고 드레싱을 해야 한다.
③ 얼굴에는 구법을 적용하지 않는다.
⑤ 구법은 열을 가하는 것이므로 임산부의 복부에는 적용하지
　않는다.

148 부항 치료를 받은 환자에 대한 간호로 옳은 것은?

① 체격이 큰 사람에게는 작은 화관을 적용한다.
② 부항하는 시간은 15분을 넘기지 않도록 한다.
③ 육류 섭취를 권장한다.
④ 출혈의 문제가 있는 환자에게도 적용한다.
⑤ 화관은 소독할 필요가 없다.

해설
② 5~15분 적용한다. 부항은 피부에 음압을 적용하여 피부를
　위로 집어 올리므로 오래 적용하면 피부가 손상될 수 있다.
① 화관은 크기가 다양하며 뚱뚱하고 체격이 크다면 큰 화관을
　선택해야 효과가 있다.
③ 육류와 마요네즈, 케첩과 같은 고칼로리 산성식품은 부항의
　효과를 떨어뜨린다.
④ 부항은 피부에 음압을 적용하여 살을 들어 올려 모세혈관을
　팽창시켜 어혈(고여 있는 피)을 제거하여 혈액순환을 촉진
　하는 것이 목적이다. 어혈을 제거하는 과정에서 출혈이 발생
　할 수 있으므로 정맥류나 출혈의 문제가 있는 환자는 문제가
　발생할 수 있으므로 피한다.
⑤ 부항 치료 중에 감염이 될 우려가 높으므로 화관은 반드시
　소독해야 한다.

149 급성질환에 흔하게 사용하는 한약의 종류는?

① 탕제　　　　　② 산제
③ 환제　　　　　④ 고제
⑤ 주제

해설
① 탕제는 용기에 약물을 넣고 물을 부어 열을 가해 달인 것으로
　흔하게 볼 수 있는 파우치에 담겨 있는 한약이다. 흡수가
　잘 돼서 효과가 빠르므로 급성질환, 중병에 사용한다. 탕약
　은 따뜻하게 해서 먹는 것이 좋다.
② 산제는 가루약이다.
③ 환제는 꿀 등을 이용하여 동글동글한 모양으로 만들어져
　있으며 서서히 흡수되면서 효과를 볼 수 있다.
④ 고제는 꿀 등을 넣어 끈적하게 만든 한약이다. 하루에 한두
　스푼 물에 타서 먹는 홍삼 제품이 예이다. 먹는 고제와 바르
　는 고제가 있다. 옛날에 고약을 바른다고 하였는데 고약은
　끈적하게 생긴 바르는 약이다. 고제의 '고'와 같은 의미이다.
⑤ 주제는 술에 약재를 담가두었다가 약재 찌꺼기를 버리고
　마시는 약주이다. '주'는 술을 말한다. 산에서 약초를 캐어와
　술을 만들어 마시다가 사고를 당하기도 하므로 주의가 필요
　하다.

150 자침(침) 치료를 받는 환자에 대한 간호로 옳은 것은?

① 발침하고 난 후에 개수를 확인하고 일반의료폐기물에 버린다.
② 발침 후에는 마른 거즈로 닦는다.
③ 침을 맞는 중 어지럽고 가슴이 두근거린다면 즉시 발침한다.
④ 침은 재활용이 가능하다.
⑤ 출혈성 질환이 있는 환자에게도 가능하다.

해설
③ 훈침(침훈) 간호 : '훈'은 현훈 증상으로 어지럽다는 뜻이다. 처음 침을 맞는 환자가 긴장했을 때 발생하는 증상이다. 침을 맞는 중 얼굴이 창백하고 가슴이 두근거리고 답답하고 어지러울 때는 <u>즉시 발침</u>하고 조이는 허리띠와 같은 것은 풀고 공기가 잘 통하는 시원한 곳에 반듯이 눕힌다. 따뜻한 물을 마시도록 한다.
①, ② 발침하고 나서 알코올솜으로 닦고 침의 개수를 확인한 후 <u>손상성폐기물통</u>에 버린다.
④ 침은 감염 문제로 일회용으로 사용하고 <u>침 맞고 20분 후에</u> <u>제거</u>한다. 침 맞는 동안에는 움직이지 않도록 한다.
⑤ 침은 혈자리에 놓아서 혈액순환을 촉진시켜 문제를 해결하는 것이 목적이다. 심장질환, 출혈성 질환이 있거나 몹시 피곤한 상태, 몹시 배부르거나 고플 때, 갈증이 심할 때는 침치료를 받지 않는다. 침의 금기사항은 구법(뜸)의 금기사항과 동일하다.

151 오장(五臟) 중 피를 만들고 신이 깃들여진 곳은?

① 심(心)
② 간(肝)
③ 비(脾)
④ 폐(肺)
⑤ 신(腎)

해설
① 심(心) : 심장은 정신이 깃들여 있는 곳이라고 한다. 심장을 이식받고 나서 이식한 사람의 인격과 습성을 닮아가는 것은 여러 사례에서 찾아볼 수 있다. 사람이 슬플 때 가슴이 아프고 놀랐거나 기쁜 일이 있을 때 심장이 두근거리듯이 감정에 따라 심장이 영향을 받는다. 심장은 모든 장기에 혈액을 순환시키고 영양분과 산소를 제공하면서 기능을 할 수 있도록 도와주는 역할을 한다.
② 간(肝) : 피를 저장하고 순환 양을 조절하는 역할을 하고 손발톱의 상태를 보고 간의 기능을 알 수 있다. 간은 장에서 흡수된 영양분이 포함된 혈액이 들어와서 해독되고 영양분을 대사시키고 저장시키는 역할을 하면서 많은 혈액을 보유하는 장기이므로 묵직하다.
③ 비(脾) : 혈액순환을 총괄하고 조정하는 역할을 한다. 비장을 말하는데 비장은 많은 혈액이 지나가면서 수명이 다했거나 기능을 제대로 하지 못하는 혈액세포가 제거된다. 그리고 혈액을 저장해두었다가 공급하고 면역에도 관여하는 역할을 한다. 사고로 비장이 파괴되면 다량의 혈액이 손실되고 보상이 제대로 안 되기 때문에 저혈량성 쇼크로 위험해질 수 있다.
④ 폐(肺) : 기를 다스리는 곳인데 신선한 공'기'를 들이마시고 나쁜 공'기'를 내뱉으면서 기가 흐르는 곳이 폐이다.
⑤ 신(腎) : 남성의 생식기능과 관련이 깊은데 남성의 요도를 통해 정자가 나온다. 요도는 방광을 통해 신장과 연결되어 있으므로 연관을 지어 이해하자.

암기 tip 오장육부의 표리관계(연결되어 뗄 수 없는 관계) : 한의학에서는 인체의 장기를 독립적으로 보지 않고 각각의 장기들이 서로 영향을 미친다고 본다.
- 간-담 : 간담이 서늘하다.
- 신-방광 : 신장에서 만들어진 소변이 방광에 모이는 것이라 연결됨
- 폐-대장 : 대패삼겹살
- 심-소장 : 소심하다
- 비-위 : 비위상하다

152 침을 맞던 중 근육경련으로 침이 절단된 것은?

① 체침
② 훈침
③ 절침
④ 혈종
⑤ 만침

해설

③ '절'은 잘려서 절단된다는 것이다. 침을 맞던 중에 움직이거나 근육경련이 일어났을 때 침이 부러지는 것을 절침이라고 한다. 핀셋을 사용하여 보이는 침을 뺀다.

① 침을 놓고 나서 침을 빼거나 돌리는 데 어려움을 느끼는 것을 체침이라고 한다. 소화가 안 되어 '체'한 것처럼 꼼짝을 못 하는 것이다. 근육이 긴장해서 발생한 것이므로 잠시 기다렸다가 다시 돌려 빼본다.

② '훈'은 현훈처럼 어지럽다는 말로서 훈침은 침을 맞던 중 어지럽고 답답하고 토할 것 같은 증상을 느끼는 것이다. 즉시 침을 빼고 따뜻한 물을 먹이고 누워서 쉬도록 한다.

④ 침을 맞은 자리에 붉은색 작은 반점이 생기는 것을 혈종이라고 하며, 저절로 없어진다.

⑤ 침을 맞던 중에 침이 구부러지는 것을 만침이라고 한다. '만'은 만곡처럼 구부러진 것을 말한다. 구부러진 방향에 따라 가볍게 비틀어가며 침을 뺀다.

153 태음인의 특징은?

① 성격이 급하다.
② 폐가 약하고 간이 튼튼하다.
③ 내성적이고 소심하다.
④ 하체가 약하고 성기능이 떨어진다.
⑤ 진취적이고 성격이 급하다.

해설

② 태음인은 성격이 점잖은 편이며 복부와 허리가 튼튼하며 골격이 큰 편이고 비만이 되기 쉽다. 폐가 약하고 간이 튼튼하다(간대폐소). 대한민국의 절반이 태음인이다.

①, ⑤ 태양인의 특징이다. 허리가 좋지 않고 하체가 빈약하며 이목구비가 뚜렷하다. 진취적이며 성격이 급하고 감정기복이 심하다. 열이 많아서 뜨거운 음식을 좋아하지 않고 더위를 많이 탄다. 간이 약하고 폐가 튼튼하다(폐대간소).

③ 소음인의 특징이다. 하체가 튼튼하며 왜소하고 아담한 체형이 많다. 내성적이고 소심하고 우유부단하고 침착한 편이다. 신장이 튼튼하고 비장이 약하다(신대비소).

④ 소양인의 특징이다. 상체가 발달되어 있다. 하체가 약해 변비가 흔하며 성기능이 약하고 여자는 불임이 많고 가정보다 밖에 있는 것을 좋아한다. 성격은 밝고 솔직하고 판단력이 빠르다. 비장이 튼튼하고 신장이 약하다(비대신소).

154 침을 맞던 중 어지럽고 토할 것 같은 증상이 나타나는 부작용은?

① 체침
② 훈침
③ 절침
④ 혈종
⑤ 만침

해설

'훈'은 현훈처럼 어지럽다는 말로서 훈침은 침을 맞는 중 어지럽고 답답하고 토할 것 같은 증상을 느끼는 것이다. 침을 처음 맞는 사람이 지나치게 긴장하면 나타날 수 있는 증상이다. 즉시 침을 빼고 따뜻한 물을 먹이고 누워서 쉬도록 한다.

① 침을 놓고 나서 침을 빼거나 돌리는 데 어려움을 느끼는 것을 체침이라고 한다. 근육이 긴장해서 발생한 것이므로 잠시 기다렸다가 다시 돌려 빼본다. 음식물이 '체'했을 때 꽉 막혀 내려가지 않는 상황처럼 침이 어디에 막힌 것처럼 움직이지 않는 상황이다.

③ '절'은 잘린다는 것이다. 침을 맞던 중에 움직이거나 근육이 경련이 일어났을 때 침이 부러지는 것을 절침이라고 한다. 핀셋을 사용하여 보이는 침을 뺀다.

④ 침을 맞은 자리에 붉은색 작은 반점이 생기는 것을 혈종이라고 하며, 저절로 없어진다.

⑤ 침을 맞던 중에 침이 구부러지는 것을 만침이라고 한다. '만'은 만곡처럼 구부러진 것을 말한다. 구부러진 방향에 따라 가볍게 비틀어가며 침을 뺀다.

155 근골격계의 통증을 완화시키는 효과가 있으며 신체 불균형을 교정받을 수 있는 한방 수기요법을 무엇이라고 하는가?

① 추나요법
② 부항요법
③ 수치료법
④ 구법
⑤ 자침

추나요법은 시술자가 직접 손으로 하는 물리치료와 같은 방법이다. 따뜻한 손으로 환자를 만져야 하며 진료실은 20℃ 정도로 유지한다. 골절, 종창, 출혈성 질환, 임신, 염증, 공복 시, 식후, 술에 취한 상태에서는 금기이다.
② 부항은 피부에 음압을 적용하여 살을 들어 올려 모세혈관을 팽창시켜 어혈(고여 있는 피)을 제거하고 혈액순환을 촉진하는 것이 목적이다. 어혈을 제거하는 과정에서 출혈이 발생할 수 있으므로 정맥류나 출혈의 문제가 있는 환자는 피한다.
③ 냉탕과 온탕에 교대로 들어가게 하면서 혈액순환을 촉진시켜 신진대사를 증진시키는 것이 목적이다. 심장질환을 가진 사람은 금기이다.
④ 구법(뜸)은 혈자리에 열을 가하여 혈액순환을 촉진하는 원리로 구법을 한 후 수포가 발생할 수 있다. 작은 수포는 지켜봐도 되지만 큰 수포는 터져서 감염을 일으킬 수 있으므로 주사기로 내용물을 흡입하고 드레싱을 해야 한다.
⑤ 침은 혈자리에 놓아서 혈액순환을 촉진시켜 문제를 해결하는 것이 목적이다. 심장질환, 출혈성 질환이 있거나 몹시 피곤한 상태, 몹시 배부르거나 고플 때, 갈증이 심할 때는 침 치료를 받지 않는다.

156 기초대사량이 높아지는 경우로 옳은 것은?

① 남자보다 여자
② 체격이 큰 사람보다 작은 사람
③ 겨울보다 여름
④ 나이가 많은 사람보다 어린 사람
⑤ 깨어 있을 때보다 자고 있을 때

① 여자보다 남자가 기초대사량이 높다. 남자는 여자보다 체격이 더 크고 근육량이 더 많기 때문에 기초대사량이 더 높다.
② 체격이 작은 사람보다 큰 사람이 기초대사량이 높다. 체격이 크고 근육질의 몸매를 가진 사람은 그만큼 에너지가 많이 필요하기 때문에 기초대사량이 높다. 다이어트를 하기 위해서는 운동을 통해 근육을 키워 기초대사량을 높여야 한다.
③ 여름보다 겨울에 기초대사량이 높다. 겨울은 추워서 몸을 따뜻하게 유지하기 위해 땔감을 때야 한다고 생각하자.
⑤ 자고 있을 때보다 깨어 있을 때가 기초대사량이 높다. 깨어 있을 때는 에너지가 필요하므로 기초대사량이 높아진다.

민소쌤의 **핵**직강

심장과 호흡, 위장운동 등 우리가 잠을 자고 있을 때도 에너지가 소비되는데 이것을 기초대사량이라고 한다. 기초대사량을 땔감으로 비교한다면 사람마다 필요한 땔감의 양이 다르다. 성장기 아이들은 성장하기 위한 에너지가 많이 필요하고 젊은 사람은 활동량이 많기 때문에 기초대사량이 높아진다. 열이 나고 감염된 상태에서는 몸에서 백혈구 등의 수많은 세포들이 활동해야 하므로 에너지가 필요해서 기초대사량이 높아진다. 같은 음식을 먹어도 살이 찌는 사람과 살이 찌지 않는 사람은 기초대사량의 차이로 인한 경우가 많다. 같은 키, 같은 몸무게여도 기초대사량이 낮은 사람은 하루에 필요한 칼로리가 낮다는 말이므로 칼로리를 초과하여 음식을 섭취하면 지방으로 쌓이게 되는 것이다.

157 수기요법을 하는 목적은 무엇인가?

① 혈압 상승
② 혈액순환 촉진
③ 근육 수축
④ 림프 순환 감소
⑤ 관절 범위 운동 감소

수기요법은 손('수')을 사용하는 '기'술이다. 손을 이용하여 경락과 경혈을 자극하여 근육을 이완하고 혈액과 림프의 순환을 촉진하며 관절 범위 운동도 넓혀준다. 대표적인 수기요법으로 추나요법, 마사지와 물리치료, 도수치료 등이 있다.

158 섬유소를 제한하고 부드러운 음식을 제공해야 하는 식이의 형태는?

① 일반식
② 경식
③ 연식
④ 유동식
⑤ 우유

수술을 마치고 나온 환자에게 주는 식사의 순서는 유동식 → 연식 → 경식 → 일반식이다.
③ 연식은 순두부 느낌의 부드러운 음식으로 장을 자극할 수 있는 섬유소가 들어가지 않고 강한 향이 들어가지 않은 식사 형태이다. 죽, 으깬 감자, 달걀, 두부, 국수, 다진 고기 등이다. '연'은 부드럽다는 뜻이다.
① 일반식은 씹는 것에 지장이 없고 소화시키는 데 문제가 없는 환자가 대상이다. 자극이 강한 음식, 소화를 더디게 하는 튀긴 음식 등을 제외하고는 칼로리에 맞추어 제공하는 식사 형태이다.
② 경식은 소화에는 문제가 없지만 메뉴 선택 시 일반식처럼 자유롭지 않다. '경'은 단단하다는 뜻으로 유동식과 연식보다 상대적으로 단단한 음식이다.
④ 유동식은 수술을 마치고 나온 환자에게 처음으로 제공하는 식사 형태이다. 미음과 맑은 고기 국물, 우유 등이다. '동'은 움직인다는 뜻으로 흘러내리는 것을 의미한다.

159 신체 조직을 구성하고 상처가 났을 때 조직을 재생시키는 영양소는?

① 탄수화물
② 단백질
③ 지방
④ 비타민
⑤ 수분

우리 몸은 세포로 구성되어 있고 세포는 단백질로 만들어져 있다. 모든 내장기관과 조직, 근육, 머리카락과 혈액 등을 만드는 데 단백질은 필수적인 영양소이다. 보디빌더가 근육을 키우기 위해 단백질을 집중적으로 먹는 것도 이러한 이유이다. 그리고 상처가 난 조직(단백질 구성)이 재생되기 위해서는 단백질이 필요하다. 수술받은 환자나 화상 환자는 금기가 아니라면 고단백식이를 하도록 한다.

160 만성신부전 환자의 식사관리로 옳은 것은?

① 고단백식이
② 고염식이
③ 수분 제한
④ 칼륨 권장
⑤ 인 권장

③ 신장의 기능이 떨어지면 수분을 배출하는 것이 힘들어지고 수분이 축적되어 부종이 발생하며 혈압을 높이게 된다.
① 단백질에 있는 질소는 분해되면서 암모니아의 형태로 신장을 거쳐 소변으로 배출된다. 암모니아가 많이 발생하면 신장은 많은 암모니아를 배출시키기 위해 무리하게 일을 하게 되므로 만성신부전 환자는 저단백식이를 해야 한다.
② 염분은 물을 빨아들인다. 밤에 라면을 먹었을 때 이튿날 얼굴이 많이 부어 있고 물이 당기는 것도 이러한 이유다. 신부전 환자뿐만 아니라 심부전이 있는 환자도 심장 부담을 낮추기 위해 수분과 염분을 제한해야 한다.
④ 칼륨은 심장에 관여하는 중요한 이온인데 칼륨이 축적되면 근육이 마비되고 심정지까지 발생할 수 있다. 칼륨이 많이 쌓이면 신장을 통해 배설해서 조절되어야 하는데 신장의 기능이 떨어지면 칼륨이 축적되어 문제가 발생한다. 칼륨을 먹지 말라는 것이 아니라 적절한 양을 조절해서 먹어야 한다. 칼륨은 심장에 문제가 있는 사람이라면 적게 먹어야 한다.
⑤ 칼슘은 인과 함께 뼈를 튼튼하게 만드는 일을 하는데 인이 몸 안에 많아지면 칼슘은 줄어들게 되어 있다. 칼슘과 인은 반대로 오르고 내린다고 생각하자. 인을 많이 섭취하면 칼슘이 그만큼 빠져나가게 되므로 적당량을 섭취해야 한다.

161 부족하면 괴혈병을 유발하는 비타민은 무엇인가?

① 비타민 E

② 비타민 K

③ 비타민 C

④ 비타민 D

⑤ 비타민 A

해설

비타민은 에너지를 발생하지 않으며 결핍되면 각각의 비타민마다 나타나는 증상이 다르다. 수용성 비타민과 지용성 비타민으로 나뉘는데 수용성 비타민은 물에 녹는 비타민으로 과량섭취하더라도 소변으로 배출된다. 그렇다 보니 수용성 비타민을 많이 섭취하면 소변 색이 노랗게 변하는 것이다. 소변이 많은 물로 구성되어 있으니 물에 녹는 수(물)용성 비타민이라 생각하자. '지'용성 비타민은 '지'방이랑 붙어 있는 비타민이어서 몸에서 잘 배출되지 않고 축적된다는 단점이 있으므로 과량으로 섭취하면 안 된다.

① 비타민 E : 빈혈

② 비타민 K : 혈액응고

④ 비타민 D : 구루병

⑤ 비타민 A : 야맹증

암기 tip • 지용성 비타민
- 비타민 A : 야맹증(눈) – 에이(A), 야~!
- 비타민 D(햇볕을 쬐면 피부에서 생성) : 구루병(뼈) – 딩구르르 구루는 소리
- 비타민 E : 빈혈 – 이(E)비인(빈)후과
- 비타민 K : 출혈 – 출혈이 많이 되면 케엑(K)하고 사망할 수 있다.
• 수용성 비타민
- 비타민 C : 괴혈병(잇몸 출혈) – 시(C)계(괴)
- 비타민 B_{12} : 악성 빈혈 – 시비(12)를 거는 악질이다
- 비타민 B_1 : 각기병 – 빙산의 일(1)각
- 비타민 B_2 : 구각염 – 투(2)구를 쓰다
- 비타민 B_6(피리독신) : 말초신경염 이소니아지드(결핵약) – 피리 있어(이소)?

162 당뇨병을 가진 환자의 식이조절과 간호로 옳은 것은?

① 단순 당을 정해진 시간에 소량씩 섭취한다.

② 아침식사를 거르는 것은 문제가 되지 않는다.

③ 하루 총열량 중 단백질을 50~60% 먹도록 한다.

④ 하루 총열량은 누구나 똑같다.

⑤ 섬유소가 풍부한 음식을 먹도록 한다.

해설

⑤ 짜지 않은 음식을 먹고 콜레스테롤을 제한하여 과일과 야채 같은 섬유소가 풍부한 음식을 섭취하도록 한다. 잡곡, 야채, 감자와 고구마, 과일과 같은 섬유소(섬유질)는 포만감을 느끼게 해주어 식이조절이 가능하게 만들며 혈당이 빠르게 올라가는 것을 막는다.

① 사탕과 쿠키 같은 단순 당은 혈당을 올리므로 저혈당 증상이 있지 않는 한 주기적으로 먹지 않는다.

② 하루 칼로리에 맞게 조절된 적절한 양을 규칙적인 시간에 먹도록 한다.

③, ④ 하루 총열량은 환자마다 다르며 탄수화물은 50~60%, 단백질과 지방은 20~25% 정도로 구성한다. 단백질은 근육을 만드는 중요한 영양소인데 근육은 사용하고 남은 탄수화물이 저장되는 곳이기도 하다. 그러므로 근육이 풍부한 사람은 탄수화물을 근육에 저장할 수 있는 양이 많아지므로 혈액에 떠돌아다니는 혈당을 조절할 수 있게 된다.

163 활동성 결핵으로 진단받아 이소니아지드를 복용하게 되면 문제가 될 수 있는 영양소는?

① 피리독신

② 비타민 A

③ 칼슘

④ 단백질

⑤ 비타민 B_{12}

해설

이소니아지드를 복용하면 피리독신이 결핍되어 말초신경염(손발이 저린 증상)을 유발할 수 있다. 그래서 이소니아지드를 복용할 때는 비타민 B_6(피리독신)을 같이 복용해야 한다.

164 뇌가 활동하기 위해 반드시 필요한 영양소는?

① 포도당   ② 단백질
③ 비타민   ④ 칼륨
⑤ 나트륨

해설
우리 몸은 세포로 구성되어 있다. 세포가 활동하기 위해서는 포도당이 필요한데 포도당이 부족하면 저장된 지방과 단백질을 에너지원으로 사용할 수 있다. 굶는 다이어트를 장기간 하게 되면 근육이 빠지는 것도 이러한 이유이다. 하지만 뇌세포는 다른 세포와 달리 포도당만 유일하게 에너지원으로 사용하므로 저혈당이 왔을 때 쓰러지는 것이다. 이용할 포도당이 없기 때문에 의식을 잃어버리는데 이때 당분을 제공하면 의식이 돌아오게 된다. 당뇨가 없더라도 식사를 몇 끼 굶게 되면 어지럽고 예민해지는 것은 뇌가 에너지원으로 사용할 포도당이 부족하기 때문에 나타나는 반응이다.

165 수술을 하고 난 후에 상처 회복을 위해 반드시 필요한 영양소는?

① 단백질   ② 포도당
③ 칼륨   ④ 비타민 D
⑤ 칼슘

해설
우리 몸은 세포로 구성되어 있고 세포는 단백질로 만들어져 있다. 상처가 난 조직(단백질 구성)이 재생되기 위해서는 단백질이 필요하다. 수술받은 환자나 화상 환자는 금기가 아니라면 고단백식이를 하도록 한다.
② 뇌가 활동하기 위해 반드시 포도당이 필요하다. 굶었을 때 머리가 어지럽고 예민해지는 것도 뇌가 이용할 수 있는 포도당이 부족하기 때문이다. 당뇨 환자가 저혈당이 오면 쓰러지고 혼수 상태가 되었다가 포도당을 먹거나 주사로 맞게 되면 의식을 회복하는 것도 이러한 이유 때문이다.
③ 칼륨은 근육활동과 심장에 관여하는 중요한 이온인데 칼륨이 축적되면 근육이 마비되어 심정지까지 발생할 수 있다. 사형을 집행할 때 칼륨 약물을 사용한다.
④ 칼슘이 흡수되기 위해서는 비타민 D가 있어야 한다. 비타민 D는 햇볕을 쬐면 피부에서 합성되고 부족하면 구루병을 유발한다.
⑤ 칼슘과 인은 뼈를 튼튼하게 해주는 이온이며 부족하면 골다공증을 유발한다는 것도 함께 기억하자.

06 인체구조와 기능

166 심실로 흘러들어 간 혈액이 심방으로 역류하지 못하게 하는 것은?

① 흉막
② 심낭
③ 판막
④ 동방결절
⑤ 방실결절

해설
심장에는 폐동맥판과 대동맥판, 삼첨판과 이첨판(승모판)이 있다. 좌심실에서 대동맥으로 나가는 출구에 대동맥판이 있고 우심실에서 폐동맥으로 나가는 출구에 폐동맥판이 있다. 대동맥판과 폐동맥판은 심장에서 혈관으로 나간 혈액이 다시 심장으로 역류하지 못하게끔 한다. 삼첨판은 우심방과 우심실 사이에 위치하고 좌심방과 좌심실 사이에는 이첨판(승모판)이 있어서 심방에서 심실로 들어간 혈액이 심방으로 역류하지 못하게끔 한다.

암기 tip 삼첨판과 이첨판을 구분해야 한다.
우심방과 우심실 사이는 삼첨판 → 우삼겹살
혈액은 심방에서 심실로 흐른다. → '방실방실' 웃는다.

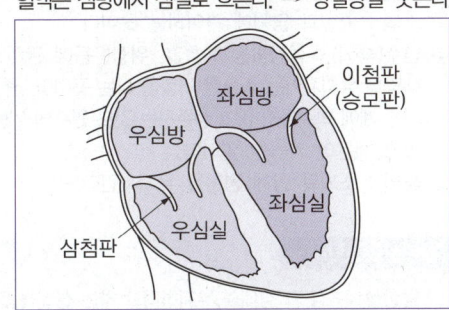

167 항상성 유지에 관여하는 뇌의 부위는?

① 대뇌
② 소뇌
③ 시상하부
④ 연수(숨뇌)
⑤ 중뇌

해설

③ 시상하부 : 항상성을 유지하는 데 관여하는 곳인데, 예를 들어 열사병은 고온에 장기간 노출되어 시상하부에 문제가 생겨서 체온을 조절하는 항상성에 문제가 생긴 것이다. 그렇다 보니 땀을 한 방울도 흘리지 않고 체온이 40℃를 훌쩍 넘긴 상태에서 사망에 이르게 되는 것이다.

① 대뇌 : 뇌의 많은 부분을 차지하고 있으며 시각, 청각, 후각, 운동을 조절하는 부위이며 감정과 행동, 기억과 판단, 이성적 사고를 하는 곳이다. 대뇌의 각 부분마다 맡고 있는 역할이 다르다 보니 어느 곳에 문제가 생겼느냐에 따라 증상은 다양하다. 전두엽은 인격과 관련된 부분인데 이곳을 다친 사람이 다치기 전에는 온순하였으나 다친 후에 난폭하게 바뀌었다는 이야기가 있다. 그리고 후두엽은 시각과 관련이 있어서 뒤통수를 세게 맞으면 눈앞에 별이 보이는 것도 이와 관련이 있다.

② 소뇌 : 균형과 평형에 관여하는 곳이다.

④ 연수(숨뇌) : 심장박동과 호흡, 위장운동에 관여함으로써 생명을 유지시키는 중요한 역할을 하는 곳이다. 혼수상태에서 기계에 의존하지 않고 생존하는 것도 연수의 기능이 남아 있기 때문에 가능한 일이다.

⑤ 중뇌 : 소뇌와 함께 평형을 유지시킨다.

민소쌤의 핵직강

항상성 : 항상 그 상태를 유지하려고 하는 성질을 말한다. 예를 들어 더운 날에 땀을 흘리고 나면 갈증이 느껴져 물을 마시게 되고 추운 겨울에 옷을 얇게 입으면 몸을 부들부들 떨게 하여 근육에서 열을 발생시키는 것이다. 사고가 나서 출혈이 심한 상황에서도 항상성이 있기 때문에 혈관을 수축, 맥박을 뛰게 하여 혈액순환을 촉진시키고 호흡을 가쁘게 하여 산소를 들이마시게 하는 것이다. 이렇듯 항상성이 있기 때문에 위험한 상황에도 즉각적으로 대처가 되어 생명을 유지할 수 있는 것이다.

암기 tip • 소뇌 : '소'주를 마시면 균형을 잡지 못하고 비틀비틀거린다.
• 시상하부 : 항'상'성에 관여하는 곳이다.
• 연수 : 생명을 '연'장하는 곳이다.
• 중뇌 : '중'앙에 서 있도록 '중'심을 잡아 평형을 유지시킨다.

---

168 췌장에 대한 설명으로 옳은 것은?

① 외분비선의 역할을 한다.
② 내분비선의 역할만 한다.
③ 인슐린을 분비시키는데 혈당을 올리는 역할을 한다.
④ 랑게르한스섬에서 아밀라아제가 분비된다.
⑤ 글루카곤을 분비시키는데 혈당을 내리는 역할을 한다.

해설

①, ② 췌장은 우리 몸에서 유일하게 외분비선과 내분비선이 공존하는 곳이다. 외분비선으로는 소화효소가 분비되며 내분비선으로는 호르몬이 분비된다. 외분비선은 관을 통해 전달되는 것으로 땀, 소화액, 눈물, 점액과 같이 밖(외)으로 분비되어 눈으로 확인이 가능한 것이 많다. 내분비선은 혈액으로 분비되어 목적지에 도달하는 것을 말한다.

③, ④, ⑤ 랑게르한스섬은 췌장에서 호르몬을 분비하는 내분비선의 역할을 하는 곳인데 베타세포에서 인슐린이, 알파세포에서 글루카곤이 분비된다. 인슐린은 혈당을 떨어뜨리는 역할을 하고 글루카곤은 혈당을 올리는 역할을 한다.

민소쌤의 핵직강

췌장의 외분비선 역할 : 소화효소인 아밀라아제, 리파아제, 트립신이 췌장에서 만들어져 총담관을 통해 십이지장으로 분비된다. 아밀라아제는 탄수화물 분해, 리파아제는 지방 분해, 트립신은 단백질을 분해하는 효소이다.

169 이것이 증가하였을 때 감염되었다는 것을 알 수 있게 하는 것은?

① 적혈구
② 혈소판
③ 백혈구
④ 혈장
⑤ 알부민

해설

백혈구는 세균이 인체에 침범하였을 때 달려가서 잡아먹는 역할을 한다. 그러므로 백혈구 수치가 상승한다는 것은 감염되었다는 증거이기도 하다.

민소쌤의 핵직강

혈액은 크게 혈장과 혈구로 구성되어 있다.
- 혈장 : 혈장은 대부분 수분이며 혈액응고에 관여하는 피브리노겐(혈소판과 함께 피브리노겐도 중요한 혈액응고 인자 중 하나)과 알부민, 글로불린(면역관여), 혈액응고 인자가 있다. 이것들은 간에서 만들어진다. 혈액을 주사기에 뽑아 검체통에 담은 후 시간이 지나서 확인해보면 무거운 혈구는 아래에 가라앉아 있고 위에 떠 있는 누런 물을 볼 수 있는데 이것이 혈장이다.
- 혈구 : 혈액 안에 공(구)처럼 떠다니는 것들 중에 대표적인 것이 적혈구, 백혈구, 혈소판(동그란 모양이 아님)이며 각자가 하는 일은 중요하다.
  - 적혈구 : 120일을 생존하다가 비장과 간, 골수에서 처리된다. 산소를 몸의 곳곳에 운반하는 중요한 역할을 하지만 조직에서 산소를 쓰고 나온 이산화탄소를 싣고 폐로 가지고 오는 역할도 한다. 이렇게 가지고 온 이산화탄소는 날숨을 쉬면서 밖으로 나가게 된다. 적혈구가 산소만 운반한다고 착각하는 경우가 많은데 이산화탄소뿐만 아니라 일산화탄소도 결합한다는 것을 기억하자. '적'혈구는 붉은색을 띠는데 헤모글로빈이라는 혈색소 때문이다. 적혈구가 만들어지기 위해서는 철분(부족 시 철분결핍성 빈혈)과 비타민 B_{12}(부족 시 악성 빈혈), 엽산(임산부 필수 복용)이 필요하다.
  - 백혈구 : 염증에 관여하는 세포로 호중구의 숫자가 가장 많은데 급성 염증일 때 가장 먼저 상승하는 것이 호중구이기도 하다.
  - 혈소판 : 혈액응고에 관여하는 중요한 물질로 적혈구와 백혈구처럼 모양을 갖추고 있지 않다. 혈소판이 부족하면 코피가 멈추지 않고 상처가 지혈이 안 되며 멍이 잘 들고 잇몸 출혈이 빈번하다.

170 소화관과 각 기능에 대한 설명 중 옳은 것은?

① 식도 : 음식물과 공기가 함께 통과하는 길이다.
② 위 : 염산과 펩신이 포함된 위액이 분비되어 소화가 본격적으로 시작한다.
③ 대장 : 십이지장, 공장, 회장으로 이루어져 있다.
④ 공장 : 담즙과 췌장액이 흘러들어 오는 곳이다.
⑤ 대장 : 융모가 있다.

해설

② 위 : 식도에서 위로 들어오는 분문(식도에서 위로 '분'주하게 많은 음식들이 쏟아져 들어옴)과 위에서 십이지장으로 내려가는 유문으로 이루어져 있으며 본격적으로 소화가 시작하는 단계이다. 위액에는 염산과 펩신이 포함되어 있는데 염산은 강한 산성으로 음식물을 통해 들어오는 세균 등을 없애며 펩신은 단백질을 분해하는 역할을 한다. 염산으로부터 위벽을 보호하는 뮤신이라는 물질이 분비되기 때문에 위가 녹아내리지 않는 것이다. 구토를 할 때 목구멍이 아프고 구토물에서 시큼한 냄새가 나는 이유는 염산 때문이다.

> **암기 tip** 고기(단백질)를 먹고 펩시콜라(펩신)를 마셨더니 위가 뚫리는 기분이다.

① 식도 : 인두에서 위까지 이어지는 근육성 관으로 소화는 일어나지 않고 음식물을 위로 내려보내는 역할만 한다. 음식물과 공기가 함께 통과하는 길은 인두이다.

③, ⑤ 대장 : 소화가 일어나는 곳이 아니다. 위와 소장을 거쳐오면서 소화는 이미 끝났고 대장에서는 수분만 빨아당겨 대변을 만드는 일을 한다. 소화가 필요치 않으므로 소장에 있던 융모와 횡주름은 없지만 직경이 굵어서 굵은 대변도 만들어 낼 수 있는 것이다.

④ 공장 : 소장은 십이지장, 공장, 회장으로 이루어져 있다. 십이지장은 담즙(지방 분해)과 췌장액(아밀라아제, 리파아제, 트립신)이 흘러들어오는 중요한 곳이므로 꼭 기억해야 한다. 위를 통과해 내려오는 음식물이 담즙과 췌장액을 만나 소화가 이루어지게 된다.

민소쌤의 핵직강

소화 과정 : 입으로 음식물이 들어옴 → 저작(씹는 활동)이 이루어지고 타액과 섞임 → 인두(음식물과 공기가 함께 통과하는 길) → 식도 → 위 → 십이지장 → 공장 → 회장 → 맹장(충수가 달려 있음) → 상행결장 → 횡행결장 → 하행결장 → S상결장 → 직장(대변이 모여 변의를 일으킴) → 항문

소장 : 소화와 흡수를 잘 시키기 위해 융모와 횡주름이 있는 것이 특징이다. 융모는 이불의 극세사처럼 음식물을 소화시킨 후 영양분을 잘 흡수시키는 역할을 한다. 소장에 구불구불 주름이 잡혀 있어(횡주름) 주름 없이 매끈하게 동그란 것보다 음식물이 닿는 면적을 넓혀준다.

171 호기를 할 때 사용하는 호흡근육은?

① 내늑간근   ② 외늑간근

③ 삼각근   ④ 승모근

⑤ 복근

해설

호기 : 내뱉는 숨이다. 사용하는 호흡근육은 <u>내늑간근</u>과 횡격막(가슴과 복부를 나누는 근육)이다. 숨을 내뱉을 때 가슴이 안쪽으로 모아지므로 내(안쪽)늑간근을 사용하는 것이라 기억하자. 공기가 폐에서 밖으로 빠져나가므로 <u>횡격막은 이완</u>되며 가슴 방향으로 올라가면서 좁아진다.

흡기 : 들이마시는 숨이다. 흡기를 할 때 사용하는 호흡근육은 외늑간근과 횡격막이다. 흡기는 가슴이 밖으로 넓어지므로 외(밖)늑간근이라고 기억하자. 더 많은 공기를 폐에 넣기 위해 <u>횡격막은 수축</u>되며 복부 방향으로 내려가면서 가슴 공간이 넓어진다.

암기 tip   횡격막이 수축되고 이완되는 것이 헷갈리기 쉽다. 횡격막을 고무줄처럼 아래로 당겨서 수축시켰다고 생각하자. 반대로 당겼던 고무줄을 놓으면 원래 위치로 돌아가면서 이완이 되는 것이다.

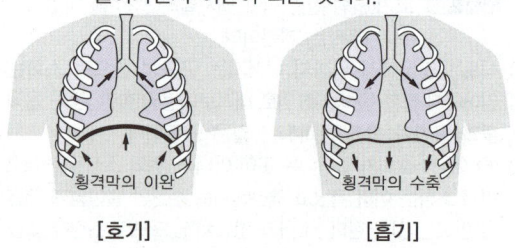

[호기]   [흡기]

172 이산화탄소가 가득한 정맥혈을 심장에서 폐로 보내는 혈관은?

① 폐정맥   ② 폐동맥

③ 대정맥   ④ 대동맥

⑤ 모세혈관

해설

좌심실 → 대동맥(산소가 풍부한 동맥혈) → 전신 순환 → 대정맥(이산화탄소가 풍부한 정맥혈) → 우심방 → 우심실 → 폐동맥(동맥이지만 이산화탄소가 풍부한 정맥혈이 흐름) → 폐 → 폐정맥(정맥이지만 산소가 풍부한 동맥혈이 흐름) → 좌심방
심장에서 나가는 혈관은 동맥혈관이지만 <u>대동맥은 산소가 풍부하고 폐동맥은 이산화탄소가 풍부하다</u>는 차이점이 있다는 것을 기억하자.

173 안구의 가장 바깥을 싸고 있는 막은?

① 공막   ② 각막

③ 망막   ④ 홍채

⑤ 수정체

해설

① 공막은 밖에서 보이는 눈의 하얀 부분으로 안구를 동그랗게 '공' 모양으로 만들어주고 충격으로부터 안구를 보호하는 역할을 하는 곳이다.

② 각막은 <u>안구의 앞쪽을 싸고 있는 투명한 막</u>(혈관이 없음)으로 빛을 굴절시켜 통과시킨다. 각막이 있기 때문에 눈이 반짝여 보이는 것이다. 라식과 라섹 수술과 같은 시력 교정 수술은 각막을 절삭하는 기술로 빛 번짐이나 눈부심과 같은 부작용은 각막이 얇아졌기 때문에 일어나는 것이다.

③ 망막은 시세포가 분포되어 있어 받아들인 <u>시각정보를 뇌세포로 전달하는 중요한 역할</u>을 하는 곳이다. 〈아동간호 편〉에서 공부했던 미숙아 망막증과 연계하여 공부해보자.

④ 홍채는 동공을 둘러싸고 있으며 사진기의 조리개와 같은 역할을 하는 곳이다. 극장 같은 캄캄한 곳에 들어가면 빛을 최대한 찾기 위해 동공이 커지고 빛이 비치면 자극을 덜 받기 위해 동공이 작아진다. 인종마다 홍채의 색은 다르다.

⑤ 수정체는 홍채 뒤쪽에 붙어 있는 앞뒤 볼록한 투명한 물질로 렌즈처럼 생겼다. 망막에 상이 맺히게 하는 역할을 하는데 <u>수정체의 이상에 따라 원시 혹은 근시가 온다</u>. 노화가 되면 투명했던 수정체가 뿌옇게 변하는 백내장을 겪게 되고 이때 수정체를 교체해야 할 필요가 있다.

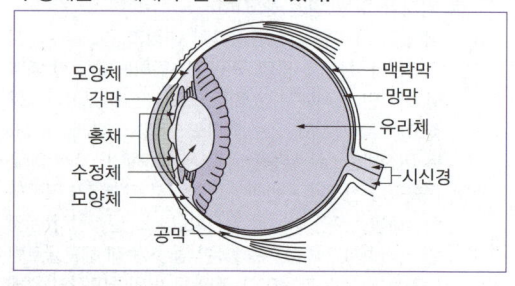

174 신장이 하는 일이 아닌 것은?

① 혈압 조절

② 수분과 전해질 조절

③ 조혈기능

④ 체온 조절

⑤ 노폐물 제거

해설

① 신장은 레닌이라는 호르몬이 분비되어 혈압을 조절한다. 만성신부전 환자가 혈압이 높은 이유는 수분이 배설되지 않는 것뿐만 아니라 레닌의 분비가 떨어지기 때문이다.

② 수분과 전해질은 사구체와 세뇨관을 거치면서 재흡수 또는 분비 과정을 거치며 균형이 맞추어진다. 신장에 질환이 있으면 몸이 붓는 이유가 수분과 전해질 균형이 망가졌기 때문이다.

③ 적혈구를 만드는 데 필요한 호르몬이 신장에서 분비된다. 신장 질환으로 빈혈이 오는 환자는 적혈구를 만들 수 있는 조혈 주사를 맞아야 한다.

⑤ 약물이 대사하고 남은 물질, 근육 활동 후 또는 에너지 대사 후 발생한 물질 등 다양한 노폐물이 소변을 통해 배설된다.

암기 tip 신장에서 걸러진 소변이 몸 밖으로 배출되는 순서를 기억하자. '신장 → 요'관' → 방'광' → 요'도''의 순서인데 요관과 요도를 헷갈리기 쉽다. '관,광,도,로'라고 기억해보자.

175 호흡기에서 산소와 이산화탄소의 교환이 일어나는 곳은?

① 기관   ② 모세기관지

③ 폐포   ④ 늑막

⑤ 횡격막

해설

숨을 들이마시면 산소가 폐의 폐포(폐포의 포도송이 같은 모양)로 들어간다. 폐포를 감싸며 지나가는 모세혈관으로 산소가 들어가고 산소는 폐정맥을 통해 심장의 좌심방으로 들어가고 좌심방에서 좌심실로 흘러들어 간 혈액은 전신을 돌면서 산소를 전달하고 이산화탄소를 받아(내호흡) 우심방으로 들어온다. 우심방에서 우심실로 들어간 이산화탄소가 가득한 혈액은 폐동맥을 통해 폐의 폐포로 가게 된다. 폐포에서 이산화탄소를 전달하고 산소로 바꾸어 받는데 이것이 외호흡이다. 입 밖(외)에서 산소가 들어오고 입 밖(외)으로 이산화탄소가 나간다.

176 관절의 각도가 감소되는 운동은?

① 내전

② 외전

③ 외회전

④ 내회전

⑤ 굴곡

민소쌤의 핵직강

관절 움직임의 종류

• 굴곡 : 허리를 숙이거나 팔꿈치를 구부리는 것처럼 관절 사이의 각도가 감소되는 것이다.

• 신전 : 굴곡의 반대이다. 굴곡하였다가 다시 펴는 것처럼 관절 사이의 각도가 증가하는 것이다.

• 과신전 : 몸을 뒤로 젖히는 것처럼 과하게 신전하는 것이다.

• 외전 : 팔을 밖으로 펴는 것처럼 몸의 중심에서 밖(외)으로 멀어지는 것이다.

• 내전 : 밖으로 펼친 팔을 다시 안(내)으로 접는 것처럼 중심으로 가까워지는 것이다.

• 회전 : 팔을 밑으로 쭉 뻗은 차렷 상태에서 중심축을 따라 돌리는 것이다.

• 외회전 : 팔꿈치의 방향을 밖으로 향한 채 돌리는 것과 같이 몸의 중심축에서 먼 방향으로 돌리는 것이다.

• 내회전 : 팔꿈치의 방향을 안쪽으로 향한 채 돌리는 것과 같이 몸의 중심축을 향해 안쪽으로 돌리는 것이다.

• 회외 : 팔을 밑으로 쭉 뻗은 상태에서 엄지손가락이 밖(외)으로 향하면서 손바닥이 앞으로 향하도록 회전하여 돌리는 것이다.

• 회내 : 엄지손가락이 안(내)으로 향하면서 손바닥이 아래로 향하도록 회전하여 돌리는 것이다.

• 외번 : 중심축에서 밖(외)을 향해 발바닥을 돌리는 것이다.

• 내번 : 중심축에서 안(내)을 향해 발바닥을 돌리는 것이다.

• 족배굴곡 : '배'는 등을 뜻한다(배신은 등을 돌린다는 의미). 발(족)을 발등(배)을 향해 구부리는 것이다.

• 족저굴곡 : 발(족)을 바닥('저'는 바닥을 뜻함)을 향해 구부리는 것이다.

177 다음 관절운동 중 외전에 해당하는 것은?

①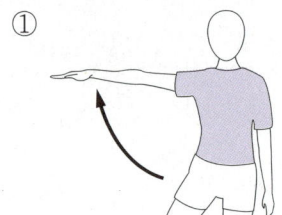

②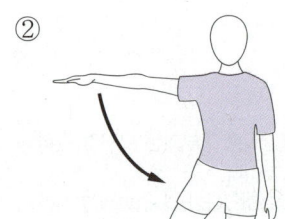

③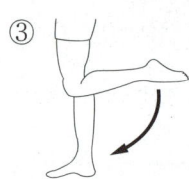

④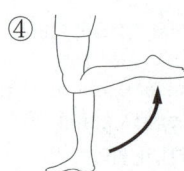

⑤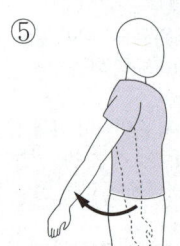

해설

외전은 팔을 밖으로 펴는 것처럼 몸의 중심에서 밖(외)으로 멀어지는 것이다.
② 내전은 밖으로 펼친 팔을 다시 안(내)으로 접는 것처럼 중심으로 가까워지는 것이다.
③ 신전은 굴곡의 반대이다. 굴곡하였다가 다시 펴는 것처럼 관절 사이의 각도가 증가하는 것이다.
④ 굴곡은 허리를 숙이거나 팔꿈치를 구부리는 것처럼 관절 사이의 각도가 감소되는 것이다.
⑤ 과신전은 몸을 뒤로 젖히는 것처럼 과하게 신전하는 것이다.

178 뇌하수체 후엽에서 분비되는 호르몬은?

① 항이뇨호르몬
② 성장호르몬
③ 갑상샘자극호르몬
④ 부신피질자극호르몬
⑤ 난포자극호르몬

해설

뇌하수체 후엽에서 분비되는 호르몬은 항이뇨호르몬과 옥시토신이다. 그 외는 모두 뇌하수체 전엽호르몬이다.

> **민소쌤의 핵직강**
>
> **뇌하수체 전엽**
> - 성장호르몬 : 세포와 골, 연조직의 성장을 촉진한다. 과잉분비되면 어린이는 거인증, 성인은 말단비대증이 생긴다.
> - 유선자극호르몬(프로락틴) : 임신과 모유 수유 기간에 젖샘이 모유를 생성하도록 자극한다.
> - 갑상샘자극호르몬 : 갑상샘에서 티록신의 분비를 촉진시킨다.
> - 부신피질자극호르몬 : 과잉분비 시 쿠싱증후군을 야기한다.
> - 난포자극호르몬 : 여성에게는 난포와 난자를 발달시키고 에스트로겐이 난포에서 분비되도록 촉진한다.
> - 황체형성호르몬: 난소에서 에스트로겐과 프로게스테론을 분비시키고 배란을 유도한다.
>
> **뇌하수체 후엽** : 뇌하수체 전엽에서 나오는 호르몬은 많지만 뇌하수체 후엽호르몬은 항이뇨호르몬과 옥시토신 2개니까 후엽에 중점을 두고 외우도록 하자.
> - 항이뇨호르몬 : 이뇨는 소변을 만들어 배출한다는 뜻인데 '항'은 반대를 말하니까 항이뇨호르몬은 소변 배출량을 줄이는 호르몬이다. 항이뇨호르몬이 감소하면 소변 배출이 계속되는 요붕증을 초래한다.
> - 옥시토신(자궁수축호르몬) : 자궁을 수축시켜 분만을 진행시키는 호르몬이다.

179 교감신경이 자극을 받았을 때 일어나는 반응으로 옳은 것은?

① 눈 : 동공 축소
② 기관지 : 수축
③ 혈관 : 수축
④ 소화액 : 촉진
⑤ 침샘 분비 : 증가

해설
① 동공이 확대된다.
② 기관지가 확장된다. 기관지와 혈관은 반대로 작동하므로 혈관은 수축된다.
④ 소화액의 분비가 저하되고 소화가 잘 되지 않는다.
⑤ 침샘 분비가 저하되어 입마름 증상을 호소한다.

민소쌤의 핵직강

교감신경 : 자율적으로 스스로 움직이는 신경이 자율신경이며 교감신경과 부교감신경으로 나뉜다. 교감신경 위주로 외우도록 하자. 교감신경은 응급상황이거나 고도의 긴장 상태에서 분비되어, 신체가 잘 방어할 수 있도록 해준다. 길에서 칼을 든 강도를 만나게 된 상황에서 몸에서 일어나는 반응을 상상해보자.
• 눈(동공 확대) : 강도를 신고하기 위해서는 얼굴을 기억해야 하므로 카메라 렌즈와 같은 동공이 확대된다.
• 기관지(확장) : 도망가야 한다. 숨을 잘 쉬어야 하니까 기관지 근육이 확장되어 산소를 많이 들이마시게 된다.
• 심혈관(심장이 빨리 뜀, 혈관 수축) : 산소를 잘 전달하기 위해 혈관은 수축하여 혈액을 전신에 빨리 돌리려고 한다. 심장이 미친 듯이 뛰면서 맥박과 혈압이 올라간다.
• 위장(소화액 분비, 소화관 운동 감소) : 두렵고 긴장을 하면 소화가 되지 않는다. 소화액이 분비되지 않고 체한 듯한 느낌이 든다. 소화액은 타액도 포함되는데 타액이 분비되지 않으니 입이 바짝바짝 마른다.
• 비뇨기(방광 이완, 괄약근 수축) : 냅다 뛰려면 소변을 보러 갈 여유가 없으니 방광이 이완되어 소변이 모여야 한다. 요도괄약근과 항문괄약근을 수축하여 소변과 대변이 나가지 못하게 해야 한다.
• 땀샘, 털(땀샘 분비 증가, 털이 곤두섬) : 손바닥은 땀으로 범벅되고 등에도 식은땀이 줄줄 흐른다. 무서울때는 털이 곤두서게 된다.

180 혈중 칼슘 농도를 조절하는 호르몬은?

① 칼시토닌
② 옥시토신
③ 부신피질호르몬
④ 항이뇨호르몬
⑤ 융모성선자극호르몬

해설
칼슘은 뼈에만 있는 것이 아니라 혈액에도 존재한다. 그리고 혈액 안에 있는 칼슘은 혈액의 응고에 관여한다. 칼시토닌과 부갑상샘호르몬이 뼈와 혈액 간의 칼슘 농도를 조절하여 적절한 뼈의 상태를 유지하는 것이다. 갑상샘에서 나오는 호르몬인 칼시토닌은 뼈에서 칼슘이 혈액으로 빠져나가는 것을 막기 때문에 상대적으로 혈중 칼슘 농도를 떨어뜨리는 역할을 한다. 뼈는 칼슘이 너무 중요하므로 '칼'시토닌은 '칼'슘을 뼈에 저장하는 호르몬이라 기억하자. 반대로 뼈에서 칼슘을 유리시켜 혈중 칼슘 농도를 높이는 호르몬은 부갑상샘호르몬이다.

181 뼈에 대한 설명으로 옳은 것은?

① 골막에서 적혈구와 백혈구를 만들어낸다.
② 장기를 보호하는 역할을 한다.
③ 경추는 7개, 흉추는 12개, 요추와 천추는 4개, 미추는 5개로 구성되어 있다.
④ 견갑골은 장골이다.
⑤ 골절이 되었을 때 뼈를 재생시키는 역할을 하는 곳은 골수이다.

해설
② 척주골, 늑골, 골반뼈 등은 장기를 보호하는 역할을 한다. 뼈가 없다면 사고를 당했을 때 장기가 직접적으로 손상받을 위험이 상당히 높아진다.
① 뼈는 골막, 골조직, 골수로 이루어져 있는데 적혈구와 백혈구를 만드는 곳은 골수이다.
③ 척주는 경추는 7개, 흉추는 12개, 요추와 천추는 5개, 미추는 4개로 구성되어 있다.
④ 장골은 길이가 긴 뼈로 상완골과 대퇴골을 말한다. 단골은 짧은 뼈로 손목과 발목에 있는 수근골과 족근골이다. 편평골은 넓적한 뼈로 견갑골, 두개골, 늑골, 흉골이다. 불규칙골은 불규칙하고 복잡한 모양의 뼈로서 척주뼈와 안면골이다.
⑤ 골막은 뼈를 덮고 있는 막으로 일차적으로 뼈를 보호한다. 혈관과 신경 그리고 림프관이 지나가는데 골절되면 상당한 통증을 느끼는 것도 골막이 손상당했기 때문이다. 골막은 골절된 뼈를 재생시키는 역할을 한다.

182 아래 항목 중 수의근은?

① 심장　　　　　② 방광
③ 혈관　　　　　④ 위장
⑤ 골격근

해설

근육은 수의근과 불수의근으로 구분할 수 있다.
- 수의근 : 스스로 의지로 움직일 수 있는 근육으로 골격근이 있다. 팔을 굽히거나 펴고 싶을 때 본인의 의지만으로 폈다 구부렸다 할 수 있다. 호흡에 관여하는 늑간근과 횡격막 역시 수의근이다. 전신마취를 하게 되면 수의근을 쓸 수 없게 된다. 호흡근육이 일시적으로 멈추게 되기 때문에 호흡기 합병증이 발생할 우려가 높아서 심호흡과 기침을 하도록 하는 것이다.
- 불수의근 : 의지와 상관없이 움직이는 근육이다. 심장, 방광, 혈관, 위장은 모두 근육으로 구성되어 있다. 혈관의 수축과 이완, 심장을 뛰었다 멈추었다 하는 것을 사람의 의지대로 할 수 없다.

---

183 갑상샘호르몬이 저하되었을 때 나타나는 증상은?

① 안구돌출　　　　② 체중감소
③ 축축한 피부　　　④ 부종
⑤ 신경과민

해설

갑상샘(갑상선)호르몬인 티록신이 저하되는 것이 갑상샘(갑상선)저하증이다. 신생아에게 나타나는 <u>갑상샘저하증은 크레틴병, 성인에게 나타날 때는 점액수종</u>이다. 대사율이 떨어지면서 쉽게 피곤하고 추위도 쉽게 탄다. 서맥과 함께 피부가 건조·창백해지고, 수분 배설이 느려지면서 부종, 체중증가가 나타난다. 장운동이 느려지면서 소화장애와 변비가 생기고 멍하고 졸린 느낌, 의욕저하, 성욕감소가 나타난다. 아기가 크레틴병일 경우에는 조금만 먹고 자는 시간이 많다 보니 순한 아기라고 착각하여 자칫 방치하면 정신지체를 가져오게 되므로 주의가 필요하다.

---

184 갑상샘 절제술을 한 환자에게 주의해서 봐야 할 점은?

① 쉰 목소리　　　　② 빈뇨
③ 혈전　　　　　　④ 식욕 부진
⑤ 고혈압

해설

갑상샘 절제술을 하고 나서 출혈과 부종으로 기도가 폐쇄될 위험이 있으므로 V/S 측정과 수술 부위의 세심한 관찰이 필요하다. 기도 폐쇄에 대비하기 위해 기관 내 삽관이나 산소를 공급할 장치가 준비를 해두어야 한다. 갑상샘에는 회귀후두신경이 지나가는데 수술 중에 손상을 입는다면 말이 잘 나오지 않거나 쉰 목소리가 나오게 되므로 이 증상이 나타나면 보고가 필요하다.

---

185 간이 하는 일로 옳지 않은 설명은?

① 담즙을 저장한다.

② 해독작용을 한다.

③ 응고인자를 만들어낸다.

④ 영양분을 저장한다.

⑤ 혈장단백질을 합성한다.

담즙을 만들어내는 곳이 간이며 담즙을 저장하는 곳은 담낭이다. 담낭에 모아진 담즙은 총담관을 타고 십이지장으로 배출되는데 지방을 소화시키는 역할을 한다. 담낭에 문제가 있는 경우 지방식이를 피하는 이유도 담즙 배출이 문제가 되기 때문이다.

민소쌤의 핵직강

간이 하는 일
- 술과 약물을 해독하고 살균하는 역할은 간의 쿠퍼세포에서 이루어진다.
- 알부민, 글로불린, 피브리노겐, 혈액응고인자와 같은 혈장단백질을 만들어낸다. 알부민은 혈관 안에 일정량의 수분을 끌어당겨 보유하도록 만들어준다. 알부민이 부족하면 수분이 혈관 밖으로 새어 나가 조직에 축적되어 부종을 일으킨다. 글로불린은 면역에 관여하며 피브리노겐은 혈액응고에 관여한다. 간의 기능에 문제가 생기면 혈액응고인자가 만들어지지 않아서 출혈이 발생할 위험이 높아진다.
- 간은 탄수화물, 단백질, 지방, 비타민을 대사하여 에너지로 사용하도록 하고 남은 것들은 저장하는 역할을 한다. 탄수화물은 글리코겐으로 저장되었다가 필요할 때 포도당으로 바뀌어 에너지로 사용된다. 저장된 단백질은 혈장단백질을 만드는 데 사용된다.
- 태아일 때는 간에서 적혈구가 만들어진다. 출생 후에는 골수에서 생성된다.

186 갑상샘항진증을 가진 40대 여성을 위한 간호로 옳은 것은?

① 활동적인 사회복지 프로그램에 참여하도록 한다.

② 피부 간호를 실시한다.

③ 유산균 음료를 충분히 마시도록 한다.

④ 따뜻한 물주머니를 안고 있도록 한다.

⑤ 체중 감량을 위해 운동을 하도록 한다.

피부가 따뜻하고 땀으로 축축하며 설사를 자주 하므로 피부 간호가 필요하다.
① 전체적으로 대사활동이 높으며 피곤하고 신경이 예민한 상태이므로 활동적인 분위기와 음악, 소음은 자극이 될 수 있다.
③ 설사를 하는 경우가 많은데 유산균 음료는 설사를 더욱 유발한다.
④ 땀이 많이 나고 더위를 쉽게 느끼므로 시원한 환경에 있도록 한다.
⑤ 식욕은 증가하지만 대사활동이 높아 살이 찌지 않으므로 체중을 감량할 필요가 없다.

01 지역의 주민들이 쉽게 접근할 수 있는 교통이 편한 곳에 위치하고 있어야 하는 일차보건의료의 특징은?

① 접근성
② 수용 가능성
③ 주민의 적극적인 참여
④ 지불부담능력
⑤ 일회적

해설
① 접근성 : 벽지나 오지에 있는 주민들도 쉽게 접근할 수 있는 위치에 있어야 한다.
② 수용 가능성 : 지역 주민이 쉽게 수용할 수 있는 방법으로 사업이 제공되어야 한다.
　예 노인이 대상인 교육에서 스마트폰 앱을 사용하는 것은 부적합하다.
③ 주민의 적극적인 참여 : 일차보건의료가 잘 이루어지기 위해 <u>가장 중요한 부분</u>이다. 자생적 주민 조직을 활용하고 위원회를 만들고 보건요원을 양성하고 배치하며 사회지도층의 적극적인 참여가 필요하다.
　예 보건지소를 이용하지 않고 종합병원에 가서 진료를 본다면 보건지소가 있어야 할 의미가 없어진다.
④ 지불부담능력 : 지불능력이 없는 사람들도 부담 없이 이용할 수 있는 비용이어야 한다.
⑤ 일차보건의료는 일회적인 사업이 아니라 장기적인 사업이다.

민소쌤의 핵직강

일차보건의료 : 보건소, 보건지소, 보건진료소와 같이 의료 혜택을 받지 못하는 곳에 살고 있는 주민뿐만 아니라 도시에 살더라도 누구나 부담 없이 일차적으로 건강관리를 받고 싶은 주민이라면 받을 수 있는 서비스이다. 일차보건의료가 필수적으로 해야 하는 사업내용은 내가 살고 있는 보건소 홈페이지에 들어가면 이해하기 쉽도록 정리를 잘 해두었으니 접속해서 확인해보자.
• 지역사회가 가지고 있는 주요 건강문제와 예방(중점을 두는 부분) 및 관리에 대한 교육
　예 어촌의 해녀라면 잠함병이 주요 건강문제일 것이며 그들의 요구에 맞는 교육을 한다.
• 식량공급과 영양증진
　예 저소득층에게 쌀과 라면, 달걀, 김치 등을 지급하고 당뇨나 고혈압 환자에게 영양교육을 한다.
• 안전한 식수공급
• 가족계획을 포함한 모자보건사업
　예 임신을 준비하는 동안 철분과 엽산을 지급받고 임신 기간 동안 우울증과 치아관리, 모유 수유 프로그램 등을 이용할 수 있다.
• 감염병 예방접종 : 소아청소년과 같은 의료기관에도 위탁하여 예방접종이 많이 이루어진다.
• 풍토병 예방과 관리
　예 농촌 주민을 대상으로 여름에 모기와 진드기 기피제를 지급하여 물리지 않도록 관리한다.
• 통상(흔하게 볼 수 있는) 질환과 상해의 치료
　예 심각한 상해나 질병이라면 의료기관을 이용해야 한다.
• 필수의약품 공급
　예 보건진료소에 가면 간호사가 주민이 복용하던 혈압약, 당뇨약과 감기약, 진통제 등 필수적이고 기본적으로 투약되어야 하는 약물을 비치하고 처방하여 지급할 수 있다.
• 정신보건의 증진
　예 자살예방 프로그램, 부모상담, 아동과 청소년 정신문제 조기 선별검사

02 보건진료소를 설치하는 기준이 명시된 법령은?

① 구강보건법

② 농어촌 등 보건의료를 위한 특별조치법

③ 지역보건법

④ 국민건강보험법

⑤ 의료법

<u>해설</u>

보건진료소는 의료 혜택을 받지 못하는 취약지역에 설치하는데 농촌과 산촌, 어촌이 대상이므로 농어촌 등 보건의료를 위한 특별조치법의 지배를 받는다.

민소쌤의 핵직강

보건진료소 : 의사가 없는 곳에서 간호사가 간단한 진료와 약 처방이 가능하므로 보건'진료'소라고 기억하자. 벽지와 오지 등 의료취약지역이다 보니 간호사가 독자적으로 판단하여 사태를 수습해야 하는 경우가 발생한다. 분만(정상분만 조건), 환자이송, 응급처치 등 보건소에서 하지 않는 업무들을 보건진료소에서는 해야 한다. 벽지와 오지 등 의료취약지역이라는 것을 생각하여 업무를 살펴보자.
- 외상 등 흔히 볼 수 있는 환자의 치료와 응급처치
- 질병과 부상의 악화를 막기 위한 처치
- 환자의 이송
- 질병과 부상 상태를 판별하기 위한 진찰과 검사
- <u>정상분만의 분만 도움</u>
- 만성병 환자의 요양지도 및 관리
- 예방접종
- 위의 업무에 필요한 의약품 투여
- 모자보건 업무
- 환경위생 및 영양개선
- 질병예방에 관한 업무
- 주민의 건강에 관한 업무를 담당하는 사람에 대한 교육과 지도
- 그 밖에 주민의 건강증진과 관련된 업무

03 제왕절개수술을 받은 산모가 정해진 일정액을 지불하는 진료비 제도는?

① 포괄수가제   ② 행위별수가제

③ 봉급제   ④ 인두제

⑤ 총액계약제

<u>해설</u>

안과, 이비인후과, 외과, 산부인과 4개 진료과의 백내장수술, 편도수술 및 아데노이드 수술, 항문수술, 탈장수술, 맹장수술, 제왕절개분만, 자궁 및 자궁부속기 수술(악성 종양 제외) 등 7개 질병군이 포괄수가제에 해당된다. 행위별수가제와 같이 하나하나 계산하는 것이 아니라 포괄하여 묶어 계산하는 것이다.

민소쌤의 핵직강

포괄수가제 : 우리나라에서 시행 중인 포괄수가제는 <u>사전 결정방식</u>이다. 입원하기 전에(일이 발생하기 전) 진료비가 결정되어 있다는 말이다. '사전'이 '일이 발생하기 전'이라고 생각하자.
- 장점
  - 환자는 지불해야 하는 액수를 대략적으로 알 수 있다. 반면 <u>행위별수가제(사후결정방식)</u>는 퇴원할 때 액수를 알게 되므로 부담감을 가지게 된다.
  - 진료비가 표준화되어 있고(이미 금액이 정해져 있으므로) 의료공급자(병원)도 불만이 없고 청구와 심사과정이 간단하다. 의료공급자인 병원은 입원환자에게 20%를 받고 80%는 심사평가원에 청구하여 심사를 받고 난 후에 지급받는다. 그렇다 보니 심사과정에서 80%를 다 받으려는 병원과 심사평가원 간에 마찰이 있을 수 있다. 포괄수가제라면 이미 금액이 결정되어 있으므로 논쟁할 일이 없다.
  - 과잉진료와 의료비 급증 등의 문제를 개선할 수 있다. 의료공급자인 병원은 받을 수 있는 금액이 이미 정해져 있으므로 굳이 불필요한 검사를 더 할 필요가 없기 때문이다.
- 단점
  - 이윤을 남기기 위해 <u>진료를 최소화</u>하므로 의료의 질이 떨어질 수 있다.
  - 행위별수가제로 적용받을 수 있도록 진단명을 조작할 여지가 있어 감시가 필요하다.
  - 의료현장의 다양한 상황이 반영되어 있지 않다. 만약 편도수술을 받고 난 후에 예측하지 못한 문제가 발생하여 추가로 검사나 약제를 투여해야 하는 상황이 발생할 수 있다. 하지만 포괄수가제는 금액을 더 받을 수 없으므로 의료공급자의 입장에서는 불만이 생길 수 있다.

04 다리 골절로 수술을 하고 난 후에 퇴원하면서 지불하는 우리나라의 진료비 제도는?

① 봉급제
② 인두제
③ 행위별수가제
④ 총액계약제
⑤ 포괄수가제

해설

행위별수가제는 한국이 시행 중인 지불제도로 사후결정방식이다. 의료인이 제공한 진료행위를 항목별로 가격을 책정하여 진료비를 지급하는 제도이다. 진료를 받으러 갔을 때 의사가 어떤 검사 처방을 입력했느냐에 따라 환자가 내야 해야 하는 진료비가 달라진다. 이미 일(처방과 검사)이 발생하고 난 뒤(검사를 모두 받고 난 후) 진료비가 결정된다. '사후'가 '이미 일이 발생하고 난 뒤'라고 생각하자.

민소쌤의 핵직강

행위별수가제
• 장점 : 의사의 자율권이 보장되고 필요한 처방(행위)을 낼 수 있으니 의료의 질이 높아진다. 많은 검사를 할 수 있으니 정확하게 진단을 내릴 수 있는 확률이 높아진다.
• 단점 : 수입에만 초점을 맞추다 보니 과잉진료가 있을 수 있다. 예방보다는 돈을 벌 수 있는 치료에 의료가 치중될 수밖에 없다. 진료비를 청구하고 심사받는 과정이 복잡해진다. 예를 들어 복통으로 찾아온 환자에게 불필요한 다양하고 복잡한 검사를 처방 냈고 병원은 심사평가원(병원이 과잉진료 없이 적절하게 환자에게 처치했는지 심사를 하고 난 후에 국민건강보험공단에서 돈을 지급하도록 하는 곳)에 돈을 받기 위해 청구를 할 것이다. 그렇다면 심사평가원에서는 과잉진료라고 하여 청구한 만큼 돈을 못 준다고 하고 의료기관에서는 처방을 낸 이유를 설명하면서 논쟁이 펼쳐지게 된다.

봉급제 : 의료서비스의 양이나 환자 명수와 상관없이 일정한 봉급(월급)을 받는 것이다. 더 높은 보수를 받기 위해 승진에 관심이 많고 봉급만 받으면 되니 형식적으로 진료하거나 관료적이다.

인두제 : 대표적으로 영국에 도입된 제도이다. 의사가 맡은 환자 숫자(인두 = 사람 머리)에 따라 보수를 받게 된다.
• 장점 : 진료 여부와 관련 없이 보수를 받는다. 그러므로 진료하러 오는 환자의 숫자를 줄이기 위해 예방에 중점을 두게 된다. 예방이 제대로 되지 않아 중증환자가 되면 머리가 아프기 때문에 예방을 하는 것이라 생각하자.
• 단점
  – 진료 여부와 관련 없이 할당받은 환자 숫자만큼 수입이 보장되므로 형식적인 과소진료가 있을 수 있다.
  – 열심히 한다고 해도 받는 수입은 같으니 신의료기술의 적용이 지연될 우려가 높다.

총액계약제 : 보험자(국민건강보험공단)와 의료공급자(병원)가 의료서비스에 대한 한 해의 총액(진료비)을 계약(협의)하고 사전에 진료비 총액을 결정하는 방식이다. 우리나라는 병원이 환자에게 제공한 의료서비스만큼의 돈을 보험자인 국민건강보험공단에 청구하여 지급받는 방식이다 보니 병원마다 제공한 의료서비스에 비례(행위별수가)하여 수입이 달라지는 구조이다. 하지만 총액계약제는 병원이 받게 되는 돈의 총액을 결정해버리는 것이므로 병원 입장에서는 선호하지 않는 방식이다.
• 장점 : 열심히 진료해도 더 받을 수 있는 돈이 없기 때문에 진료비가 억제된다.
• 단점 : 총액 계약 과정에서 더 많은 총액을 받기 위해 의료기관 간에 혹은 보험자와 분쟁이 있을 수 있다. 과소진료를 하게 되고 더 받을 수 있는 돈이 없기 때문에 중증환자를 기피하는 현상이 발생할 수 있다.

05 우리나라 국민건강보험제도의 특징에 대한 설명으로 옳은 것은?

① 선택적으로 가입할 수 있다.
② 소득과 상관없이 동일한 보험료를 지불한다.
③ 장기보험의 형태이다.
④ 소득재분배기능이 있다.
⑤ 보험료에 따라 받는 서비스가 다르다.

해설

②, ④ 소득비례의 원칙/소득재분배원칙 : 소득에 비례하여 수입이 많은 사람은 많이 내고 적게 버는 사람은 적게 내도록 한다. 세금을 많이 낸 사람의 돈이 기초생활이 부족한 사람들에게 재분배, 즉 나누어지게 되는 것이다. 이렇게 함으로써 전 국민 누구나 의료를 보장받도록 하자는 취지이다.
① 강제가입 : 강제로 가입시켜 국민 누구나 질병이나 사고로 인한 급작스러운 부담을 갖지 않도록 하기 위한 목적이다. 의료공급자는 병원, 의료이용자(수요자)는 환자, 보험자는 국민건강보험공단이다. 병원은 병원비를 환자에게 받고 나머지는 국민건강보험공단(제3자)에 청구하여 받게 되는 3자 지불 형식이다.
③ 단기보험 : 1년마다 보험료가 달라지므로 단기보험이라고 부른다.
⑤ 균등수혜 : 보험료를 많이 내는 사람이나 적게 내는 사람이나 건강보험을 적용받는 것은 똑같다.
예 보험료를 얼마 내든 상관없이 병원에 가서 지불하는 약값은 동일하다.

암기 tip • 메리츠화재, 현대해상 등을 보험회사라고 부르며 보험회사에 매월 보험료를 낸다.
• 국민건강보험공단을 보험자라고 부르며 보험자에게 매월 보험료를 내고 있다.
• 보험회사든 보험자든 만약을 대비하여 보험료를 납부하고 일이 발생하였을 때 혜택을 받는 구조라는 것이 동일하다.

06 퇴행성 관절염에 대한 교육을 시작하기 전에 이루어지는 단계는?

① 도입
② 전개
③ 피드백
④ 요약정리
⑤ 평가

도입 단계는 교육을 시작하기 전에 분위기를 유도하는 시간이다. 교육을 받는 사람은 교육자가 재미있게 교육을 시작하면 동기와 호기심이 유발되며 긴장을 풀 수 있게 된다.

㉔ 흡연교육을 시작하기 전에 교육내용과 관련된 재미있는 에피소드, 퀴즈로 긴장을 풀어준다. 도입 단계 후에 전개(실제로 교육이 이루어지는 시간)와 요약정리(교육내용을 퀴즈를 내거나 요약해주는 것)가 진행된다.

07 수질오염지표에 대한 설명으로 옳은 것은?

① 온도가 높아지면 용존산소는 높아진다.
② 유속이 빠른 물은 용존산소가 낮아진다.
③ 생물학적 산소요구량이 높다는 것은 용존산소가 높다는 것이다.
④ 화학적 산소요구량이 높다는 것은 오염 정도가 낮다는 것이다.
⑤ 염분이 낮을수록 기압이 높을수록 용존산소가 올라간다.

⑤ 염분이 물에 많이 녹아 있으면 산소가 그만큼 비집고 들어갈 수가 없다. 그리고 바다 깊은 곳으로 갈수록 지구 표면과 가까워지므로 기압이 높아진다. 바다 표면보다 깊은 곳은 오염의 정도가 덜하다.

※ 지구 표면과 가까워질수록 중력의 영향을 많이 받게 되고 기압이 높아지게 된다. 그렇다면 바다 표면보다 깊은 바다 속이 기압이 높다는 말이다. 잠함병이 기압이 높은 바다 밑에서 작업을 하다가 기압이 낮아지는 바다 표면으로 올라가는 중에 발생하는 직업병이라는 것도 같이 연관 지어 기억하자. 아주 깊은 바다 속에는 우리가 알 수 없는 다양한 생물들이 살아가고 있으며 이 말은 오염이 되지 않았다는 것을 알 수 있다.

① 온도가 높아지면 용존산소는 낮아진다. 물이 따뜻해지면 세균이 번식할 확률이 높아지고 세균으로 산소가 부족해진다.

② 유속이 빠른 물은 용존산소가 높아진다. 물이 얕고 유속이 빠른 경우는 DO가 높다. 고인 물이 썩는다는 말이 있듯이 빠른 속도로 흐르는 물은 오염될 확률이 낮다.

③ 생물학적 산소요구량이 높다는 것은 미생물이 분해해야 하는 유기물질(폐수, 오수, 음식찌꺼기 등)이 많다는 말이다. 이 말은 그만큼 오염이 많이 되었다는 뜻이고 오염이 많이 된 물은 용존산소가 낮다.

④ 화학적 산소요구량이 높다는 것은 유기물질을 분해하는 데 많은 산화제를 사용해야 한다는 말이다. 이 말은 그만큼 오염이 많이 되었다는 뜻이고 오염이 많이 된 물은 용존산소가 낮다.

민소쌤의 핵직강

수질오염지표

• DO(dissolved oxygen, 용존산소) : 물에 녹아 있는 산소의 양이다. 산소는 물의 자정작용이나 수중에 사는 생물들에게는 필수적이다. DO가 높다는 것은 물에 산소가 많고 깨끗하다는 말이다. 오염된 물에서 DO가 낮아지는 이유는 오염된 물에서 번식하는 미생물들이 산소를 많이 소비하기 때문이다.

• BOD(생물학적(biochemical) 산소요구량) : 물에 있는 유기물질(폐수는 수질오염의 주원인 물질)이 미생물에 의해 분해되어 깨끗해지는 데 필요한 산소요구량이다. 유기물질이 높으면 박테리아 등을 증식시키고 이것들이 용존산소를 떨어뜨려 결국 자정능력을 상실하게 된다. BOD가 높다는 것은 분해해야 할 유기물질이 많다는 것이고 이 말은 오염이 많이 되었다는 말이다.

암기 tip BOD와 COD를 헷갈리지 말자. 바이오(bio)요거트는 미생물을 이용한 유산균 제품이다. bio를 미생물과 연관 지어 보자.

• COD(화학적(chemical) 산소요구량) : BOD는 유기물질을 분해하는 데 미생물을 활용하지만 COD는 산화제에 의해 유기물질을 분해해 물을 깨끗하게 만드는 데 필요한 산소요구량이다. COD가 높다는 것은 분해해야 할 유기물질이 많다는 것이고 이 말은 오염이 많이 되었다는 말이다.

08 보건교육을 할 때 고려해야 할 사항으로 옳은 것은?

① 노인에게 전문적인 용어를 사용한다.
② 독거노인들에게 최신의 고가 의료제품을 추천한다.
③ 어려운 것을 설명하고 쉬운 것을 설명한다.
④ 친숙한 것에서 낯선 방향으로 설명한다.
⑤ 최신의 내용을 설명하고 과거의 것을 설명한다.

해설
① 노인에게는 이해하기 쉬운 단어를 사용하고 최신 기기의 조작법과 같은 어려운 내용은 부적합하다.
② 경제력에 맞게 보건교육을 해야 하는데, 독거노인의 경우라면 고가의 전기 찜질팩 대신 수건을 뜨거운 물에 삶아서 적용하는 방법을 소개해야 한다.
③ 쉬운 것을 설명하여 이해를 시킨 후 응용한 어려운 것을 설명한다. 예를 들어 맨손으로 간단하게 할 수 있는 체조를 연습하고 난 후 기구를 활용한 방법을 설명한다.
⑤ 과거의 익숙한 내용을 설명하여 이해를 시킨 후 최신의 것을 설명한다. 예를 들어 무궁화호 기차만 타본 노인들에게는 무궁화호를 설명해주고 난 후 KTX를 설명해준다.

민소쌤의 핵직강

보건교육을 할 때 고려할 사항
• 지역사회 주민의 요구나 흥미를 파악해야 한다.
  예) 노인이 원하는 주제(고혈압, 치매 등)와 청소년이 원하는 주제(성교육, 피임 등)가 다르다.
• 나이, 교육수준, 경제력에 맞게 보건교육을 한다.
  예) 노인에게 영어와 스마트폰을 쓰면서 교육을 한다면 이해하기가 어렵다.
• 다른 분야와 협조적인 노력이 필요하다.
  예) 주제에 따라 재활치료사와 함께 프로그램을 운영할 수도 있다.
• 보건교육 학습 내용은 쉬운 것에서 어려운 것으로 진행한다.
• 구체적인 것에서 추상적인(상상하는) 방향으로 진행한다.
  예) 유치도뇨관이라는 구체적인 실물을 먼저 보여주고 난 후에 유치도뇨관을 삽입하는 방법을 그림으로 보여주면 이해가 잘 된다.
• 친숙한 것에서 낯선 방향으로 진행한다.
  예) 간단한 상처를 소독하는 것을 배우고 욕창을 소독하는 방법을 교육한다.
• 단순한 것에서 복잡한 방향으로 진행한다.
• 과거 내용에서 최신 내용으로 진행한다.
  예) 과거의 상처 드레싱하는 방법을 설명한 후 현재 시판되고 있는 드레싱 제품의 편리성을 설명한다.

09 보건교육을 하는 도중에 이루어지는 평가는?

① 진단평가
② 형성평가
③ 총괄평가
④ 절대평가
⑤ 상대평가

해설
교육 활동 단계에 따른 평가 단계는 진단평가 → 형성평가 → 총괄평가로 진행된다.
② 형성평가 : 보건교육을 하는 중간 과정에서 피드백을 주기 위한 평가이다.
  예) 쪽지시험을 통해 교육을 잘 따라오고 있는지 확인하는 것이다.
① 진단평가 : 교육 시작 전, 대상자의 지식수준(사전지식)과 흥미, 동기 등을 진단하는 단계이다.
  예) 영어 학원에 오게 된 동기와 흥미 정도를 진단한 후에 레벨테스트를 통해 반이 정해지는 것과 같다.
③ 총괄평가 : 보건교육을 마치고 총괄적으로 학습목표를 얼마나 성취했는지 확인하는 평가이다.
  예) 기말고사와 같은 한 학기의 총괄평가를 말한다.
④ 절대평가 : 미리 도달해야 할 절대적인 목표를 정해두는 것이며 그 목표 이하는 기준에 부합하지 못한 것으로 판정한다. 간호조무사 국가고시시험이 절대평가이다.
  예) 80점 이하는 불합격
⑤ 상대평가 : 다른 사람에 비해 나의 점수가 상대적으로 결정되는 것이다.
  예) 10명 중에 상위권 3명만 합격이라면 그해에 어떤 사람들이 몰려 있느냐에 따라 합격 여부가 판가름 난다.

민소쌤의 핵직강

성과수준에 따른 평가 : 보건교육이 효과적으로 잘 이루어졌는지 평가하기 위한 방법이 다르다.
• 투입평가 : 보건교육을 할 때 투입된 것들이 적절했는지 평가를 하는 것이다.
  예) 강사, 교육 장소
• 과정평가 : 보건교육이 이루어지는 과정이 제대로 진행되었는지를 평가하는 것이다.
  예) 교육이 이루어지는 동안 소음, 온도의 적합성, 만족도 조사, 대상자 참여율
• 성과평가 : 교육과정을 통해 얼마나 목표를 이루었는지를 평가하는 것이다.
  예) 인슐린 주사를 스스로 가능하게 하는 목표 성취도 확인

10 청중과 발표자 모두 전문가들이 모여서 같은 주제에 대해 이야기하는 보건교육 방법은?

① 상담
② 강의
③ 분단토의
④ 심포지엄
⑤ 패널토의

<u>해설</u>

④ 심포지엄 : 사회자부터 청중들까지 <u>모두 전문가</u>이다 보니 깊은 이야기를 '심'각하게 나눈다. '심'은 깊다는 뜻으로 '심포지엄'의 심과 연관 지어 암기해보자. 심포지엄과 배심토의를 헷갈리면 안 된다.
　[예] 신종 해외 감염병이 국내에 유입되어 확산될 때 각 부서 전문가들이 모여 대책을 토론하는 것
① 상담 : 대상자와의 신뢰관계 형성이 중요하다. 스스로의 문제를 알아가고 문제 해결방법 또한 상담을 통해 스스로 찾을 수 있다.
② 강의 : 많은 사람을 대상으로 단시간에 교육이 가능하다. 단 개인차를 고려할 수 없고 집중이 안 될 수도 있으며 학습 효과가 떨어질 수 있다.
③ 분단토의(와글와글 학습법) : 여러 분단(무리)으로 나누어 와글와글거리며 분단끼리 토론하는 방법이며 인원이 많아도 참여할 기회가 주어진다.
⑤ 패널토의(배심토의) : 청중은 전문가가 아니며 의견이 대립되는 전문가들이 청중 앞에서 토론하는 방식이다. <u>반대의 의견</u>을 주장하다 보니 사회자의 조율과 대화기술이 중요하다.
　[암기 tip] 반대의 이야기를 하는 사람에게 "배신이야!"라는 말을 쓰곤 한다. '배신'을 '배심'으로 연관 지어 암기해보자.
　[예] 사형 집행을 찬성하는 사람과 반대하는 사람

11 혈압계를 가지고 와서 직접 재어보면서 실습을 하는 보건교육 방법은?

① 시범
② 시뮬레이션
③ 브레인스토밍
④ 프로젝트
⑤ 심포지엄

<u>해설</u>

① 시범 : 실물을 사용하여 실제로 사용하는 방법을 보여주는 방법으로 동기와 흥미를 유발할 수 있어 <u>보건교육을 할 때 많이 쓰이는 방법</u>이다. 다만 소수에게만 이용이 가능하고 비용이 많이 든다.
　[예] 간호학원에서 실습 중에 서로에게 실제 주사기를 가지고 실습 교육을 받는 것
② 시뮬레이션 : 가상의 상황을 연출하여 활동에 참여시켜 대상자가 문제를 해결해보도록 하는 방법이며 흥미와 동기를 유발할 수 있다. 하지만 시간과 비용이 많이 든다는 단점이 있다.
　[예] 화재나 지진 상황을 리얼하게 연출하여 체험해보는 것
③ 브레인스토밍 : 머릿속에서 폭풍(브레인스토밍)이 이는 것처럼 기발한 생각들을 서로 토의하는 방식이며 토론을 성공적으로 마치기 위해서는 기술이 필요하다.
④ 프로젝트 : 대상자가 목표에 맞게 <u>스스로 자료를 수집·계획</u>하고 문제 해결에 필요한 것들을 학습하게 한다.
　[예] 환자의 낙상을 예방하는 방법에 대한 프로젝트를 맡았다면 일본의 요양병원에서 이루어지고 있는 시스템을 배우기 위해 직접 다녀오고 자료를 수집하여 한국에 도입이 가능한 기술과 제품인지 그리고 그 과정에서 발생할 수 있는 문제는 무엇인지 파악한다.

12 자연독으로 식중독을 일으키는 원인독소를 올바르게 연결한 것은?

① 조개 : 솔라닌
② 버섯 : 무스카린
③ 감자 : 베네루핀
④ 굴 : 테트로도톡신
⑤ 복어 : 미틸로톡신

<u>해설</u>

② '버'섯 : '무'스카린
① '조'개 : '미'틸로톡신
③ '감'자 : '솔'라닌
④ '굴' : '베'네루핀
⑤ '복'어 : '테'트로도톡신
　[암기 tip] 조미료로 버무린 감자라면을 먹고 굴욕적인 배가 되어 복대를 한다.

13 국가보건의료 전달체계를 구성하는 물적 자원은?

① 의료지식
② 간호사
③ 의료기술
④ 의료물품
⑤ 물리치료사

해설

①, ③ 의료지식과 의료기술은 지적 자원이다.
②, ⑤ 간호사와 물리치료사는 인적 자원이다.

민소쌤의 핵직강

체계를 구성하는 요소

• 보건의료자원 개발
 – 지적 자원 : 의료기술, 의료지식, 정보
 – 인적 자원 : 보건의료를 제공하는 의사, 간호사, 물리치료사, 간호조무사 등의 보건의료인력
 – 물적 자원 : 의료기기와 장비, 의료물품과 약품
• 자원의 조직적인 배치 : 인력, 시설, 장비 등이 조직적으로 배치되어 효과적으로 의료서비스를 이용할 수 있도록 해야 한다.
 – 종합병원이 어느 한 지역에 집중되지 않도록 골고루 배치하여 전 국민이 의료 혜택을 받을 수 있도록 한다.
 – 1, 2차 의료기관에서 해결되지 못한 환자가 진료를 받으러 가는 3차 의료기관은 시설이 뒷받침되어야 하고 인력, 기술, 지식적으로 우월한 자원들이 배치되어야 한다.
 – 공공의료기관, 보건소, 보건지소, 보건진료소를 전국에 골고루 배치시켜 소외되는 지역이 없도록 한다.
 – 국민건강보험제도와 보건복지부를 조직적으로 배치하여 총괄하는 기능을 하도록 한다.
• 보건의료제공
 – 의료기관별로 보건의료서비스가 다르다.
  ⓐ 1차 의료기관 : 의원, 한의원, 치과의원 등 아플 때 일차적으로 방문하게 되는 의료기관이다.
  ⓑ 2차 의료기관 : 의원급에서 해결되지 않은 환자가 방문하는 곳이고 검사를 위한 장비와 입원실이 갖추어져 있다.
  ⓒ 3차 의료기관 : 대형 종합병원이며 2차 의료기관보다 더욱 전문적인 검사와 의료서비스를 받을 수 있다. 예외인 경우를 제외하고 1~2차 의료기관에서 받은 진료의뢰서가 있어야 진료가 가능하다.
 – 질병예방의 범위에 따라 보건의료서비스가 다르다.
  ⓐ 1차 예방 : 증상과 질병이 없는 상태이며 꾸준하게 건강증진을 위한 활동을 하는 것이다.
   예 예방접종, 운동, 스트레스 관리, 좋은 식습관, 충분한 수면
  ⓑ 2차 예방 : 증상이 있을 때 조기에 검사하여 발견하고 조기치료를 하는 것이다. 진단명이 붙었다는 것이 1차 예방과 다른 점이다.
   예 속쓰림이 지속된다면 위내시경검사를 하여 위염이라고 진단을 받으면 적절한 치료를 받아 질병이 악화되는 것을 막는다. 당뇨 환자의 발 케어와 고혈압 환자의 식이조절도 2차 예방에 포함된다. 당뇨와 고혈압을 진단받았지만 긍정적으로 자기 관리를 하여 악화되는 것을 막는 것이기 때문에 2차 예방이다.
  ⓒ 3차 예방 : 질병으로 이미 손상받은 상태에서 많이 진행된 상태라 후유증을 최소화하여 악화되는 것을 막는 것이 목적이다.
   예 뇌졸중을 진단받고 오른쪽 편마비가 왔다면 꾸준한 재활치료를 통해 남아 있는 기능을 최대한 유지하여 인간다운 삶을 살 수 있도록 한다.
• 경제적 지원 : 의료서비스 체계가 유지되고 운영되기 위해서는 자금(돈)이 있어야 한다. 의료기관을 운영하는 데 필요한 유지비와 인건비 등은 국민이 지불하는 건강보험료, 개인이 지불하는 진료비, 기업의 보조금, 기부 등으로 조달한다.
• 보건의료 정책과 관리 : 의료기관의 운영은 보건의료 정책에 많은 영향을 받는다. 예를 들어 의약분업 사태로 인한 의사 파업, 부족한 소아청소년과 의사에게 수당 지급, 2세 미만 입원 진료비 본인부담률 0% 등이다.

14 사회보장형 보건의료 전달체계에 대한 설명으로 옳은 것은?

① 한국의 보건의료 전달체계이다.
② 의료의 질이 높다.
③ 개인의 자유가 존중된다.
④ 의료인의 재량이 높아진다.
⑤ 공산주의 국가의 보건의료 전달체계이다.

해설

①, ②, ④ 자유방임형 보건의료 전달체계에 대한 설명이다.
⑤ 사회주의 보건의료 전달체계에 대한 설명이다.

민소쌤의 핵직강

보건의료 전달체계의 유형

• 자유방임형 : 한국과 미국, 일본이 자유방임형을 채택하였다. 방임의 뜻은 간섭하지 않고 내버려둔다는 말이다. 정부의 통제는 최소한이며 민간주도형으로서 국민의 자유로운 선택을 존중한다.
 – 장점 : 국민이 스스로 의료기관을 선택하고 그에 따라 의료의 질이 높아지며 의료인의 재량권과 의료서비스의 질이 높아진다.
  예 병원의 수입이 높아질 수 있고 갖가지 검사도 가능하니 정확한 진단을 내릴 수 있는 확률도 높아진다. 이는 의료서비스 질의 상승을 가져온다.

- 단점 : 지역적 그리고 사회적으로 불균형이 생긴다. 대도시에만 의료기관이 몰리게 되고 경제적인 수준에 맞는 의료기관을 이용하게 된다. 비효율적인 이용(과잉처방, 병원 쇼핑, 유명한 병원으로 환자가 몰림)이 의료비 상승을 부추긴다.
- 사회보장형 : 영국과 캐나다가 사회보장형을 채택하였다. 개인의 자유는 어느 정도 존중해주면서 보건의료서비스를 <u>무료로 국가가 주도하여 사회에서 보장</u>해준다. 주거지를 중심으로 주치의를 선택할 수 있고 비용을 부담하고 사립병원을 이용할 수 있는 자유도 있다.
  - 장점 : 주치의에게 무료로 진료를 보는 시스템이며 치료뿐만이 아니라 예방을 포함한 서비스를 받을 수 있다. 돈을 내고 사립병원을 이용하지 않는 이상 누구나 주거지 중심의 주치의에게 진료받는 것이므로 의료의 형평성이 보장된다.
  - 단점
    ⓐ 의사 입장에서는 열심히 한다고 해서 돈을 더 받는 것이 아니므로 의료의 질이 떨어질 수 있으며 의료조직이 형식적이고 관료적이다.
    ⓑ 예약을 해야 진료를 볼 수 있는데 대기시간이 길고 예약 변경 또한 복잡하다.
- 사회주의형 : 북한, 중국 같은 공산주의 국가가 사회주의를 채택했다. 사회주의는 국민 개인의 자유를 중요시하지 않고 사회 전체의 이익을 중요하게 생각한다.
  공산'주의' → 사회'주의'형이라고 기억하자.
  - 장점 : 의료자원과 의료서비스의 분포와 기회를 공평하게 무료로 제공하는 제도이며 형평성이 높다는 장점이 있다.
  - 단점 : 개인의 자유가 존중되지 않고 의료의 질이 낮다.

15 간호조무사가 다니던 병원이 갑자기 폐업하여 실직하였을 경우 받을 수 있는 사회보장제도의 종류는?

① 산재보험　　　　② 연금보험
③ 고용보험　　　　④ 건강보험
⑤ 기초생활보장

해설
근로자가 직장을 잃게 되었을 경우 소득을 보장해주는 사회보장제도는 고용보험이다.

민소쌤의 핵직강

사회보장제도 : 국민이 어떤 위험한 일을 당했을 때 국가로부터 보호를 받고 최소한의 인간다운 생활을 보장받을 수 있도록 필요한 서비스와 소득을 <u>사회가 보장하는 제도</u>이다. 이때 위험이란 출산, 실업, 질병, 사망, 장애 등 예견하지 못하는 것들을 말한다.

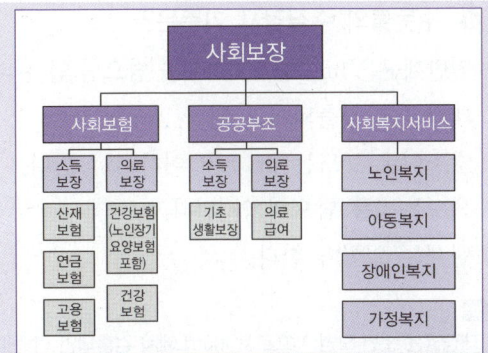

- 사회보험 : 말 그대로 보험이며 <u>근로자와 고용주라면 의무가입</u>이다. 일정 금액을 매월 보험료처럼 납입하면서 만약의 위험에 대비하는 것인데 의료를 보장하는 형태, 소득을 보장하는 형태가 있다.
  - 산재보험(의료보장, 소득보장) : 산재는 산업재해에 대비한 보험이다. 직장에서 근무를 하다가 재해를 당해서 일을 하지 못하게 되었을 때 근로자와 그 가족의 생활을 보장하기 위해 의무적으로 가입하는 보험이다.
    예 근무 중에 발목 골절을 입게 되면 병원에서 치료하는 비용(의료보장)과 일을 하지 못하게 되니 근로자와 가족을 위한 보상금(소득보장)을 받게 된다.
  - 연금보험(소득보장) : 퇴직 후 소득이 없을 때 매월 일정 금액의 연금을 받으면서 생활이 가능할 수 있도록 소득을 보장하는 보험이다.
  - 고용보험(소득보장) : 고용되어 있던 근로자가 <u>직장을 갑자기 잃어 고용 상태가 아닌 경우</u>에 구직하는 일정 기간 동안 실업급여를 지급해줌으로써 소득을 보장해준다.
  - 건강보험(의료보장) : 갑작스러운 질병이나 사고로 인해 병원을 이용할 때 가계에 과도한 부담이 되지 않고 적절한 의료서비스를 받을 수 있도록 해주는 제도이다.
- 공공부조 : 저소득계층의 <u>최저생활을 보장하기 위한 제도</u>이며 '부조'라는 뜻이 도와준다는 말이다. 국가가 전액을 부담한다.
  - 의료급여 1종, 2종(의료보장) : 입원하거나 외래진료를 볼 때 개인부담이 없거나 적은 비용을 납부하게 함으로써 의료서비스를 받을 수 있도록 해준다. 의료보험(사회보험)과 의료급여(공공부조)는 별개이니 혼돈하지 말자.
  - 기초생활보장(소득보장) : 최소한의 인간다운 생활을 할 수 있도록 교육급여(학교 입학금, 수업료 지원), 출산과 장례 지원금, 주거급여 지원 등을 해주는 제도이다.
- 사회서비스 : <u>도움이 필요한 취약 대상</u>에게 장애인복지, 아동복지, 노인복지 등 인간다운 삶을 보장받기 위해서 상담, 재활, 정보제공 등을 하는 서비스이다.
  예 발달장애 부모 심리상담, 아동청소년 심리지원서비스, 저소득 중증장애인 전세금 지원

16 수돗물의 수질검사 기준은?

① 일반세균은 1mL 중 100CFU를 넘으면 안 된다.

② 대장균은 검출되어도 된다.

③ 수소이온 농도는 pH 5.0 이하여야 한다.

④ 색도는 2를 넘으면 안 된다.

⑤ 냄새는 없어야 한다.

해설

② 대장균은 분변 오염 지표로서 100mL에서 검출되면 안 된다.

③ pH가 7보다 작으면 산성, 7보다 크면 알칼리이다. 적합한 수돗물의 수소이온 농도는 pH 5.8~8.5 이하이다.

④ 색도(물의 착색 정도)는 5를 넘으면 안 된다.

⑤ 잔류염소(수돗물 소독에는 염소 사용)로 인한 냄새와 맛 이외에는 있으면 안 된다.

17 기온, 기습, 기류가 복합적으로 작용하여 느껴지는 체감온도는?

① 온열조건

② 쾌감대

③ 감각온도

④ 불쾌지수

⑤ 군집독

해설

기온, 기습, 기류를 기후 3대 요소라고 한다.

③ 감각온도 : 인체가 느끼는 체감온도라고 하며 기온, 기습, 기류가 복합적으로 작용하여 느껴지는 온도감각이다. 같은 기온이지만 바람이 많이 부는 날에는 체감온도가 더 떨어져 춥게 느껴진다. 옷, 계절, 성별, 연령에 따라 느끼는 것이 다르나 100% 습도, 무풍 상태에서는 동일한 온감을 느낀다.

① 온열조건 : 따뜻하게 느껴지기 위해서는 기온, 기습(습도), 기류(공기의 흐름), 복사열(태양의 적외선 열)이 복합적으로 작용해야 한다.

② 쾌감대 : 옷을 입고 바람이 없는 상태에서 '쾌'적하게 느끼는 상태인데 온도는 17~18℃, 습도는 60~65%이다.

④ 불쾌지수 : 기온과 기습의 영향으로 느껴지는 '불쾌'한 정도를 지수로 나타낸 것이다. 같은 더운 날이더라도 습도가 높은 날에는 끈적끈적하고 습한 느낌에 불쾌지수가 높아진다.

⑤ 군집독 : 많은 사람이 모여 있는 환기가 안 되는 실내에서 이산화탄소가 축적되는 것이 군집독이다. 불쾌감, 오심, 현기증, 두통 등이 나타나며 환기를 시키면 증상이 사라진다.

18 노인장기요양등급을 받은 노인의 집에 요양보호사가 방문하여 청소와 세탁을 도와주는 서비스는?

① 방문요양서비스

② 단기보호서비스

③ 주야간보호센터

④ 방문목욕서비스

⑤ 방문간호서비스

해설

① 방문요양서비스 : 가정에 있는 대상자를 요양보호사가 방문하여 일상생활과 가사 등을 도와주는 서비스를 제공한다.

② 단기보호서비스 : 월 9일 이내의 단기간 돌봄이 필요한 노인을 입소시켜 서비스를 제공한다.
   예 4박 5일 입소

③ 주야간보호센터 : 주간 혹은 야간에 돌봄이 필요한 비교적 건강한 노인을 대상으로 다양한 프로그램과 식사 등을 제공한다. 어린이가 다니는 곳이 유치원이라면 노인이 다니는 주야간보호센터를 노치원이라고 부른다.

④ 방문목욕서비스 : 집에 있는 대상자를 요양보호사가 직접 방문하여 목욕서비스를 제공한다.

⑤ 방문간호서비스 : 집에 있는 대상자를 방문간호사 혹은 방문간호조무사가 방문하여 의사가 처방한 방문간호 지시서에 따라 간호, 상담, 진료 보조 등을 하는 서비스이다.

19 보건교육을 하는 목적은?

① 자기 건강관리 수준 향상

② 지식 전달

③ 경제수준 향상

④ 기술 습득

⑤ 문화수준 향상

해설

보건교육은 단순하게 지식을 전달하는 것이 목적이 아니며 대상자가 교육을 받은 내용을 꾸준하게 실천해서 건강을 관리하는 수준을 높이는 것이다. 보건교육을 통해 개인이나 집단이 지식과 태도, 행위를 바람직한 방향으로 변화시켜 적정기능 수준의 건강을 향상시키는 것이 목적이다. 적정기능이라는 것은 질병은 가지고 있지만 스스로 관리하면서 일상생활을 유지하는 것이다. 예를 들어 협심증을 가진 사람을 교육하여 스스로 적절한 운동과 식이조절을 하여 건강하게 살 수 있도록 하는 것이다.

20 비교적 건강한 노인들이 모여서 생활하는 주거공간은?

① 노인요양시설
② 노인요양공동생활가정
③ 노인공동생활가정
④ 경로당
⑤ 노인복지관

①, ② 노인'요양'시설과 노인'요양'공동생활가정은 노인성 질환을 가진 노인이 '요양'을 필요로 할 때 입소하는 곳이다.
④, ⑤ 경로당과 노인복지관은 집에서 지내는 건강한 노인이 여가를 위해 잠깐씩 방문하는 곳이다.

민소쌤의 핵직강

노인보건복지서비스
• 노인주거복지시설 : 독립생활이 가능한 건강한 노인들이 모여서 생활을 하는 '주거'공간이다.
  – 양로시설(10인 이상) : 급식 + 일상생활 편의시설
  – 노인공동생활가정(5~9인) : 가정과 같은 공간 + 급식 + 일상생활 편의시설
  – 노인복지주택 : 가정처럼 독립생활 + 편의시설
• 노인의료복지시설(장기요양보험등급) : 노인성 질환을 가진 노인이 심신에 상당한 장애가 있고 일상생활이 힘들어 요양이 필요하여 입소하여 지내는 곳이다. 질환을 가지고 있으며 투약이나 처치가 필요한 대상자들이다. 규모가 큰 요양원이냐 작은 요양원이냐의 차이다.
  – 노인요양시설(10인 이상) : 급식 + 요양 + 일상생활 편의시설
  – 노인요양공동생활가정(5~9인) : 가정과 같은 공간 + 급식 + 요양 + 일상생활 편의시설
• 노인여가복지시설 : 집에서 지내는 건강한 노인들이 '여가'를 위해 방문하는 공간이다.
  – 노인복지관 : 교양, 취미생활, 소득보장, 질병예방과 같은 여러 서비스를 제공하는 시설이다.
  – 경로당 : 친목도모, 취미활동, 공동작업장을 운영하는 곳으로 누구든지 방문하여 어울려 시간을 보내는 마을의 방앗간 같은 곳이다.
  – 노인교실 : 취미생활, 여러 학습 프로그램을 운영한다.

21 해산물을 통해 발생하는 식중독은?

① 살모넬라 식중독
② 비브리오 식중독
③ 병원성 대장균 식중독
④ 보툴리누스 식중독
⑤ 포도상구균 식중독

① 살모넬라 식중독은 달걀, 두부, 육류를 통해 발생한다.
③ 병원성 대장균 식중독은 분변을 통해 오염된 손이나 야채 등을 통해 발생한다.
④ 보툴리누스 식중독은 보관 상태가 나쁜 통조림, 소시지를 통해 발생한다.
⑤ 포도상구균 식중독은 도시락과 김밥을 통해 발생한다.

민소쌤의 핵직강

감염형과 독소형을 구분할 줄 알아야 한다.
세균성 식중독
• 감염형
  – 살모넬라 식중독 : 6~9월에 발생하며 한국에서 가장 흔한 감염형 식중독으로, 달걀, 두부, 육류 등의 음식물 혹은 대소변에 오염된 음식물이 원인이다. 달걀이 들어간 김밥을 먹고 많은 사람이 살모넬라 식중독에 걸린 사건이 뉴스에 보도되기도 했다.
  – 장염 비브리오 식중독 : 바닷물 또는 덜 조리된 해산물을 통해 감염된다.
  – 병원성 대장균 식중독 : 대장균은 분변 오염의 지표이다. 환자나 동물의 분변을 통해 오염된 식품이나 조리 기구를 통해 감염된다.
• 독소형 : 독소가 나오는 식품을 섭취하여 발생한 식중독이다.
  – 포도상구균 식중독 : 한국에서 가장 흔한 독소형 식중독이다. 도시락과 김밥 같은 조리식품이 원인이며 봄과 가을에 흔하게 발생한다.
  – 보툴리누스 식중독 : *Clostridium botulinum*의 신경독소에 의해 신경마비가 일어나는 식중독이다. 보관 상태가 나쁜 통조림, 소시지의 섭취를 통해 주로 감염된다.
  – 웰치균 식중독 : 육류와 어패류가 흔한 원인이다.
암기 tip • 독소형 식중독 : 세 가지 식중독 종류를 기억해야 한다.
    웰치스(웰치균 식중독) 포도(포도상구균 식중독) 바틀(보툴리누스 식중독)은 톡(독소) 쏜다!
• 살모넬라 식중독 : 달걀을 살살 조심히 만져라.
• 장염 비브리오 식중독 : 해산물은 아주 '비'려요!
• 보툴리누스 식중독 : 보톡스를 맞으면 신경과 근육이 부분 마비된다. '보'툴리누스와 '보'톡스를 연관 지어 암기해보자. 그리고 보'툴'리누스와 '통'조림과 연관시키자.
• 포도상구균 식중독 : 우리나라는 포도가 맛있다. 도시락과 김밥을 싸서 소풍 가는 봄과 가을에 유행한다.

22 노인장기요양보험제도서비스를 신청할 수 있는 대상자는?

① 65세 이하이지만 조현병을 가지고 있는 사람

② 65세 이상의 노인이지만 스스로 일상생활이 가능한 사람

③ 65세 이하이지만 파킨슨으로 6개월 이상 혼자서 일상생활이 힘든 사람

④ 65세 이하이지만 요추 골절로 인해 6개월 이상 혼자서 일상생활이 힘든 사람

⑤ 65세 이상으로 뇌졸중을 며칠 전에 진단받은 사람

해설

노인장기요양보험제도는 65세 이상 노인 또는 65세 이하더라도 치매, 뇌혈관성 질환, 파킨슨 등의 노인성 질병을 가진 자가 6개월 이상 혼자서 일상생활을 수행하기 어렵다고 인정되면 장기요양등급을 받고 장기요양급여를 제공받도록 하는 제도이다. 65세 이상의 노인이지만 일상생활이 혼자 가능한 노인은 혜택을 받는 데 제한이 있다.

23 실내 공기오염의 판정기준은 무엇인가?

① 이산화탄소

② 일산화탄소

③ 암모니아

④ 황산화물

⑤ 산소

해설

환기가 안 되는 밀폐된 공간에 많은 사람들이 모여 있을 때 이산화탄소로 인한 군집독 증상이 발생한다.

② 일산화탄소 : 무색무취의 맹독성이다. 혈색소와 결합하는 능력이 뛰어나고 저산소증을 초래하여 중추신경계에 문제를 일으킨다. 헤모글로빈과 결합력이 산소에 비해 250배 이상 강하다. 겨울이면 뉴스를 통해 일산화탄소 중독사고를 자주 접하게 된다.

③ 암모니아 : 무색이며 자극적이고 유독가스를 풍긴다.

④ 황산화물 : 탄소를 태울 때 발생하며 아황산가스가 대표적이고 산성비의 원인이 된다. 아황산가스는 인체에 치명적인 독성이 있는 물질이다. 산성비는 pH 5.6 이하이며 금속을 부식시키고 식물의 피해를 가져온다.

⑤ 산소는 공기오염과 무관하다.

24 장기요양보험제도서비스를 신청받는 주체는 어디인가?

① 국민연금공단

② 보건소

③ 국민건강보험공단

④ 보건지소

⑤ 보건복지부

해설

국민건강보험공단이 주체이나 건강보험제도와 별도로 운영된다. 건강보험제도는 주로 의료기관에서 진료와 치료를 받는 환자들이 대상이나 노인장기요양보험제도는 장기요양기관을 통해 서비스와 요양을 받는 노인성 질병을 가진 자가 대상이다. 노인장기요양보험료를 내지는 않지만 의료보험수급권자 역시 국가 및 지방자치단체의 부담으로 노인장기요양보험의 적용 대상이 된다. 소득과 상관없이 65세 이상 노인 또는 65세 이하더라도 치매, 뇌혈관성 질환, 파킨슨 등의 노인성 질병을 가진 자가 6개월 이상 혼자서 일상생활을 수행하기 어렵다고 인정되면 서비스를 받을 수 있다.

민소쌤의 핵직강

장기요양등급은 1~5등급 + 인지지원등급이다. 1등급으로 갈수록 전적으로 다른 사람의 도움이 필요한 와상 상태이다. 등급은 장기요양 인정점수를 바탕으로 판정된다. 등급에 따라 이용 가능한 서비스의 종류가 다르다.

장기요양서비스의 종류

• 재가급여 : '재가'라는 말은 집에서 머문다는 뜻이다. 즉, 대상자가 집에 머물면서 이용하는 서비스를 말하며 수급자 부담이 15%이다.
　예 방문요양서비스, 방문목욕서비스, 주야간보호서비스, 단기보호서비스, 방문간호서비스

• 시설급여 : 노인의료복지'시설'에 대상자가 입소하여 받는 서비스이며 수급자 부담은 20%이다.
　예 노인요양시설, 노인전문요양시설

• 특별현금급여 : 장기요양서비스를 받을 수 없는 지역(벽지, 오지)에 거주하는 대상자는 가족이 돌봄을 제공하면서 특별히 현금으로 가족요양비를 받는 것이다.

25 김치와 젓갈 같은 식품은 어떤 식품 보존법인가?

① 훈연법 ② 가스저장법
③ 훈증법 ④ 절임법
⑤ 통조림법

해설
④ 소금, 식초, 설탕을 사용하여 미생물이 부패되는 것을 막는다. 생선에 소금을 뿌리는 염장법, 설탕을 듬뿍 넣은 잼, 피클 같은 것이 예이다.
① 훈연의 '연'은 연기를 말한다. 나무를 태워서 나오는 연기속의 물질을 고기나 생선류에 침투시켜 식품을 건조시켜 살균하는 방법이다.
② 질소가스를 사용하여 포장하는 방법이 대표적인데 야채, 과자, 어류 등을 장기간 보관하는 것이 목적이다.
③ 훈증의 '증'은 증기처럼 찐다는 말이다. 훈증 가스를 이용하여 미생물과 기생충 알을 죽이는 방법이다.
⑤ 캔에 음식물을 넣어 가스를 제거한 후 가열해서 세균의 번식을 억제하여 식품이 부패하는 것을 막는다.

26 빠른 속도로 퍼지는 감염병을 교육하기 위한 매체로 적당한 것은?

① 실물 ② 모형
③ 대중매체 ④ 칠판
⑤ 인쇄물

해설
보건교육의 매체는 보건교육을 효과적으로 하기 위해 이용하는 도구이다. 교육 주제에 가장 어울리고, 안전하고 쉽게 사용할 수 있는 매체여야 하며 무엇보다 학습자에게 적합해야 한다.
예 노인에게 인슐린 주사방법을 교육할 때는 컴퓨터로 영상을 보여주는 것보다 실물을 가지고 직접 시범하는 것이 적합하다.
③ 대중매체 : 다수의 사람에게 많은 정보를 동시에 빠른 시간에 전달 가능하다. 긴급하게 알려야 할 중대한 문제 같은 경우는 대중매체가 효과가 높다.
　예 독감이 유행할 때 예방하고 치료하는 방법을 뉴스로 알려주면 파급효과가 크다.
① 실물 : 실제 물건이며 교육받은 내용을 즉시 현장에서 활용할 수 있다. 비용이 많이 들고 보관이 어렵다는 단점이 있을 수 있다.
　예 인슐린 펜 주사 교육
② 모형 : 실물과 비슷한 효과를 얻을 수 있는 물건이며 비용이 많이 든다.
　예 심폐소생술 인형, 모형 자동차, 모유 수유를 위한 아기인형
④, ⑤ 칠판, 인쇄물, 그림, 포스터 게시판 등의 매체들은 반복해서 볼 수 있다는 장점은 있지만 전파속도가 느리다.

27 모자보건과 관련한 중요한 지표로서 한 국가의 보건수준을 알 수 있는 것은?

① 영아사망률 ② 주산기사망률
③ 모성사망비 ④ 신생아사망률
⑤ 총부양비

해설
① 영아사망률 : 한 국가의 보건수준을 알 수 있는 대표적인 지표이다. 영아기는 아이가 급속도로 발달하는 단계이다. 이때 위생적인 수유와 적절한 이유식(영양) 공급, 필수 예방접종이 이루어진다. 이 모든 것들은 부모가 가진 건강과 위생에 대한 개념에 영향을 받는다. 그러므로 이 시기에 영아사망률이 높다는 것은 보건수준이 낮다는 것으로 해석할 수 있다.
예 젖병의 열탕소독, 이유식 주는 방법에 대한 지식

> 출생 후 1년 미만 영아 수/특정 연도 총 출생아 수 × 1,000

② 주산기사망률 : 주산기는 출산 전후의 시기를 말한다. 산모와 태아의 건강상태를 파악할 수 있는 지표이다. 임신 28주 이후의 조산은 산모와 태아의 건강 문제로 인해 발생하는 경우가 많다. 생후 1주일 내에 사망하는 신생아도 선천적인 문제가 대부분의 원인이다.

> 같은 해의 임신 28주 이후 사산아 수 + 생후 1주일 내 신생아 사망자 수/특정 연도 총 출생아 수 × 1,000

③ 모성사망비 : 출산한 아기 10만 명당 임신과 출산으로 인해 사망한 모성사망자 숫자를 말한다.

> 해당 연도의 모성사망자 수/특정 연도 총 출생아 수 × 1,000,000

④ 신생아사망률 : 생후 28일 미만의 신생아가 사망하는 것은 후천적인 요인보다 유전적, 선천적으로 타고난 문제로 인해 발생하는 경우가 많기 때문에 영아사망률 중에서 신생아사망률이 높을수록 건강수준이 높다고 할 수 있다.

> 같은 해의 생후 28일 미만의 사망아 수/특정 연도 신생아 사망자 수 × 1,000

⑤ 총부양비 : '부양'이라는 단어는 말 그대로 돌보아준다는 것이다. 생산인구(일을 할 수 있는 인구)에 대한 비생산인구(생산활동을 하지 못하는 돌보아줘야 하는 인구)의 비이며 사회경제적 구성을 나타내는 지표이다. 생산인구는 15~64세의 경제활동이 가능한 인구를 말하며 비생산인구는 0~14세 유년인구와 65세 이상 노인을 말한다.

- 총부양비 = 0~14세 유년인구 + 65세 이상 노인/15~64세 인구 × 100
- 유년부양비 = 0~14세 인구/15~64세 인구 × 100
- 노년부양비 = 65세 이상 노인/15~64세 인구 × 100

28 모자보건사업이 중요한 이유는?

① 전체 인구의 1/3을 차지한다.

② 국가에 미치는 영향력이 적다.

③ 다음 세대의 인구 자질에 영향을 미치지 않는다.

④ 학령기 아동은 감염과 질병에 취약한 계층이다.

⑤ 비용 대비 효과가 크다.

해설

⑤ 다른 사업에 비해 적은 비용으로 건강증진에 기여하는 정도가 크다. 산모도 출산 전후에 문제가 없고 건강한 태아가 출산하면 건강한 어른으로 자랄 수 있는 확률이 높아진다.

①, ② 모자는 전체 인구의 절반 이상이며 지역사회와 국가에 미치는 영향력이 크다.

③ 다음 세대의 인구 자질에 영향을 주며 건강육성의 기초를 다질 수 있다. 다음 세대의 인구 주인은 태어나는 아이이다.

④ 학령기 아동은 모자보건사업의 대상이 아니다. 영유아와 임산부는 감염과 질병에 취약한 계층이다. 이때 치명적인 질병을 앓게 된다면 평생에 영향을 끼치는 문제가 생길 우려가 높다.

29 골연화증, 요통을 발생시키는 중금속은?

① 카드뮴　　　　② 수은

③ 납　　　　　　④ 크롬

⑤ 구리

해설

① 카드뮴 : 뼈의 통증과 골연화증을 유발하며, 구토와 설사, 위장염, 신장기능장애가 생긴다. 이타이이타이병을 일으킨 주범이다.

암기 tip ・'수'은 : '미'나마타 → 수미감자
・카드뮴 : '카'를 기억하여 칼슘과 연관 지어 암기해보자. 뼈 통증이 너무 심해서 '이따위(이타이)로 아프다니!'라고 외워보자.

② 수은 : 실온에서 액체 상태로 존재하는 금속이다. 폐에 흡수되므로 보호 마스크를 써야 한다. 구내염(잇몸염증), 정신 증상, 두통과 구토, 복통, 설사를 유발한다. 급성 중독 시 우유와 달걀흰자(수은이 단백질과 결합하여 침전)를 먹여야 한다. 미나마타병을 일으킨 주범이다.

③ 납 : 납은 분진의 형태이므로 호흡기로 흡수된다. 배기장치를 설치하고 밀폐해야 하며 개인보호구를 착용해야 한다. 페인트에 납이 많이 들어있다. 알록달록한 색의 장난감들이 납 범벅이라고 뉴스에서 시끄러웠다. 납에 노출되는 것을 최소화하기 위해 가루 형태의 페인트를 반죽 형태로 교체하고 분진 발생을 억제하기 위해 바닥에 물을 뿌리는 것도 도움이 된다. 빈혈, 구강 치은에 납이 침착된 자국이 보이며 신경 및 근육장애와 중추신경계 장애도 나타난다.

30 야간 시간에 고정으로 근무하는 간호조무사가 주기적으로 받아야 하는 건강진단은?

① 일반건강진단　　　② 배치 전 건강진단

③ 특수건강진단　　　④ 수시건강진단

⑤ 임시건강진단

해설

일반건강진단을 제외한 ②~⑤의 건강진단은 모두 특수건강진단과 관련된 대상자와 관련이 있다.

③ 특수건강진단 : 야간근무, 나이트로벤젠, 가솔린, 수은, 구리, 납, 분진, 유해 광선, 진동 등 특수하고 유해한 환경에 노출되어 일하는 근로자라면 지정된 의료기관에서 주기적으로 특수건강진단을 받아야 한다. 노출되는 인자에 따라 특수건강진단 목록과 검사주기는 다르다.

① 일반건강진단 : 근로자 5인 이상의 사업장의 경우는 사무직은 2년에 1회, 비사무직은 1년에 1회 실시한다. 간호사와 간호조무사 등 환자를 직접 돌보는 직종은 비사무직으로 1년에 한 번씩 원하는 의료기관에 가서 일반건강진단을 받아야 할 의무사항이 있다.

② 배치 전 건강진단 : 특수건강진단 대상 업무에 종사할 근로자를 현장에 배치하기 전에 적합성 평가를 위해 사업주가 실시하는 건강진단이다.

④ 수시건강진단 : 특수건강진단 대상 업무에 종사하는 근로자가 건강에 이상이 생겼을 때 하는 건강진단이다. 근로자 개인을 대상으로 하기 때문에 사업주가 필요할 때마다 '수시'로 실시하는 검사라고 생각하면 된다.

⑤ 임시건강진단 : 특수건강진단 대상 업무 현장에서 직업병 유소견자가 여러 명 발생하여 고용노동부장관의 명령에 따라 '임시'로 문을 닫고서라도 사업주가 실시해야 하는 건강진단이다.

민소쌤의 핵직강

건강진단을 받는 목적

・작업환경에 부적합한 근로자를 발견하고 적합한 곳으로 배치하기 위함이다. 예를 들어 미세한 조립을 해야 하는 작업장에서 시력이 현저하게 나쁜 근로자는 작업을 할 수 없다. 이러한 근로자는 정밀한 작업을 하지 않는 환경으로 재배치하는 것이다.

・직업병의 유무를 확인하려는 목적이다.

・산업재해보상의 근거를 마련하기 위함이다. 근로자는 주기적으로 건강진단을 하면서 직전의 결과와 현재의 결과를 비교하면서 산업재해가 원인인지 여부를 확인할 수 있는 증거 자료로 활용할 수 있다.

・근로자 집단의 건강 수준을 확인하기 위해서이다. 예를 들어 어느 공장의 근로자 100명의 상당수가 간기능 수치가 상승하였다면 공장에서 어떤 유해인자가 발생하고 있는 것은 아닌지 역으로 확인할 수 있게 된다. 하지만 대부분 근로자가 건강 수준이 양호하다면 작업환경이 안전하다는 것을 추측할 수 있게 된다.

31 고기압의 작업환경에서 일하는 사람이 걸리기 쉬운 직업병은?

① 소음성 난청
② 열사병
③ VDT증후군
④ 잠함병
⑤ 결막염

① 소음성 난청은 반복적으로 소음에 노출되는 직업으로 판금작업, 착암작업(바위뚫기) 등이다.
② 열사병은 시상하부가 체온을 조절하는 중추인데 고열로 인해 이곳이 손상당한 것이다. 사망의 위험성이 높으며 40℃가 넘는 고열과 혼수, 경련, 피부건조(땀이 나지 않음)가 대표적이다. 즉시 체온을 떨어뜨리는 처치가 필요하다. 열사병의 '사'를 '사'망과 연관 지어 기억하자. 고온의 작업 현장에서 일하는 사람들이 쉽게 걸린다.
③ 컴퓨터를 장기간 사용할 때 생기는 문제이며 근육계 증상, 눈의 피로 증상, 피로감, 불안과 같은 정신신경장애가 생긴다.
⑤ 강한 살균효과가 있다. 결막염, 백내장, 피부 홍반을 일으키는데 여름에 선글라스와 선크림을 바르는 이유이기도 하다.

민소쌤의 핵직강

잠함병(감압병) : 잠수부와 해녀들이 많이 걸린다.
• 원인 : 바다 깊은 곳과 같이 고기압의 환경에서 일하다가 기압이 낮은 수면으로 갑자기 올라왔을 때 인체 내에 있던 질소가 기포로 변해 미세혈관을 막으며 문제를 일으킨다. 신체의 어느 혈관을 막았냐에 따라 증상이 다양하다. 바다 밑은 중력의 영향을 더 많이 받으므로 기압이 높다.
• 증상 : 관절통, 비감염성 골 괴사(질소 기포로 혈관이 막혀 뼈에 혈액 공급 차단), 내이와 미로의 장애(청각장애, 어지러움), 중추신경계(뇌혈관을 막아서)와 호흡기계 문제(폐혈관을 막아서), 시력장애(눈의 미세혈관을 막아서) 등이 발생한다.
• 예방 : 감압병을 막기 위해서는 천천히 수면으로 올라오면서 압력변화에 적응해야 한다.

32 건강진단 결과의 해석으로 올바른 것은?

① A : 직업성 질병으로 진행할 수 있다.
② D1 : 직업성 질병 유소견자이다.
③ D2 : 일반 질병으로 진전될 우려가 있다.
④ R : 가장 우수하다.
⑤ C1 : 평가하기 곤란하다.

건강진단 결과 내용
• A : 가장 우수한 성적의 건강한 근로자
• C1 : 직업성 질병으로 진전될 우려가 있다.
• C2 : 일반 질병으로 진전될 우려가 있다.
• D1 : 직업성 질병 유소견자이다.
• D2 : 일반 질병 유소견자이다.
• R : 평가 곤란 혹은 질병이 의심되어 2차 건강진단을 다시 받아야 하는 대상자이다.

암기 tip C : concern(우려가 된다) / D : danger(위험하다) / R : repeat(다시 하라)
※ 직업성 질병을 조기에 발견하기 위한 것이 건강진단의 목적이니 C1, D1처럼 '1'이 들어간 것이 직업병이라고 생각하자.

33 소방관이 화재현장에서 자신의 몸을 보호하기 위한 관리방법은?

① 차음보호구　　② 피부보호구
③ 국소배기　　　④ 격리
⑤ 대치

② 장갑, 장화, 온몸을 둘러싸는 것, 앞치마 등 유해성 물질이나 세균, 화재현장에서 작업자를 보호하기 위해 착용하는 것이다.
① 차음보호구는 소리를 막는 보호구로서 소음을 막는 귀마개, 귀덮개이다.
③ 유해물질을 밖으로 배출시키는 환기구 등의 장치를 설치하여 유해물질을 제거하는 방법이다.
④ 유해물질과 작업자 사이에 시간과 거리, 장벽을 두고 안전거리를 확보하는 것이다.
　　예 수동작동에서 원격조정으로 변경, 인화성 물질 간에 콘크리트 벽 설치, 방사선 기사가 엑스레이를 찍을 때 환자와 분리된 별도의 방에 들어가는 것
⑤ 대치는 가장 근본적인 방법으로 독성이 약한 물질로 바꾸거나 시설이나 공정을 바꾸는 것이다. 하지만 사업주 입장에서는 예민한 문제이다. 왜냐하면 대치나 제거 등의 방법은 비용이 많이 들기 때문이다.
　　예 페인트를 분무 방식이 아니라 전기 흡착식으로 바꾸는 것

34 산업재해에 대한 설명으로 옳은 것은?

① 적절한 휴식으로 완화된다.
② 산업피로가 누적되면 재해 발생건수는 낮아진다.
③ 업무 도중 계획된 사건이다.
④ 정신적인 스트레스와는 관련 없다.
⑤ 근로자가 숙련될수록 산업재해는 낮아진다.

해설
산업재해와 산업피로를 구분해야 한다. 산업재해는 일하다가 다리가 절단되거나 팔이 부러지는 등 갑작스러운 사고를 당한 것이며 산업피로는 누적된 과로에 피곤하고 지친 상태이다.
⑤ 근로자가 미숙할수록 실수나 부주의가 많아서 산업재해로 이어질 확률이 높아진다.
① 적절한 휴식과 충분한 영양 섭취로 완화시킬 수 있는 것은 산업피로이다. 며칠 동안 쉴 틈 없이 무리하게 일하고 나서 주말 동안 푹 쉬고 나면 컨디션이 회복된다.
② 산업피로를 풀지 못하고 누적되면 산업재해로 이어진다.
③ 산업재해는 근로자가 원하지도 계획하지도 않은 상태에서 갑작스럽게 일어나는 사고이다.
④ 정신적, 육체적으로 스트레스가 누적되면 산업재해로 이어진다.

35 대규모 개발을 시작하기 전에 이루어져야 하는 평가는?

① 환경영향평가
② 폐기물부담금제도
③ 폐기물처분부담금제도
④ 님비
⑤ 환경개선부담금

해설
① 환경영향평가는 어떤 사업이 환경과 교통, 인구에 미치는 영향이 어느 정도인지 평가하여 그 영향을 최소화하는 방법을 마련하기 위함이 목적이다.
　예 신도시가 조성되거나 큰 규모의 시설이 만들어질 때 환경영향평가를 실시하고 난 후 사업이 확정된다.
② 폐기물부담금제도는 재활용이 안 되는 폐기물(껌, 일회용 기저귀, 담배, 플라스틱 제조품, 살충제 유독물)을 제조한 제조업자 혹은 수입을 하는 업자에게 부담금을 지우는 제도이다.
③ 폐기물처분부담금제도는 재활용이 가능한 폐기물임에도 불구하고 소각이나 매립의 방법으로 '처분'하는 배출자에게 부담금을 지우는 제도이다. 폐기물 처리업자 등이 대상이다.
④ 님비(NIMBY)는 not in my back yard, 즉 나의 집 뒤뜰에는 안 된다는 말이다. 폐기물 처리장소, 쓰레기장, 장애인 회관과 같은 꺼려지는 시설이 본인의 주거지 주변으로 온다면 주민들이 적극적으로 반대하는 현상이다.
⑤ 환경개선부담금은 환경을 오염시키는 물질을 배출하는 사람에게 부담금을 지워 환경오염을 '개선'하고자 하는 제도이다. 공장, 폐기물 처리업체, 경유 자동차 운행하는 사람, 발전소 등이 대상이다.

36 우리나라에서 많이 사용하는 방법으로 땅에 폐기물을 묻는 방법은?

① 퇴비법　　　　　② 매립법
③ 소각법　　　　　④ 적환장
⑤ 재활용

② 매립법은 가장 저렴하긴 하지만 주민의 동의를 얻는 것과 토지를 확보하는 것에 어려움이 있다.
① 퇴비법은 생물을 이용하여 가연성 쓰레기나 주방 쓰레기를 퇴비로 만드는 방법이다.
③ 소각법은 태우는 과정에서 다이옥신 등이 배출되어 공기를 오염시키고 신체에도 축적될 수 있다.
④ 적환장이란 쓰레기를 매립장으로 보내기 전에 임시로 쌓아 두는 곳이다. '적'은 쌓아둔다는 의미이다.
⑤ 폐기물 중에서 재활용이 가능한 것을 선별하여 재이용하는 방법이다.

37 도심의 온도가 변두리보다 높은 현상을 무엇이라 하는가?

① 군집독　　　　　② 온실효과
③ 새집증후군　　　④ 열섬현상
⑤ 산성비

④ 열섬은 '열이 잔뜩 오른 섬'을 말하는데 섬(도심)과 바다(변두리)를 상상해보자. 도심은 사람들이 집중해 있다 보니 사람, 자동차와 건물에서 발생하는 열로 인해 뜨거워져서 변두리보다 5℃ 정도 높게 나오는 현상이 열섬현상이다.
① 군집독은 말 그대로 사람들이(군) 모여서(집) 만들어내는 독을 말한다. 좁은 공간에 많은 사람이 모여 있을 때 산소가 부족해지고 이산화탄소가 높아지면서 현기증, 두통 등이 발생하는데 실내 환기를 하면 증상이 완화된다. 출퇴근 시간에 사람으로 꽉 찬 지하철을 타고 있으면 쓰러질 것 같은 느낌이 들었다가 지하철에서 내리면 괜찮아지는 것이 예이다.
② 온실효과를 초래하는 주범은 이산화탄소이며 그 외 메탄, 아산화질소 등이 있다. 이러한 것들은 열을 잘 흡수하여 온실, 즉 따뜻한 방과 같은 환경을 만들어서 지구온난화와 엘니뇨 현상을 초래한다.
③ 새집에서 나오는 화학물질로 인해 거주자가 피부염, 어지러움, 불안 등에 시달리게 되는 것인데 대표적인 화학물질은 포름알데하이드이다.
⑤ 화석연료가 연소되면서 발생하는 황산이나 질산이 비가 내릴 때 녹아서 같이 내리는 것이 산성비이다. 산성비는 pH 5.6 이하이며 금속을 부식시키고 식물의 피해를 가져온다.

38 적도 주위의 태평양 바다가 비정상적으로 뜨거워지는 현상을 무엇이라 하는가?

① 엘니뇨 현상
② 라니뇨 현상
③ 산성비
④ 기온역전
⑤ 열섬현상

평소에는 적도 근처 바다는 동쪽에서 서쪽으로 바람이 흐르면서 수면에 있던 따뜻한 물은 서쪽으로 흘러가고 바다 깊은 곳에 있는 찬물이 그 자리를 채운다. 그런데 엘니뇨 현상은 동쪽에서 서쪽으로 흐르는 바람이 약해지면서 적도 주위의 태평양 바다가 비정상적으로 뜨거워지는데 특히 동쪽이 더 뜨거워지는 현상이다. 평소보다 수온이 높아지므로 바닷물이 평소보다 많이 수증기로 증발되어서 구름이 많이 생기고 폭우와 태풍, 홍수가 발생하고 고온다습한 무더위 발생 확률이 높아진다.
※ 라니뇨 현상 : 엘니뇨 현상과 반대이다. 동쪽에서 서쪽으로 흐르는 바람이 강력해지면서 뜨거운 바람이 서쪽으로 흘러가고 동쪽은 수온이 낮아진다. 그렇다 보니 서쪽에 구름이 많이 발생하면서 강수량이 많아지고 습도가 높아지고 폭우와 홍수가 발생할 확률이 높아진다.

39 도서 벽지에 살고 있는 어르신을 돌보고 있는 가족에게 현금으로 지급하는 보험급여는?

① 현물급여
② 현금급여
③ 바우처
④ 제3자 지불제형
⑤ 공공부조

해설

보험급여의 형태는 현물급여와 현금급여, 바우처로 나뉜다.
② 현금급여 : 국민건강보험공단으로부터 직접적으로 현금을 받는 경우이다. 장애인은 휠체어와 같은 보장구를 구입할 때 현금으로 지원받는다. 본인부담상한액과 본인부담금환급금도 모두 현금급여에 포함된다. 본인부담상한액은 소득에 따라 감당할 수 있는 의료비를 초과한다면 국가에서 돌려주는 것인데 예를 들어 1년에 100만원이 본인부담상한액이 책정된 가정이 500만원의 의료비를 지출했다면 400만원을 현금으로 돌려받게 된다. 본인부담금환급금은 심사결과 과도하게 의료비를 수납하게 된 초과분을 다시 현금으로 돌려주는 것을 말한다.
① 현물급여 : 국민이 직접 현금을 받는 것이 아니고 의료서비스를 받는 것이 현물급여이다.
  예 입원을 해서 100만원의 진료비가 나왔다면 환자가 지불하는 돈은 20만원이지만 100만원만큼의 의료서비스를 받는 것이다.
③ 바우처 : 일정 금액을 서비스받을 수 있는 이용권과 같은 개념이다. 임신과 출산 진료비 바우처를 받게 되면 바우처 카드를 사용하여 임산부 진료비, 2세 미만 영유아 진료비로 사용할 수 있다. 그 외에도 장애인바우처, 청소년바우처, 에너지바우처, 스포츠바우처, 산림복지바우처 등 다양한 바우처가 있다.
④ 의료공급자는 병원, 의료이용자(수요자)는 환자, 보험자는 국민건강보험공단이다. 병원은 병원비를 환자에게 받고 나머지는 국민건강보험공단(제3자)에 청구하여 받는 것이 우리나라의 건강보험 유형인 제3자 지불제형이다.
⑤ 공공부조 : 저소득계층의 최저생활을 보장하기 위한 제도이며 '부조'는 도와준다는 말이다. 국가가 전액을 부담한다.
  ㉠ 의료급여 1종, 2종(의료보장) : 입원하거나 외래진료를 볼 때 개인부담이 없거나 적은 비용을 납부하게 함으로써 의료서비스를 받을 수 있도록 해준다. 의료보험(사회보험)과 의료급여(공공부조)는 별개이니 혼돈하지 말자.
  ㉡ 기초생활보장(소득보장) : 최소한의 인간다운 생활을 할 수 있도록 교육급여(학교 입학금, 수업료 지원), 출산과 장례 지원금, 주거급여 지원 등을 해주는 제도이다.

40 보건교육의 주제를 결정할 때 고려해야 할 사항은?

① 대상자의 교육 수준은 고려하지 않아도 된다.
② 대상자의 흥미를 고려한다.
③ 교육하는 사람의 가치관을 고려한다.
④ 교육하는 사람의 경제적 수준을 고려한다.
⑤ 교육하는 사람의 사전 경험을 고려한다.

해설

② 보건교육을 듣는 대상자가 관심 있고 흥미를 가지는 주제를 선택한다. 신혼부부는 피임 방법이나 임신과 육아에 대해 흥미를 가질 수 있는데 고혈압을 주제로 한 교육은 부적합하다.
① 보건교육을 듣는 대상자의 교육 수준을 고려해야 한다. 예를 들어 글자를 모르는 노인들에게 설명문을 나누어주면서 교육을 진행하는 것은 부적합하다.
③, ④ 교육받는 대상자의 가치관과 경제 수준을 고려해야 한다. 저소득층 주민에게 접해보지 못한 고가의 운동이나 식이요법을 설명하면 안 된다. 개인과 집단마다 형성된 가치관은 다양하므로 미리 가치관을 파악하여 교육내용에 반영하도록 한다. 예를 들어 모유 수유의 필요성을 느끼지 않기 때문에 인공유를 계획한 산모에게 모유 수유의 장점을 강조하면서 강요하면 안 된다.
⑤ 교육받는 사람의 사전 경험을 고려한다. 육아 경험이 없는 미혼 여성을 대상으로 육아를 주제로 한 교육은 부적합하다. 미혼 여성에게는 현명한 연애와 같은 주제가 적절하다.

41 건강한 사람들 중에 새롭게 감염병이 발생한 지표를 무엇이라고 하는가?

① 유병률
② 발생률
③ 신뢰도
④ 타당도
⑤ 민감도

해설
발생률 : 일정 기간에 새로 발생한 환자의 수를 말하며 이미 그 질병에 걸린 환자는 분모에서 제외된다.

> 새로 발생한 환자 수/발병 위험에 노출된 인구수

㉔ 100명이 사는 마을에 고혈압 환자가 2021년에는 10명이고 2022년에 5명이 추가로 발생하였다면 2022년에 고혈압 발생률은 5명/90명(100명−기존 환자 10명)이 된다.

민소쌤의 핵직강

유병률 : '유병'이라는 단어는 병이 있다는 말인데, 기존에 질병을 가지고 있던 환자도 모두 포함한다.

> 기존의 환자 수와 발생한 환자 수/특정 시점의 전체 인구수

㉔ 100명이 사는 마을에 고혈압 환자가 2021년에는 10명이고 2022년에 5명이 추가로 발생하였다면 2022년에 고혈압 유병률은 15명(기존의 10명 + 신규 환자 5명)/100명이 된다.

- 만성질환은 유병률이 높다. 회복이 되지 않고 오랜 기간 동안 질병을 가지고 있기 때문이며 이환기가 길다는 말과 같은 의미이다.
- 유병률은 발생률과 이환기간의 영향을 받게 된다. 발생률이 높으면 그만큼 발생한 환자가 축적되는 것이므로 유병률이 높아지는 것이고 이환기간(병을 앓는 기간)이 긴 만성질환과 같은 질병일수록 유병률은 높아진다.
- 유병률이 높다고 해서 발생률이 높은 것이 아니다. 단순히 의학기술이 발달되어 생존기간이 길어져서 환자가 사망하지 않고 축적되어 유병률이 높을 수 있기 때문이다.
- 유병률이 낮다는 것은 질병의 심각성이 낮아 금방 치유되거나 반대로 치명률이 높기 때문에 사망하는 환자가 많아서 축적되는 환자가 없다는 것이다.

42 보건소에 대한 설명으로 옳은 것은?

① 중앙보건조직이다.
② 농어촌 등 보건의료를 위한 특별조치법에 의해 설치되었다.
③ 의료취약지역에 설치한다.
④ 모성과 영유아의 건강증진을 위한 일을 한다.
⑤ 읍면 단위에 설치한다.

해설
① 중앙보건조직은 보건복지부이며 지역사회 주민의 건강관리를 맡는 지방보건조직은 보건소, 보건지소, 보건진료소이다.
②, ③ 보건진료소는 농어촌 등 보건의료를 위한 특별조치법에 의해 의료취약지역에 설치한다.
⑤ 시군구와 같은 큰 지역에 분포하며 읍면 단위에 설치하는 것은 보건지소이다.

민소쌤의 핵직강

보건소의 업무
- 보건의료 관련 기관, 단체, 학교, 직장과 협력체계 구축
  ㉔ 연계된 초등학교에 방문하여 불소가글과 칫솔질 교육을 한다.
- 보건의료인 및 보건의료기관 등에 대한 지도, 관리 육성과 국민보건 향상을 위한 지도 관리
  ㉔ 의료기관과 약국을 점검하여 의료법 준수 여부와 약품의 유효기간을 확인한다.
- 감염병 예방업무
  ㉔ 예방접종, 결핵관리실
- 모성과 영유아 건강증진
  ㉔ 태교교실, 출산준비, 육아강좌
- 여성, 노인, 장애인 등 취약계층 건강유지 증진
  ㉔ 독거노인방문, 장애인가족프로그램
- 정신건강증진 및 생명존중에 관한 사항
  ㉔ 치매조기검진, 우울증 상담, 자살예방사업
- 지역주민 진료, 건강검진 만성질환 관리
  ㉔ 금연관리, 고혈압 교실, 만성질환 검사
- 국민건강증진, 구강건강, 영양관리사업
  ㉔ 비만, 금연, 절주 운동, 정기적인 영양교육, 보충 식품 지원, 불소 도포사업, 노인 틀니 지원
- 난임예방
  ㉔ 난임부부 시술비 지원
- 가정과 사회복지시설 방문 보건의료
  ㉔ 취약계층 가정방문

43 우리나라의 대기오염 지표인 것은?

① 이산화탄소 ② 이산화질소
③ 자외선 ④ 메탄가스
⑤ 수은

해설

우리나라의 대기오염 지표는 아황산가스, 일산화탄소, 이산화질소, 미세먼지, 오존, 납, 벤젠이다.

- 아황산가스 : 산성비를 일으키는 주범으로서 무색무취이다. 석탄과 석유가 연소할 때 주로 배출되는데 공기보다 무거워서 지표 가까이에 분포한다. 그렇다 보니 사람과 동식물에 직접적으로 피해를 줄 수 있다.
- 일산화탄소 : 무색무취이며 산소 공급이 부족한 상태에서 불완전연소가 되었을 때 발생하는 가스이다. 자동차, 발전소, 석유화학을 취급하는 공장에서 많이 배출된다. 헤모글로빈과 결합력이 200배 이상 높아서 뇌 조직에 전달하는 산소량을 떨어뜨려 사망에까지 이르게 한다.
- 이산화질소 : 자동차와 발전소에서 배출되는데 자극적인 냄새가 있는 기체이다.
- 미세먼지 : 초미세먼지와 미세먼지로 나뉜다. 자동차, 공장, 난방 과정에서 배출되는데 폐포까지 침투하여 호흡기 질환을 유발한다.
- 오존 : 성층권에 있을 때는 자외선을 차단하는 역할을 하지만 대류권에 존재하는 오존은 인체에 유해하다. 자동차, 도로포장, 세탁소, 인쇄작업, 석유 정제 과정에서 배출된다.

민소쌤의 핵직강

공기의 자정능력 : 인간이 애쓰지 않아도 일정 농도의 공기오염까지는 자정능력으로 인하여 깨끗함을 유지할 수 있지만 이러한 자정능력이 상실하거나 대기오염물질이 과도하게 많아지면 대기가 오염된다. 공기는 질소(78%), 산소, 이산화탄소 등으로 구성되어 있다. 산업발전과 급증하는 자동차, 도시화는 대기의 오염을 더욱 가속시키고 있다.

- 눈과 비가 공기 중 떠다니는 유해한 먼지와 가스 등을 씻어준다.
- 중력에 의해 공기 중에 떠다니는 물질들이 땅과 강 혹은 바다로 떨어지면서 인체에 직접적으로 미치는 영향을 줄여준다.
- 자외선이 공기 중에 있는 유해한 성분들을 살균시켜 준다.
- 식물의 잎에서 이산화탄소를 흡수하면서 산소를 배출한다. 산소가 공기를 희석시킬 뿐 아니라 유해물질을 분해하기도 한다.
- 산소, 오존, 과산화수소가 산화작용(산소와 만나서 화학반응을 함)을 일으켜 유해물질을 분해한다. 산화작용의 대표적인 예가 철이 공기의 산소와 만나 녹이 생기는 것이다. 그리고 우리가 숨을 쉴 때 산소를 들이마시고 이 산소로 인해 우리 몸도 산화반응이 일어나게 되는 것인데 이 산화반응을 늦추는 것이 항산화제이다.
- 공기 자체의 대기순환 등으로 인해서도 희석되는 힘이 있다.

---

44 우리나라 보건의료 전달체계에 대한 설명으로 옳은 것은?

① 누구든지 원하면 3차 의료기관으로 바로 가서 진료받을 수 있다.
② 의원은 2차 의료기관에 속한다.
③ 우리나라 보건의료 전달체계 유형은 자유방임형이다.
④ 의료기술의 낙후는 보건의료 전달체계의 필요성을 대두시킨다.
⑤ 보건소와 보건지소는 2차 진료단계에 속한다.

해설

③ 자유방임형은 의사가 처방 낸 만큼 돈을 지불하는 제도이다. 가벼운 감기로 의원에서 진료받는 것과 3차 의료기관에서 진료받는 것은 진료비 차이가 상당하다. 3차 의료기관에 갈수록 부담해야 하는 의료비를 높게 만들어서 1, 2차 의료기관에서 해결하도록 만든 것이 보건의료 전달체계이다.
① 1, 2차 진료단계에서 해결되지 않는 의학적인 문제를 가진 환자는 진료의뢰서가 있어야 3차 의료기관에서 진료를 받을 수 있다(응급진료 제외).
② 1차 진료단계에 속하는 기관은 의원, 보건소, 보건지소, 보건진료소, 조산원이 포함된다. 질병이 발생하면 누구나 부담 없이 가까운 곳에 위치하여 방문할 수 있는 곳이다. 의료기관은 아니지만 보건소와 보건지소, 보건진료소 역시 1차 진료단계에 포함된다는 것을 기억하자.
④ 의료기술이 발달할수록 사람들은 기술력이 뛰어나고 유명한 대형병원에서 진료받고 싶어 한다. 이러한 보건의료 전달체계가 없다면 대형병원으로 각 지역의 사람들이 다 몰려오게 될 것이다. 이런 부작용을 막기 위해서 1, 2차 진료기관에서 먼저 진료를 보고 해결되지 않는 환자만 일차적으로 걸러서 진료를 오도록 한 것이 보건의료 전달체계의 취지 중 하나이다.
⑤ 2차 진료단계는 1차 진료기관보다 다양한 검사가 가능하고 전문의가 상주하고 있으며 입원이 가능한 병원이다.

보건의료 전달체계의 필요성 : 의료인력과 장비와 시설은 제한되어 있고 이러한 것들을 이용하려고 하는 수요자인 환자들은 많다. 작은 수술을 하더라도 작은 병원보다 유명한 병원을 검색하여 그곳으로 가려고 하는데 아무런 제재가 없다면 규모가 큰 병원은 늘 북새통을 이룰 것이다. 제한된 자원을 효율적으로 이용하여 최대의 효과를 누리기 위해 보건의료 전달체계가 필요한 것이다.

- **의료인력의 전문화** : 전문의와 전문간호사의 배출 인원은 해가 갈수록 늘어나고 있고 이러한 고급 인력들은 대형병원과 서울과 같은 대도시에 몰려 있다. 환자들은 돈을 더 내더라도 이러한 병원에 가서 진료와 간호를 받고 싶어 할 것이다. 이러한 쏠림을 방지하기 위해서 1, 2차 진료기관을 경유하여 3차 의료기관으로 오도록 만들었다.

- **의료인력과 시설의 지역 간 불균형** : 대도시에는 접근할 수 있는 병원들이 많지만 지방으로 갈수록 병원의 숫자가 줄어들어 의료의 형평성에 있어 문제는 늘 있었다. 이러한 문제를 해결하기 위해서 국민들이 쉽게 이용할 수 있는 보건소와 보건지소, 보건진료소와 같은 1차 진료단계의 기관을 벽지와 오지에 설치하여 전문인력이 주민의 건강을 관리할 수 있도록 하였다. 그리고 이런 벽지와 오지에서 사고가 발생하면 헬기를 무료로 이용하여 가까운 종합병원으로 이송할 수 있도록 만들었다.

- **의료보험과 민간 보험제도의 도입** : 많은 국민들이 실비보험과 같은 민간 보험제도를 많이 가입하였기 때문에 병원비에 대한 심적 부담감이 많이 줄어들었다. 건강을 지키고자 하는 국민들의 인식이 높아지면서 이런 보험의 적극적인 활용은 병원의 문턱을 낮추게 되었고 결국 의료비 급증을 초래하게 됐다. 예를 들어 배가 아프면 예전에는 집에서 지켜보았을 문제도 쉽게 병원을 찾아서 검사를 하는 것이다. 보험이 있다면 집 근처 병원보다 유명한 병원으로 가려고 하기 때문에 이러한 보건의료 전달체계가 필요한 것이다.

---

45 보건교육을 위한 매체를 선택할 때 중요한 기준이 아닌 것은?

① 보건교육의 내용에 적합한 매체인가?
② 보건교육 대상자가 흥미를 가지고 있는 매체인가?
③ 보건교육 매체의 조작이 수월한가?
④ 보건교육 대상자의 규모에 매체를 적당히 활용할 수 있는가?
⑤ 보건교육을 하는 교육자가 선호하는 매체인가?

해설

교육 매체는 보건교육을 할 때 교육을 받는 사람에게 교육의 내용이 효과적으로 전달되어 습득될 수 있도록 도와주는 것을 말한다. 모형, 실물, 비디오, 라디오, 신문, 게시판, 영화, 칠판 등 다양한 교육 매체가 있으며 교육을 하는 사람은 보건교육에 적합한 매체를 선택해야 한다.

⑤ 보건교육을 하는 교육자가 선호하는 매체가 아니라 교육을 받는 대상자가 선호하고 수월하게 접근할 수 있는 매체를 선택해야 한다. 학생들이라면 유튜브와 같은 영상을 선호할 것이고 노인이라면 실물과 같은 매체가 교육받기에 수월하다.

① 보건교육의 내용과 목표 전달에 적합한 매체인지 확인한다. 양치질을 교육하는 시간이라면 칠판에 그림을 그리면서 가르쳐주는 것보다 많은 사람들이 볼 수 있는 큰 치아와 칫솔 모형, 영상물이 있으면 도움이 된다.

② 보건교육을 받는 대상자가 관심 있어 하는 매체, 대상의 수준에 맞는 매체, 대상자의 과거 경험과 배경에 적합한 매체인지 확인한다. 청소년이라면 태블릿 PC나 유튜브로 보여주는 영상에 관심 있어 할 것이며 대상자가 영유아라면 영유아가 좋아할 만한 동화책이나 동요를 활용한다. 스마트폰을 접해보지 않은 농촌 어르신들에게는 스마트폰 앱을 사용한 교육은 적합하지 않다.

③ 교육하기 위한 매체는 이동과 조작이 편해야 한다. 교육매체 구입과 들고 다니는 것이 어렵거나 매체 활용을 위한 시간과 노력이 많이 들고 수선에 과도한 비용이 들면 적합하지 않다.

④ 많은 사람을 대상으로 하는 보건교육이라면 모형을 활용한 실습은 상당한 시간이 필요하므로 부적합하다. 교육을 받는 대상자와 상황이 교육 매체와 잘 어울리는지 확인해야 한다.

46 방문간호서비스를 나갈 수 있는 자격으로 옳은 것은?

① 임상 경력이 없는 간호사
② 1년 이상의 경력이 있는 간호조무사
③ 치과조무사
④ 3년 이상의 간호보조업무 경력이 있고 소정의 교육을 이수한 간호조무사
⑤ 3년 이상의 경력이 있는 사회복지사

해설

재가급여의 한 형태인 방문간호서비스를 제공할 수 있는 자격은 정해져 있다.
• 2년 이상의 간호사 경력이 있는 자 : 간호사 경력이 있다면 별도의 교육은 필요치 않다.
• 3년 이상의 간호조무사 경력이 있고 보건복지부장관이 지정한 교육기관에서 일정 교육을 이수한 자
• 치과위생사 : 재가 어르신들의 구강위생 점검과 관리

47 질병을 일으키는 매개 곤충이 다른 하나는?

① 쯔쯔가무시병   ② 뎅기열
③ 황열   ④ 말라리아
⑤ 지카바이러스

해설

쯔쯔가무시병은 진드기가 매개곤충인 질병이나 나머지는 모기가 매개곤충이다.

민소쌤의 핵직강

매개가 되는 곤충과 감염되는 질병
• 벼룩 : 페스트가 유명한 질병인데 흑사병이라고 불린다. 페스트균을 가진 쥐벼룩에게 물리는 것이 원인인데 역사적으로 많은 사람을 사망하게 하였다. 1급 법정 감염병
• 진드기 : 쯔쯔가무시, 중증열성혈소판감소증후군(SFTS). 3급 법정 감염병
• 모기 : 뎅기열, 황열, 말라리아, 지카바이러스. 3급 법정 감염병

48 우리나라의 의료비가 증가하는 이유로 옳은 것은?

① 노인인구 감소
② 전 국민 건강보험 혜택
③ 국민의 생활수준 저하
④ 급성질환의 숫자 증가
⑤ 의료기술 발달 저하

해설

② 전 국민 건강보험이 대중화되고 본인 부담률이 적다 보니 누구나 아프면 병원을 쉽게 찾아가서 진료를 받을 수 있게 되었다. 이는 병원 쇼핑으로도 이어지면서 의료비 상승을 부추긴다.
① 노인인구가 증가하는 반면 출산율은 심각하게 저하되고 있다. 노인인구의 증가는 만성질환으로 인한 병원 방문이 많아진다는 뜻이며 이것은 의료비 상승으로 이어진다. 더욱 심각한 것은 출산율이 저하되면서 미래에 노인의 의료비를 감당해야 하는 생산인구가 줄어든다는 것이다.
③ 국민의 생활수준이 높아지면서 건강에 대한 관심이 크게 높아졌다. 교통이 발달하고 가정마다 자동차가 있어서 병원 접근도 수월해졌다. 예방에 주력하고 증상이 있다면 조기에 병원을 찾아가면서 심각한 질병의 진행은 막았을지라도 의료비 상승을 가져오게 됐다.
④ 노인인구의 증가는 만성질환의 증가를 가져온다. 만성질환은 오랜 시간 관리가 필요하여 병원을 다녀야 하므로 의료비가 상승한다.
⑤ 의료기술이 발달하면서 병원에 일하는 종사자의 임금이 올라가고 재료비가 상승하는 것은 결국 의료비 상승을 가져온다.

49 주민들을 대상으로 당뇨병 예방을 위한 보건교육을 하는 이유는?

① 주민이 당뇨병 예방과 관련된 지식을 습득하여 건강관리를 하는 수준을 높이기 위함이다.
② 당뇨병에 대한 지식전달이 목적이다.
③ 당뇨병 관리를 위한 사업을 펼치기 위함이다.
④ 당뇨병 발생에 대한 국민 의료비 증가를 막기 위함이다.
⑤ 당뇨병에 대해 어느 정도 알고 있는지 파악하기 위함이다.

해설
보건교육은 단순하게 지식을 전달하는 것이 목적이 아니다. 대상자가 교육을 받은 내용을 꾸준하게 실천해서 건강을 관리하는 수준을 높여야 한다. 보건교육을 통해 개인이나 집단이 지식과 태도, 행위를 바람직한 방향으로 변화시켜 적정기능 수준의 건강을 향상시키는 것이 목적이다. 적정기능이라는 것은 질병은 가지고 있지만 스스로 관리하면서 일상생활을 유지하는 것이다. 당뇨병 예방을 위한 보건교육을 통해 식이조절 방법을 알고 운동의 필요성을 느껴 스스로 생활 속에서 실천하여 안녕한 상태를 유지하도록 해야 한다.

50 저소득층이 병원을 이용할 때 최소한의 비용을 납부하여 의료서비스를 받도록 해주는 제도는?

① 건강보험
② 의료급여
③ 국민기초생활보장
④ 사회서비스
⑤ 산재보험

해설
공공부조는 소득계층의 최저생활을 보장하기 위한 제도이며 '부조'라는 뜻이 도와준다는 말이다. 의료급여 1종, 2종(의료보장)은 입원하거나 외래진료를 볼 때 개인부담이 없거나 적은 비용을 납부하게 함으로써 의료서비스를 받을 수 있도록 해준다.
① 건강보험은 갑작스러운 질병이나 사고로 인해 병원을 이용할 때 가계에 과도한 부담이 되지 않고 적절한 의료서비스를 받을 수 있도록 해주는 제도이다. 의료급여는 저소득층을 위한 의료보장제도이며 건강보험은 저소득층이 아닌 국민들을 위한 의료보장제도이니 헷갈리면 안 된다.
③ 기초생활보장(소득보장)은 공공부조의 한 형태로 최소한의 인간다운 생활을 할 수 있도록 교육급여(학교 입학금, 수업료 지원), 출산과 장례 지원금, 주거급여 지원 등을 해주는 제도이다.
④ 사회서비스는 도움이 필요한 취약 대상에게 장애인복지, 아동복지, 노인복지 등 인간다운 삶을 보장받기 위해서 상담, 재활, 정보제공 등을 하는 서비스이다. 발달장애 부모 심리상담, 아동청소년 심리지원서비스, 저소득 중증장애인 전세금 지원 등이 예이다.
⑤ 산재보험은 사회보험의 한 형태이다. 직장에서 근무를 하다가 재해를 당해서 일을 하지 못하게 되었을 때 근로자와 그 가족의 생활을 보장하기 위해 의무적으로 가입하는 보험이다.

51 뇌졸중을 진단받은 60대 여성의 집에 간호
조무사가 방문하여 유치도뇨관을 교체해주는 서
비스는 어떤 장기요양급여인가?

① 방문간호
② 방문요양
③ 주간보호
④ 단기보호
⑤ 노인요양공동생활가정

해설

집에 있는 대상자를 방문간호사 혹은 방문간호조무사(3년 이상
의 경력자로서 해당 교육을 이수한 간호조무사)가 방문하여 의
사가 처방한 방문간호 지시서에 따라 간호, 상담, 진료 보조
등을 하는 서비스이다. 유치도뇨관 교체, 비위관 교체, 욕창
치료, 수액, 투약 등이 이루어진다.

② 방문요양서비스 : 가정에 있는 대상자에게 요양보호사가 방
문하여 일상생활과 가사 등을 도와주는 서비스를 제공한다.
③ 주야간보호센터 : 주간 혹은 야간에 돌봄이 필요한 노인을
대상으로 서비스를 제공한다.
④ 단기보호서비스 : 월 9일 이내의 단기간의 돌봄이 필요한
노인을 입소시켜 서비스를 제공한다.
　　예 4박 5일 입소
⑤ 노인의료복지시설의 한 형태로 노인성 질환을 가진 노인이
심신에 상당한 장애가 있고 일상생활이 힘들어 요양이 필요
하여 입소하여 지내는 곳이다. 질환을 가지고 있으며 투약이
나 처치가 필요한 대상자들이다. 노인요양시설(10인 이상)
과 노인요양공동생활가정(5~9인)이 있다.

52 병원에 비치된 심폐소생술 유인물을 받아와
서 집에서 학습하는 보건교육에 대한 설명으로 옳
은 것은?

① 대상자의 교육수준 차이에 따라 적절한 교육을
제공할 수 있다.
② 현장에서 바로 적용할 수 있다는 장점이 있다.
③ 많은 대상자에게 지급할 수 있어서 경제적이다.
④ 즉각 피드백을 해줄 수 있다.
⑤ 보건교육의 효과를 확인할 수 있다.

해설

유인물은 직접 교육시키지 않고 유인물을 통해 많은 사람들에게
교육하는 효과가 있기 때문에 경제적이다. 강사비, 강의실 대관
료 등을 지불할 필요가 없다.

① 유인물을 특정 장소에 두면 누가 가져가는지 모르기 때문에
가져가는 사람들의 수준을 파악하는 것이 어렵다. 개별적인
수준에 대한 고려 없이 획일적인 내용이 유인물에 들어갈
수밖에 없는 것이 한계이다.
② 실물이나 모형을 가지고 실습하면 현장에서 바로 적용하는
데 수월하다. 하지만 유인물은 사진과 글을 보면서 혼자
학습해야 하므로 현장에 적용하는 것이 어렵다.
④ 대상자가 혼자 유인물을 보면서 스스로 학습하는 것이므로
피드백을 줄 수 없다.
⑤ 유인물을 가져간 사람이 유인물의 내용을 이해하고 실행하
였는지 여부를 확인할 수 없다.

53 고등학생을 대상으로 성교육을 하기 전에 미리 확인해야 할 항목은?

① 학습자의 지식수준
② 학습자의 성교육에 대한 인식변화
③ 교육을 이해한 정도
④ 교육을 하는 강사의 흥미도
⑤ 교육을 하는 강사의 지식 정도

해설

보건교육을 하기 전에 교육을 받는 인원수, 보건교육을 듣는 대상자가 기대하는 내용과 흥미도(청소년이라면 성교육, 신혼부부라면 올바른 피임방법), 보건교육을 하기 위해 필요한 자원의 확보 수준(컴퓨터, 시범을 위한 모형, 냉난방 등) 등을 확인한다. 그리고 교육 시작 전에 대상자의 지식수준(사전지식)과 흥미, 동기 등을 진단하는 단계가 필요하다. 보건교육을 듣는 대상자가 어느 정도 지식을 가지고 있는지 파악하여 수준에 맞는 단어와 내용을 선택해야 한다(진단평가). 예를 들어 노인을 대상으로 교육하면서 스마트폰과 관련된 앱 내용을 언급하면 부적절하다.
②, ③ 총괄평가는 보건교육을 마치고 총괄적으로 학습목표를 얼마나 성취했는지 확인하는 평가이다.
④, ⑤ 강사가 아니라 대상자의 흥미도와 지식 정도의 확인이 중요하다.

54 활성 오니법에 대한 설명으로 옳은 것은?

① 혐기성균을 사용한다.
② 산소를 충분히 공급하여 유기물을 산화시키는 방법이다.
③ 산화제를 이용한 화학적 처리방법이다.
④ 다이옥신이 발생할 우려가 높다.
⑤ 하수의 유속을 느리게 하여 무거운 물질을 침전시키는 방법이다.

해설

오니는 하수에 깔린 진득진득한 침전물이다. 많은 호기성균(공기를 좋아하는 세균)이 풍부하게 포함되어 있는 상태를 활성 오니라 부른다. 활성 오니의 호기성균을 이용하여 오염의 원인이 되는 유기물질들을 분해하는 데 활용할 수 있다. 유기물질은 수질오염의 주원인이다. 하수 처리 과정에서 활성 오니를 넣고 호기성균이 좋아하는 산소를 공급해주면 호기성균은 산소를 먹으면서 더 많은 유기물질을 분해시킨다. 우수한 생물학적 처리방법으로서 악취가 발생하지 않는다는 장점이 있다.

① 혐기성균은 공기를 싫어하는 균이다. 활성 오니법은 호기성균을 사용한다.
③ 화학물질인 산화제를 사용하는 것이 아니라 호기성균을 이용한 생물학적 처리방법이다.
④ 다이옥신은 생활폐기물을 소각했을 때 발생하는 유해한 물질이다.
⑤ 침사지에 대한 설명이다. 하수처리 과정은 스크린(부유물질을 제거) → 침사지('사'는 사막 같은 모래를 말한다. 무거운 무기물질을 침전) → 침전지('전'은 '전'분가루처럼 부드러운 앙금 같은 찌꺼기를 말한다. 불순물이 가라앉은 곳) → 생물학적 처리(활성 오니법)이다.

55 질병관리청이 하는 일에 대한 설명으로 옳은 것은?

① 감염병에 관한 사무 및 각종 질병에 관한 조사와 시험, 연구를 하는 곳이다.
② 모든 인류가 최고의 건강수준에 도달하게 하는 것이 목적이다.
③ 질병이 발생하였을 때 가장 먼저 의사를 만나게 되는 곳이다.
④ 종합병원 중 난이도가 높은 치료와 시술을 하는 의료기관이다.
⑤ 우리나라의 대표적인 지방보건행정의 일선 조직이다.

해설

질병관리청은 질병과 관련된 업무를 하는 국가기관이다. 감염병과 예방접종 관리, 감염된 사람에 대한 관리, 늘어나는 만성질환과 희귀질환을 예방하기 위해 원인과 관리방법을 연구하고 건강에 위해를 줄 수 있는 여러 가지 요소(흡연, 폭염, 한파, 미세먼지 등)에 대한 정보를 조사한다.
② WHO를 설명하는 말이다.
③ 의료기관을 설명하는 말이다.
④ 상급종합병원을 설명하는 말이다.
⑤ 보건소를 설명하는 말이다.

56 인력, 시설, 장비들의 배치의 중요성을 다룬 보건의료체계의 구성요소는?

① 보건의료자원 개발　② 자원의 조직적인 배치
③ 보건의료 제공　　　④ 경제적 지원
⑤ 보건의료 정책과 관리

해설
국가가 국민의 건강을 회복하고 유지하며 증진시키기 위하여 행하는 모든 활동을 국가보건의료체계라고 부른다. 의료가 필요한 국민에게 효율적으로 의료서비스가 전달되기 위한 시스템이라고 생각하면 되는데 이런 시스템은 국가별로 다르다. 이런 시스템이 돌아가기 위해서는 다양한 요소들이 필요하다.
② 자원의 조직적인 배치 : 인력, 시설, 장비 등이 조직적으로 배치되어야 효과적으로 의료서비스를 이용할 수 있다. 농촌과 어촌 등에는 보건진료소 등을 설치하는 것과 같이 전국에 골고루 자원을 배치시켜 의료서비스를 받는 데 소외되는 지역이 없어야 한다. 의원과 같은 1차 의료기관과 달리 중증 환자들을 많이 보는 3차 의료기관은 높은 수준의 검사장비들과 우수한 전문인력들이 배치되어 있어야 한다.
① 보건의료자원 개발 : 의료기관이 돌아가기 위해서는 인력과 장비, 시설들이 필요하다.
　㉠ 지적 자원 : 의료기술과 의료지식과 정보
　㉡ 인적 자원 : 보건의료를 제공하는 의사, 간호사, 물리치료사 간호조무사 등의 보건의료 인력
　㉢ 물적 자원 : 의료기기와 장비, 의료물품과 약품
③ 보건의료제공 : 의료기관별로 보건의료서비스가 다르다. 모든 의료기관이 동일한 서비스를 제공하면 많은 혼란이 발생한다. 우리나라는 1차부터 3차까지 의료기관이 분류되어 있고 각각 제공하는 의료서비스가 다르며 그에 따라 이용할 수 있는 환자도 정해져 있으며 국민은 그것을 지켜야 한다.
　㉠ 1차 의료기관 : 의원, 한의원, 치과의원 등 아플 때 일차적으로 방문하게 되는 의료기관이다.
　㉡ 2차 의료기관 : 의원급에서 해결되지 않는 환자가 방문하는 곳이고 검사를 위한 장비와 입원실이 갖춰진 병원이다.
　㉢ 3차 의료기관 : 대형 종합병원이며 2차 의료기관보다 더욱 전문적인 검사와 의료서비스를 받을 수 있다. 응급 상황과 같은 예외인 경우를 제외하고 1~2차 의료기관에서 받은 진료의뢰서가 있어야 진료가 가능하다.
④ 경제적 지원 : 의료서비스 체계가 유지되고 운영되기 위해서는 자금(돈)이 있어야 한다. 의료기관을 운영하는 유지비와 인건비 등이 필요한데 이런 것들은 국민이 지불하는 건강보험료, 개인이 지불하는 진료비, 기업의 보조금, 기부 등으로 운영된다.
⑤ 보건의료 정책과 관리 : 의료기관의 운영은 보건의료 정책에 많은 영향을 받는다. 예를 들어 의약분업 사태로 인한 의사 파업, 부족한 소아청소년과 의사에게 수당 지급, 2세 미만 입원 진료비 본인부담률 0% 등이다.

57 보건의료원에 대한 설명으로 적합한 것은?

① 보건진료소와 같은 말이다.
② 30병상 이상의 규모이다.
③ 도시에 위치한다.
④ 보건지소 중에 진료가 가능한 곳이다.
⑤ 의사가 없다.

해설
의료취약지역에 있는 보건소 중 병원의 요건(30병상 이상)을 갖추고 진료와 입원 업무를 할 수 있도록 만든 것이 보건의료원이다.

58 오존층을 파괴하는 염화불화탄소의 규제에 대한 협약은 무엇인가?

① 몬트리올 협약　　② 교토협약
③ 람사르협약　　　④ 바젤협약
⑤ 런던협약

해설
오존층(자외선을 어느 정도 막아주는 역할)이 파괴되면 지표면에 도달하는 자외선이 증가하고 증가한 자외선은 다양한 문제를 유발한다. 그래서 오존층을 파괴하는 주범인 염화불화탄소(CFCs)의 생산과 사용을 줄이자는 취지에서 몬트리올 협약이 이루어졌다. 염화불화탄소는 프레온가스로 냉장고와 에어컨의 냉매, 스프레이 등의 원료로 쓰였는데 다행히 대체물질이 개발되어 사용되면서 오존층 파괴가 더 이상 진행되지 않고 있다.
② 지구온난화를 일으키는 이산화탄소를 포함한 여섯 가지 온실가스의 배출량을 감축하자는 취지의 협약이다.
③ 물새를 포함한 다양한 생물의 보금자리인 습지를 등록하고 관리하여 지키자는 취지의 협약이다. 우리나라 역시 고양장항습지, 순천만습지 등 많은 습지를 관리하고 있다.
④ 폭발성, 인화성 등의 특징을 띤 위험한 폐기물 수입을 금지하고 이러한 폐기물의 발생을 최소화하자는 협약이다. 이러한 폐기물이 국가 간에 이동이 되는 것을 막고 유해 폐기물이 발생한 근접거리에서 자체적으로 처리하도록 원칙을 세우고 있다.
⑤ 폐기물, 방사성 물질, 기타 쓰레기를 바다에 함부로 버리는 것으로 인한 해양오염을 방지하기 위한 협약이다.

59 국민건강보험제도에 따라 비급여 항목으로 분류되는 것은?

① 진찰비
② 간병비
③ 약물 처방료
④ 수술
⑤ 검사료

해설

국민건강보험은 급여 항목과 비급여 항목으로 나뉜다. 급여 항목은 진찰, 검사, 약물 처방, 수술(미용수술 제외) 등 대부분의 의료행위가 포함된다. 비급여 항목은 선택적인 것으로 환자가 전액 부담해야 하는 것으로 상급병실료(1인실, 2인실 등), 간병비(간병비의 과부담으로 간병살인, 간병지옥 등의 문제 발생), 선택진료비(실력이 더 좋다고 생각하는 의사를 선택), 진단서 발급비용, 예방접종, 도수치료(과잉 처방으로 최근 실비보험에서도 횟수 제한) 등을 포함한다.

60 집단교육을 개인교육과 비교하였을 때 차이점은?

① 라포를 형성할 수 있는 인간관계를 만들 수 있다.
② 자신의 감정을 표현할 수 있는 분위기를 만들어주어야 한다.
③ 대상자의 말을 경청하고 관찰해야 한다.
④ 비용효과적이다.
⑤ 대상자의 수준에 맞는 교육이 이루어진다.

해설

상담과 같은 개별교육은 1 : 1로 이루어지기 때문에 대상자의 신뢰를 얻어야 하고 비밀을 보장해주어야 하는 의무가 있다. 대상자 개개인의 특성과 수준을 고려하여 상담을 이끌어야 하며 편견을 가지지 말고 편안하게 기다려주는 분위기를 만들어주는 것이 중요하다. 개별교육은 대상자를 질적으로는 만족시킬지라도 시간과 인원이 많이 필요하다. 하지만 집단 교육은 적은 비용으로도 많은 대상자의 행동 변화를 일으킬 수 있는 효과적인 방법이다.

61 지방보건조직이며 지역주민의 국민건강 증진, 영양관리사업, 방문 보건의료 등을 행하는 곳은?

① 1차 의료기관
② 보건복지부
③ 보건소
④ 질병관리청
⑤ 국민건강보험공단

해설

중앙보건조직은 보건복지부이며 지역사회 주민의 건강관리를 맡는 지방보건조직은 보건소, 보건지소, 보건진료소이다. 보건진료소는 농어촌 등 보건의료를 위한 특별조치법에 의해 의료취약지역에 설치하며 보건지소는 시군구와 같은 큰 지역에 분포하며 읍면 단위에 설치된다. 보건소는 지역주민을 대상으로 감염병 예방 업무, 모성과 영유아 건강증진, 정신건강증진, 난임예방, 보건의료인과 보건의료기관 지도, 지역주민 진료, 만성질환 관리, 취약계층 건강유지 지원 등 다양한 업무를 한다. 보건지소와 보건진료소 역시 보건소와 비슷한 기능을 하지만 약간의 차이는 있다.

62 고추장, 간장, 치즈, 된장에 활용한 식품의 변질과정은?

① 부패
② 변패
③ 발효
④ 산패
⑤ 보존

해설

산소가 없는 상태에서 미생물이 탄수화물을 분해하는 과정이 발효인데 술, 된장, 치즈, 간장, 고추장 등을 만들 때 사용하는 방법이다.

① 부패는 식품에 미생물이 증식하며 단백질이 분해되면서 악취를 풍기는 과정인데 쉽게 말해 썩은 것을 말한다. 인체의 많은 부분은 단백질로 구성되어 있으며 사망 후 얼마가 지나면 부패가 시작된다.

② 변패는 단백질과 지방이 포함되지 않은 식품이 상하는 경우인데 야채가 며칠 지나면 흐물흐물해지고 과일이 물렁하게 변하는 것이 예이다.

④ 지방이 상하여 불쾌한 냄새와 맛을 만들어내는 것이 산패이다. 그릇에 담긴 채 오랫동안 방치된 식용유로 요리하면 이상한 맛이 나거나 반복적으로 기름을 튀기게 되면 검게 변하면서 끈적거리는 것이 예이다.

⑤ 음식이 썩는 것을 막기 위해서 훈제, 염장, 절임, 건조, 통조림법, 냉동 등의 방법을 사용한다.

63 옷을 입은 상태에서 기온, 기습, 기류가 적당하게 조화가 이루어졌을 때 인간이 쾌적하게 느끼는 범위를 말하는 이것은?

① 카타냉각력　　② 불쾌지수
③ 감각온도　　　④ 쾌감대
⑤ 온열요소

해설

같은 기온, 기습, 기류이더라도 쾌감대는 입고 있는 옷, 성별, 나이, 계절 등 여러 가지 변수와 개인(더위와 추위에 예민한 사람)에 따라 다르다.

① 기온과 기습이 낮을 때 기류가 크면 몸에서 열이 뺏겨 냉각(차가워짐)되는데 그 정도를 냉각력이라고 한다. 인체를 대상으로 카타온도계를 이용하여 측정된 냉각력을 카타냉각력이라고 한다. 춥고 건조한 겨울 날씨에 바람이 강하게 분다면 상당히 체온이 떨어지게 되는데 이때 카타냉각력은 높아진다.

② 기온과 기습의 영향으로 인간이 느끼는 불쾌한 정도를 불쾌지수라고 한다. 고온다습한 장마철에 대부분의 사람들이 불쾌감을 느끼는데, 이는 더운데 습도가 높기 때문이다. 불쾌지수가 80을 넘어가면 모든 사람들이 불쾌하게 느낀다.

③ 감각온도는 체감온도라고도 한다. 기온, 기습, 기류가 종합적으로 작용하는데 옷, 계절, 날씨, 연령에 따라 다르게 느껴진다. 추운 날씨에 얇게 입었거나 같은 겨울 날씨더라도 바람이 불면 체감온도가 낮아져서 더 춥게 느껴진다.

⑤ 인간이 덥고 추운 것을 느낄 때 기온, 기습, 기류, 복사열과 같은 온열요소가 영향을 미친다.

64 보건교육을 계획하는 단계에 대한 설명으로 옳은 것은?

① 주민의 참여가 중요하다.
② 보건교육의 목표는 추상적이어야 한다.
③ 교육자가 달성하기 쉬운 목표를 설정한다.
④ 주민의 전통, 종교, 가치관은 고려대상이 아니다.
⑤ 보건교육의 목표에는 여러 가지 성과를 기술해야 한다.

해설

보건교육을 계획할 때 주민의 요구나 흥미를 파악해야 한다. 예를 들어 노인이 원하는 주제(고혈압, 치매 등)와 청소년이 원하는 주제(성교육, 피임 등)가 다르다.

②, ⑤ 학습자 위주로 구체적인 행위를 기술하며 한 목표 안에는 한 가지 성과만 기술하도록 한다.

⑩ 인슐린 주사 교육을 받고 스스로 복부에 주사를 놓을 수 있다. (O)
인슐린 주사 교육을 받고 인슐린 주사기를 관리하는 방법을 이해하며 스스로 복부에 주사도 놓을 수 있다. (×)

③ 학습자가 달성하기 쉬운 목표를 설정한다. 고령의 노인과 청소년은 각각 이룰 수 있는 목표가 다르므로 터무니없이 어려운 목표는 세우지 않도록 한다.

④ 보건교육의 목표와 내용을 구성하는 데 주민들에 대한 사전조사가 중요하다. 그 지역주민들이 가지고 있는 생활습관, 전통, 가치관 등을 고려하여 보건교육의 목표와 학습 내용을 정해야 한다. 예를 들어 난임부부를 대상으로 교육을 할 때 피임에 관한 주제는 부적합하다.

01 공중보건학 개론

01 임산부를 대상으로 산전관리를 하는 이유는?

① 태아 성별 확인

② 태아 기형아 여부 확인

③ 신생아사망률 저하

④ 건전한 부부관계 정립

⑤ 자녀계획

해설

산전관리는 산모관리와 태아관리로 나뉜다.

• 산모관리 : 분만 전에 주기적으로 관리를 받게 하여 임신 중 발생할 수 있는 합병증을 최소화하고 분만 및 산후의 신체적, 정신적 관리를 하여 모성 사망을 저하시키는 것이 목적이다.

• 태아관리 : 저체중아, 유산, 사산 등 발생할 수 있는 신생아의 건강을 유지시켜 사망률을 저하시키는 것이 목적이다.

민소쌤의 핵직강

산전 정기검진 : 임신 28주(7개월)까지는 4주에 1회 방문, 임신 36주(8~9개월)까지는 2주에 1회 방문, 임신 10개월에는 1주에 1회 방문하도록 한다. 5인 이상 사업장에 근무하는 임산부라면 정기건강진단을 받는 데 필요한 시간을 청구하는 경우 허용해주고 유급으로 처리해야 한다(근로기준법 제74조).

02 병원체가 숙주에 감염을 일으키는 힘을 무엇이라 하는가?

① 감염력

② 병원력

③ 독력

④ 면역력

⑤ 후천면역

해설

10명이 타고 있던 엘리베이터에 독감환자가 탔다. 독감환자는 기침을 하였고 같은 엘리베이터를 탄 10명 중 7명(감염력)이 감염되었다. 3명은 면역력이 높아서 감염되지 않았다. 감염된 7명 중에 2명(불현성감염자)은 본인은 아무 증상이 없었으나 주위에 독감 바이러스를 퍼뜨리고 다녔다. 나머지 5명(현성감염자, 병원력)은 기침과 고열 등의 증상이 있어 병원을 찾아가 치료를 받았다. 그런데 병원을 찾은 5명 중에서 호흡곤란이 심한 환자 1명(독력)은 중환자실에서 치료를 받고 있다.

병원체가 숙주, 즉 인간에게 미치는 영향은 크게 감염력과 병원력, 독력으로 나뉜다.

① 감염력 : 감염을 일으키는 힘을 말하며 현성감염(증상이 나타나는 감염)과 불현성감염을 모두 포함한다. 숙주가 면역이 약할수록 병원체가 강하고 양이 많을수록 감염력은 높아진다.

② 병원력 : 증상을 발생시켜 병원에 가게 하는 힘을 말한다. 감염력은 높다고 해도 불현성감염(증상이 없는 감염)이 많다면 병원력이 낮다고 할 수 있다. 독감이 유행하는 시기에 독감에 걸려서 고생하는 사람도 있지만 독감에 걸린지도 모를 정도로 가볍게 지나가는 사람도 있다. 그러므로 감염력이 높다고 해서 병원력이 높다고 할 수는 없다.

③ 독력 : 현성감염자 중에서 증상이 독하고 심각하여 사망 혹은 중환자가 된 경우를 말한다.

※ 현성감염자 중에서 사망한 환자를 나타내는 지표는 치명률이다.

④ 면역력 : 숙주가 병원체에 감염되고 나서 생긴 감염에 방어하는 능력이다. 독감을 앓고 나서 다시 독감에 걸렸을 때 가볍게 앓고 지나가는 것이 예이다.

⑤ 후천면역 : 후천적으로 감염병을 앓고 난 후 혹은 예방접종을 통해 항체가 만들어져 면역력을 획득하는 경우를 말한다.

03 가정방문에 대한 설명으로 옳은 것은?

① 가정방문은 접수한 순서대로 방문한다.
② 가정방문은 거동이 불편한 환자에게 단점이 많은 형태이다.
③ 지역사회 간호활동 중에서 가장 많은 비중을 차지하는 영역이다.
④ 가족의 환경은 고려하지 않아도 된다.
⑤ 같은 문제를 가진 사람들과 교류할 수 있다.

해설

③ 지역사회 간호활동 중에서 보건소 방문간호사, 가정전문간호사, 방문간호사, 방문간호조무사(3년 이상의 경력자로서 해당 교육을 이수한 간호조무사) 등 가정에 방문하여 간호하는 영역은 가장 많은 비중을 차지하고 있다.
① 가정방문은 접수한 순서대로 방문하는 것이 아니라 감염 여부, 문제의 유무, 취약성 여부, 급성과 만성 등 우선방문 순서에 맞추어 스케줄을 짜야 한다.
② 거동이 불편해서 집에서 나오기 힘든 환자를 방문하여 간호한다는 것은 가정방문의 장점이다.
④ 가족의 정서, 경제적 상황, 위생 개념 등을 파악해야 환자에게 적절한 간호를 할 수 있다. 예를 들어 경제적으로 열악한 환경에 살고 있는 가족에게 영양제 주사나 고가의 소독제품을 소개하는 것은 적합하지 않다.
⑤ 보건소의 고혈압 건강 프로그램에 참여하면 고혈압을 가진 사람들끼리 정보를 교류하고 공감할 수 있는 장점이 있다. 하지만 가정에서 간호를 받는 환자들은 같은 문제를 가진 다른 사람들과 교류를 할 수 없다는 단점이 있다.

민소쌤의 핵직강

전염성을 고려한 방문 순서
신생아와 미숙아 → 임산부 → 학령전 아동 → 학령기 → 성병환자 → 결핵 환자
• 집단 → 개인 : 집단에 문제가 생겼다는 것은 전파력이 강하다는 의미이므로 우선적으로 방문한다.
• 비전염 → 전염 : 타인에게 감염을 일으킬 수 있는 문제가 있기 때문에 전염병을 가진 환자는 모두 가정방문에서 제일 마지막에 방문한다.
• 급성질환 → 만성질환 : 만성질환은 이미 대상자가 병에 적응하여 자가간호가 가능한 상황이 많으나 급성질환은 문제가 발생할 위험이 높기 때문이다.
• 의심이 가는 대상자 → 문제 있는 대상자 : 문제가 있는 대상자는 이미 진단을 받아 문제를 알고 있지만 의심이 가는 대상자는 어떤 문제가 발생할지 불확실한 상태이므로 우선 방문해야 한다.

• 경제력이 낮은 사람 → 경제력이 높은 사람 : 경제력이 높은 사람은 병원, 간병인 등 도움을 받을 수 있는 자원이 풍부하다.

04 2차 예방으로 옳은 것은?

① 재활치료   ② 위내시경
③ 다이어트   ④ 식단 조절
⑤ 예방접종

해설

② 증상이 발생한 초기에 검사를 통해 조기치료를 하는 것은 2차 예방이다.
① 재활치료는 이미 손상되고 난 후에 받는 치료이므로 3차 예방이다.
③~⑤ 1차 예방이며 꾸준한 자기 건강관리와 질병이 발생하는 것을 막기 위한 예방활동이다.

민소쌤의 핵직강

질병예방
• 1차 예방 : 만성질환이 증가하는 요즘 1차 예방은 한층 더 중요하게 대두되고 있다. 증상과 질병이 없는 상태이며 꾸준하게 건강증진을 위한 활동을 하는 것이다.
  예 예방접종, 운동, 스트레스 관리, 좋은 식습관, 충분한 수면
• 2차 예방 : 증상이 있을 때 조기에 검사하여 조기 발견하고 조기치료를 하는 것이다.
  예 속쓰림이 지속된다면 위내시경검사를 하고 위염이라고 진단을 받으면 적절한 치료를 받아 질병이 악화되는 것을 막는다. 당뇨 환자의 발 케어와 고혈압 환자의 식이조절도 2차 예방에 포함되는데 이미 당뇨와 고혈압을 진단받았지만 교육을 통해 자기 건강관리가 가능한 집단이다.
• 3차 예방 : 질병으로 손상된 상태에서 후유증을 최소화하여 악화되는 것을 막는다.
  예 뇌졸중을 진단받고 오른쪽 편마비가 왔다면 꾸준한 재활치료를 통해 남아 있는 기능을 최대한 유지하고 인간다운 삶을 살 수 있도록 한다.

05 건강하다는 것의 정의로 적합한 것은?

① 질병이 없는 상태이다.
② 신체적, 정신적, 사회적으로 안녕한 상태이다.
③ 장애가 없는 상태이다.
④ 대인관계가 원만한 상태이다.
⑤ 경제적으로 풍족한 상태이다.

해설

질병의 유무를 떠나서 <u>신체적, 정신적, 사회적으로 안녕하다면 건강한 상태</u>라고 할 수 있다. 안녕하다는 것은 문제없이 편하게 보낸다는 말이다. 예를 들어 당뇨를 진단받았다 할지라도 같은 문제를 가진 사람들과 교류하고 교육을 받으며 식단을 조절하고 운동을 하면서 자기관리를 하며 즐겁게 생활한다면 건강한 사람이라고 할 수 있다. 신체적인 질병은 없지만 우울하고 부정적인 감정으로 다른 사람과 교류하지 못하고 문제를 일으키고 혼자만의 세계에 빠져 산다면 이런 사람은 오히려 건강하지 않은 사람이라 할 수 있다.

06 우울증을 앓았던 사람이 증상은 많이 좋아졌지만 낮에만 입원하여 도움을 받는 형태를 무엇이라고 하는가?

① 낮병원
② 밤병원
③ 사회기술 프로그램
④ 직업재활 프로그램
⑤ 자조집단 프로그램

해설

① 낮병원은 낮에만 병원에 입원하여 다양한 프로그램에 참여하면서 사회 기술이나 대인관계 훈련을 받을 수 있다.
② 낮에는 학교나 직장에 다니고 밤에는 병원에서 지내는 것이다. 가정이 환자의 증상을 오히려 악화시킨다고 판단될 때 이용할 수 있다.
③ 대인관계에 문제가 있어서 사회 복귀가 힘들 때 교육하고 연습을 시켜주는 프로그램이다.
④ 정신질환이 있지만 직업을 가지고자 하는 사람들을 대상으로 직업 체험을 통해 직업적인 기술뿐만 아니라 관계를 형성하고 유지하는 방법도 교육시킨다.
⑤ 알코올중독 환자의 모임처럼 같은 문제를 가진 사람들끼리 모여 서로 공감하고 격려하며 감시를 하고 정보를 주고받는 프로그램이다.

07 정신건강을 위한 1차 예방은?

① 직장인 스트레스 관리 프로그램
② 응급진료
③ 우울증 증상으로 인한 검사
④ 직업재활 프로그램
⑤ 퇴원환자 약물 교육

해설

① 직장인을 대상으로 스트레스 관리를 하여 우울증 혹은 자살 충동을 미리 예방하는 1차 예방활동이다.
② 응급진료는 자해 혹은 타해를 하는 행위 등 응급으로 정신병원에 입원해서 치료가 필요한 경우로서 2차 예방이다.
③ 우울증 증상이 있어서 조기치료를 위해 검사를 하는 것은 2차 예방이다.
④ 정신적인 문제로 인해 치료를 받았으며 사회에 복귀하기 위한 시도로서 3차 예방이다.
⑤ 정신병원에서 치료를 받은 후에 퇴원하면서 악화되는 것을 막기 위한 약물 교육을 받는 것은 3차 예방이다.

민소쌤의 핵직강

정신건강을 위한 예방활동

• 1차 예방 : 정신이 건강할 때 스트레스 관리와 부모교육을 통해 예방하는 활동이 중요하다. 조손가정, 저소득층 등 고위험 집단은 발생 가능한 위험을 조사·예방하고 보호하는 데 집중한다.
예 직장인 스트레스 관리 프로그램, 산후우울증 예방을 위한 프로그램

• 2차 예방 : 문제가 발생하였고 이를 조기에 발견하여 치료 받아야 한다. 우울한 기분이 지속된다면 정신의료기관에서 진료를 보도록 하고 자살충동이 생기면 응급전화나 정신치료를 받도록 한다.

• 3차 예방 : 이미 정신질환을 가지고 있으며 정신질환이 더욱 심각해지지 않도록 막는 데 목적이 있다. 장기적인 관리가 필요하며 정신재활을 통해 사회에서 독립적으로 활동할 수 있도록 한다.

08 본인이 알코올중독이 된 것은 부인의 탓이라고 말하는 사람의 방어기전은?

① 보상　　　　　② 억압
③ 승화　　　　　④ 투사
⑤ 합리화

해설

자신의 잘못을 인정하지 않고 다른 사람의 잘못으로 인해 이런 상황이 발생하였다고 이야기하는 것을 투사라고 한다.

민소쌤의 핵직강

방어기전 : 자아가 불안에 대처하여 자아를 보호하기 위해 동원하는 갖가지 심리적인 전략이다. 방어기전은 버티기 힘든 상황에서도 사람이 살아갈 수 있는 이유이기도 하다.

• **보상** : 어느 한 부분의 부족한 부분을 대체하기 위해 다른 분야에서 우월해지는 것이다.
  예 키가 작은 학생이 운동은 못하지만 공부를 잘하는 경우이다.
• **부정** : 고통스럽고 현실로 받아들이기 힘든 일을 무의식적으로 인정하지 않는 것이다.
  예 배우자가 갑자기 사망했는데 받아들이지 못하는 것이다.
• **억압** : 받아들이기 힘든 감정이나 생각, 경험을 <u>무의식적으로 억누르는 것</u>이다. '압'은 강하게 누른다는 뜻이다. 무의식으로 억누르기 위해서는 억제에 비해 강한 힘이 필요하다고 생각해보자.
  예 어린 시절 성폭행을 당했던 경험이 있었고 뚜렷하게 기억을 하지 못한다. 하지만 성폭행 단어를 듣게 되면 불안을 느끼게 된다.
• **억제(성숙)** : 받아들이기 힘든 생각과 감정을 의식적으로 잊으려고 노력하는 것이다.
  예 화가 나지만 마음속으로 숫자를 세면서 감정을 누르려고 노력하는 것이다.
• **승화(성숙)** : 사회적으로 용납할 수 없는 행동과 충동을 용납할 수 있는 활동으로 방향을 바꾸어 건전하게 표현하는 것이다.
  예 드럼을 치거나 권투를 하면서 분노를 해소하는 것이다.
• **투사** : 자신의 욕구와 충동, 마음을 다른 사람의 탓으로 돌려 불안을 줄이려는 심리이다. 투수의 예처럼 '투'는 던진다는 뜻이다. <u>타인에게 탓을 돌려</u> 던진다고 생각해보자.
  예 알코올 장애 환자가 자신이 술을 먹은 것은 가족의 잘못이라고 말한다.
• **전치** : '치'사하게 자기보다 <u>약한 사람이나 물건</u>을 향해 분노 등의 감정을 표출하는 것이다.
  예 회사에서 기분 나쁜 일이 있으면 가족들에게 화풀이를 한다.

• **합리화** : 받아들이기 힘든 결과에 대해 그럴듯한 이유를 붙여서 정당화하는 경우이다.
  예 면접에 탈락했는데 합격하고 싶지 않던 곳인데 오히려 다행이라고 말하는 상황이다.
• **퇴행** : 불안한 마음을 피하고 싶어 과거의 발달 수준으로 돌아가는 것인데 스트레스 상황이 없어지면 회복된다.
  예 동생이 태어났을 때 부모의 관심을 받고 싶어서 대소변을 가리지 못하는 경우이다.
• **취소** : 과거의 잘못한 어떤 것에 죄책감을 느끼고 취소하고 싶은 마음에 하는 행동이다.
  예 부인에게 폭력을 행사하고 나서 돈을 주거나 옷을 사주는 행동을 하는 경우이다.
• **동일시** : 다른 사람의 어떤 행동이나 태도, 성격을 자신의 것으로 만드는 행동이다.
  예 아이는 부모의 모습을 닮아가며 인격발달의 초석을 다지게 된다. 어린이들의 모습을 보면 부모의 말투가 보인다.
• **전환** : 심리적인 갈등이 감각기관과 수의근(의지로 조절하는 근육)의 증상으로 나타나는 것이다.
  예 시험을 앞두고 공부를 하며 스트레스를 받던 학생에게 오른쪽 팔의 마비가 오는 상황이다.
• **신체화** : 심리적인 갈등이 <u>감각기관과 수의근을 제외한 신체 부위</u>에 증상으로 나타나는 것이다. 검사를 하면 이상이 없어서 꾀병이라고 오해를 받을 수 있다.
  예 등교하는 시간에 배가 아프고 어지럽다고 이야기하는 경우이다.
• **격리** : 견딜 수 없는 고통스러운 상황은 의식에 있지만 감정은 무의식에 격리시켜 버린다.
  예 사랑하는 사람이 교통사고로 사망하였고 무덤덤한 표정으로 조용히 장례를 치른다.
• **해리** : 인격의 일부가 자기 통제를 벗어나 독립적인 기능을 하는 것이다.
  예 다중인격, 지킬박사와 하이드, 몽유병
  암기 tip '해지'의 예처럼 '해'는 풀린다는 뜻으로 인격이 일부가 풀려버린다고 생각해보자.

09 국가에서 지정한 암검진 목록이 아닌 것은?

① 자궁경부암
② 간암
③ 위암
④ 췌장암
⑤ 대장암

해설

우리나라 국민건강보험에서 지정한 정기암검진은 위암, 대장암, 간암, 유방암, 자궁경부암, 폐암이다.

민소쌤의 핵직강

국가암검진 목록

위암	만 40세 이상 남녀	위장조영검사 혹은 위내시경 검사	2년 마다
대장암	만 50세 이상 남녀	분변잠혈검사를 해서 이상이 있으면 대장내시경 검사 혹은 대장 이중조영검사	1년 마다
간암	만 40세 이상 남녀 중 간경변증, 간염 바이러스에 의한 만성 간질환 환자, B형 간염 항원 양성, C형 간염 항체 양성인 자	복부초음파검사와 혈액검사	6개월 마다
유방암	만 40세 이상의 여성	유방촬영검사	2년 마다
자궁 경부암	만 20세 이상의 여성	자궁 경부세포 검사	2년 마다
폐암	만 54~74세 남녀 중 30갑년 이상의 흡연 력을 가진 흡연자	저선량 흉부 CT	2년 마다

분변잠혈검사 : 잠혈의 '잠'은 숨어 있다는 말이며 '혈'은 피를 말한다. 즉 대변에 피가 숨어 있는지 확인하는 검사이다. 일차적으로 잠혈반응검사를 해서 양성으로 확인되면 대장내시경으로 진행한다.

10 독감을 앓고 나서 생기는 면역은?

① 선천면역
② 자연능동면역
③ 자연수동면역
④ 인공능동면역
⑤ 인공수동면역

해설

독감에 걸리는 것은 인공적인 것이 아니라 자연적인 것이다. 독감 바이러스가 들어오면 우리 몸에서는 항체가 생기게 되는데 이 과정은 능동적으로 일어난다. 그러므로 자연능동면역이다.

민소쌤의 핵직강

선천면역 : 태어나면서부터 선천적으로 가지고 있는 면역 체계이며 개인차가 있다.
• 피부의 보호 작용 : 상처가 나지 않는 한 일차적으로 유해 물질이 피부에 들어오지 못하게 막는다.
• 기관 내 섬모 활동 : 외부의 유해물질을 밖으로 밀어낸다.
• 비강 내 털 : 외부의 유해물질이 코안으로 들어오는 것을 막는다.
• 백혈구

후천면역 : '자연'은 인위적인 것이 아니며 '인공'은 사람이 인위적으로 만들어낸 약품과 같은 것을 떠올리면 된다. '능동'은 스스로가 알아서 활동하는 것이고 '수동'은 일방적으로 받기만 한다는 의미이다.
• 자연능동면역 : 독감이나 홍역과 같은 질병을 앓으면서 항체를 직접 만들어내는 과정이다.
• 자연수동(피동)면역 : 자연적으로 면역체를 일방적으로 받는 과정이다. 태반이나 모유를 통해서 엄마의 면역체를 받는 것을 말하는데 엄마의 면역체는 인공적인 것이 아니다.
• 인공능동면역 : 인공적인 제품으로 인체에서 스스로 항체를 만들어내는 면역반응이다. 백신을 맞아서 항체가 만들어지는 과정이다.
  예 자연능동면역은 독감을 앓고 항체를 얻는 것이고 인공능동면역은 독감백신 주사를 맞고 항체를 얻는 것이다.
• 인공수동(피동)면역 : 인공적으로 만들어진 면역체를 일방적으로 받는 과정이다. 녹슨 못에 찔렸을 경우에 파상풍 주사를 맞거나 B형 간염 항체가 없는 상황에서 B형 간염 환자의 바늘에 찔리면 면역글로불린 주사를 맞는 것이다.

11 수정란의 자궁 내 착상을 방지하는 피임법은?

① 자궁 내 장치　　　② 콘돔
③ 경구피임약　　　　④ 살정제
⑤ 월경주기법

해설

루프라고 하는 장치가 자궁 안에 위치하고 있어서 질로 들어온 정자가 난관으로 가는 것을 방해하고 수정되었다 하더라도 착상을 방해하는 피임법은 자궁 내 장치이다.

민소쌤의 핵직강

피임법
* 일시적
  - 경구피임약
    ⓐ 에스트로겐과 프로게스테론의 복합제로서 배란을 일으키지 않는다.
    ⓑ 피임약으로 사용하지만 월경과다나 월경곤란증을 겪는 사람도 사용 가능하다.
    ⓒ 경구피임약은 <u>복용하는 시간을 지켜야 한다</u>. 잊었을 경우 아래의 사항을 지킨다.
      ㉮ 복용 시간 후 12시간이 경과하지 않은 경우 : 생각난 즉시 복용하고 다음 날은 정해진 시간에 복용한다. 피임효과가 있으므로 추가적인 피임은 필요없다.
      ㉯ 복용 시간 후 12시간이 지난 경우 : 복용하지 말고 다음 날에 두 알을 복용한다. 피임효과가 줄었을 수 있으므로 추가적인 피임이 필요하다.
    ⓓ 피임약은 얼마 동안 복용 후 휴약 기간(위약 복용)을 가지게 된다. 휴약 기간 동안 위약을 먹는 이유는 피임약을 복용하는 시간의 패턴을 잊지 않기 위해서이다. 피임약에는 프로게스테론이 들어가 있는데 약 복용을 멈추면 프로게스테론(임신 유지 호르몬)의 농도가 감소하면서 자궁 내벽이 허물어지고 월경이 나온다.
      예 26일은 피임약 + 2일은 가짜약(위약)
    ⓔ 오심, 불규칙한 출혈, 구역감, 유방 압통 등 부작용이 있다.
    ⓕ 뇌혈관 질환, 심장혈관 질환, 고혈압, 고지혈증, 혈전성 정맥염 등의 문제가 있는 사람은 금기이다. 경구피임약에 있는 <u>에스트로겐(혈전 형성 위험)</u> 때문이다.
    ⓖ 흡연은 혈전증의 위험을 높이므로 절대 금기이다.
  - 자궁 내 장치(IUD)
    ⓐ 정자가 난관에 도달하는 것을 막고 자궁내막에 약간의 염증을 일으켜 착상하지 못하도록 한다.
    ⓑ 피임효과가 높으며 3~5년간의 피임효과가 있다
    ⓒ 부작용 : 월경량이 많아지고 생리통, 요통 등을 유발하므로 이런 불편감이 있는 사람은 금기이다. 염증반응을 일으키는 것이므로 골반 염증성 질환을 일으킬 가망성이 있다.

  - 콘돔, 성교중절법(질외사정), 다이어프램(여성 콘돔), 살정제, 월경주기법, 점액관찰법(배란일 전후에는 미끈거리는 달걀흰자와 같은 느낌으로 변하는데 정자가 더 잘 통과할 수 있도록 변하는 것이다)
* 영구적
  - 여성 : 난관 결찰술, 난관 절제술
  - 남성 : 정관 절제술 → 정액검사를 하여 남아 있던 정자가 나오지 않는다는 확인이 필요하며 최소 수술 후 6주까지는 다른 피임법이 필요하다.
* 응급피임
  - 고농도의 호르몬 제제이며 수정란이 착상되기 전에 약물을 복용하는 것이 중요하다. 성관계 후 72시간 이내에 복용해야 하며 가급적 빠를수록 좋다.
  - 배란 억제, 정자의 자궁경부 통과 방해, 자궁내막에의 착상 방해
  - 부작용 : 오심과 구토, 어지럼증

12 피임의 조건이 아닌 것은?

① 경제적이어야 한다.
② 여성에게 안전해야 한다.
③ 성감에 영향을 미치지 않아야 한다.
④ 복원이 불가능해야 한다.
⑤ 태아에게 영향을 미치지 않아야 한다.

해설

④ 임신을 원할 때 언제든 복원될 수 있는 방법이어야 한다.
① 비용이 적게 들어야 피임을 선택할 수 있는 확률이 높다.
② 여성과 남성 모두에게 안전해야 한다.
③ 성감을 떨어뜨리지 않아야 한다.
⑤ 피임에 실패하더라도 태아에게 안전한 방법이어야 한다.

13 항문 주위 가려움으로 밤에 잠을 자지 못하는 아이에게 의심할 수 있는 기생충 질환은?

① 회충증
② 요충증
③ 편충증
④ 장흡충증
⑤ 간흡충증

기생충 질환은 간흡충증, 회충증과 요충증 위주로 외우자. 회충증은 감염률이 가장 높은 기생충 질환으로 회충 알이 입을 통해 들어가 소장에 서식한다. 요충증 역시 입을 통해 들어가 항문에서 알을 까면서 극심한 소양증을 유발한다. 항문을 직접 긁은 손으로 이곳저곳을 만지기 때문에 함께 거주하는 사람들에게 전파될 위험이 높다.

암기 tip
• 회충 : '우리나라' 사람은 '회'를 먹을 때 '소'주와 함께 즐긴다. 우리나라에 많이 발생하는–회충–소장, 회충의 '회'를 소장의 회장으로 기억하는 방법도 있다.
• 요충 : 옛날에는 방에 '요'강을 두고 대변을 보았다. '요'충을 대변, 즉 항문과 연관 지어보자.
• 간흡충증 : 4대강 주변에 사는 사람들에게 많이 발생한다. '민간'인을 기억하자. '민'물고기–'간'흡충증

14 모자보건사업이 중요한 이유는?

① 다음 세대의 인구 자질에 영향을 미치지 않는다.
② 질병예방사업의 효과가 낮다.
③ 임신 분만 중에 있을 수 있는 사망률을 낮출 수 있다.
④ 영유아기의 건강문제는 치명률이 낮다.
⑤ 모자보건인구는 전체 인구의 30~40%이다.

보건소의 모자보건센터에서도 모자보건사업을 시행한다. 모자보건센터에서는 임산부 산전 산후 분만관리, 임산부 요가, 산후 요가, 산후 우울상담, 육아상담, 유축기 무료대여, 임산부 배지, 철분제 공급 등을 한다.
①, ② 다른 사업에 비해 적은 비용으로 건강증진에 기여하는 정도가 크다. 산모도 출산 전후에 문제가 없고 건강한 태아를 출산하면 건강한 어른으로 자랄 수 있는 확률이 높아진다. 즉 다음 세대의 인구 자질에 영향을 주며 건강육성의 기초를 다질 수 있다.
④ 영유아와 임산부는 감염과 질병에 취약한 계층이다. 이때 치명적인 질병을 앓게 된다면 평생에 영향을 끼치는 문제가 생길 우려가 높으며 후유증도 심각하다. 예를 들어 분만 시에 뇌 손상을 당하면 그 아이는 누군가의 도움을 받아야 생활이 가능하므로 가족에게 막대한 장기적인 희생과 손실이 발생하게 된다.
⑤ 모자는 전체 인구의 절반 이상이며 지역사회와 국가에 미치는 영향력이 크다.

15 15~64세 인구가 0~14세 인구를 부양해야 하는 지표는?

① 총부양비
② 노년부양비
③ 유소년부양비
④ 노령화지수
⑤ 성비

해설

'부양'이라는 단어는 말 그대로 돌보아준다는 것이다. 생산인구(일을 할 수 있는 인구)에 대한 비생산인구(돌보아줘야 하는 인구)의 비이며 사회경제적 구성을 나타내는 지표이다. 생산인구는 15~64세의 경제활동이 가능한 인구를 말하며 비생산인구는 0~14세 유년인구와 65세 이상 노인을 말한다. 15~64세의 15는 만 15세를 말하며 아르바이트가 가능한 고등학생부터이다.

민소쌤의 핵직강

부양비 : 노령화 사회일수록 총부양비가 높아지며 총부양비가 높을수록 생산인구의 부담이 높아져 경제발전이 어려워진다.
- 총부양비 = 0~14세 유년인구 + 65세 이상 노인/15~64세 인구 × 100
- 총부양비 = 유년부양비 + 노년부양비
- 유년부양비 = 0~14세 인구/15~64세 인구 × 100
- 노년부양비 = 65세 이상 노인/15~64세 인구 × 100

노령화지수 : 유소년인구 100명당 65세 이상 노인 인구의 비를 말하는데 높을수록 노인이 많다는 말이다.

예 2022년 기준 한국의 노령화지수는 152이다. 유소년 100명당 노인은 152명이라는 말이며 노인인구가 월등하게 많다는 것을 보여준다.
65세 이상의 인구/0~14세 인구 × 100

16 출산율이 낮고 사망률도 낮은 형태로 선진국에서 많이 나타나는 인구 형태는?

① 피라미드형
② 종형
③ 항아리형
④ 별형
⑤ 호리병형

해설

② 종형은 적게 출산하고 의료의 발달로 적게 사망하는 소산소사의 형태이며 인구증감이 정지된다. 선진국에서 많이 나타나며 출생률이 사망률의 2배에 달한다(종 모양은 위보다 아래가 더 넓어 안정적이다). 노인인구가 서서히 많아지면서 노인인구와 관련된 문제들이 나타나기 시작한다.

① 피라미드형은 출생률과 사망률이 모두 높은 인구 증가를 보이는데 출생률이 사망률보다 2배 이상 높다. 후진국의 형태이며 의료가 발달하지 못해 오래 살지 못하고 일찍 사망하지만 출산을 많이 한다(다산다사).

③ 항아리형(방추형)은 대한민국의 인구구조 형태이다. 출생률이 사망률보다 훨씬 낮은 인구감퇴형이며 심각한 노인문제가 발생하며 국가 경쟁력이 약화된다. 종형과 다른 점은 출생률이 눈에 띄게 줄어든다는 것이다. 항아리는 위에는 뚱뚱하고 바닥에 놓이는 면은 좁아서 넘어지기 쉬워 위험하다. 초고령화 사회를 코앞에 둔 대한민국은 심각한 저출산과 많은 노인 인구로 인해 다양한 문제가 발생하고 있다.

암기 tip '항'아리형 : 대'한'민국

④ 별형은 도시형 인구구조이며 인구 전입으로 청장년층의 비율이 높다. 별의 모양을 떠올려보자. 청장년층이 다른 나이층에 비해 많아서 옆으로 늘어난 모양을 띤다.

⑤ 호리병형(표주박형)은 농촌형 인구구조이며 전출로 젊은층의 생산인구는 줄어들고 노년층 비율이 높아진다.

암기 tip
- 종형 : 소산소사('종''소'리 울려라.)
- 별형 : 별, 즉 스타(연예인)는 모두 도시에 살고 있다.
- 호리병형 : 농촌에서는 일하다가 표주박으로 막걸리를 떠서 마신다.

112 PART 01 | 과목별 빈출문제   15 ③ 16 ② **정답**

17 감염병 전파를 막을 수 있는 방법으로 적절하지 않는 것은?

① 병원소 제거
② 환경위생 관리
③ 감염력 감소
④ 숙주의 면역력 낮추기
⑤ 병원소 격리

해설

④ 면역력을 높여야 한다. 예방접종을 하거나 주기적으로 운동을 하면서 체력을 관리하고 충분한 휴식과 올바른 영양습관을 유지하는 것은 면역력을 높일 수 있는 방법이다.

①, ⑤ 병원체가 살고 있는 병원소를 제거하는 것이 가장 근본적이고 확실한 방법이다. 말라리아모기를 박멸하거나 A형 간염에 오염된 음식물을 폐기하고 조류독감에 걸린 닭을 살처분하는 것이 그 예이다. 하지만 인간이 병원소인 경우에는 한계가 있다. 이때는 병원소를 격리하게 되는데 코로나 양성 환자를 바이러스 전파력이 약해질 때까지 격리하는 것이 그 예이다.

② 바이러스가 묻은 걸로 의심되는 환경에 소독약을 뿌리고 엘리베이터 버튼을 소독약으로 닦는 것, 손소독을 하는 것, 수질검사를 주기적으로 하고 염소를 이용하여 소독하는 방법 등이 병원체의 전파를 막는 방법이다.

③ 병원체가 감염시킬 수 있는 힘을 약화시키는 것이다. 결핵환자가 결핵약을 복용하면 감염력이 떨어지고 일정 기간 인간병원소를 격리하는 것도 감염력을 떨어뜨리는 방법이다.

18 감염병이 전파되는 과정에 대한 설명으로 옳은 것은?

① 병원소가 병원체에서 탈출한다.
② 병원소가 전파된다.
③ 새로운 숙주를 찾아가 병원체가 침입한다.
④ 숙주의 저항성은 영향을 받지 않는다.
⑤ 바이러스, 박테리아는 병원소이다.

해설

②, ③ 병원체가 전파되면서 새로운 숙주를 찾아가서 침입한다.
① 병의 원인이 되는 박테리아와 같은 병원체가 병원소를 탈출한다.
④ 새로운 숙주에 침입한 병원체는 숙주의 저항성과 면역성에 영향을 받는다.
⑤ 바이러스, 세균, 박테리아는 병원체이다.

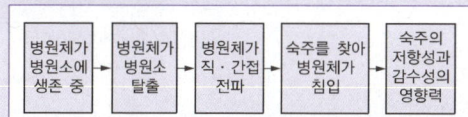

민소쌤의 **핵**직강

병원체가 병원소에 생존 중	→	병원체가 병원소 탈출	→	병원체가 직·간접 전파	→	숙주를 찾아 병원체가 침입	→	숙주의 저항성과 감수성의 영향력

병원체 : 병의 원인이 되는 몸뚱이(體)이다. 감염성 질환을 유발하는 바이러스, 박테리아, 세균과 같은 원인 물질이다. 이들은 숙주에 기생하여 사는 것이 대부분이며 숙주의 영양공급을 받지 않고 며칠을 살지 못한다.

병원소 : 감염병을 옮기는 원인이 되는 병원체가 거주하는 곳이다. 감염병에 걸린 사람, 말라리아모기, 일본뇌염모기, 장티푸스에 오염된 물, 파상풍균이 있는 흙 등이 예이다.

탈출 : 병원체가 병원소에서 어떤 경로를 통해 탈출하여 벗어나는 과정이다. 기침을 통해서 인간병원소에서 바이러스가 탈출하거나 항문을 통해 대변으로 탈출하거나 모기의 입을 통해서 말라리아균이 탈출하는 것이 예이다.

전파 : 탈출한 병원체가 또 다른 숙주에게 침입하기 전에 전파되는 과정이다.
• 직접 전파 : 기침을 통한 비말감염, 성교를 통한 감염, 상처를 통해 직접 전파되는 감염이다.
• 간접 전파 : 전파되는 과정에서 매개물을 통해 전파되는 것이다.
  예 수족구에 감염된 아이의 장난감, 엘리베이터 버튼에 묻은 독감 바이러스

침입 : 새로운 숙주에 병원체가 침입하는 것을 말한다. 침입하는 경로는 녹슨 못에 찔려 상처를 통해 파상풍균이 들어온다거나 오염된 음식물을 입으로 먹어서 A형 간염에 걸린다거나 독감에 걸린 환자가 기침을 하여 코를 통해 독감 바이러스가 들어오는 것을 침입이라고 한다.

새로운 숙주의 면역력(저항성)과 감수성 : 새로운 숙주에 침입한 병원체는 숙주를 감염시키는데 이때 숙주의 면역력과 감수성에 따라 감염되는 정도가 달라지게 된다.

- 면역력 : 저항성과 같은 말이다. 면역력이 높은 사람은 병원체가 침입하더라도 감염을 일으키지 않거나 증상이 약하다. 면역력(저항성)이 높을수록 질병에 잘 걸리지 않는다.
- 감수성 : 감수성은 외부의 자극을 받아들이는 것을 말한다. 감수성이 예민한 사람을 떠올려보자. 이들은 무엇이든 잘 받아들이고 많은 것을 느끼는 사람이다. 감수성이 높다는 것은 감염이 쉽게 된다는 것이며 그만큼 질병에 취약하다는 것이다.

20 예방접종과 관련된 안내사항으로 적절한 것은?

① "접종은 오후에 하세요."
② "접종하는 전날에 목욕하세요."
③ "접종 후 바로 귀가하세요."
④ "열이 나도 예방접종은 가능해요."
⑤ "예방접종 후 근육통이 있으면 응급실로 가세요."

해설
아기의 주양육자가 예방접종을 할 때 데려가며 주사 후 3일 동안은 관찰이 필요하다. 잘 때는 호흡곤란의 위험을 예방하기 위해 복위 자세로 자지 않도록 주의한다.
② 접종하는 전날에 목욕을 하고 당일은 목욕을 하지 않는다.
① 접종은 가능하면 오전에 한다. 오후에 상태를 관찰할 필요가 있기 때문이다.
③ 예방접종 후에 아나필락시스 쇼크 등의 부작용을 확인하기 위해 접종기관에 20~30분간 머물러야 한다.
④ 접종 당일에 열이 나는 경우는 접종하지 않는다.
⑤ 예방접종 후에는 통증과 발적, 근육통, 권태감, 종창 등이 있을 수도 있다.

19 감염되었지만 증상이 나타나지 않은 사람을 일컫는 말은?

① 건강보균자
② 회복기보균자
③ 잠복기보균자
④ 현성감염자
⑤ 독력

해설
①, ④ 보균자는 균을 보유하고 있는 사람이다. 건강보균자는 증상이 전혀 없으니 본인은 건강한 줄로 알고 있지만 주위 사람들에게 병원체를 전파시키고 있는 사람이다. 증상이 없으니 불현성감염자로 나뉜다.
※ 현성감염 : '현'재 증상이 뚜렷한 '성'질을 가진 감염
② 증상이 있었지만 서서히 약화되는 회복기이지만 여전히 병원체를 전파시킬 수 있는 사람이다.
③ 병원체가 숙주에 침입하였지만 증상이 발현되기 전이므로 감염된 사람은 자각하지 못한다. 잠복이라는 말은 숨어 있다는 말인데 이때 전파되기가 쉽다. 건강보균자랑 다른 점은 잠복기를 지나 증상이 나타난다는 것이다.
⑤ 현성감염자 중에서 증상이 독하고 심각하여 사망 혹은 중환자가 된 경우를 말한다.

21 모자보건사업의 대상자가 아닌 것은?

① 초등학생
② 5세 아이
③ 임산부
④ 분만 후 3개월이 된 여성
⑤ 신생아

해설
모자보건사업의 대상자
- 임신한 여성 : 철분제와 엽산제 지원, 모자보건수첩 발급, 임산부의 날 행사, 고위험임산부 관리 등을 제공한다.
- 분만 후 6개월 미만의 여성 : 생애초기 건강관리 시범사업, 모유수유 클리닉 등이 예이다. 생후 6개월부터는 이유식을 먹게 된다. 6개월까지 모유를 먹는 아기는 모유에만 의존하기 때문에 엄마와 아기를 대상으로 하는 건강관리가 중요하다.
- 신생아, 미숙아, 선천성 이상아 : 선천성 대사이상 검사, 난청검사, 미숙아 의료비 지원, 조제분유 지원사업 등을 제공한다.
- 영유아 : 초등학교에 들어가기 전 아이로서 아동간호에서 익힌 영유아의 개념보다 넓으니 헷갈리면 안 된다.
- 가임기 여성 : 난임부부 지원사업, 육아와 출산 정보제공 등을 제공한다.

22 매독에 대한 설명으로 옳은 것은?

① *Treponema pallidum*이 원인균이다.

② 호흡기 감염병이다.

③ 겐타마이신으로 치료한다.

④ 임신 2개월에 수직감염이 된다.

⑤ 음식물로 전파된다.

②, ⑤ 성매개 감염병으로 성접촉, 수혈, 태반을 통한 직접 감염으로 전파된다.
③, ④ 성파트너와 함께 페니실린으로 치료해야 하는데 임산부라면 임신 4개월 내에 치료해야 한다. 임신 5개월부터는 태반을 통해 수직감염이 된다.

민소쌤의 핵직강

매독 : 매독을 진단하기 위해 VDRL 검사를 한다.

• **1기** : 무통성의 단단한 궤양(경성하감)이 생식기뿐만 아니라 다른 부위에도 생길 수 있다. 출혈과 통증은 없이 단단하기만 한데, 6주가 지나면 자연적으로 사라진다. 증상이 없다고 치료를 받지 않으면 2기로 진행한다.

• **2기** : 전염성이 강한 시기이다. 혈액 내로 퍼져 림프절 비대, 반점, 근육통 등 전신 감염 증상이 나타난다. 편평하고 미끌미끌하고 올라온 듯한 표면이 특징인 편평 콘딜로마가 음부, 항문 등 피부의 습한 부위에서 나타난다.

• **잠복기** : 1~2기에 치료하지 않으면 잠복기를 거친다. 잠복기 초기에는 전염성이 남아 있으며 이 단계에서 치료를 하지 않으면 3기 매독으로 진행한다.

• **3기** : 중추신경계, 심혈관, 간, 뼈 등 다양한 장기에 고무종과 신경 매독 같은 증상이 나타나고 경련과 마비도 생길 수 있다.

암기 tip 만화영화 중에 불'패'신화인 '메'칸더 'V'가 있다.
'매'독 – 'V'DRL
'페'니실린
'오'매'기떡 → 임신 '5'개월–'매'독

---

23 바이러스로 인한 감염병은?

① 결핵

② 디프테리아

③ 폐렴

④ 인플루엔자

⑤ 이질

바이러스로 인한 감염병이나 세균으로 인한 감염병 중 한 가지라도 제대로 외우도록 하자. 공부하면서 인플루엔자 바이러스, 간염 바이러스, 콜레라균, 디프테리아균과 같이 바이러스 혹은 균을 붙여서 말하는 습관을 들이다보면 구분하는 데 도움이 된다.
• 바이러스 감염 : 인플루엔자, 간염, 일본뇌염, MMR(홍역, 풍진, 유행성이하선염), 소아마비(폴리오), 광견병, 천연두, AIDS
• 세균 감염 : 임질과 매독, DTap(디프테리아, 파상풍, 백일해), 폐렴, 콜레라, 세균성이질, 결핵

---

24 갑작스런 교통사고로 아내를 잃은 사람이 3개월이 지났는데도 악몽을 꾸면서 직장생활에 힘들어하는 경우에 어떤 문제를 의심할 수 있는가?

① 외상후스트레스장애

② 조현병

③ 우울증

④ 양극성 장애

⑤ 조증

사건(성폭행, 재난 등)에 노출된 후 1개월 이상 증상이 있어 일상생활이 힘들다면 외상후스트레스장애라 정의한다. 사건과 관련된 기억을 지우려 하고 대화를 피하고 흥미 감소, 타인에 대한 무관심, 망각, 자기파괴, 수면장애, 놀람, 경계, 과민행동과 분노 등이 나타난다.
사건으로 인한 감정을 말로 표현하도록 격려하고 경청하며 수용하는 자세를 가진다. 비합리적 사고와 믿음을 현실적이고 객관적으로 바라볼 수 있도록 한다.
예 익사 직전에 구조되었던 대상자가 세면대에 고인 물에 빠져 죽을 것 같다고 할 때 현실을 인식할 수 있도록 도와준다.

25 성비에 대한 설명으로 옳은 것은?

① 장래인구를 추정하는 데 사용하는 성비는 1차 성비이다.

② 성비는 남자 100명에 대한 여자의 수를 말한다.

③ 3차 성비는 현재 인구의 성비를 말한다.

④ 1차 성비는 출생 시의 성비를 말한다.

⑤ 여자 수가 100명 남자 수가 80명일 때 성비는 150이다.

해설

① 2차 성비는 무사히 태어난 아기의 성비를 말하는 것이다. 이 아기가 자라면 장래의 인구가 되는 것이므로 장래인구를 추정하는 데 사용하는 성비가 된다.

② 성비는 여자 100명에 대한 남자의 수를 말한다. 예전에는 남아선호사상이 강했으며 그로 인해 남아의 숫자를 중요시했다는 것을 연관시켜 이해하자.

④ 1차 성비는 배 속에 있을 때 태아의 성비인데 유산과 분만 중 사망 등 다양한 변수가 있으므로 장래인구를 추정하는 데 사용할 수 없다.

⑤ 남자 수/여자 수 ×100이 성비를 구하는 공식이다. 80/100 × 100 = 80이다.

※ 응용문제 : 여자는 80명이고 남자는 160명일 때 성비는? 160/80을 하면 여자 1명당 남자는 2명의 비율이다. 그렇다면 여자 100명당 남자는 200명이 되는 것이다. 성비를 계산하면 200/100 × 100 = 200이 된다.

26 지역사회 간호조무사의 역할에 대한 설명으로 틀린 것은?

① 보건교육을 하는 장소에 필요한 장비와 도구를 준비한다.

② 지역사회 주민의 요구를 파악하는 데 주력한다.

③ 지역사회가 보건교육에 대한 불만을 호소하면 끝까지 경청한다.

④ 다른 사업팀원들과 적극적으로 조율하는 조정자 역할을 한다.

⑤ 결핵사업에 참여하고 보조한다.

해설

지역사회 간호사와 지역사회 간호조무사의 역할을 구분해야 한다. 간호조무사는 의료기관에서와 마찬가지로 지역사회에서도 간호사가 하는 보건교육과 보건사업의 업무를 보조하고 협조해야 한다.

민소쌤의 핵직강

지역사회 간호사의 역할

• 대변자 : 지역사회 주민의 입장을 대변하고 권리를 찾아주는 역할이다. 장기요양등급서비스 혜택을 받지 못하는 어르신의 집을 방문하여 장기요양등급서비스를 신청하는 방법을 알려주고 필요하면 같이 동행해서 도와주는 역할을 할 수 있다.

• 조정자 : 다른 팀원과의 의사소통을 하는 역할이다. 경제적 도움이 필요한 어르신의 집에 가정간호를 갔다면 사회복지사, 봉사단체와 연계하여 어르신에게 제공해줄 수 있는 다양한 자원을 알아보고 연계하여 도움을 준다.

• 상담자 : 건강문제를 가지고 있는 지역사회 주민이 상담을 요청했을 때 지식과 기술을 동원하여 도움을 주어야 한다. 장루주머니를 가지고 있는 환자에게 장루주머니 교체방법에 대해 설명하여 스스로 할 수 있게끔 도와준다.

• 변화촉진자 : 지역사회 주민 스스로가 본인의 건강을 관리하고 긍정적인 방향으로 변화할 수 있도록 도와주는 역할을 한다. 당뇨를 진단받은 어르신의 집에 주기적으로 방문하고 자조모임에 참여하게끔 하여 당뇨 식사와 운동에 대한 필요성을 깨닫고 자신감을 키워줄 수 있는 기회를 마련해준다.

• 간호제공자 : 직접간호(주사, 관장 등)와 간접간호(교육, 상담 등)를 제공한다.

27 위생이 불량한 곳에서 음식이나 식수를 접촉했을 경우에 발병할 확률이 높으며 식기를 공유하면 안 되는 감염병은?

① B형 간염　　　　② A형 간염
③ 콜레라　　　　　④ 임질
⑤ 파상풍

② A형 간염 : 위생 상태가 불량한 환경에서 많이 발생한다. A형 간염 환자의 대변에 오염된 물이나 음식을 통해 전달되는 경우가 많다. 환자의 수가 폭발적으로 생기는 것이 특징이다. 식기(일회용 식기 사용), 수건, 화장실은 공유하지 않도록 하고 배변을 보고 난 후 반드시 손소독을 한다. 음식을 같이 먹으면 안 되고 남은 음식은 바로 버린다.

　※ A형 간염도 혈액으로 감염될 수 있지만 위생 불량과 연관된 문제가 더 많이 나온다.

　예 바지락 양식장에서 A형 간염 바이러스에 노출되었다면 같은 바지락을 먹은 사람들은 A형 간염에 걸릴 확률이 높다.

① B형 간염 : 혈액이나 체액, 모유 수유, 성적 접촉을 통해 감염된다. B형 간염 환자의 혈액과 체액에 노출될 우려가 높다면 보호장구를 착용해야 한다. 특히 바늘에 찔리지 않도록 주의한다.

③ 콜레라 : 콜레라균의 전파로 인해 쌀뜨물 같은 심한 설사와 구토가 특징적이다. 탈수를 초래할 위험이 높아서 수분과 전해질을 신속히 공급해야 한다. 콜레라균 환자의 대변에 오염된 물이나 음식을 통해 퍼지며 매개체가 파리인 만큼 해충 방역이 중요하다.

④ 임질 : 임균에 의해 감염되는 성병으로 성관계가 주원인이다. 질 분비물이 증가하고 소변을 볼 때 통증과 빈뇨 등의 증상이 나타난다. 페니실린 혹은 암피실린이 치료제이다.

⑤ 파상풍 : 파상풍균이 있는 녹슨 못, 흙 등에 상처가 노출됐을 경우에 감염된다. 입이 벌어진 상태에서 다물어지지 않고 강직되고 등이 활처럼 굽어지면서 팔다리가 굳어지는 후궁반장, 호흡근육의 경직으로 사망을 초래할 위험이 있다.

28 만성질환에 대한 설명으로 옳은 것은?

① 호전과 악화를 반복하지만 결국 점점 좋아지게 된다.
② 발생률이 유병률보다 높다.
③ 생활습관과는 관련 없는 유전적인 이유에서 발생한다.
④ 6개월 이상 오랜 기간의 경과를 가지게 된다.
⑤ 뇌졸중, 고혈압, 만성폐쇄성 폐질환은 만성질환이다.

⑤ 고혈압, 당뇨, 만성폐쇄성 폐질환, 뇌졸중, 허혈성 심장질환 등 낫지 않고 오랫동안 가지고 가야 할 건강문제들이 만성질환이다.

① 만성질환은 호전과 악화를 반복하지만 결국은 나빠지는 방향으로 가게 된다. 만성질환은 다양한 이차적인 문제를 가지고 오며 여생을 고통스럽게 보내게 되므로 만성질환의 조기 발견과 적절한 관리가 필수이다.

② 급성질환은 발생률이 유병률보다 높으며 만성질환은 유병률이 발생률보다 높다. 회복되지 않고 오랜 기간 질병을 가지고 있기 때문이며 병을 가지고 있는 기간인 유병률이 높아지는 것이다.

③ 만성질환은 유전적 요인, 환경적 요인, 술과 담배와 같은 생활습관 등 다양한 원인으로 발생한다.

④ 3개월 이상 오랜 기간의 경과를 거치게 되면 만성질환이라 칭한다. 만성 통증은 6개월 이상 지속되는 경우를 말하는데 만성질환과 만성 통증을 헷갈리기 쉬우므로 주의해야 한다.

29 학교보건에 대한 설명으로 옳은 것은?

① 학교에서 이루어지는 보건교육은 지역사회 전체에 미치는 영향력이 미미하다.

② 대학을 제외한 모든 학교는 보건교사를 반드시 두어야 한다.

③ 학생들에게 일차적인 보건교육을 담당하는 사람은 보건교사이다.

④ 신체의 발달 상황을 확인하기 위해 병리검사를 시행한다.

⑤ 초등학교 전 학년을 대상으로 건강검진을 확인한다.

해설

② 대학을 제외한 모든 학교는 보건교사를 두어야 하며 36학급 이상의 학교는 2명의 보건교사를 배치해야 한다.

① 학교에서의 보건교육은 지역사회에 미치는 영향력이 크다. 학생과 교직원은 전체 인구의 4분의 1에 해당된다. 교사에게 교육받은 손 씻기, 환기방법과 같은 내용을 간접적으로 친구나 부모에게 전파하며 영향을 미친다. 학생들은 교실에서 서로 밀접 접촉하는 시간이 많다 보니 감수성이 높아 감염병이 쉽게 퍼지므로 보건교육이 중요하다. 호기심도 있고 배우려는 의욕이 강한 시기라서 성교육, 금연교육 등 학생이 필요로 하는 교육을 한다면 받아들이는 정도가 높다. 흡연과 음주와 같은 건강에 대한 신념, 태도 등 평생의 건강과 관련한 기초를 형성하는 시기이므로 보건교육이 중요하다.

③ 학급에서 일차적으로 학생을 지도하고 보건교육을 하는 자는 담임교사이다. 보건교육이다 보니 보건교사의 역할이라고 헷갈릴 수 있다. 예를 들어 독감이 유행할 때 교실에서 수업받는 동안 마스크를 착용하지 않는 학생이 있다면 그 자리에서 바로 지적할 수 있는 사람은 보건교사가 아니라 담임교사이다.

④ 신체발달 상황은 키와 몸무게 조사이다.

⑤ 초등학교 전 학년을 대상으로 신체발달 상황, 건강조사, 정신건강 상태를 확인한다. 건강검진은 초1, 초4, 중1, 고1 때 시행하는데 초등학교에 입학하고 3년마다 병원에 가서 검진을 한다.

초·중·고등학생 전 학년	신체발달 상황	키와 몸무게를 측정하여 비만도를 조사한다.
	건강조사	식생활, 위생, 수면, 가족의 흡연과 음주, 안전의식 등 전반적인 건강 상태와 건강습관을 설문지 양식으로 조사한다.
	정신건강 상태	학생이나 부모님이 가정에서 설문지를 통해 ADHD, 우울, 자살욕구 등을 조사한다.

초1, 초4, 중1, 고1	건강검진	생애주기별 건강검진 대상자이다. 3년마다 시행하며 해당되는 학년은 신체발달 상황, 건강조사, 건강검진 모두 검진기관(지정된 병원)에서 한꺼번에 시행하게 된다. 병리검사, 근골격과 척추검사, 눈·귀·코·목 검사, 피부 확인 등 전반적으로 의사가 확인하는 건강검진이다.
초5부터 중·고등학생	신체능력검사	신체를 얼마나 잘 쓸 수 있는지 그 능력을 확인하는 검사이며 체력검사와 같은 말이다. 오래달리기와 같은 운동을 통해 측정한다.

30 코로나19와 같이 전 세계적으로 유행한 감염병의 양상을 표현한 것은?

① 토착적 발생

② 유행적 발생

③ 범유행적 발생

④ 산발적 발생

⑤ 주기적 발생

해설

③ 범유행적의 '범'은 아주 넓다는 말이다. 코로나19가 전 세계에 퍼지면서 '팬데믹 현상'이라는 말을 많이 들어보았을 것이다.

① 토착이라는 말은 '땅'에 '정착'을 한다는 말인데 땅에 뿌리를 내렸다는 의미이다. 특정된 땅, 특정된 지역에만 발생하는 감염병으로 간디스토마처럼 4대강 주변에 집중적으로 발생하는 경우가 예이다. 그리고 독감과 같이 주기적으로 찾아와 유행하는 감염병도 토착성을 띤다고 한다.

② 일정 기간에 유행하는 감염병으로 한 지역 혹은 전국 단위가 될 수 있다. 겨울철에 유행하는 노로바이러스가 추워지면서 급증하여 손소독의 중요성에 대해 뉴스에 자주 나오는 경우가 예이다.

④ 산발적이다는 말은 감염되는 경로가 불확실하며 여기저기 흩어져서 발생하는 것을 말한다. 코로나19가 처음에 유행하기 시작하였을 때는 산발적으로 유행하는 듯 보였으나 순식간에 팬데믹으로 바뀐 경우이다.

⑤ 몇 년을 주기로 유행하는 감염병인데 백일해가 대표적인 예이다. 필수 예방접종으로 백일해 발생률은 상당히 많이 줄었지만 유행하는 시기에는 감염될 확률이 높아진다.

31 모자보건법상으로 4세가 된 영유아의 건강진단은 몇 개월마다 이루어지는가?

① 수시로 　　　　　② 2개월
③ 4개월 　　　　　④ 6개월
⑤ 12개월

해설
모자보건법 시행규칙에서 임산부(임신 28주까지는 4주마다 1회, 임신 36주까지 2주마다 1회, 임신 37주 이후 1주마다 1회), 영유아, 미숙아 등의 정기건강진단 실시기준을 확인할 수 있다. 신생아는 수시로, 영유아 중 출생 후 1년까지는 1개월마다 1회, 출생 후 1년 초과 5년 이내는 6개월마다 1회 정기건강진단을 받도록 한다. 국가에서 무료로 실시하는 영유아 건강검진(만 6세 미만까지 8차에 나누어 검진)과는 별개이니 헷갈리지 말자.

32 어느 도시의 0~14세 유년인구가 40명, 65세 이상 노인인구가 100명, 15~64세 인구가 500명이라면 노년부양비는 얼마인가?

① 20 　　　　　② 40
③ 60 　　　　　④ 100
⑤ 150

해설
노년부양비는 15~64세의 생산가능한 인구가 부양해야 하는 65세 이상의 노인을 말한다. 우리나라는 수명연장으로 인한 노인의 인구는 증가하고 출산율은 극심하게 낮아짐으로 인해 노년부양비가 커지고 있는 것이 심각한 문제이다. 유년부양비는 15~64세의 생산가능한 인구가 부양해야 하는 0~14세의 인구이다.
노년부양비 = 65세 이상 노인/15~64세 인구 × 100
　　　　　 = 100/500 × 100 = 20
이 문제에서 유년부양비는 40/500 × 100 = 8이다. 총부양비는 (40 + 100)/500 × 100 = 28이다.

33 배우자가 교통사고로 사망했을 때 인정하지 못하며 착오가 생긴 거라고 주장하는 사람의 방어기전은?

① 보상 　　　　　② 부정
③ 승화 　　　　　④ 투사
⑤ 합리화

해설
고통스럽고 현실로 받아들이기 힘든 일을 무의식적으로 인정하지 않는 것이다.
① 작은 고추가 더 맵다는 말처럼 어느 한 부분의 부족한 부분을 대체하기 위해 다른 분야에서 우월해지는 것이다. 키가 지나치게 작은 사람이 공부를 열심히 해서 해외의 유명 대학에 지원한다.
③ 사회적으로 용납할 수 없는 행동과 충동을 용납할 수 있는 활동으로 방향을 바꾸어 건전하게 표현하는 것이다. 스트레스를 축구를 함으로써 해소하는 것이 예이다.
④ 자신의 욕구와 충동, 마음을 다른 사람에게 탓을 돌려 불안을 줄이기 위한 심리이다. 타인에게 탓을 돌려 스트레스를 해소하려는 의도이다. 자기가 나이가 들어서까지 불행하게 살아갈 수밖에 없었던 이유는 부모가 가난했기 때문이라고 한다.
⑤ 받아들이기 힘든 결과에 대해 그럴듯한 이유를 붙여서 정당화하는 경우이다. 대기업에 불합격했을 때 어차피 가고 싶지 않았던 곳이라면서 오히려 잘됐다고 하는 경우이다.

34 가정방문간호에 대한 설명으로 옳은 것은?

① 간호사의 시간을 줄일 수 있다.
② 와상 환자는 간호를 받기가 힘들다.
③ 다른 환자들과 비슷한 경험을 공유할 수 없다.
④ 건강관리실의 도구를 충분히 활용할 수 있다.
⑤ 가정의 상황에 맞는 간호를 맞춤형으로 할 수 없다.

해설

보건소와 같은 건강관리시설에서 함께 모여 교육을 듣게 되면 참여한 사람들끼리 정보를 교류하고 공감할 수 있는 장점이 있다. 하지만 가정에서 간호를 받는 환자들은 같은 문제를 가진 다른 사람들과 교류를 할 수 없다는 단점이 있다.

① 가정에 간호사 혹은 간호조무사가 이동하여 간호를 해야 하므로 간호 제공자의 입장에서는 시간을 더 많이 쓰게 된다.
② 거동이 불편하여 집에서 나오기 힘든 환자를 방문하여 간호한다는 것은 가정방문의 장점이다.
④ 가정방문을 할 때 가져갈 수 있는 기구들이 제한적이라는 단점이 있다.
⑤ 가정마다 상황이 천차만별이므로 가정방문을 나갔을 때 경제적 상황, 사회적 상황에 맞춰서 교육이 가능하다. 예를 들어 경제적으로 힘든 가정에서는 공기청정기를 구매할 수 없으니 환기를 자주 시키는 방법을 권유한다.

35 장기요양등급 5등급을 받기 위한 점수는?

① 95점 이상   ② 75점 이상
③ 80점 이상   ④ 45점 미만
⑤ 45점 이상 51점 미만

해설

노인장기요양보험제도는 65세 이상 노인 또는 65세 이하더라도 치매, 뇌혈관성 질환, 파킨슨 등의 노인성 질병을 가진 자가 6개월 이상 혼자서 일상생활을 수행하기 어렵다고 인정되면 장기요양등급을 받고 장기요양급여를 제공받도록 하는 제도이다. 65세 이상의 노인이지만 일상생활이 혼자 가능한 노인은 혜택을 받는 데 제한이 있다. 노인장기요양보험등급 신청을 받는 곳은 국민건강보험공단이다. 공단에 신청하면 공단 직원들이 나와서 어르신의 상태를 보고 점수를 매긴다. 장기요양등급은 총 5등급 + 인지지원등급이다. 등급에 따라 시설급여와 재가급여를 받을 수 있는 혜택이 나뉜다. 다양한 영역에서 검사가 이루어지며 타인에게 의존도가 높을수록 점수가 높게 매겨진다. 1~2등급을 받아야 시설급여로 분류되는 노인의료복지시설을 이용할 수 있다.

- 1등급 : 95점 이상
- 2등급 : 75점 이상 95점 미만
- 3등급 : 60점 이상 75점 미만
- 4등급 : 51점 이상 60점 미만
- 5등급 : 치매 환자이며 45점 이상 51점 미만
- 인지지원등급 : 치매 환자이며 45점 미만인자

36 65세 이상 노인에게 실시하는 국가예방접종 중에 무료인 것은?

① 대상포진   ② A형 간염
③ 파상풍   ④ 인플루엔자
⑤ B형 간염

해설

65세 이상 노인에게 인플루엔자는 매년 1회 접종을 한다. 65세 이상 노인은 예외의 경우를 제외하고 폐렴구균 예방접종은 1회만 접종하면 된다. 폐렴구균(Streptococcus pneumoniae)은 폐렴뿐만 아니라 균혈증(균이 혈액 내에 있는 상태로 패혈증으로 악화될 수 있음)과 뇌수막염도 유발하여 노인의 사망률을 높이므로 반드시 접종하도록 한다.

37 감염병이 발생하였을 때 원인을 밝혀내어 확산을 방지하기 위해 필요한 것은?

① 역학
② 임시건강진단
③ 유병률조사
④ 발생률조사
⑤ 타당도조사

해설

역학의 '역'은 돌림병을 뜻하는 말인데 옛날에 전염병을 '역병'이라고 부르기도 했다. 역학은 개인과 집단을 대상으로 하는 질병뿐만 아니라 건강과 관련된 많은 것의 원인과 위험요인을 확인하여 예방하는 것이 목적이다. 암역학(특정 지역에 특정암이 급증하였을 때 하는 조사와 같이 암을 일으키는 원인을 규명하는 조사), 환경역학(가습기 살균제 사건과 같이 건강에 문제를 발생시킨 환경의 원인을 밝혀내는 조사), 감염병역학, 사고역학(식중독 사고 조사와 산업재해 조사 등 사고가 발생한 원인을 밝혀내는 조사) 등 다양한 분야에서 역학이 활용된다. 자연사(노화되어 자연스럽게 사망하는 것)에 대한 연구도 역학에 포함되는데 자연사를 정확하게 규명할 수 있어야 사고나 질병으로 인해 사망한 경우를 연구할 수 있는 것이다.

② 특수건강진단 대상 업무 현장에서 직업병 유소견자가 여러 명이 발생하여 고용노동부 장관의 명령에 따라 '임시'로 문을 닫고서도 사업주가 실시해야 하는 건강진단이다.

③ '유병'이라는 단어는 병이 있다는 말인데, 기존에 질병을 가지고 있던 환자도 모두 포함한다.

> 기존의 환자 수와 발생한 환자 수/
> 특정 시점의 전체 인구수

예 100명이 사는 마을에 고혈압 환자가 2021년에는 10명이고 2022년에 5명이 추가로 발생하였다면 2022년에 고혈압 유병률은 15명(기존의 10명 + 신규환자 5명)/100명이 된다.

④ 발생률은 일정 기간에 새로 발생한 환자의 수를 말하며 이미 그 질병에 걸린 환자는 분모에서 제외된다.

> 새로 발생한 환자 수/발병 위험에 노출된 인구수

예 100명이 사는 마을에 고혈압 환자가 2021년에는 10명이고 2022년에 5명이 추가로 발생하였다면 2022년도에 고혈압 발생률은 5명/90명(100명-기존 환자 10명)이 된다.

⑤ 타당도는 검사를 했을 때 얼마나 정확하게 결과를 보여주느냐를 보는 것으로 높아야 한다. 예를 들어 독감 환자를 대상으로 독감 검사를 했을 때 양성이라고 나오는 정확도이다. 민감하게 반응한다는 것은 바이러스 수치와 상관없이 정확하게 양성을 보여준다는 것이다. 신뢰도는 동일한 대상에게 동일한 방법으로 반복 측정하였을 때 같은 결과가 나온다면 신뢰도가 높다고 할 수 있다. 예를 들어 같은 사람이 같은 방법으로 반복하여 몸무게를 측정하였는데 몸무게의 차이가 너무 크다면 체중계에 대한 신뢰도가 떨어진다.

38 감염은 되었지만 증상은 아직 나타나지 않은 상태에서 감염을 시킬 수 있는 사람은?

① 건강보균자
② 회복기보균자
③ 잠복기보균자
④ 현성감염자
⑤ 독력

해설

잠복기보균자는 병원체가 숙주에 침입하였지만 증상이 발현되기 전이므로 자각하지 못한 채 타인에게 감염을 일으키는 사람이다. '잠복'이라는 말은 숨어 있다는 말인데 이때 전파되기가 쉽다. 건강보균자랑 다른 점은 잠복기보균자는 잠복기를 지나면 증상이 나타나지만 건강보균자는 계속 증상이 나타나지 않는다는 것이다.

① 보균자는 균을 보유하고 있는 사람이다. 건강보균자는 증상이 전혀 없으니 본인은 건강한 줄로 알고 있지만 주위 사람들에게 병원체를 전파시키고 있는 사람이다. 증상이 없으니 불현성감염자로 나뉜다.

② 증상이 있었지만 서서히 약화되어 증상을 보이지 않는 회복기이지만 여전히 병원체를 전파시킬 수 있는 사람이다.

④ 감염되어 현재 증상이 나타나는 사람을 현성감염자('현'재 증상이 뚜렷이 나타나는 '성'질)라고 한다. 반대는 불현성감염자이다.

⑤ 현성감염자 중에서 증상이 독하고 심각하여 사망 혹은 중환자가 된 경우를 말한다.

39 셀리에(Selye)의 일반적응증후군에 따르면 우울증, 질병, 사망에까지 이를 수 있는 단계는?

① 경고반응단계

② 저항단계

③ 소진단계

④ 대처단계

⑤ 피드백단계

해설

일반적응증후군은 스트레스를 받게 되면 경고반응단계(즉각적으로 신체에서 경고음이 울리는 단계), 저항단계(스트레스에 어떻게든 이겨내 보기 위해 노력하고 저항하는 단계), 소진단계(버텨낼 수 없어 에너지가 소진되어 버리는 단계)를 거친다고 하였다. 경고반응단계는 스트레스에 처음으로 직면하였을 때 심장 두근거림, 식은땀, 혈압상승, 맥박상승, 수면장애, 소화불량과 같은 교감신경 반응과 두통, 무기력과 같은 반응이 나타난다. 스트레스가 해소되지 않고 지속되면 저항단계로 돌입한다. 경고반응단계에서 보였던 증상은 없어지고 코르티솔과 같은 스트레스 호르몬이 분비되면서 혈당이 올라가고 면역이 억제된다. 스트레스가 오랜 시간 지속되면 결국 동원할 수 있는 자원이 고갈되고 우울증, 공황장애, 불면증, 질병, 망상, 사망에까지 이르게 된다.

예 주식으로 큰돈을 잃고 난 후에 손이 떨리면서 뒷목을 잡고 넘어가는 상태이다(경고반응단계). → 주식이 올라갈 것이라는 일말의 기대를 가지면서 겨우 버텨내는 단계인데 이때 스트레스로 갖가지 병에 걸릴 수 있다(저항단계). → 내려간 주식은 더 이상 회복되지 않고 자살, 암, 공황장애에 빠져 일상생활이 힘들어진다(소진단계).

40 한 지역에 주소를 두고 있는 인구로서 우리나라 총 인구조사에 기반을 두고 있는 인구형태는?

① 현재인구

② 상주인구

③ 출생지 인구

④ 폐쇄인구

⑤ 개방인구

해설

현재 우리나라에서 시행하는 총 인구조사는 상주인구에 입각한 것이다. 주기적으로 인구조사를 하면서 가족수, 성별 인구수, 교육과 직업 그리고 소득 상태 등을 조사하여 정책을 수립하고 교통과 교육, 보건과 같은 서비스를 계획하는 데 참고한다. 예를 들어 아이가 많은 지역은 놀이터와 어린이 도서관, 노인이 많다면 노인복지센터 등을 계획할 수 있다. 상주인구는 전입신고라는 객관적인 자료를 통해 확인 가능한 인구인데 주소는 등록되어 있지만 다른 지역에 살고 있는 사람이 포함될 수 있으며 일시적으로 다른 지역에서 이사 와서 전입신고를 하지 않고 살고 있는 사람이 제외될 수 있을 오류가 있다.

① 전입신고랑 상관 없이 현재 그 지역에 살고 있는 인구를 말한다.

③ 출생지 인구는 출생한 지역에 따라 인구를 분류한 것이다. 현재 살고 있는 지역을 파악하여 출생한 후 다른 지역으로 얼마만큼 이동했는지도 알아낼 수 있다.

④, ⑤ 전입과 전출이 전혀 없이 오로지 출생과 사망으로만 변동되는 인구를 폐쇄인구라고 하며 전입과 전출이 있는 인구형태를 개방인구라고 한다.

41 모자보건법에 기반하여 인공임신중절 수술을 할 수 없는 경우는?

① 임산부가 풍진에 걸린 경우

② 임산부가 독감에 걸린 경우

③ 강간에 의하여 임신이 된 경우

④ 사촌 간에 임신이 된 경우

⑤ 임산부가 태아에게 미칠 수 있는 유전학적 문제가 있을 경우

해설

2021년부터 임신 14주 이내의 여성이 본인의 의사에 따라 임신중절수술을 결정한 경우에는 합법적으로 낙태수술이 가능해졌다. 하지만 임신 15주부터 24주 내의 여성은 모자보건법 제14조 아래에 해당되는 경우에만 합법적으로 인공임신중절이 가능하다.

• 우생학적 또는 유전학적 정신장애나 신체질환은 연골무형성증, 낭성섬유증 및 그 밖의 유전성 질환으로서 그 질환이 태아에 미치는 위험성이 높은 질환이 본인 혹은 배우자가 가지고 있는 경우

• 풍진, 톡소플라즈마증 및 그 밖에 의학적으로 태아에 미치는 위험성이 높은 전염성 질환을 본인 혹은 배우자가 가지고 있는 경우

• 강간 또는 준강간에 의하여 임신된 경우

• 법률상 혼인할 수 없는 혈족 또는 인척 간에 임신된 경우

• 임신의 지속이 보건의학적 이유로 모체의 건강을 심각하게 해치고 있거나 해칠 우려가 있는 경우

42 이 균이 배출하는 독소가 신경계를 침범하여 조소, 후궁반장, 아관긴급 등이 나타나고 사망까지 이르게 하는 감염병은?

① 파상풍　　　　② 디프테리아

③ 신증후군출혈열　④ 수족구병

⑤ 임질

해설

파상풍균이 생산하는 독소가 신경과 골격근을 손상시켜 긴장, 경련, 발작을 유발하게 된다. 이 균은 흙, 동물의 대소변, 녹슨 못이나 칼, 흙이 들어갔던 동물의 입 등 다양한 곳에서 서식하고 있다. 오염이 된 못이나 칼에 찔렸을 경우, 오염이 된 화상이나 오염이 된 깊은 상처가 생겼다면 하이퍼테트와 같은 파상풍 면역글로불린을 맞아야 하고 예방을 위해 성인도 파상풍 예방접종을 맞아야 한다. 파상풍은 3대 증상인 아관긴급, 후궁반장, 조소가 나타나는데 모두 근육 수축, 근육경련과 관련이 있다. 아관긴급은 턱근육이 긴장되어 입이 벌어지지 않는 것이고 후궁반장은 근육이 경직되면서 허리가 활(궁)처럼 휘는 것이며 조소(썩소를 짓는 것처럼)는 상대방을 비웃는 듯한 씰룩거리는 표정이 지어지는 것이다.

② 디프테리아균이 원인이며 호흡기감염으로 항독소와 항생제 치료가 필요하다. 인후와 편도를 침범하여 위막을 형성하여 호흡곤란이 발생하면 기관절개술까지 필요한 상황이 올 수 있다.

③ 신증후군출혈열은 말 그대로 신장이 망가지고 출혈이 발생한다는 것이다. 유행성출혈열이라고 불리는데 바이러스에 감염된 설치류(들쥐)의 배설물, 침(공기로 흡입 가능)이 호흡기를 통해 전파되고 늦가을에 많이 발생한다. 긴 옷을 입고 야외활동을 하며 배설물에 오염될 수 있으니 들이나 밭에 누워있거나 옷을 벗어두면 안 된다. 고열, 발진, 신장 기능 손상, 혈소판 문제로 인한 출혈 증상, 저혈압, 핍뇨, 신장 파괴 등이 나타난다.

④ 수족구병은 콕사키바이러스로 인해 발생하며 발열, 손과 발에 수포성 발진, 입안에 궤양이 발생한다. 피부와 직접 접촉하거나 호흡기 분비물이 공기에 떠돌아다니다가 감염이 되는 것으로 전염성이 높은 감염병이다.

⑤ 임균에 의해 감염이 되는 것으로 성병으로 페니실린 치료가 필요하다. 감염자는 무증상도 있지만 요도염과 비슷한 증상인 배뇨통, 분비물, 빈뇨가 나타나기도 한다. 임질이 있지만 모르고 있는 임산부도 있을 수 있다. 그래서 질식분만을 하면 아기가 임균에 노출될 확률을 고려하여 예방목적으로 아기의 눈에 테트라사이클린, 에리스로마이에신, 질산은을 투약하는 것이다.

43 질병의 예방에 대한 설명으로 옳은 것은?

① 조기 발견과 조기치료는 1차 예방이다.
② 질병으로 인한 후유증을 최소화하는 것은 2차 예방이다.
③ 질병의 자연사에서 불현성 감염기는 1차 예방이다.
④ 질병의 자연사에서 발현성 질환기는 3차 예방이다.
⑤ 고혈압 환자의 식이요법은 1차 예방이다.

해설

Leavell & Clark(리벨과 클라크)는 질병이 발생하기 전부터 회복 혹은 사망하기까지의 흐름을 단계로 나누어 설명했다.

• 1단계 : 비병원성기로서 병원체에 노출이 되지 않은 건강한 상태로 1차 예방을 통해 더욱 건강하게 살도록 한다.
• 2단계 : 초기 병원성기로서 병원체가 몸에 들어와서 인체의 면역력과 저항력이 발동하는 시기이다. 이때는 면역력이 높은 사람은 질병이 진행되지 않으므로 1차 예방에 신경써야 한다.
• 3단계 : 불현성 감염기로서 '불현', 즉 현재 증상이 나타나지 않은 단계로 잠복기이다. 이때는 감염이 된 자를 조기에 발견해야 하는 것이 중요하다. 감염자와 접촉을 했다면 무증상이 더라도 키트 검사를 해서 조기 발견하도록 하는 2차 예방이 중요하다.
• 4단계 : 현성 감염기(발현성 질환기)로서 증상이 나타나는 시기로서 이미 질병이 진행되고 있다. 악화가 되는 것을 막기 위한 적극적인 치료가 필요하므로 3차 예방의 범주에 들어간다. 조기에 발견하여 조기에 치료하는 것이 2차 예방이고 증상이 진행된 상태에서 후유증을 최소화하기 위해 적극적인 치료를 하는 것은 3차 예방이다.
• 5단계 : 회복기로서 질병이 회복되거나 사망하는 단계이다. 이때는 회복을 촉진시키기 위한 재활운동이 필요하므로 3차 예방의 범주에 들어간다.
① 조기 발견과 조기치료는 2차 예방이다.
② 재활, 사회 복귀, 후유증 최소화는 3차 예방이다.
③ 질병의 자연사에서 불현성 감염기는 2차 예방이다.
⑤ 고혈압 환자는 이미 고혈압을 진단받은 상황이며 식이요법을 하면서 관리를 하는 치료의 개념이므로 2차 예방에 들어간다.

44 우리나라의 인구변화에 대한 설명으로 옳은 것은?

① 우리나라 출산율은 몇 년 동안 안정적으로 1.5를 유지하고 있다.
② 2026년도에는 고령화사회에 진입을 앞두고 있다.
③ 우리나라 노인은 건강수명이 기대수명에 비해 길다.
④ 연령과 치매는 무관하다.
⑤ 노인의 연령이 높을수록 일상생활 수행능력이 감소한다.

해설

⑤ 노인의 연령이 높아질수록 일상생활 수행능력이 낮아진다. 일상생활 수행능력이란 밥을 먹고 옷을 갈아입고 대소변을 해결하는 등 일상생활을 스스로 어느 정도 수행하는 능력을 말한다.
① 출산율은 2015년을 기점으로 계속 하향곡선을 타고 있으며 2023년 기준 출산율은 0.72명을 기록하고 있다.
② 대한민국의 고령화 속도는 전 세계적으로 최고로 꼽힌다. 우리나라는 현재 고령사회(전체 인구의 14%가 노인)이며 2026년이 되면 노인인구가 전체인구의 20% 이상 되는 초고령화 사회에 진입하게 된다.
③ 기대수명은 병이 있건 없건 사망하는 그 순간까지의 수명을 말한다. 건강수명은 기대수명에서 질병을 앓는 기간을 제외한 건강하게 살아가는 수명을 말하는 것이다. 우리나라의 노인은 안타깝게도 건강수명이 기대수명에 비해 더 짧은데 이 말은 질병을 가진 채로 노년을 보내는 사람들이 많다는 것이다.
④ 연령이 높아질수록 치매 발생률은 높아지고 있다.

45 질병을 일으키는 숙주의 요인에 해당하는 것으로 옳은 것은?

① 개인위생

② 고온의 환경

③ 화학적 요인

④ 세균

⑤ 소음 노출이 심한 환경

해설

②, ⑤는 환경 요인, ③, ④는 병원체 요인이다.

질병을 일으키는 3대 요소 : 숙주, 병원체, 환경이며, 이 3가지가 평형을 이루면 질병이 발생하지 않지만 균형이 깨지면 질병이 발생한다.

• 숙주 : 병원체가 기생하며 사는 인간, 동물과 같은 생명체이며 병원체에게 영양분을 공급한다. 인종, 나이, 생활습관과 영양 상태, 개인위생, 유전적 요인, 건강상태와 같은 숙주의 상태가 질병 발생에 영향을 미친다.

　　예 담배를 많이 피우고 식사를 챙겨 먹지 않고 스트레스에 취약하고 잠을 이루지 못하는 사람은 질병에 걸릴 확률이 높다.

• 병원체 : 병의 원인이 되는 몸뚱이(體)이다. 감염성 질환을 유발하는 바이러스, 박테리아, 세균과 같은 원인 물질이다. 이들은 숙주에 기생하여 사는 것이 대부분이며 숙주의 영양공급을 받지 않고 며칠을 살지 못한다.

• 환경 : 숙주를 둘러싸고 있는 모든 것이다. 경제학적·사회학적 환경(열악한 거주지에 살면 질병에 취약하다), 직장 내 환경(유해물질에 노출되는 공장), 동식물·미생물 등의 생물학적 환경(진드기에 노출되기 쉬운 농촌일) 등이다.45

02　의료 법규

46 혈액원에서 헌혈을 하기 전에 해야 하는 건강검진 항목은?

① 문진

② 산소포화도

③ 호흡

④ 매독검사

⑤ 임질검사

해설

문진은 헌혈자에게 채혈하기 전에 건강상태와 해외 방문 경험, 투약 등을 물어보는 것이다.

> **민소쌤의 핵직강**
>
> **헌혈자의 건강진단 등(혈액관리법 시행규칙 제6조)** : 혈액원은 헌혈자에 대하여 채혈을 실시하기 전에 다음에 해당하는 건강진단을 실시하여야 한다.
>
> • 과거의 헌혈경력 및 혈액검사 결과와 채혈 금지 대상자 여부의 조회
> • 문진·시진 및 촉진
> • 혈압, 체온 및 맥박 측정 : 호흡을 제외한 바이털 사인(vital sign)
> • 체중
> • 다음의 어느 하나에 따른 빈혈검사
> 　– 황산구리법에 따른 혈액비중검사 : 황산구리수용액에 혈액을 한 방울 떨어뜨렸을 때 황산구리수용액의 비중보다 혈액의 비중이 높으면 혈액이 가라앉고 낮으면 위로 떠오른다. 위로 떠오르는 경우에는 빈혈이라고 판정한다.
> 　– 혈색소검사
> 　– 적혈구용적률검사
> • 혈소판계수검사(혈소판 성분 채혈의 경우에만 해당)

47 결핵 환자 중 객담(喀痰)의 결핵균검사에서 양성으로 확인되어 타인에게 전염시킬 수 있는 환자를 무엇이라 하는가?

① 결핵 환자
② 결핵 의사 환자
③ 전염성 결핵 환자
④ 잠복 결핵 환자
⑤ 불현성 감염자

해설
결핵균검사는 객담검사를 말하며 결핵을 진단하기 위해 중요한 검사이다. 객담에서 결핵균이 검출된다면 타인에게 전염시킬 수 있는 상태이다.

민소쌤의 핵직강

정의(결핵예방법 제2조) : 이 법에서 사용하는 용어의 뜻은 다음과 같다.
- "결핵"이란 결핵균으로 인하여 발생하는 질환을 말한다.
- "결핵 환자"란 결핵균이 인체 내에 침입하여 임상적 특징이 나타나는 자로서 결핵균검사에서 양성으로 확인된 자를 말한다.
  ※ 결핵 환자 중에서 전염이 될 우려가 높은 환자(기침이 심하거나 결핵약을 복용하기 전 단계 등)를 전염성 결핵 환자라고 부른다.
- "결핵 의사(擬似) 환자"란 임상적, 방사선학적 또는 조직학적 소견상 결핵에 해당하지만 결핵균검사에서 양성으로 확인되지 아니한 자를 말한다.
  ※ 의사 환자, 즉 의심이 되는 환자이다. 기침과 객담, 발열 등의 임상 증상이 있고 흉부 엑스레이에서 결핵의 흔적이 확인되거나 폐의 조직검사에서 결핵이 확인되지만 가장 중요한 객담검사(결과가 나오기까지 시간이 걸림)에서 확인되기 전 단계이다.
- "전염성 결핵 환자"란 결핵 환자 중 객담(喀痰)의 결핵균검사에서 양성으로 확인되어 타인에게 전염시킬 수 있는 환자를 말한다.
  ※ 결핵균검사는 객담검사이다. 객담에서 결핵균이 검출되었다면 타인에게 전염을 시킬 수 있는 단계이므로 격리가 필요하다.
- "잠복 결핵 감염자"란 결핵에 감염되어 결핵감염검사에서 양성으로 확인되었으나 결핵에 해당하는 임상적, 방사선학적 또는 조직학적 소견이 없으며 결핵균검사에서 음성으로 확인된 자를 말한다.
  ※ 잠복은 숨어 있다는 말이다. 결핵감염검사는 혈액검사(BCG로 인한 위양성 낮음) 혹은 PPD test(BCG로 인한 위양성 높음)를 통해 결핵에 감염되었는지 여부를 면역세포의 반응으로 확인한다. 예전에 결핵에 걸렸었기 때문에 결핵감염검사에서 양성으로 확인되었지만 증상이 없고 흉부 엑스레이나 조직검사에서 결핵이 보이지 않으며 가장 중요한 결핵균검사(객담)에서 음성이기 때문에 다른 사람에게 전파되지 않는다. 하지만 결핵균이 죽지 않고 숨어 있는 것이라 컨디션이 좋지 않을 때 언제든 활동성 결핵으로 바뀔 확률이 있으므로 주의가 필요하다.

48 임산부와 영유아를 대상으로 치아우식증, 치주질환, 치아마모증, 치아 및 구강 발육 상태 등을 실시하는 사람은 누구인가?

① 보건소장
② 시장·군수·구청장
③ 보건복지부장관
④ 질병관리청장
⑤ 치과의사

해설
시장, 군수는 고양시 시장, 파주시 시장, 의성군 군수, 울진군 군수 등이 있으며 구청장(시가 여러 개의 구로 쪼개어짐)은 고양시 일산동구 구청장, 서울시 노원구 구청장 등이다. 시·군·구의 보건소에는 구강보건실 혹은 구강보건센터가 있어서 임산부와 영유아는 언제든지 이용할 수 있다. 예를 들어 파주시에 위치한 보건소들에 구강보건실과 구강보건센터를 설치·운영하고 총관리하는 사람은 파주시 시장이 되는 것이다.

민소쌤의 핵직강

임산부·영유아 구강검진 내용(구강보건법 시행규칙 제15조) : 특별자치시장, 특별자치도지사 및 시장·군수·구청장은 법 제16조 제1항에 따라 임산부 및 영유아에 대하여 실시하는 구강검진에는 다음의 사항이 포함되어야 한다.
- 임산부
  - 치아우식증(충치) 상태
  - 치주질환(잇몸병) 상태
    ※ 임신을 하면 호르몬의 영향으로 잇몸질환이 발생할 확률이 높아진다.
    ※ 잇몸과 치아의 문제는 태아에게 영향을 미칠 수 있으므로 조기에 발견하여 예방하는 것이 중요하다. 임산부는 본인 부담금이 감면되며 임신하였을 때 지원되는 바우처로 치과에서 진료가 가능하다.
  - 치아마모증 상태
    ※ 임신을 하면 치아가 약해져 깎이거나 닳을 수 있다.
  - 그 밖의 구강질환 상태
- 영유아
  - 치아우식증(충치) 상태
  - 치아 및 구강발육 상태
    ※ 영유아 구강검진은 18개월부터 주기적으로 치과에 방문하여 받을 수 있다. 구강 문제를 조기에 발견하여 예방하도록 하는 것이 목적이다.
  - 그 밖의 구강질환 상태

49 간호조무사의 업무는?

① 침 시술
② 검사물 채취
③ 간단한 상담
④ 간호사 보조
⑤ 치아 스케일링

해설

의원에서는 의사의 지도하에 간호와 진료 보조를 할 수 있고 병원급 이상부터는 간호사의 지도하에 간호와 진료 보조가 가능하다.

민소쌤의 핵직강

간호조무사 업무(간호법 제15조)
• 간호조무사는 무면허 의료행위 금지 규정에도 불구하고 간호사를 보조하여 아래의 업무를 수행할 수 있다.
 – 간호조무사는 의료인이 아니기 때문에 간호사의 지도 혹은 의사의 지도하에 하는 간호 행위가 아니라면 무면허 의료행위로 처벌을 받게 된다.
 – 환자의 간호요구에 대한 관찰, 자료수집, 간호판단 및 요양을 위한 간호
 – 의사, 치과의사, 한의사의 지도하에 시행하는 진료의 보조
 – 간호 요구자에 대한 교육·상담 및 건강증진을 위한 활동의 기획과 수행, 그 밖의 대통령령으로 정하는 보건활동
• 의원급 의료기관에 한하여 의사, 치과의사, 한의사의 지도하에 환자의 요양을 위한 간호 및 진료의 보조를 수행할 수 있다.
 ※ 의원에서는 간호사가 없어도 의사의 지도하에 간호 및 진료 보조가 가능하다.

50 질병이 없었던 임산부가 분만을 위해 입원하여 처치를 받는 과정에서 발생한 감염병은?

① 생물테러감염병
② 성매개감염병
③ 인수공통감염병
④ 의료관련감염병
⑤ 기생충감염병

해설

① 생물테러감염병은 고의 또는 테러 등을 목적으로 이용된 병원체에 의하여 발생된 감염병 중 질병관리청장이 고시하는 감염병으로 탄저, 페스트 등이 예이다.
② 성매개감염병이란 성 접촉을 통하여 전파되는 감염병 중 질병관리청장이 고시하는 감염병으로 매독과 임질이 예이다.
③ 인수공통감염병이란 동물과 사람 간에 서로 전파되는 병원체에 의하여 발생되는 감염병 중 질병관리청장이 고시하는 감염병으로 일본뇌염, 탄저가 예이다.
⑤ 기생충감염병이란 기생충에 감염되어 발생하는 감염병 중 질병관리청장이 고시하는 감염병으로 요충증, 회충증이 예이다.

민소쌤의 핵직강

정의(감염병의 예방 및 관리에 관한 법률 제2조) : 의료관련 감염병이란 환자나 임산부 등이 의료행위를 적용받는 과정에서 발생한 감염병으로서 감시활동이 필요하여 질병관리청장이 고시하는 감염병을 말한다.
※ 항생제에 내성이 생긴 균이 의료기관에서 의료행위를 받는 과정에서 의료진의 손, 기계를 공유함으로써 퍼지게 되므로 손 씻기와 철저한 소독이 중요하다. 반코마이신내성장알균(VRE) 감염증, 메티실린내성황색포도알균(MRSA) 감염증, 다제내성녹농균(MRPA) 감염증, 다제내성아시네토박터바우마니균(MRAB) 감염증이 예이다.

51 간호조무사의 자격은 어디에서 인정받는가?

① 행정안전부
② 여성가족부
③ 보건복지부
④ 보건소
⑤ 국민건강보험공단

해설

간호조무사는 보건복지부에서 자격을 인정받고 의료인 역시 보건복지부에서 면허를 인정받는다.

민소쌤의 핵직강

간호조무사 자격인정 등(간호법 제6조)
간호조무사가 되려는 사람은 보건복지부령으로 정하는 교육과정을 이수하고 간호조무사 국가시험에 합격한 후 보건복지부장관의 자격인정을 받아야 한다.
실태 및 취업상황 등의 신고(간호법 제17조)
간호조무사는 최초로 면허를 받은 후부터 3년마다 그 실태와 취업상황 등을 보건복지부장관에게 신고하여야 한다.

52 요양병원에서 일하는 간호조무사가 결핵 검진을 받아야 하는 주기는?

① 소속된 기간 중 한 번
② 6개월
③ 1년
④ 2년
⑤ 3년

의료기관에 종사하는 모든 사람은 취약한 환자를 대상으로 일을 하므로 결핵 검진을 1년에 한 번 의무적으로 받아야 한다.

민소쌤의 핵직강

결핵 검진 등(결핵예방법 제11조) : 다음의 어느 하나에 해당하는 기관·학교의 장 등은 그 기관·학교 등의 종사자·교직원에게 결핵 검진 등을 실시하여야 한다.
• 의료법 제3조에 따른 의료기관의 장
• 모자보건법 제15조에 따른 산후조리업자
• 초·중등교육법 제2조에 따른 학교의 장
• 유아교육법 제7조에 따른 유치원의 장
• 영유아보육법 제10조에 따른 어린이집의 장
• 아동복지법 제52조에 따른 아동복지시설의 장
• 그 밖에 보건복지부령으로 정하는 기관·학교 등의 장
  ※ 공통된 특징은 다수가 모여서 생활하는 곳이므로 감염에 노출될 확률도 높다. 환자, 신생아, 산모, 초등학생, 중학생, 어린 아동들의 특징은 면역력이 취약하기 때문에 이들을 대상으로 일을 하는 사람들은 결핵 검진을 매년 받아야 하는 의무가 있다.

결핵 검진 등의 주기 및 실시방법(결핵예방법 시행규칙 제4조)
• 결핵 검진 : 매년 실시할 것. 임상적, 방사선학적 또는 조직학적 검사, 객담(喀痰)의 결핵균검사 등이다.
  ※ 보통 흉부 엑스레이 촬영으로 검진을 하며 엑스레이에서 문제가 있으면 추가로 검사를 시행한다.
• 잠복 결핵 감염 검진 : 기관·학교 등에 소속된 기간(다른 기관·학교 등으로 그 소속을 변경하여 근무한 기간을 포함한다) 중 1회 실시할 것
  ※ 병원에 입사할 때 잠복 결핵 검사를 한 번 하고 다른 병원으로 이직할 때는 확인서만 제출하면 되고 검사는 다시 하지 않아도 된다(결핵 환자 등 호흡기 환자를 자주 접하는 부서는 매년).

53 학교에서 매일 1회 불소 용액으로 양치하는 경우 농도는?

① 0.05%
② 0.08%
③ 0.1%
④ 0.2%
⑤ 1.0%

불소 용액의 농도 등(구강보건법 시행규칙 제10조)
• 불소 용액 양치사업에 필요한 양치 횟수는 매일 1회 또는 주 1회로 한다.
• 불소 용액 양치사업에 필요한 불소 용액의 농도는 매일 1회 양치하는 경우에는 양치액의 0.05%로, 주 1회 양치하는 경우에는 양치액의 0.2%로 한다.
• 불소 도포사업에 필요한 불소 도포의 횟수는 6개월에 1회로 한다.

민소쌤의 핵직강

학교 구강보건사업(구강보건법 제12조) : 유아교육법 제2조 제2호에 따른 유치원 및 초·중등교육법 제2조에 따른 학교의 장은 다음의 사업을 하여야 한다.
• 구강보건교육
• 구강검진
• 칫솔질과 치실질 등 구강위생관리 지도 및 실천
• 불소 용액 양치와 치과의사 또는 치과의사의 지도에 따른 치과위생사의 불소 도포
• 지속적인 구강건강관리
• 그 밖에 학생의 구강건강 증진에 필요하다고 인정되는 사항
  ※ 학교에 설치된 구강보건실에 협약된 치과의 치과의사와 치위생사가 주기적으로 방문하여 학년별로 맞춤형 예방사업을 한다. 불소 도포, 유치 발치, 치아 홈메우기, 구강검진과 교육 등을 실시한다.

54 필수 예방접종은?

① 홍역 ② 매독
③ 장티푸스 ④ 콜레라
⑤ 페스트

해설

필수 예방접종은 무료이며 보건소를 통해 실시되나 의료기관에 위탁할 수 있다. 영유아의 예방접종은 보건소, 소아청소년과 모두에서 가능하다.

민소쌤의 핵직강

국가 필수 예방접종

- 출생~1개월 이내
  - B형 간염 1차(생후 1주 이내, 모체가 B형 간염 항원 양성이라면 출생 후 12시간 내 백신과 면역글로불린을 동시에 접종해야 함)
  - BCG(생후 4주 이내)
- 1개월 : B형 간염 2차
- 2개월
  - DTaP(디프테리아, 파상풍, 백일해) 1차
  - 폴리오(IPV, 주사 형태) 1차
  - 폐렴구균(PCV) 1차, Hib(b형 헤모필루스 인플루엔자, 뇌수막염) 1차
  - 로타릭스(RV1) 1차, 로타텍(RV5) 1차
- 4개월
  - DTaP(디프테리아, 파상풍, 백일해) 2차
  - 폴리오(IPV, 주사 형태) 2차
  - 폐렴구균(PCV) 2차, Hib(b형 헤모필루스 인플루엔자, 뇌수막염) 2차
  - 로타릭스(RV1) 2차, 로타텍(RV5) 2차
- 6개월
  - B형 간염 3차
  - DTaP(디프테리아, 파상풍, 백일해) 3차
  - 폴리오(IPV, 주사 형태) 3차
  - 폐렴구균(PCV) 3차, Hib(b형 헤모필루스 인플루엔자, 뇌수막염) 3차
  - 로타텍(RV5) 3차
- 6개월~12세 : 매년 인플루엔자 접종(매년 유행하는 독감 바이러스의 형태가 바뀜)
- 12~15개월
  - MMR(홍역, 유행성이하선염, 풍진) 1차
  - ※ 홍역 유행 시 생후 6~11개월에 MMR 접종 가능하며 12개월 이후에 일정에 맞추어 1차와 2차 접종해야 한다.
  - 수두, Hib 4차, 폐렴구균 4차
- 12~23개월
  - 일본뇌염(생백신) 1차 혹은 일본뇌염 1~2차(사백신)
  - A형 간염 1차 접종 후 6~12개월 뒤 2차 접종
- 15~18개월 : DTaP 4차
- 24~35개월 : 일본뇌염(생백신) 2차 혹은 일본뇌염(사백신) 3차
- 4~6세 : MMR 2차, DTaP 5차, 폴리오 4차
- 6세 : 일본뇌염(사백신) 4차
- 11~12세
  - Td/Tdap 6차, 10년마다 재접종
  - Tdap(성인용 디프테리아, 파상풍, 백일해)를 우선 고려/Td(파상풍 디프테리아)
- 12세 : 일본뇌염(사백신) 5차, 사람유두종바이러스(HPV, * 여아만 해당되며 1차 접종 후 6개월 뒤 2차)

55 혈액관리법에 의거하여 헌혈원에서 채혈이 불가능한 사람은?

① 체중이 42kg인 여성
② 맥박이 60회인 남성
③ 수축기 혈압이 100mmHg인 여성
④ 체온이 37.2℃인 남성
⑤ 체중이 55kg인 남성

해설

채혈 금지 대상자(혈액관리법 시행규칙 별표1의2)

- 건강진단 관련 요인
  - 체중이 남자는 50kg 미만, 여자는 45kg 미만인 자
  - 체온이 37.5℃를 초과하는 자
  - 수축기 혈압이 90mmHg 미만 또는 180mmHg 이상인 자
  - 이완기 혈압이 100mmHg 이상인 자
  - 맥박이 1분에 50회 미만 또는 100회를 초과하는 자
- 감염병 요인
  혈액으로 전파되는 감염병인 후천성면역결핍증, 만성 B형간염, C형간염 등
- 질병 요인
  - 발열, 인후통, 설사 등 감염성 질환이 의심되는 증상이 없어진지 3일이 지나지 않은 사람
  - 암환자, 호흡기 질환자, 간질환자, 심장병 환자, 당뇨병 환자, 혈우병, 알코올중독자, 마약중독자 등 → 혈액에 고혈당, 암세포, 이산화탄소, 간염바이러스, 암모니아, 알코올, 마약 등의 유해한 인자가 들어간 혈액은 부적합하니까
- 약물 요인
  항혈전제인 아스피린을 복용 후 3일이 지나지 않는 사람은 혈소판 헌혈은 금기이다.
- 예방접종을 시행하고 헌혈 가능한 시간이 경과하지 않은 사람, 임산부, 분만 혹은 유산 후 6개월이 지나지 않는 사람, 수혈 후 1년이 지나지 않은 사람 등

56 부적격 혈액을 폐기처분하고 난 이후에 보고를 해야 할 대상은?

① 보건소 소장
② 대한적십자사 회장
③ 보건복지부장관
④ 질병관리청장
⑤ 경찰청장

해설

혈액 등의 안전성 확보(혈액관리법 제8조) : 혈액원 등 혈액 관리 업무를 하는 자(이하 "혈액원 등"이라 한다)는 검사 결과 부적격 혈액을 발견하였을 때에는 보건복지부령으로 정하는 바에 따라 이를 폐기처분하고 그 결과를 보건복지부장관에게 보고하여야 한다. 다만, 부적격 혈액을 예방접종약의 원료로 사용하는 등 대통령령으로 정하는 경우에는 그러하지 아니하다.

> **민소쌤의 핵직강**
>
> **부적격 혈액의 폐기처분전 처리(혈액관리법 시행규칙 제10조)** : 법 제8조 제2항의 규정에 의하여 혈액원 등 혈액 관리업무를 하는 자가 부적격 혈액을 발견한 때에는 폐기처분 전까지 다음의 방법에 의하여 처리하여야 한다.
> • 부적격 혈액이 발견된 즉시 식별이 용이하도록 혈액 용기의 겉면에 그 사실 및 사유를 기재할 것
> • 부적격 혈액은 적격 혈액과 분리하여 잠금장치가 설치된 별도의 격리공간에 보관할 것
> ※ 바로 폐기하는 것이 아니라 혈액제제 겉에 부적격 사유(예 이물질 확인)를 적어서 사고를 방지하기 위해 별도의 공간에 분리해두었다가 폐기절차를 밟게 된다.

57 간호·간병통합서비스 병동에 대한 설명으로 옳은 것은?

① 간호사로만 구성된 병동이다.
② 간호사와 간호조무사, 간병지원인력이 환자를 돌보는 곳이다.
③ 보호자가 상주해야 한다.
④ 가정에 방문하여 간호를 제공하는 서비스이다.
⑤ 가족이 없는 환자를 대상으로 하는 서비스이다.

해설

간호·간병통합서비스는 간병이 필요한 환자가 비싼 간병인을 고용하기 어려울 때 이용할 수 있는 서비스이다. 보호자가 상주할 필요 없이 간호사, 간호조무사, 간병지원인력(간병인)이 팀을 이루어 환자를 전인 간호하게 된다.

> **민소쌤의 핵직강**
>
> **간호·간병통합서비스 제공 등(의료법 제4조의2)** : 간호·간병통합서비스란 보건복지부령으로 정하는 입원 환자를 대상으로 보호자 등이 상주하지 아니하고 간호사, 제80조에 따른 간호조무사 및 그 밖에 간병지원인력(이하 이 조에서 "간호·간병통합서비스 제공인력"이라 한다)에 의하여 포괄적으로 제공되는 입원서비스를 말한다.

58 페스트, 두창, 야토병 등 치명률이 높거나 집단 발생의 우려가 커서 음압격리가 필요한 감염병은?

① 제1급 감염병 ② 제2급 감염병
③ 제3급 감염병 ④ 제4급 감염병
⑤ 성매개감염병

해설

음압격리를 해야 할 정도로 치명률과 감염률이 높은 감염병은 제1급 감염병이며 제2급 감염병은 음압격리가 아니라 일반격리이다.

민소쌤의 핵직강

감염병 종류
• 제1급 감염병
  - 정의 : 생물테러감염병 또는 치명률이 높거나 집단 발생의 우려가 커서 발생 또는 유행 즉시 신고하여야 하고, 음압격리와 같은 높은 수준의 격리가 필요하다.
    ※ 제1급 감염병은 치명률이 높아 역사적으로 많은 사망자를 발생시켰거나 미디어를 통해서 시끄럽게 접한 경험이 있는 감염병이다.
  - 종류
    ⓐ 에볼라바이러스병, 두창, 페스트, 탄저, 보툴리눔독소증, 야토병
    ⓑ 신종감염병증후군(새로이 발견된 감염병이며 대부분 해외에서 유입된 경우가 많다)
    ⓒ 중증급성호흡기증후군(SARS), 중동호흡기증후군(MERS), 동물인플루엔자 인체감염증
      ※ 동물인플루엔자 인체감염증은 조류인플루엔자 바이러스의 감염으로 인해 발생하는 급성 바이러스성 전염병으로 드물게는 사람에게도 감염증을 일으킨다.
    ⓓ 신종인플루엔자, 남아메리카출혈열, 마버그열, 라싸열, 크리미안콩고출혈열, 리프트밸리열, 디프테리아(기관절개술까지 필요한 기도폐쇄가 올 수 있는 감염병이다)
      암기 tip 야토(야토병) 씨가 중동(중동호흡기증후군)과 남아메리카(남아메리카출혈열)에서 데려온 신종(신종감염병, 신종인플루엔자) 동물(동물인플루엔자)은 크림(크리미안콩고출혈열) 색깔 에벌레(에볼라바이러스)였다. 두바이(두창)에서 리프팅(리프트밸리열)과 보톡스(보툴리눔독소증)를 하고 탄탄(탄저)해졌다. 아싸!(라싸열) 하지만 햄버거(마버그)를 먹고 중증(중증급성호흡기증후군) 디프테리아에 빠르게(fast, 페스트) 감염되었다.

• 제2급 감염병
  - 정의 : 전파 가능성을 고려하여 발생 또는 유행 시 24시간 이내에 신고하여야 하고, 격리가 필요한 다음의 감염병이다.
    ※ 쉽게 감염되지만 1급에 비해 치명률이 낮고 음압격리가 아니라 일반격리를 해야 하는 것이 특징이다. 필수 예방접종을 맞아야 하는 감염병의 대부분이 2급에 포함되어 있다(디프테리아(기도를 막을 수 있는 응급상황이 가능하므로 1급), 일본뇌염(모기에 물린 사람만 걸림), B형 간염(고의적으로 혈액이 섞이지 않는 이상 감염되지 않음), 파상풍(녹슨 못 찔림과 같이 사고당한 사람만 걸림) 제외).
  - 종류
    ⓐ 소화기감염 : 파라티푸스, 콜레라, 세균성이질, 장티푸스, 장출혈성대장균감염증, A형 간염(수인성 감염, 업무 종사의 일시 제한 감염병)
      암기 tip '파'티에서 '콜'라를 마셔 '이질'감을 느꼈는데 '장티푸스'에 걸려 '장출혈'이 생기고 'A형' 수혈이 필요하다.
    ⓑ 의료 관련 감염병 : 반코마이신내성황색포도알균(VRSA) 감염증, 카바페넴내성장내세균목(CRE) 감염증
    ⓒ 기타 감염 : 결핵, 수두, 홍역, 백일해, 유행성이하선염, 풍진, 폴리오, E형 간염, 수막구균감염증, b형 헤모필루스 인플루엔자, 폐렴구균감염증, 한센병, 성홍열
• 제3급 감염병
  - 정의 : 계속 감시할 필요가 있어 발생 또는 유행 시 24시간 이내에 신고하여야 하는 감염병이다.
    ※ 고의가 아닌 이상 타인에게 감염되지 않기 때문에 격리가 불필요하다. 모기와 진드기 등의 동물에 물려 감염되는 경우가 많은데 이런 동물들이 많이 활동하는 시기에 유행하는 것이 제3급 감염병의 특징이다.
  - 종류
    ⓐ 모기 : 일본뇌염, 말라리아, 지카바이러스감염증, 황열, 뎅기열, 웨스트나일열, 치쿤구니야열
    ⓑ 진드기 : 쯔쯔가무시증, 중증열성혈소판감소증후군(SFTS), 진드기매개뇌염, 라임병
    ⓒ 기타 동물 : 공수병(야생동물), 신증후군출혈열(들쥐), 발진티푸스(벼룩), 큐열(가축), 브루셀라증(가축)
    ⓓ 세균과 박테리아, 바이러스 : 비브리오패혈증, 발진티푸스, 레지오넬라증, 유비저, 렙토스피라증, 크로이츠펠트-야콥병(CJD) 및 변종크로이츠펠트-야콥병(vCJD), 파상풍, 후천성 면역결핍증(AIDS), 매독, 엠폭스(원숭이두창)
    ⓔ B형 간염, C형 간염(A형 간염은 음식물, 물을 통해 감염이 잘 되어 제2급으로 분류되지만 B형 간염과 C형 간염은 혈액으로 전파되기 때문에 제3급)

삼(제3급 감염병)일절에 야콥(야콥병) 씨는 일본(일본뇌염)과 말라리아의 웨스트(웨스트나일열)에 방문하여 레저(레지오넬라증)를 즐겼다. 댕기머리(뎅기열)를 한 유 비서(유비저)와 BC(B형 간염, C형 간염) 카드로 라임나무(라임병) 밑에서 구운 치킨(치쿤구니아)을 먹고 큐브(큐열, 브루셀라증)도 공짜(공수병)로 받았다. 황당(황열)하게 AIDS와 매독에 걸렸다는 폭탄(엠폭스) 발언을 하고 나서 진드기에 물려 파상풍까지 왔다. 혈소판(중증열성혈소판감소증후군)이 부족해 출혈(신증후군출혈)과 발진(발진열, 발진티푸스)이 생겨 패혈증(비브리오패혈증)까지 왔다. 지카바이러스까지 감염되다니 쯧쯧(쯔쯔가무시)!

- 제4급 감염병
  - 정의 : 표본감시활동이 필요한 다음의 감염병으로 <u>7일 이내 신고</u>되어야 한다.
    ※ 표본은 sample을 말한다. 제1~3급 감염병은 모든 의료기관이 신고의무 대상이지만 제4급 감염병은 표본감시기관(서울 은평구에 위치한 병의원 중 표본감시기관으로 지정된 병의원)으로 지정된 의료기관만 신고의무가 있다. 제1~3급 감염병에 비해 위험 정도가 낮기 때문에 격리도 필요치 않고 표본조사만 하는 것이 제4급 감염병의 특징이다.
  - 종류
    ⓐ 기생충 : 회충증, 편충증, 요충증, 간흡충증, 폐흡충증, 장흡충증, 해외유입 기생충 감염증
    ⓑ 성병 : 연성하감, 성기단순포진, 첨규콘딜롬, 임질, 클라미디아 감염증, 사람유두종바이러스 감염증
    ⓒ 의료관련감염증 : 반코마이신내성장알균(VRE) 감염증, 메티실린내성황색포도알균(MRSA) 감염증, 다제내성녹농균(MRPA) 감염증, 다제내성아시네토박터바우마니균(MRAB) 감염증
    ⓓ 기타 : 인플루엔자, 수족구병, 장관 감염증, 급성호흡기 감염증, 엔테로바이러스 감염증, 코로나바이러스감염증-19
    제4급-표본검사(사표)
    사(제4급 감염병)랑스러운 인플루언서(인플루엔자)였던 클라미디아(클라미디아감염) 씨는 콘돔(첨규콘딜롬)을 쓰지 않아 성병에 걸렸다. 성기(성기단순포진)와 질(임질), 유두(사람유두종바이러스), 수족(팔다리, 수족구)에 연성하감이 생기고 코로(코로나바이러스) 호흡기 감염(급성호흡기감염)이 발생했다. 기생충(기생충감염, '충'자로 통일됨)이 장관(장관감염)으로 들어와 엔테로바이러스 감염이 생겨 입원했는데 결국 의료 관련 감염증까지 얻게 되었다.

59 종합병원 중에서 중증질환에 대하여 난이도가 높은 의료행위를 전문적으로 하는 의료기관은?

① 의원
② 전문병원
③ 병원
④ 상급종합병원
⑤ 조산원

해설

① 의원은 의사, 치과의사 또는 한의사가 주로 외래환자를 대상으로 각각 그 의료행위를 하는 의료기관이다.
② 전문병원은 병원급 의료기관 중에서 특정 진료과목이나 특정 질환 등에 대하여 <u>난이도가 높은 의료행위</u>를 하는 의료기관이다. 상급종합병원과 마찬가지로 3년마다 질을 평가하게 되지만 조건이 상급종합병원만큼 까다롭지 않다. 암전문병원, 알코올전문병원, 수지접합전문병원, 대장항문전문병원, 화상전문병원 등이 있다.
③ 병원·치과병원·한방병원 및 요양병원은 <u>30개 이상의 병상</u>(병원·한방병원만 해당) 또는 요양병상을 갖추어야 한다.
⑤ 조산사가 조산과 임산부 및 신생아를 대상으로 보건활동과 교육·상담을 하는 의료기관이다.

민소쌤의 핵직강

상급종합병원 지정(의료법 제3조의4) : 20개 이상의 진료과목을 갖추고 각 진료과목마다 전속하는 전문의를 두어야 하며 전문의가 되려는 자를 수련시키는 기관(인턴과 레지던트가 있는 병원)이어야 하고 인력·시설·장비 등을 갖추어야 한다. 보건복지부장관은 상급종합병원으로 지정받은 종합병원에 대하여 <u>3년마다 평가를 하여 재지정하거나 지정을 취소</u>할 수 있다.
※ 사회적으로 물의를 일으키는 의료사고와 범죄가 발생하였다면 지정된 상급종합병원도 취소될 수 있다. 상급종합병원으로 지정되면 국가에서 수가(돈)를 가산해서 더 받게 되고 종합병원으로서 위상을 높일 수 있는 기회이기 때문에 경쟁이 치열하다.

60 정신질환자의 보호의무자가 될 수 있는 자는?

① 중학생 자녀
② 행방불명자
③ 파산선고를 받고 복권된 자
④ 정신질환자와 소송하였던 자
⑤ 피성년후견인

해설
피성년후견인 및 피한정후견인(사고, 장애, 질병, 고령 등으로 판단과 처리 능력이 떨어진 사람), 파산선고를 받고 복권되지 아니한 사람(경제적 능력이 없고 사회생활에 제약을 받은 사람은 정신질환자를 이용할 수 있음), 해당 정신질환자를 상대로 한 소송이 계속 중인 사람 또는 소송한 사실이 있었던 사람과 그 배우자(소송으로 원한이 있어서 정신병원에 강제입원시킬 수 있음), 미성년자, 행방불명자는 정신질환자의 보호의무자가 될 수 없다.

61 지하철역에서 옷을 벗고 흉기를 휘두르며 귀신이 보인다고 소리를 지르는 사람을 정신건강 증진 및 정신질환자 복지서비스 지원에 관한 법률에 의거하여 입원시킬 수 있는 것은?

① 동의입원
② 자의입원
③ 응급입원
④ 보호의무자에 의한 입원
⑤ 단기입원

해설
자해나 타해의 위험이 심각하여 절차를 밟아서 진행할 수 없는 상황일 때는 응급입원을 시킬 수 있다.
응급입원(정신건강증진 및 정신질환자 복지서비스 지원에 관한 법률 제50조) : 정신질환자로 추정되는 사람으로서 자신의 건강 또는 안전이나 다른 사람에게 해를 끼칠 위험이 큰 사람을 발견한 사람은 그 상황이 매우 급박하여 입원 등을 시킬 시간적 여유가 없을 때에는 의사와 경찰관의 동의를 받아 정신의료기관에 그 사람에 대한 응급입원을 의뢰할 수 있다. 정신의료기관의 장은 응급입원이 의뢰된 사람을 3일(공휴일은 제외한다) 이내의 기간 동안 응급입원을 시킬 수 있다.

② 자의입원 등(제41조) : 정신의료기관 등의 장은 자의입원 등을 한 사람이 퇴원 등을 신청한 경우에는 지체 없이 퇴원 등을 시켜야 한다. 정신의료기관 등의 장은 자의입원 등을 한 사람에 대하여 입원 등을 한 날부터 2개월마다 퇴원 등을 할 의사가 있는지를 확인하여야 한다.
④ 보호의무자에 의한 입원(제43조) : 정신질환자의 보호의무자 2명 이상이 신청한 경우로서 정신건강의학과 전문의가 입원 등이 필요하다고 진단한 경우에만 해당 정신질환자를 입원 등을 시킬 수 있다.
※ 자해나 타해 등의 정신질환 증상이 있어야 한다. 입원 시 정신질환자의 동의는 받지 않으므로 보호의무자의 불순한 의도로 강제입원될 수 있다는 우려가 있는 입원제도이다. 정신질환자가 퇴원을 원해도 보호의무자의 동의가 없으면 퇴원이 불가능하다.

62 의료법에서 규정한 의료인이 아닌 것은?

① 의사
② 한의사
③ 치과의사
④ 간호사
⑤ 약사

해설
의료법에서 의료인이란 보건복지부장관의 면허를 받은 의사·치과의사·한의사·조산사 및 간호법에 따른 간호사(이하 "간호사"라 한다)를 말한다(개정 2024. 9. 20.). 조산사는 조산(助産)과 임산부 및 신생아에 대한 보건과 양호지도를 임무로 하는 간호사이다.

63 활동성 결핵으로 진단받은 간호조무사가 업무에 종사하는 것을 제한할 수 있는 자는?

① 보건소장
② 시장·군수·구청장
③ 진단을 내린 의사
④ 질병관리청장
⑤ 대통령

업무종사의 일시 제한(결핵예방법 제13조) : 특별자치시장·특별자치도지사 또는 시장·군수·구청장은 전염성 결핵 환자에 대하여 접객업이나 그 밖에 사람들과 접촉이 많은 업무에 종사하거나 집단생활시설에서 수행하는 업무에 종사하는 것을 보건복지부령으로 정하는 바에 따라 전염성 소실(消失)의 판정을 받을 때까지 정지하거나 금지하도록 명하여야 한다.
※ 결핵 환자를 관리하는 것은 보건소이지만 보건소를 관리하고 감염병 환자 업무를 제한할 수 있는 사람은 시장·군수·구청장이다.

64 진료기록부는 몇 년간 보관해야 하는가?

① 1년
② 2년
③ 3년
④ 5년
⑤ 10년

진료기록부 등의 보존(의료법 시행규칙 제15조)
• 수술기록 : 10년
• 진료기록부 : 10년
• 환자 명부 : 5년
• 조산기록부 : 5년
• 검사내용 및 검사소견기록 : 5년
• 방사선 사진(영상물을 포함) 및 그 소견서 : 5년
• 간호기록부 : 5년
• 진단서 등의 부본 : 3년
• 처방전 : 2년
암기 tip 의사가 직접 기재하는 진료기록부와 수술기록은 의료소송과 관련이 있는 중요한 자료이므로 가장 긴 10년이라고 생각하자. 처방전과 진단서만 제외하고 나머지는 5년이다. '처방이(2) 진상(3)이야'라고 암기해보자.

65 정신질환자가 입원하지 않고 사회의 구성원으로 복귀하기 위해서 사회기술 훈련과 재활 프로그램을 받을 수 있는 기관은?

① 정신재활시설
② 정신의료기관
③ 정신건강복지센터
④ 정신요양시설
⑤ 국민건강보험공단

정신재활시설은 재입원하지 않고 개인의 능력을 최대로 끌어올려 사회의 한 구성원으로 통합되어 살아갈 수 있도록 재활하는 것이 목적이다. 정신질환자들이 공동으로 모여 감독을 받으며 함께 지내는 곳이다. 공동생활가정(24시간 감독받으며 생활)과 중간치료소(기술습득에 초점) 등이 있으며 재활 프로그램, 사회기술 훈련이 이루어진다.
② 정신의료기관은 정신의학과 전문의에게 진료를 받을 수 있는 정신병원과 정신의원이다.
③ 정신건강복지센터는 정신건강증진시설, 사회복지시설, 학교 및 사업장과 연계체계를 구축하여 지역사회에서의 정신건강증진사업 및 정신질환자 복지서비스 지원사업을 하는 단체이다. 행정복지센터(동사무소)가 지역사회 주민의 행정처리를 하는 곳이라면 정신건강복지센터는 지역사회 주민의 정신건강을 지키기 위한 시설이다. 미술치료, 정신건강교육, 동아리 활동을 할 수 있고 우울증과 스트레스 같은 정신건강 테스트를 받을 수 있으며 버스를 운행하여 근로자와 학생들을 대상으로 상담과 테스트도 이루어진다.
④ 정신요양시설은 정신요양원과 같이 정신질환자를 입소시켜 요양서비스를 제공하는 돌봄시설이다.

66 결핵 관리업무에 종사하는 간호사가 결핵을 진단받은 환자의 비밀을 친구에게 이야기했을 때 처해지는 벌칙은?

① 5백만원 이하의 벌금
② 1천만원 이하의 벌금
③ 2년 이하의 징역
④ 3년 이하의 징역 또는 3천만원 이하의 벌금
⑤ 10년 이상의 징역

벌칙(결핵예방법 제31조) : 결핵 관리업무에 종사하는 자 또는 종사하였던 자가 업무상 알게 된 환자의 비밀을 정당한 사유 없이 누설하거나, 생활보호비 지원업무에 종사하거나 종사하였던 사람이 그 업무상 알게 된 정보를 이 법에서 정한 지원목적 외에 사용하거나 제공하였을 때 3년 이하의 징역 또는 3천만원 이하의 벌금에 처한다.

67 홍역 진단을 내린 의료기관에 소속된 의사는 누구에게 보고해야 하는가?

① 보건소장
② 소속된 의료기관의 장
③ 시장·군수·구청장
④ 대통령
⑤ 국민건강보험공단

해설

의사 등의 신고(감염병의 예방 및 관리에 관한 법률 제11조) : 의사, 치과의사 또는 한의사는 다음의 어느 하나에 해당하는 사실(제4급 감염병으로 인한 경우는 제외)이 있으면 소속 의료기관의 장에게 보고하여야 하고, 해당 환자와 그 동거인에게 질병관리청장이 정하는 감염 방지 방법 등을 지도하여야 한다. 다만, 의료기관에 소속되지 아니한 의사, 치과의사 또는 한의사는 그 사실을 관할 보건소장에게 신고하여야 한다.

• 감염병 환자 등을 진단하거나 그 사체를 검안(檢案)한 경우
• 예방접종 후 이상반응자를 진단하거나 그 사체를 검안한 경우
• 감염병 환자 등이 제1급 감염병부터 제3급 감염병까지에 해당하는 감염병으로 사망한 경우
• 감염병 환자로 의심되는 사람이 감염병 병원체 검사를 거부하는 경우

※ 병원에서 월급을 받는 의사는 의료기관의 장(병원 대표)에게 보고하면 되고 병원에 소속되지 않는 의사(대학교, 제약회사, 건강증진센터 등)는 바로 보건소장에게 신고하면 된다.

68 구강보건사업의 대상에 해당되지 않는 사람은?

① 중환자 ② 독거노인
③ 중학생 ④ 임산부
⑤ 유아

해설

구강보건법에 따라 구강보건사업의 대상자는 유치원생, 초등학교~고등학교와 특수학교 학생(불소 도포, 불소 용액 양치, 구강검진, 구강보건교육, 칫솔질 지도), 사업장 근로자(구강보건교육과 구강검진), 노인(임플란트와 틀니 지원), 장애인, 임산부, 영유아(국가 구강검진)이다.

69 의료인의 결격 사유는?

① 진통제를 습관적으로 복용하는 자
② 교통사고로 인해 금고 이상의 실형을 선고받고 집행이 끝나지 않은 자
③ 고령인자
④ 우울증이 있지만 전문의가 의료인으로 활동하기에 문제없다고 인정한 자
⑤ 뇌졸중으로 편마비가 있는 자

해설

의료인의 결격사유가 개정(2023.5)되기 전에는 건강과 보건 관련된 금고(징역과 비슷한 의미) 이상의 형을 선고받았을 때 결격사유였지만 현재는 사건의 종류를 불문하고 금고 이상의 형을 선고받으면 의료인의 결격사유가 된다. 의료와 관련 없는 문제로 인해 금고 이상의 형을 받더라도 의료인의 결격사유에 들어가는 것은 부당하다며 의료인은 주장하고 있다.

민소쌤의 핵직강

결격사유 등(의료법 제8조) : 다음의 어느 하나에 해당하는 자는 의료인이 될 수 없다.

• 정신건강증진 및 정신질환자 복지서비스 지원에 관한 법률에 따른 정신질환자. 다만, 전문의가 의료인으로서 적합하다고 인정하는 사람은 그러하지 아니하다.
• 마약·대마·향정신성의약품 중독자
• 피성년후견인·피한정후견인
• 금고 이상의 실형을 선고받고 그 집행이 끝나거나 그 집행을 받지 아니하기로 확정된 후 5년이 지나지 아니한 자
• 금고 이상의 형의 집행유예를 선고받고 그 유예기간이 지난 후 2년이 지나지 아니한 자
• 금고 이상의 형의 선고유예를 받고 그 유예기간 중에 있는 자

※ 제8조(결격사유 등) [시행일 : 2025. 6. 21.]

70 환청이 들린다면서 본인이 스스로 입원을 한 환자가 이튿날 퇴원을 원할 때 적절한 조치는?

① 지체 없이 퇴원시킨다.
② 보호의무자의 동의가 필요하다.
③ 응급입원으로 전환한다.
④ 정신의학과 전문의의 동의가 필요하다.
⑤ 동의입원으로 전환한다.

> **해설**
> **자의입원 등(정신건강증진 및 정신질환자 복지서비스 지원에 관한 법률 제41조)** : 정신의료기관 등의 장은 자의입원 등을 한 사람이 퇴원 등을 신청한 경우에는 <u>지체 없이 퇴원 등을 시켜야 한다</u>. 정신의료기관 등의 장은 자의입원 등을 한 사람에 대하여 입원 등을 한 날부터 <u>2개월마다 퇴원 등을 할 의사가 있는지를 확인하여야 한다.</u>

71 혈액 관리업무를 할 수 없는 자는?

① 요양병원
② 대한적십자사
③ 혈액제제 제조업자
④ 전문병원
⑤ 보건소

> **해설**
> **혈액관리업무(혈액관리법 제6조)** : 혈액 관리업무는 다음의 어느 하나에 해당하는 자만이 할 수 있다. 다만, 세 번째에 해당하는 자는 혈액 관리업무 중 채혈을 할 수 없다.
> • 의료법에 따른 의료기관
>   – 의료기관은 혈액은행에서 혈액을 타서 환자에게 수혈하는 곳이다.
> • 대한적십자사 조직법에 따른 대한적십자사
>   – 혈액원에서 헌혈하며 수거한 혈액 역시 혈액원(혈액은행)에 온도를 준수하면서 보관하였다가 의료기관이 요청하면 혈액을 분출한다.
> • 보건복지부령으로 정하는 혈액제제 제조업자
>   – GC 녹십자와 같이 면역글로불린 알부민과 같은 혈액제제 제품을 만드는 제약회사 등을 말한다.

72 정신질환자가 보호의무자의 동의를 받아 정신의료기관에 입원하였지만 환자가 원한다고 해서 즉시 퇴원조치가 되지 않는 입원 유형은?

① 자의입원
② 동의입원
③ 응급입원
④ 보호의무자에 의한 입원
⑤ 단기입원

> **해설**
> **동의입원 등(정신건강증진 및 정신질환자 복지서비스 지원에 관한 법률 제42조)** : 정신질환자는 <u>보호의무자의 동의</u>를 받아 정신의료기관 등에 입원 등을 할 수 있다. 정신질환자가 퇴원 등을 신청한 경우에는 지체 없이 퇴원 등을 시켜야 한다. 다만, 정신질환자가 보호의무자의 동의를 받지 아니하고 퇴원 등을 신청한 경우에는 정신건강의학과 전문의의 진단 결과 환자의 치료와 보호 필요성이 있다고 인정되는 경우에 한정하여 정신의료기관 등의 장은 퇴원 등의 신청을 받은 때부터 72시간까지 퇴원 등을 거부할 수 있고, 퇴원 등을 거부하는 기간 동안 보호의무자에 의한 입원 등으로 전환할 수 있다.
>
> ※ 자의입원을 하는 정신질환자는 스스로 본인의 정신질환을 알고 판단을 할 수 있지만 동의입원을 하게 되는 정신질환자는 강제로 입원을 시킬 정도로 증상이 심하지는 않지만 보호자의 판단과 도움이 필요한 사람이다. 얼핏 보기에는 본인의 의사가 들어가기 때문에 자의입원과 비슷해 보이지만 큰 차이가 보호자의 동의가 필요하다는 것이다. 하지만 보호의무자에 의한 입원과 마찬가지로 보호자의 동의가 없으면 퇴원을 원한다고 해도 퇴원하기가 힘들다.

> **민소쌤의 핵직강**
>
> **보호의무자에 의한 입원(정신건강증진 및 정신질환자 복지서비스 지원에 관한 법률 제43조)** 정신질환자의 <u>보호의무자 2명 이상이 신청한 경우</u>로서 정신건강의학과 전문의가 입원 등이 필요하다고 진단한 경우에만 해당 정신질환자를 입원 등을 시킬 수 있다.
>
> ※ 자해나 타해 등의 정신질환 증상이 있어야 한다. 입원 시 정신질환자의 동의는 받지 않으므로 보호의무자의 불순한 의도로 강제입원될 수 있다는 우려가 있는 입원 제도이다. 정신질환자가 퇴원을 원해도 보호의무자의 동의가 없으면 퇴원이 불가능하다. 자해나 타해의 위험이 심각하여 절차를 밟아서 진행할 수 없는 상황일 때는 응급입원을 시킬 수 있다.

73 혈액제제의 보존방법에 대한 설명으로 옳은 것은?

① 전혈은 -18℃에 보관한다.

② 농축혈소판은 20~24℃에 보관한다.

③ 농축적혈구는 20~24℃에 보관한다.

④ 신선동결혈장은 해동 후 1시간 안에 사용한다.

⑤ 전혈은 냉동된 상태로 보관한다.

해설

전혈, 농축적혈구, 신선동결혈장, 농축혈소판이 현장에서 많이 사용하는 혈액제제이므로 이것을 위주로 기억하도록 하자.

혈액관리법 시행규칙 별표 2의2

전혈	1~6℃에 보관한다.
농축적혈구	1~6℃에 보관한다.
신선동결혈장	동결, 즉 얼려두었다가 해동 후 3시간 안에 사용해야 한다. 다만 1~6℃에 보관했다면 24시간까지도 가능하다. ※ 냉동고에 얼려두었다가 녹이기 위해 실온에 빼둔 식품은 가급적 빨리 먹는다. 하지만 냉장 상태에서 해동한 경우는 천천히 먹어도 되는 것과 비슷하다.
농축혈소판	20~24℃에 보관하는데 제조 후 120시간까지 유효하다. ※ 냉장 상태에서 보관하는 것이 아니므로 유효기간이 짧고 세균감염에 특히 조심해야 한다.

74 헌혈과 수혈의 보상에 대한 설명으로 옳은 것은?

① 헌혈 1회를 하면 헌혈증서 2장을 받는다.

② 헌혈을 하다가 어지러운 증상이 일시적으로 나타난 것은 특정수혈부작용이다.

③ 헌혈증서를 받은 의료기관은 정당한 사유가 없어도 거부할 수 있다.

④ 헌혈증서를 제출하고 수혈을 받는 경우 80% 감면을 받는다.

⑤ 헌혈을 하다가 발생한 질병도 보상의 대상이다.

해설

① 헌혈 1회를 하면 헌혈증서 1장을 받게 된다.

② 특정수혈부작용 및 채혈부작용의 보상(혈액관리법 제10조의2) : 혈액원은 다음의 어느 하나에 해당하는 사람에 대하여 특정수혈부작용 및 채혈부작용에 대한 보상금을 지급할 수 있다.

  ㉠ 헌혈이 직접적인 원인이 되어 질병이 발생하거나 사망한 채혈 부작용자

  ㉡ 혈액원이 공급한 혈액이 직접적인 원인이 되어 질병이 발생하거나 사망한 특정수혈부작용자

  • 혈액관리법 시행규칙 제3조 : 특정수혈부작용은 사망, 장애, 입원 치료를 요하는 부작용, 바이러스에 의해 감염되는 질병이다.

③ 헌혈증서에 의한 무상수혈을 요구받은 의료기관은 정당한 사유 없이 거부할 수 없다. 의료기관은 헌혈환급적립금에서 비용을 보상받는다.

④ 헌혈증서를 제출하면 무상으로 혈액제제를 수혈받는데 헌혈증서를 사고파는 행위는 하면 안 된다.

민소쌤의 핵직강

헌혈환급예치금은 헌혈자가 헌혈할 때마다 건강보험 재정에서 1,500원씩 적립하는 것을 말하는데 추후 수혈비용보상을 위한 목적으로 시작되었다. 헌혈환급예치금이 계속 쌓인 것이 헌혈환급적립금이다. 헌혈증을 가지고 의료기관에서 무상으로 수혈을 받게 되면 의료기관은 헌혈환급적립금에서 보상을 받게 되고 적립금은 헌혈을 장려하는 캠페인과 혈액을 관리하는 연구에 쓰이기도 한다.

75 정신건강전문요원이 아닌 사람은?

① 정신건강사회복지사

② 정신건강임상심리사

③ 정신건강간호사

④ 정신건강작업치료사

⑤ 정신건강임상병리사

해설

정신건강전문요원의 자격 등(정신건강증진 및 정신질환자 복지 서비스 지원에 관한 법률 제17조)
• 보건복지부장관은 정신건강 분야에 관한 전문지식과 기술을 갖추고 보건복지부령으로 정하는 수련기관에서 수련을 받은 사람에게 정신건강전문요원의 자격을 줄 수 있다.
• 위에 따른 정신건강전문요원(이하 "정신건강전문요원"이라 한다)은 1급과 2급으로 구분하고, 그 전문분야에 따라 정신건강임상심리사, 정신건강간호사, 정신건강사회복지사 및 정신건강작업치료사로 구분한다. 〈개정 2025. 3. 18.〉 [시행일 2026. 1. 1]
※ 보수교육은 매년 12시간 이상, 인권교육은 매년 4시간 이상을 받아야 한다. 정신건강임상심리사는 심리평가와 심리상담을 주로 하고 정신건강사회복지사는 사회훈련과 직업훈련, 정신훈련을 하고 사회서비스 등을 지원한다. 정신건강작업치료사는 정신질환자가 작업할 수 있는 능력을 평가하고 환청, 망상 같은 것을 줄이고 작업기능을 향상시키기 위한 활동을 한다. 정신건강간호사는 정신질환자를 관찰하고 적절한 간호를 한다.

76 무면허 의료행위 금지 규정에 대한 설명으로 옳은 것은?

① 의료인이 아니더라도 의료행위는 할 수 있다.

② 의료인은 면허된 것 이외의 의료행위도 할 수 있다.

③ 외국의 의료인 면허를 가진 사람은 국내에서 어떤 의료행위도 할 수 없다.

④ 의사, 간호사의 명칭을 의료인이 아닌 사람이 쓸 수 없다.

⑤ 국제의료봉사단은 보건소장의 승인을 받으면 의료행위를 국내에서 할 수 있다.

해설

① 의료인이 아니면 누구든지 의료행위를 할 수 없다.
② 의료인은 면허된 것 이외의 의료행위를 할 수 없으며 면허를 대여해 주어도 안 되고 누구든지 대여를 알선해도 안 된다. 종합병원에서 진료보조인력(PA)시범사업을 추진하여 기존에 의

사가 했던 의료행위의 일부를 간호사가 할 수 있게 한다는 것이 예이다.
③, ⑤ 의료법 시행규칙 18조에 의거하여 외국과의 교육 또는 기술협력에 따른 교환교수의 업무, 교육연구사업을 위한 업무, 국제의료봉사단의 의료봉사 업무를 수행하기 위해 국내에 체류하는 외국의 의료인 면허를 가진 자는 보건복지부 승인을 받아 의료행위를 할 수 있다.

민소쌤의 핵직강

무면허 의료행위 등 금지(의료법 제27조)
의료인이 아니면 누구든지 의료행위를 할 수 없으며 의료인도 면허된 것 이외의 의료행위를 할 수 없다. 다만, 다음의 어느 하나에 해당하는 자는 보건복지부령으로 정하는 범위에서 의료행위를 할 수 있다.
① 외국의 의료인 면허를 가진 자로서 일정 기간 국내에 체류하는 자
  － 의료법 시행규칙 제18조에 의거하여 외국과의 교육 또는 기술협력에 따른 교환교수의 업무, 교육연구사업을 위한 업무, 국제의료봉사단의 의료봉사 업무를 수행하기 위해 국내에 체류하는 외국의 의료인 면허를 가진 자는 보건복지부 승인을 받아 의료행위를 할 수 있다.
  *교육연구사업은 외국의사가 국내 의료기관의 연수에 참여해 전문성을 향상시킬 목적으로 참여하는 것이다. 교환교수는 국가 간에 일정 기간 동안 교수를 교환하는 제도로서 외국의 간호학과 교수가 국내에서 체류하면서 간호학생을 지도할 수 있다. 우리나라 의료인들도 캄보디아, 몽골, 베트남 등에 국제의료봉사단 파견을 나가서 그곳에서 의료행위를 하고 있다.
② 의과대학, 치과대학, 한의과대학, 의학전문대학원, 치의학전문대학원, 한의학전문대학원, 종합병원 또는 외국 의료원조기관의 의료봉사 또는 연구 및 시범사업을 위하여 의료행위를 하는 자
  － 의료법 시행규칙 제19조에 의거하여 국민에 대한 의료봉사활동을 위한 의료행위, 전시·사변이나 그 밖에 이에 준하는 국가비상사태 시에 국가나 지방자치단체의 요청에 따라 행하는 의료행위, 일정한 기간의 연구 또는 시범사업을 위한 의료행위가 가능하다.
③ 의학·치과의학·한방의학 또는 간호학을 전공하는 학교의 학생
  － 의료법 시행규칙 제19조에 의거하여 전공 분야와 관련되는 실습을 하기 위하여 지도교수의 지도·감독을 받아 행하는 의료행위, 국민에 대한 의료봉사활동으로서 의료인의 지도·감독을 받아 행하는 의료행위, 전시·사변이나 그 밖에 이에 준하는 국가비상사태 시에 국가나 지방자치단체의 요청에 따라 의료인의 지도·감독을 받아 행하는 의료행위

77 정신건강증진 및 정신질환자 복지서비스 지원에 관한 법률상에 학교나 사업장과 연계하여 정신건강을 유지하기 위해 노력하는 단체는 무엇인가?

① 정신재활시설
② 정신의료기관
③ 정신건강복지센터
④ 정신요양시설
⑤ 국민건강보험공단

해설

정신건강복지센터는 정신건강증진시설, 사회복지시설, 학교 및 사업장과 연계체계를 구축하여 지역사회에서의 정신건강증진사업 및 정신질환자 복지서비스 지원사업을 하는 단체이다. 행정복지센터(동사무소)가 지역사회 주민의 행정처리를 하는 곳이라면 정신건강복지센터는 지역사회 주민의 정신건강을 지키기 위한 시설이다. 미술치료, 정신건강교육, 동아리 활동을 할 수 있고 우울증과 스트레스 같은 정신건강 테스트를 받을 수 있으며 버스를 운행하여 근로자와 학생들을 대상으로 상담과 테스트도 이루어진다.
① 정신재활시설은 재입원하지 않고 개인의 능력을 최대로 끌어올려 사회의 한 구성원으로 통합되어 살아가게 재활하는 것이 목적이다. 정신질환자들이 공동으로 모여 감독을 받으며 함께 지낸다. 공동생활가정(24시간 감독받으며 생활)과 중간치료소(기술습득에 초점) 등이 있으며 재활 프로그램, 사회기술 훈련이 이루어진다.
② 정신의료기관은 정신의학과 전문의에게 진료를 받을 수 있는 정신병원과 정신의원이다.
④ 정신요양시설은 정신요양원과 같이 정신질환자를 입소시켜 요양서비스를 제공하는 돌봄시설이다.
⑤ 국민건강보험공단은 관련이 없다.

78 감염병의 예방 및 관리에 관한 법률상 고의 또는 테러 등을 목적으로 이용된 병원체에 의하여 발생된 감염병 중 질병관리청장이 고시하는 감염병은?

① 생물테러감염병
② 성매개감염병
③ 인수공통감염병
④ 의료관련감염병
⑤ 기생충감염병

해설

칼과 총으로 전쟁을 하던 시대를 지나 지금은 세균이나 바이러스로 전 세계를 초토화시킬 수 있을 정도로 강력한 무기가 되었다고 한다. 대표적으로 2001년 미국에서 탄저균이 들어 있는 봉투를 누군가 만들어 배달하여 많은 사람이 죽거나 병을 가지게 되었다. 코로나19 팬데믹으로 전 세계인들은 바이러스의 무서움에 대해 몸소 느끼게 되었다.
② 성매개감염병이란 성 접촉을 통하여 전파되는 감염병 중 질병관리청장이 고시하는 감염병으로 매독과 임질이 예이다.
③ 인수공통감염병이란 동물과 사람 간에 서로 전파되는 병원체에 의하여 발생되는 감염병 중 질병관리청장이 고시하는 감염병으로 일본뇌염, 탄저가 예이다.
④ 의료관련감염병이란 환자나 임산부 등이 의료행위를 적용받는 과정에서 발생한 감염병으로서 감시활동이 필요하여 질병관리청장이 고시하는 감염병을 말한다.
 ※ 항생제에 내성이 생긴 균이 의료기관에서 의료행위를 받는 과정에서 의료진의 손, 기계를 공유함으로써 퍼지게 되므로 손 씻기와 철저한 소독이 매우 중요하다. 반코마이신내성장알균(VRE) 감염증, 메티실린내성황색포도알균(MRSA) 감염증, 다제내성녹농균(MRPA) 감염증, 다제내성아시네토박터바우마니균(MRAB) 감염증이 예이다.
⑤ 기생충감염병이란 기생충에 감염되어 발생하는 감염병 중 질병관리청장이 고시하는 감염병으로 요충증, 회충증이 예이다.

79 의료법상 적법한 의료행위를 한 사람은?

① 병원에서 간호조무사가 간호사의 감독 없이 주사를 준 경우
② 간호대 학생이 지도교수의 감독하에 의료행위를 실습하는 경우
③ 의사가 한약을 조제한 경우
④ 치위생사가 발치하기 위한 마취를 하는 경우
⑤ 응급실에서 간호조무사가 석고붕대를 하는 경우

해설

의학, 치과의학, 한방의학, 또는 간호학을 전공하는 학생이 전공분야와 관련된 실습을 하기 위하여 지도교수의 지도·감독을 받아 행하는 의료행위, 국민에 대한 의료봉사활동으로서 의료인의 지도·감독을 받아 행하는 의료행위, 전시·사변이나 그 밖에 이에 준하는 국가비상사태 시에 국가나 지방자치단체의 요청에 따라 의료인의 지도·감독을 받아 행하는 의료행위는 의료법에서 허락한다.

① 간호조무사는 의료인이 아니기 때문에 간호사의 지도 혹은 의사의 지도하에 하는 간호행위가 아니라면 무면허 의료행위로 처벌을 받게 된다. 단 의원급 의료기관에 한하여 의사, 치과의사, 한의사의 지도하에 환자의 요양을 위한 간호 및 진료의 보조를 수행할 수 있다.
③ 한약조제는 한의사가 하는 것이다.
④ 발치와 마취는 치과의사가 하는 것이다.
⑤ 석고붕대는 의사가 하는 것이다.

140 PART 01 | 과목별 빈출문제

79 ② 정답

01 왼쪽 팔에 마비가 있는 환자의 상의를 갈아 입는 방법은?

① 왼쪽 팔부터 벗도록 한다.
② 오른쪽 팔부터 벗도록 한다.
③ 오른쪽 팔부터 입도록 한다.
④ 스스로 힘으로 하도록 격려한다.
⑤ 왼쪽 팔은 잡아주지 않아도 된다.

해설

옷을 벗길 때는 팔을 자유자재로 펴고 굽힐 수 있는 쪽을 먼저 벗어야 옷이 당겨지지 않아 마비가 있는 쪽을 벗기기가 수월하다. 반대로 옷을 입힐 때는 마비가 있는 쪽 팔을 먼저 끼워야 옷에 여유가 있어서 수월하다. 마비가 있는 팔은 굽히지도 펴지도 못하는 상황이므로 옷이 헐렁하게 여유가 있어야 환자도 간호하는 사람도 편하다는 것을 기억하자.
③ 건강한 쪽 팔부터 입어버리면 옷이 늘어나지 않으므로 마비된 팔을 끼우기가 힘들다.
④, ⑤ 마비가 있는 환자가 오랜 시간이 지나 스스로 할 수 있을 때까지 마비된 쪽을 지지하고 팔을 끼우는 것을 도와주어야 한다.

02 왼쪽 편마비가 있는 환자가 보행할 때 간호로 옳은 것은?

① 환자의 오른쪽에 서서 지지한다.
② 지팡이는 왼쪽에 잡도록 한다.
③ 평지 보행 시 지팡이 → 건강한 다리 → 마비된 다리 순서로 걷는다.
④ 계단을 내려갈 때 지팡이 → 마비된 다리 → 건강한 다리 순서로 걷는다.
⑤ 계단을 올라갈 때 건강한 다리 → 지팡이 → 마비된 다리 순서로 걷는다.

해설

편마비가 있는 환자는 한쪽 팔과 다리가 마비되어 쓸 수 없다. 지팡이의 역할이 중요하므로 항상 먼저 나간다는 것을 기억하자.
④ 건강한 다리에 체중을 싣고 위에 둔 채 지팡이와 마비된 다리를 아래 계단으로 내딛는다. 그 이후 지팡이에 체중을 바꾸어 실어야 건강한 다리를 아래 계단으로 내릴 수 있다. 만약 건강한 다리가 먼저 내려간다면 무게 중심이 앞으로 쏠리게 되어 낙상사고가 발생할 수 있다.
① 넘어질 수 있으므로 보조하는 사람은 편마비가 있는 왼쪽에 서서 지지한다.
② 왼쪽이 편마비가 있으므로 지팡이는 오른쪽 손으로 잡는다.
③ 평지 보행 시에는 지팡이 → 마비된 다리 → 건강한 다리 순서이다. 왼쪽 팔과 왼쪽 다리는 마비되어 힘을 줄 수가 없다. 그러므로 오른손으로 잡은 지팡이를 딛고 의지한 채 마비된 다리를 내딛고 건강한 다리를 가지고 와야 한다. 편마비가 있는 사람에게는 지팡이가 마비된 다리를 대신하는 역할을 한다.
⑤ 계단을 올라갈 때는 지팡이 → 건강한 다리 → 마비된 다리 순서이다. 계단에 먼저 올라간 다리가 힘이 있어야 아래에 있는 마비된 다리를 끌고 올라올 수 있다. 계단을 직접 오르고 내려가보면 이해가 될 것이다. 계단을 올라가는 상황 혹은 계단을 내려가는 상황은 반대이니 둘 중에 하나만 제대로 기억하자.

03 수술을 마치고 온 환자가 가스가 나왔다면 가장 먼저 줄 수 있는 것은?

① 미음
② 야채죽
③ 보리차
④ 밥
⑤ 샐러드

해설

① 미음은 유동식이다.
② 야채죽은 연식이다.
④, ⑤ 밥과 샐러드는 경식과 일반식이다.
수술 후 장운동이 돌아왔다면 차 → 유동식 → 연식 → 경식 → 일반식 순서로 진행한다.
- 가장 먼저 보리차, 맑은 국물과 같은 액체를 마시도록 한다.
- 유동식의 유동은 '흐르듯이 움직인다'는 말이다. 미음, 수프, 야채주스 등이다.
- 연식은 연하고 부드럽고 소화가 잘 되며 강한 양념이 들어가지 않는데 두부, 적당량의 야채, 육류가 들어간 죽, 부드러운 과일을 연상하면 된다.
- 경식은 단단한 음식을 먹어도 되나 튀긴 음식, 날 음식, 가스를 만드는 음식, 지방이 많은 음식은 금기이며 소화가 잘 되는 음식으로 구성된다. 경식에 문제없다면 일반식을 허용한다.

04 호흡에 대한 설명으로 바른 것은?

① 호흡을 측정하겠다고 말하지 않고 측정한다.
② 호흡이 불규칙하면 30초 측정하며 2배를 한다.
③ 성인의 정상 호흡수는 1분당 20~25회이다.
④ 서호흡은 빠른 호흡을 말한다.
⑤ 디곡신을 투여하면 호흡이 저하된다.

해설

① 호흡은 심리적인 영향을 많이 받는다. 호흡을 측정하겠다고 말하면 잘 쉬던 숨도 가빠질 수 있으므로 맥박을 재는 척 손목을 잡은 채 호흡을 측정한다.
② 불규칙하면 1분 동안 측정하고 규칙적이라면 30초 측정하여 2배를 한다.
③ 정상 호흡수는 1분당 12~20회이다. 그보다 빠르면 빈호흡, 느리면 서호흡이다.
④ 자동차가 서행한다는 것은 느리게 간다는 것이다. 마찬가지로 서호흡은 느린 호흡을 말한다.
⑤ 마약은 호흡을 관여하는 뇌를 억제하여 호흡곤란을 유발한다. 마약을 복용하고 호흡곤란으로 사망한 사례를 뉴스에서 쉽게 접할 수 있다. 호흡이 10회 이하일 경우에는 모르핀을 투약하기 전에 의사의 확인이 필요하다.
※ 강심제인 디곡신은 맥박을 떨어뜨리는 약물로 맥박이 1분당 60회 이하이면 의사의 확인이 필요하다.

05 상처를 소독할 때 적절한 방법은?

① 소독솜은 두 번까지 사용 가능하다.

② 간단한 상처는 무균 드레싱을 하지 않아도 된다.

③ 상처 중심에서 가장자리로 닦는다.

④ 상처 바깥에서 안으로 원을 그리며 닦는다.

⑤ 수술한 자리에 배액관이 있을 때는 배액관에서 절개 부위 쪽으로 닦는다.

③ 상처의 중심은 깨끗하고 가장자리는 오염된 곳으로 구분해야 한다. 상처가 난 곳이 지저분한 곳이라 오해할 수 있다. 하지만 상처가 나면 상처 부위를 지키기 위해 무균 상태의 혈액세포와 혈장세포들이 흘러나오게 되는데 이것들로 인하여 상처가 덮인다. 하지만 상처 주위 피부는 눈에 보이는 오염물질뿐만 아니라 눈에 보이지 않는 다양한 세균들이 있기 때문에 오염된 곳으로 구분해야 한다. 청소를 깨끗한 곳에서 시작하여 지저분한 곳으로 하듯이 드레싱도 깨끗한 상처 중심에서 시작하여 가장자리를 닦는다.

① 소독솜은 한 번 닦고 버려야 한다.

② 모든 상처는 감염의 위험이 있으므로 <u>무균 드레싱</u> 방법을 적용하고 소독 전후에 반드시 손을 씻어야 한다.

④ 깨끗한 상처 중앙에서 바깥 방향으로 원을 그리며 닦는데 밖으로 나간 솜이 다시 상처 안으로 들어오면 안 된다.

⑤ 수술한 자리는 깨끗한 곳이고 그 상처에 꽂혀 밖에 노출된 배액관은 상대적으로 오염된 곳이다. 그러므로 깨끗한 수술 부위를 먼저 닦고 배액관 방향으로 닦아야 한다. 수술한 부위가 없이 배액관만 꽂혀 있는 것도 역시 배액관이 꽂혀 있는 부위를 먼저 닦고 배액관 방향으로 닦으면 된다.

06 검사에 대한 설명으로 옳은 것은?

① 객담검사를 하기 전에 금식이 필요하다.

② CBC 검사의 경우 항응고제가 들어 있으므로 충분히 흔들어야 한다.

③ 24시간 소변검사는 첫 소변부터 모아야 한다.

④ 유치도뇨관을 하고 있는 환자의 소변주머니에서 소변 검체를 받는다.

⑤ 객담검사는 자기 전에 받는 것이 가장 정확하다.

② CBC 검사는 적혈구, 백혈구, 혈소판을 검사하는 혈액검사인데 세포들이 굳어서 엉겨 붙어버리면 검사가 안 되므로 검체통에 항응고제가 들어 있다. 혈액을 담아서 부드럽게 흔들어 섞어야 한다.

①, ⑤ 객담검사는 금식이 필요 없는 검사이다. 밤에 자는 동안 폐에 고여 있던 객담을 뱉어서 검사하는 것이 정확하다. <u>아침에 일어나자마자 입을 헹구고 뱉어내야 한다.</u>

③ 24시간 소변검사를 위해서는 소변을 모으는 팩에 24시간 동안 배출되는 소변을 모두 모아야 한다. 보존제는 검사하는 종류에 따라 필요 여부가 달라지며, 소변을 통해 배출되는 전해질, 단백질, 요소, 크레아틴 등을 분석하여 신장의 기능을 확인하는 것이므로 실수로 소변을 흘려버린 경우는 다시 시작해야 한다. 물론 채집통에 받은 소변을 덜어내도 안 된다. 24시간 동안 몸에서 배출된 소변은 모두 검사에 이용되어야 한다는 것을 기억하자. 소변검사 시작 후 첫 소변은 검사 시작 전에 만들어진 소변이므로 버려야 하지만 24시간이 될 때 마지막 소변(검사 중에 만들어진 소변이니까)은 받아야 하는 것이 너무 중요하다. 소변을 깨끗한 용기에 담아서 채집통에 부으면 되는데 멸균의 원칙을 지킬 필요가 없다. 성분이 변질되지 않도록 냉장고에 보관하도록 하며 검사가 완료되면 채집통은 바로 검사실로 보낸다.

④ 소변이 모아질 수 있도록 유치도뇨관을 10분가량 잠근다. 검체 포트가 있는 유치도뇨관이라면 <u>검체 포트를 알코올솜으로 닦고</u> 검체 포트가 없는 유치도뇨관이라면 소변주머니와 연결되는 가까운 도뇨관 부위를 알코올솜으로 닦고 멸균 주사기를 사용하여 소변을 채취한다. 소변주머니에서 소변을 받거나 유치도뇨관과 소변주머니의 연결 부위를 분리하여 소변을 받는 행동을 하지 말아야 한다.

민소쌤의 핵직강

일반소변검사와 소변배양검사를 구분해야 한다.

소변배양검사

• 유치도뇨관이 있는 환자라면 알코올솜이 아니라 포비돈(무균)과 같은 소독솜을 사용한다. 소변배양검사는 소변 안에 있는 균을 밝혀 적합한 항생제를 선택하기 위한 목적이므로 검사를 하는 과정에서 다른 균이 들어가지 않도록 주의가 필요하다.

• 유치도뇨관이 없는 환자 같은 경우 소변배양검사를 하기 위해서는 멸균원칙을 지켜 단순도뇨를 하거나 소독솜을 주어 요도구를 충분히 소독한 후에 중간 소변을 받도록 한다.

• 일반소변검사는 종이컵을 사용해도 되지만 소변배양검사는 전용 검체통에 받아야 한다.

07 멸균물품을 사용하는 방법으로 옳은 것은?

① 같은 이동겸자 용기 안에 넣을 수 있는 이동겸자는 2개까지이다.
② 이동겸자를 꺼내다가 가장자리에 부딪히게 되었다면 오염된 것으로 간주한다.
③ 멸균포를 펼칠 때는 준비하는 사람에게서 가장 가까운 곳을 먼저 펼친다.
④ 소독포가 젖어 있더라도 멸균 유효기간이 문제 없다면 사용해도 된다.
⑤ 멸균포의 가장자리 5cm까지는 멸균된 영역으로 간주한다.

해설

① 이동겸자 용기 하나에 이동겸자는 1개만 들어가야 하고 개봉 후 24시간마다 교환해야 한다. 이동겸자의 끝을 맞물리게 하여 이동겸자 용기에서 꺼내야 주변에 부딪혀 오염되는 것을 막을 수 있다. 그리고 이동겸자의 끝은 아래로 가도록 들어야 한다.
③ 멸균포를 펼 때는 오염을 막기 위해 준비하는 <u>사람의 몸에서 가장 먼 쪽을 먼저 펴고</u> 오른쪽을 펴고 왼쪽을 편다. 마지막에 사람의 몸에서 가장 가까운 곳을 펼치고 멸균포에 몸이 닿지 않도록 주의해야 한다.
④ 유효기간에 상관없이 소독포가 구멍이 났거나 젖어 있다면 오염된 것이므로 사용하면 안 된다.
⑤ 멸균포 안쪽에서 가장자리 2~3cm까지 멸균된 영역으로 간주한다. 그러므로 거즈와 같이 사용해야 하는 멸균물품이 가장자리에 놓이지 않도록 주의가 필요하다.

민소쌤의 핵직강

멸균물품은 엄격하게 다루어야 한다. 이동겸자 문제는 국가고시에도 많이 나오며 병원에서도 많이 사용하는 멸균물품이므로 숙지해야 한다. 멸균물품을 다룰 때 중요한 원칙은 나의 시야에서 벗어난 것은 오염된 것이라는 인식을 가지고 있어야 한다.
사람의 허리 이하는 오염된 영역으로 간주하여 모든 멸균물품은 허리 이하로 두지 않는다. 예를 들어 이동겸자를 겸자용기에서 빼어들 때도 허리 이하로 겸자 끝이 내려가지 말아야 한다. 멸균된 모든 물품은 멸균된 이동겸자를 사용하여 집어야 하며 거즈를 어딘가에 담아야 한다면 이동섭자로 집은 후 가장자리에 닿지 않도록 공중에서 조심히 떨어뜨린다. 멸균된 기구이더라도 기구와 기구끼리 부딪히지 않도록 한다.

08 비위관 영양을 하는 방법에 대한 설명으로 옳은 것은?

① 비위관 영양을 하는 동안 측위를 취한다.
② 복부에서 70cm 되는 곳에 영양백을 걸어둔다.
③ 비위관 영양을 시작하기 전에 위 내용물을 흡인하여 확인한다.
④ 1분에 100cc 이상 주입되지 않도록 한다.
⑤ 비위관 영양을 모두 주입하고 난 후에 즉시 앙와위를 취한다.

해설

③ 위 안에 비위관이 제대로 삽입되었는지 확인하는 것이 중요하다. 위 내용물을 흡인하여 확인한 후 전해질 소실을 막기 위해 <u>다시 위로 밀어넣어야 한다</u>.
①, ⑤ 영양액이 폐로 <u>흡인되는 것을 막기 위해서 좌위나 반좌위</u>를 취하는데 비위관 영양이 끝나고 난 후에도 30분 이상 앉아 있는 자세를 취하는 것이 중요하다.
② 영양백은 환자의 배에서 <u>30~50cm 높이에 위치하도록 한다</u>. 너무 높으면 빠르게 들어가고 너무 낮으면 들어가지 않는다.
④ 1분에 50cc 이상 주입되지 않도록 한다. 너무 빠르게 주입되면 설사와 구토를 일으킬 수 있다.

민소쌤의 핵직강

경장영양
• 비위관은 말 그대로 콧구멍을 통해 위에 삽입되어 있는 관이다. 삽입하기 전에 <u>코끝~귀(목구멍)~검상돌기(위가 위치)까지 길이</u>를 확인해야 한다. 삼키는 것이 힘든 환자를 대상으로 관을 통해 영양분을 주입하는 방법이 경장영양이다.
• 경장영양 순서
 - 경장영양 용액의 온도는 방안의 온도와 비슷해야 한다. 날짜와 부유물 여부를 확인하고 개봉한 경장영양 용액은 24시간이 지나면 폐기한다.
 - 자세는 반좌위 혹은 좌위를 취해서 구토나 역류 시 흡인을 방지한다.
 - 튜브가 위에 위치하고 있는지 확인하는 것이 중요하다. feeding 전용 주사기를 사용하여 피스톤을 당겨보아 <u>위 잔량이 100mL 이상</u> 나오면 전해질 소실을 예방하기 위해 다시 주입하고 영양 공급을 진행하지 않은 상태에서 의사에게 보고한다. 소화가 되지 않고 위의 잔량이 많으면 흡인성 폐렴의 위험이 있기 때문이다.
 - 영양백은 환자의 배에서 30~50cm 높이에 위치하도록 한다. 이보다 높은 곳에 위치하면 더 빠른 속도로 떨어지게 된다.

- 영양액을 주입하기 전에 물을 30~60mL를 주입하여 튜브를 부드럽게 해준다.
- 물 주입 후 <u>공기가 들어가기 전에 손으로 튜브를 꺾어 쥐고</u> 영양액 주입관을 연결하여 1분에 50cc 이상 주입되지 않도록 한다. 빠른 주입은 설사를 유발할 수 있기 때문이다. 주입되는 동안 환자의 상태를 파악한다.
- 영양액이 다 주입되기 전에 공기가 들어가지 않도록 비위관을 손으로 꺾어 쥐어야 한다. 물을 30~60mL 주입한다. 우리가 식사 전·후에 물을 마시는 것을 연상하면 이해하기 쉽다. 영양액을 주입하고 나서 물을 주입하면 비위관에 묻어 있는 영양액을 깨끗하게 씻어낼 수 있기도 하다.
- 영양액 주입 완료 후 역류하여 폐로 흡인되는 것을 막기 위해 30분 동안 앉은 자세를 유지한다.

09 폐쇄공포증이 있는 환자에게 주의가 필요한 검사는?

① 위내시경검사 ② MRI
③ 대장내시경검사 ④ 심전도
⑤ 정맥신우촬영

해설

MRI는 원통 안에 누운 채 들어가 시끄러운 기계 소리에 노출된 상태에서 움직이지 말아야 한다. 이런 환경은 폐쇄공포증이 있는 사람에게는 극심한 불안을 유발할 수 있다.

민소쌤의 핵직강

위내시경검사
• 입을 통해 내시경기구를 삽입하여 십이지장까지 눈으로 확인할 수 있는 검사이다.
• 조직검사를 하고 출혈이 있는 부위에 지혈까지 할 수 있다.
• <u>검사 전 8시간 이상 금식</u>을 하고 의치는 제거하도록 한다.
• 위가 왼쪽으로 치우쳐 있기 때문에 위가 더 잘 보이도록 왼쪽으로 누운 자세를 취한다.
대장내시경검사
• 검사하는 날 자정부터 금식해야 한다.
• 씨 있는 과일, 소화가 잘 되지 않는 음식은 찌꺼기가 대장에 남아서 시야 확보가 어려울 수 있다. 검은색이나 붉은색의 음식은 출혈로 착각할 수 있다. 그러므로 이러한 음식들은 <u>검사 3일 전부터 피하도록</u> 한다.
• 왼쪽으로 누워 무릎을 구부리는데 S상결장이 왼쪽에 위치하고 있기 때문에 이를 펴줘서 잘 보이게 하기 위함이다(관장할 때도 이러한 이유로 왼쪽으로 눕는 것이다).

10 높은 수준의 멸균이 필요한 기구는?

① 유치도뇨관
② 질 초음파 탐침
③ 위내시경기구
④ 혈압계
⑤ 호흡치료기구

해설

② 질 초음파 탐침은 질 점막에 닿는 것이므로 준위험 기구이다.
③ 위내시경기구는 위 점막에 닿는 것이므로 준위험 기구이다.
④ 혈압계는 손상이 없는 피부에 닿는 것이므로 비위험 기구이다.
⑤ 호흡치료기구는 기관지 점막에 증기가 들어가는 것이므로 준위험 기구이다.

민소쌤의 핵직강

멸균과 소독기구 분류
• 고위험 기구
 - 혈관에 직접 노출되거나 조직을 뚫고 들어오거나 방광이나 신장 등과 같은 장기 안에 위치되는 기구로서 <u>아포를 포함한 모든 미생물이 존재하지 않는 멸균</u>이 필요하다. 고압증기멸균이나 에틸렌옥사이드가스(EO gas)멸균(비닐로 포장된 제품)으로 소독된 제품들이다.
 - 수술기구, 주사용품, 관절경(관절은 무균의 영역), 드레싱 세트(상처 소독은 무균적으로), 생검겸자나 절단기(조직을 찌르거나 자르는 것), 큐렛(조직을 긁으면서 혈관이 노출), 치과기구, 유치도뇨관(방광이라는 장기에 삽입되므로 무균 필요) 등이 있다.
• 준위험 기구
 - 고위험만큼은 아니지만 높은 수준의 소독이 필요하다. <u>점막(손상받기 쉬운 약한 곳)이나 손상된 피부에 접촉</u>되는 기구로서 혈관에 직접적으로 노출되지는 않는다. <u>소독력이 검증된 소독액</u>에 소독 시간만큼 기구를 담갔다가 멸균 증류수로 씻어내어 건조시켜 사용한다.
 - 내시경기구를 고위험 기구라고 혼돈할 수 있다. 위장은 갖가지 음식물이 들어가고 대변이 만들어져 나오는 통로이기 때문에 내시경기구는 준위험 기구에 들어간다.
 - 호흡치료기구(네뷸라이저), 직장과 질 초음파 탐침도 준위험 기구이다. 호흡치료기구는 약물을 증기 형태로 만들어 기관지를 통해 흡입하기 위해 사용한다. 만약 오염된 기구를 사용한다면 유해한 균이 기관지로 들어가 문제가 발생할 수 있다.
• 비위험 기구
 - 손상이 없는 피부에 접촉하여 사용하는 기구로 사용하고 나서 알코올솜으로 닦아야 한다.
 - 혈압계, 체온계, 심전도 기계, 대소변기, 방광 초음파(방광이 위치한 하복부에서 확인)

11 치료적인 의사소통은?

① "기분이 어떠세요?"

② "왜 그렇게 하셨어요? 제 얘기를 듣고 그대로 해보세요."

③ "다 잘될 거예요."

④ "밥은 맛있었나요?"

⑤ "지금 바빠서요. 나중에 이야기해요."

해설

① 환자의 이야기를 들을 수 있는 개방형 의사소통이다.

② 권위를 앞세워 조언하는 행동은 비치료적인 의사소통이다. 환자가 조언을 요청한다면 여러 가지 대안을 내놓아 스스로 선택할 수 있게끔 한다.

③ 확신이 없는 상태에서 안심을 시키려는 행동은 비치료적인 의사소통이다.

④ '예' 혹은 '아니요'로 답변이 나올 수 있는 폐쇄적인 질문은 비치료적인 의사소통이다.

⑤ 환자의 이야기를 듣는 것을 거절하거나 이야기의 주제가 불편할 때 갑자기 주제를 바꾸어버리는 것은 비치료적인 의사소통이다.

민소쌤의 핵직강

치료적 의사소통

• 경청 : 치료적 의사소통에서 가장 기본적이고 중요한 부분이다.

• 침묵 : 생각할 수 있는 시간을 주는 것인데 환자가 불안하고 불편하게 느낄 수 있다.

• 명료화 : 환자의 말을 제대로 이해하지 못했거나 확인이 필요한 부분을 명확하게 하기 위함이다.
  예 "딸이 간호사예요. 내일 홍콩에서 결혼한대요."
  "따님이 내일 홍콩에 간다는 이야기가 무슨 말인지 다시 말씀해주시겠어요?"

• 반영 : 거울에 비추듯 환자의 느낌과 생각을 표현하여 자기 이해를 하고 생각할 수 있는 기회를 준다. 환자의 자세, 목소리, 눈빛 등에서 나타나는 감정을 읽어 반영해주도록 한다.
  예 "입원하고 가족들이 한 번도 면회를 오지 않는 걸 보니 날 버렸나 봐요."
  "가족들이 입원하고 나서 한 번도 찾아오지 않아서 기분이 좋지 않으시군요."

• 재진술 : 환자가 말한 내용을 치료자의 표현 방식으로 재진술함으로써 치료자 스스로 잘 이해하고 있는지 확인한다. 환자의 말을 잘 듣고 있다는 것을 알려줄 수 있다.
  예 "나는 할 수 있는 게 없어요. 실패투성이입니다."
  "실패를 많이 하다 보니 할 수 있는 게 없다고 생각하는 거군요."

• 직면 : 환자의 말과 행동이 모순된다는 것을 알려주기 위함이다.
  예 "봉사활동에 참석하겠다고 약속을 하셨는데 세 번이나 참석하지 않았어요."

• 개방적 질문 : 환자가 자신의 생각과 감정을 풍부하게 표현하는 기회를 주기 위함이다.
  예 "오늘 아침에는 기분이 어떤가요?"

• 긍정적 강화 : 불편한 주제에 대해 어려워하던 이야기를 분명하게 이야기하였을 때 긍정적으로 강화해 칭찬해주는 것이다.
  예 "힘들었을 텐데 그런 이야기를 해주어서 많은 도움이 되었어요."

12 요추천자를 한 후에 환자가 취해야 할 자세는?

① 앙와위   ② 측위

③ 좌위   ④ 반좌위

⑤ 배횡와위

해설

요추천자 후에는 두통을 예방하기 위해 6시간 동안 머리를 들지 않는 앙와위를 유지한다. 소변을 보고 싶다면 침상에 누운 상태에서 해결해야 하며 식사를 할 때도 고개만 옆으로 돌린 상태에서 누군가가 먹여줘야 한다.

민소쌤의 핵직강

요추천자

• 척수가 요추 1번에서 2번까지 내려와 있으므로 신경손상을 막기 위해 요추 3~4번 혹은 요추 4~5번 사이의 지주막하강을 천자하여 뇌척수액을 채취하는 검사이다. 뇌와 척수신경을 보호하고 있는 막은 경막-지주막-연막 삼중구조로 되어 있다. 경막은 단단한 막, 지주막은 경막과 연막 사이에 있는 기둥(지주)과 같은 막이며 연막은 제일 안쪽에 위치한 부드러운 막이다. 뇌척수액은 지주막의 아래에 흐르고 있다.

• 천자를 하는 척추 사이 간격을 넓히기 위해서 새우 모양으로 다리를 복부 쪽으로 끌어 올리고 머리를 숙이는 자세를 취한다.

• 뇌척수액이 다시 채워질 동안 두통(뇌척수액이 소실한 만큼 머릿속에 순환하는 양이 줄어들었기 때문)을 예방하기 위해 최소 6시간 이상 머리를 들지 않고 누워 있도록 한다.

• 뇌척수액이 새는지 천자 부위를 확인하고 수분을 충분히 섭취한다.

13 수술 후 심부정맥 혈전증을 막기 위해 필요한 것은?

① 절대안정　　　② 비타민 섭취
③ 스타킹 신기　　④ 좌위
⑤ 수분제한

해설
심부의 정맥에 혈전이 생기는 것을 막기 위해서는 누워 있는 자세에서 자전거 타기를 하고 압박 스타킹을 신어서 하지에 고일 수 있는 혈액을 순환시키는 것이 중요하다.

> **민소쌤의 핵직강**
>
> **심부정맥 혈전증**
> • 움직이지 않아서 깊은 곳(심부)에 위치한 정맥에 혈액이 고여 혈전(피가 굳은 덩어리)이 만들어지는 것이다. 하지는 심장에서 멀리 위치하므로 장시간 누워 있게 되면 순환이 잘 되지 않아 혈전이 잘 생긴다.
> • 장기간의 부동, 임신, 수술 등으로 혈액이 정체되면서 심부의(깊은) 정맥에 혈전이 발생한다. 혈액이 흐르지 못하고 고여 있으면 서로 들러붙어 덩어리를 만들기 쉽다.
> • 혈전이 생겨 염증이 발생하면 통증, 부종, 열감, 발적을 동반한다.
> • 하지의 혈액순환을 촉진하기 위해 탄력 스타킹을 신고, 휴식 시 다리 올리기와 온찜질을 한다.
> • 심부정맥 혈전증이 이미 생겼다면 <u>마사지는 색전(혈전이 돌아다니다 혈관을 막는 것)을 일으킬 수 있으므로 금기</u>이다. 하지만 심부정맥 혈전증이 생기기 전이라면 마사지를 해도 상관없다. 혈전이 돌아다니다가 뇌혈관, 심장혈관, 폐혈관 어디든 막을 수 있는데 특히 폐혈관을 막게 되면(폐색전증) 수술 후 갑작스러운 호흡곤란이 나타나면서 사망에 이를 수 있다.

14 호흡곤란이 있는 환자에게 사용할 수 있는 자세는?

① 복위　　　② 반좌위
③ 앙와위　　④ 측위
⑤ 슬흉위

해설
① 복위는 배(복)를 바닥에 붙여 엎드려 바로 누운 자세로 호흡곤란이 있는 환자에게 호흡을 방해하게 만든다.
③ 앙와위는 바로 누운 자세이다. 요추천자나 척추수술 후에 취하는 자세이다.
④ 측위는 옆으로 누운 자세이다. 구토를 하거나 앉기 힘든 환자에게 식사를 제공할 때 취하는 자세로 구토물과 음식물이 바닥으로 흘러내리게 하여 기도로 흡인되는 것을 막을 수 있다.
⑤ 슬흉위는 무릎(슬)과 가슴(흉)을 바닥에 붙이고 엉덩이를 하늘로 향한, 일명 고양이 자세이다. 직장과 대장검사, 자궁 내 태아의 위치를 교정하기 위해 취하는 자세이다.

> **민소쌤의 핵직강**
>
> **체위**
> • 심즈자세 : 왼쪽 혹은 오른쪽이 밑으로 가도록 비스듬하게 눕는 자세이다. 등 뒤와 가슴 앞에 베개를 대어 지지해 준다. 관장이나 좌약 삽입 시 왼쪽(S상결장이 왼쪽)이 밑으로 가는 자세를 취한다.
> • 배횡와위 : 앙와위로 누워 무릎을 세우고 다리를 옆으로(가로 횡) 벌려 회음부가 보이도록 하는 자세이다. 유치도뇨관, 단순도뇨관 삽입 시, 복부검사(무릎을 세우면 복부가 부드러워진다)에 취하는 자세이다.
> • 쇄석위 : 앙와위 자세에서 발걸이에 발을 올리고 무릎을 굴곡시키며 엉덩이는 진찰대의 끝에 닿도록 눕는다. 회음부와 항문이 보이도록 하는 자세이며 분만, 직장과 질 검사를 할 때 필요하다.
> • 트렌델렌부르크자세 : 머리를 낮추고 몸체와 다리를 45° 각도로 올리는 것이다. 장기가 횡격막을 눌러 호흡곤란을 유발하므로 최근에는 사용하지 않는 체위이다(거꾸리 자세). 최근에는 앙와위 자세에서 다리만 45° 높인 변형된 트렌델렌부르크자세를 취한다. 쇼크 및 출혈(순환기 문제)이 있을 때 머리로 혈액순환을 시키기 위해 취하는 자세이다.
> • 잭나이프 체위 : 잭나이프는 구부러지는 칼이다. 이것처럼 허리를 구부리게 하여 배를 바닥에 깔고 있는 자세는 복부체위(항문검사)이고 등을 바닥에 깔고 있는 자세는 등체위이다.
> • 반좌위 : 좌위는 90° 각도로 앉는 것이고 반좌위는 좌위의 반, 즉 <u>침상머리를 45~60° 올려 앉는 자세로 흉곽이 최대한 확장</u>될 수 있다. 호흡곤란이 있는 환자나 심질환이 있는 환자에게 적용한다.

• 쇄석위와 배횡와위가 헷갈리기 쉽다. 쇄석위
는 산부인과에서 취하는 일명 굴욕자세인데
검진대에 올라가서 다리를 올려 벌리는 순간
창피하여 돌(석)처럼 굳어버리게 된다. 쇄석
위는 절석위라고도 불리는데 여성으로서는 상
당히 '절'망적이고 굴욕적인 자세이다. 배횡
'와위'는 누워 있는 앙'와위' 자세에서 무릎을
세워 굽혀 벌리는 자세이다.

• 반좌위가 폐를 확장시켜 편안하게 해주는 자
세인데 리클라이너 침대나 리클라이너 소파를
상상해보면 이해하기 쉽다.

15 식사를 보조하는 간호에 대한 설명으로 옳은 것은?

① 편마비가 있는 쪽으로 음식물을 넣어준다.
② 연하곤란이 있다면 묽은 음식이 적합하다.
③ 연하곤란이 있다면 식사할 때 턱을 당겨 앉아서 먹도록 한다.
④ 통증이 있다면 식사 후에 진통제를 투여한다.
⑤ 식사는 가급적 빨리 마친다.

해설

③ 기도는 식도 앞에 위치하고 있다. 기관절개술을 한 환자를
떠올려보면 기도가 앞에 있다는 것을 이해할 수 있다. 머리
를 앞으로 숙인 자세 혹은 턱을 당긴 자세는 기도로 음식물이
들어가는 길을 막아 식도로 음식물이 들어가도록 하여 기도
흡인을 막을 수 있다.

① 편마비가 있다면 편마비가 없는 쪽으로 음식물을 넣어준다.
왼쪽 편마비가 있는 환자라면 몸 중앙축을 중심으로 왼쪽의
모든 기능이 저하된 것이다. 음식물이 닿는 구강 안에서
느끼는 감각과 저작 기능이 모두 떨어져 뜨거운 음식물이
들어가도 제대로 느낄 수 없고 씹기가 힘들어 흘러내리기
쉽다.

② 연하곤란은 삼키기 힘들다는 말이다. 이때는 끈적한 푸딩,
끈적하게 만든 죽과 같은 음식물을 주어야 사레들리는 것도
완화된다. 물, 미음과 같은 액체류는 기도로 넘어가기 쉬우
므로 병원에서는 연하보조제라는 가루를 타서 끈적하게 만
들어서 제공한다.

④ 통증으로 인해 식욕이 떨어지므로 식사 시간 30분 전에 미리
진통제를 주도록 한다.

⑤ 식사는 여유를 두고 한 번에 조금씩 앉은 자세로 먹이고
식사가 끝난 후에도 30분가량 앉아 있도록 한다.

16 병실을 청소하는 방법으로 옳은 것은?

① 청소는 오염이 많이 된 곳에서 적게 된 곳으로 한다.
② 병실의 바닥은 제일 먼저 청소한다.
③ 감염된 환자의 침구는 털지 않는다.
④ 낮은 곳에서 높은 곳으로 청소한다.
⑤ 빗자루질을 하여 먼지가 없도록 한다.

해설

③ 전염의 우려가 있기 때문에 침구는 털지 않는다.

① 청소는 오염이 적게 된 곳에서 많이 된 곳으로 한다. 더러운
곳을 닦아 시커멓게 변한 걸레로 깨끗한 곳을 닦지 않는다.

② 창문과 창문틀, 침대틀을 청소하고 나면 온갖 먼지와 쓰레
기들이 바닥으로 떨어지게 되므로 바닥은 마지막으로 청소
한다.

④ 위쪽의 창문틀을 청소하다 보면 먼지가 아래쪽의 창문틀에
쌓이게 된다. 그러므로 높은 곳을 먼저하고 낮은 곳을 해야
한다.

⑤ 빗자루질은 온갖 먼지와 세균들을 공기 중에 퍼지게 만들므
로 병실은 빗자루질은 하지 않고 미끄러지지 않도록 마른
걸레로 닦는다.

17 좌욕을 하는 올바른 방법은?

① 쪼그리고 앉는다.
② 어지럽더라도 일시적인 증상이므로 유지한다.
③ 물의 온도는 40~43℃로 한다.
④ 프라이버시를 위해 혼자 둔다.
⑤ 일주일에 한두 번 시행한다.

해설

① 쪼그리고 앉는 자세는 하지로 가는 혈액순환을 방해하여
어지러움을 유발하므로 피하도록 한다. 좌욕기에 물을 2/3
정도 채워서 엉덩이를 담고 편하게 앉도록 한다.

② 어지러운 증상이 있으면 즉시 중단하고 침상에서 안정을
취하도록 한다.

④ 혼자 두었다가 낙상사고가 발생할 수 있다. 욕실 안에서
문이 잠기지 않아야 하며 간호조무사는 욕실 문 앞 혹은
커튼을 사이에 두고 욕실 안 상황에 귀를 기울여야 한다.

⑤ 좌욕은 5분 내로 하루에 3~4회 꾸준하게 하여 회음부나
치질의 혈액순환을 촉진하여 염증을 완화시키도록 한다.

18 앙와위로 누워 있는 환자에게 발 지지대를 해주는 이유는?

① 욕창 방지

② 미끄럼 방지

③ 하지의 외전 방지

④ 족저굴곡 방지

⑤ 낙상 방지

앙와위로 누워 있으면 발이 앞으로 구부러지게 된다. 이대로 굳어버리면 침대에서 나오게 되더라도 걸을 수가 없게 된다. 발 지지대를 발바닥에 대어 족저굴곡, 즉 발이 발바닥 방향으로 구부러지는 것을 막아야 한다.

민소쌤의 핵직강

혼수 환자의 간호

• 혼수와 같이 장기간 침상에서 누워 있는 환자는 신체 선열이 틀어지고 욕창이 발생할 위험이 높다. 2시간 간격으로 체위를 변경해야 하며 천골이나 후두부처럼 많이 눌리는 곳은 특히 주의가 필요하다. 환자를 이동시킬 때는 끌지 말아야 하며 앉아 있는 자세는 응전력(엉덩이 쪽으로 미끄러지면서 발생하는 힘)이 작용하여 천골에 욕창을 유발하므로 더욱 주의가 필요하다.

• 신체 선열을 유지시키기 위해 발 지지대를 사용하여 발이 구부러지는 것을 막고 큰 수건을 활용하여 대전자 두루마리를 만들어 대퇴 외측에 끼워넣어 대퇴가 외회전(고관절이 밖으로 벌어지는 것)하는 것을 막아줘야 한다.

• 머리와 어깨는 낮은 베개를 두어서 과도하게 목이 꺾이는 것을 막아야 한다. 요추가 만곡된 곳과 무릎 밑에 낮은 베개를 두어서 허리와 무릎에 무리가 가지 않도록 한다.

19 아토피 환아가 팔을 긁지 못하도록 하는 보호대의 종류는?

① 전신 보호대

② 손목 보호대

③ 팔꿈치 보호대

④ 재킷 보호대

⑤ 크립망

팔을 구부리지 못하도록 팔꿈치 보호대나 장갑 보호대를 적용한다. 장갑 보호대는 장갑을 낀 손으로 피부를 긁을 수 있으므로 팔꿈치 보호대가 더욱 적합하다. 손목 보호대는 팔을 움직이지 못하도록 침대틀에 묶는 방식으로 과도한 조치이다.

민소쌤의 핵직강

보호대 종류

• 재킷 보호대 : 휠체어에 앉아 있거나 침대에 누워 있을 때 가슴 부분을 억제하는 장치이다. 등쪽에서 묶는 방법을 사용하며 떨어지는 것을 막기 위함이다.

• 사지 보호대 : 정맥주사와 튜브 등을 빼려 하거나(일차적으로는 장갑 보호대 선택) 침상에서 떨어질 위험이 높은 환자에게 적용한다. 손목 또는 발목과 같은 사지를 억제하는 장치이다.

• 장갑 보호대 : 벙어리장갑과 같은 모양이며 긁는 행동을 예방하고 정맥주사나 기구, 카테터를 빼지 못하도록 하거나 혹은 드레싱한 것을 보호하기 위한 장치이다.

• 팔꿈치 보호대 : 팔꿈치를 굽히지 못하도록 막기 위한 장치이다.

• 전신 보호대 : 몸부림을 막기 위한 장치인데 영유아에게 주사를 삽입할 때 많이 적용한다.

• 크립망 : 그물로 침대를 막아서 침대 밖으로 못 나오게 하기 위한 장치이다.

신체 보호대 적용 원칙

• 다른 방법(대소변 해결, 식사 제공, 심리적 지지, 약물요법, 관심 전환)을 사용하고 난 후에 쓰는 최후의 방법이어야 한다. 예를 들어 의사표현을 하지 못하는 환자가 소변을 보지 못하여 흥분한 것인데 신체 보호대를 무작정 하는 것은 잘못된 판단이다. 아랫배를 눌러 소변이 차지는 않았는지, 배가 고파서 그런 것은 아닌지도 확인해보도록 한다. 치매가 있는 어르신이 흥분한 상태라면 TV를 보도록 하여 관심을 전환시키는 것도 침상 이탈과 흥분을 줄일 수 있는 방법이다.

• 뼈 돌출 부위에 두툼하게 패드를 적용해 피부손상을 막는다.

• 묶을 때는 침상 난간이 아닌 침상틀에 묶는다. 난간에 묶게 되면 난간이 파손될 수 있고 보호대가 당겨지면서 난간이 젖혀져 환자가 다칠 수 있다.

• 매듭을 한 부위가 눌리지 않도록 한다. 환자의 손이 신체 보호대에 닿아서 풀 수 있도록 하면 안 된다.

• 클로브 히치 매듭을 적용하여 화재와 같은 응급상황에서 쉽게 풀 수 있어야 한다.

- 신체 선열을 유지해야 한다. 팔다리를 무리하게 벌린 채 묶거나 몸이 뒤틀려진 채 묶지 않아야 한다.
- 보호대는 혈액순환이 되도록 손가락 2개가 들어가는 여유가 있도록 억제해야 한다.
- 최소한의 움직임이 가능해야 한다.
- 2시간마다 보호대를 풀어주고 다시 보호대를 적용하기 전 10분 동안은 풀어놓아야 한다. 신체 보호대를 풀었을 때 관절 범위 운동을 시행하고 피부가 손상당하지 않았는지 확인한다. 신체 보호대를 하고 있는 동안에도 손발 말단 부위에 혈액이 순환하고 있는지 저린 증상은 없는지 꼭 확인해야 한다.
- 신체 보호대는 적용 전에 주치의의 서면처방(1일 1회 처방)과 보호자(환자의 동의를 구하기 힘들 때) 혹은 환자의 서면동의가 있어야 한다.
- 최소한으로 적용해야 한다. 예를 들어 장갑 보호대만 해도 되는 환자에게 사지 보호대를 할 필요가 없다는 얘기이다. 그리고 신체 보호대의 필요성이 없는 환자에게는 즉시 신체 보호대를 종료해야 한다.

20 단순도뇨를 할 때 소독솜을 닦아내는 방향으로 옳은 것은?

① 항문 → 요도구
② 오염된 곳 → 덜 오염된 곳
③ 소음순 → 대음순
④ 소음순 → 요도구
⑤ 요도구 → 대음순

해설

왼손으로 음순을 벌리고 고정한 채 오른손으로 소독솜을 대음순 → 소음순 → 요도구의 순서로 요도구에서 항문 방향으로 닦는대(덜 오염된 곳 → 많이 오염된 곳). 한 번 닦은 솜은 버린다. 요도구는 항문에 비해서 덜 오염된 곳으로 보지만 요도구는 대음순에 비해서는 더 오염된 곳으로 본다. 상대적으로 생각해 보자.

민소쌤의 핵직강

유치도뇨관과 단순도뇨는 소독하는 방법은 동일하다. 단순도뇨는 일회적으로 한 번 요도를 통해 방광에 넣어서 소변검사를 하거나 남아 있는 소변 양을 확인하기 위한 목적이다. 유치도뇨는 장기간 카테터를 유지하는 상황이므로 빠지지 않도록 증류수를 밀어넣어 풍선을 부풀려 방광에 고정하는 절차가 추가된다. 풍선을 부풀릴 때 생리식염수를 쓰지 않는 이유는 소금덩어리 같은 크리스털을 만들어서 카테터를 뺄 때 어려움이 있기 때문이다.

21 혈압을 측정하는 방법에 대해 옳은 것은?

① 혈압계를 심장과 같은 높이로 둔다.
② 공기를 커프에 채우고 난 후에 팔에 감는다.
③ 청진기를 요골동맥에 두고 잰다.
④ 혈압계의 조절기는 1초에 2mmHg씩 천천히 떨어뜨리면서 측정한다.
⑤ 커프의 크기가 너무 좁으면 혈압이 낮게 측정된다.

해설

① 환자의 팔을 심장과 같은 높이에 두고 혈압을 측정한다.
② 공기가 빠진 커프를 팔꿈치에서 2~5cm 위의 팔에 감고 공기를 주입하는데, 이때 손가락 하나가 들어갈 정도의 여유를 둔다.
③ 커프를 감고 난 후에(청진기를 먼저 댄 상태에서 커프를 감는 것이 아님) 요골동맥이 아니라 상완동맥에 청진기를 댄다.
⑤ 커프는 상박 길이의 2/3 가량 돼야 하며 커프의 크기가 좁으면 혈압이 높게 측정되는 오류가 발생한다.

민소쌤의 핵직강

혈관음(✕) 혈관음(○) 혈관음(✕)

혈압 측정의 원리 : 커프에 공기가 들어가게 되면 동맥을 누르게 되어 혈액이 흐르지 않는다. 공기를 서서히 빼게 되면서 흐르지 않고 고여 있던 혈액이 조금씩 손의 방향으로 흐르기 시작하는데 이때 처음으로 들리는 소리가 수축기 혈압이고 더 이상 소리가 들리지 않는 지점이 이완기 혈압이 된다. 이때 커프 압력이 많이 들어가면 혈액이 많이 고이게 되니 혈압이 올라가게 된다.

혈압이 높게 측정되는 경우
- 커프가 너무 좁은 경우 : 좁은 커프라면 같은 정도의 공기를 주입했을 때 압력이 더 많이 들어가게 되며 커프로 눌리게 되는 혈액의 양이 많아진다. 이 압력이 풀리면 더 많은 혈액이 흐르니까 혈압이 높게 측정된다. 어린이가 쓰는 작은 고무줄과 큼직한 헤어밴드를 각각 두 번 감아 머리를 묶었다고 생각해보자. 고무줄은 타이트하게 묶이고 헤어밴드는 헐렁하게 감기는 것과 비슷하다.
- 커프가 느슨하게 감긴 경우 : 느슨하게 감긴 커프는 혈압을 재기 위해 공기를 더 많이 주입하게 돼 있다. 그만큼 압력이 많이 가해져서 혈압이 높게 측정된다.
- 운동이나 활동을 하고 난 직후

- 혈압을 측정하는 팔이 심장보다 낮을 때 : 높은 곳에서 낮은 곳으로 물(혈액)이 흐른다. 팔이 심장보다 낮다는 것은 커프 위쪽에 혈액이 많이 모여 있고 풀었을 때도 빠른 속도로 혈관을 통과하게 되니 혈압이 높아지게 되는 것이다.

22 고무와 플라스틱 같은 것은 어떤 멸균법을 적용해야 하는가?

① 고압증기멸균
② 에틸렌옥사이드가스(EO gas)멸균
③ 자비소독
④ 자외선멸균
⑤ 건열멸균

해설
② 에틸렌옥사이드가스(EO gas)멸균
　㉠ 가스에 독성이 있어 멸균 완료 후 상온에서 8~16시간 동안 소독한 것들을 공기 중에 방치해야 한다.
　㉡ 마모되기 쉬운 기구와 열에 약한 고무와 플라스틱 등의 멸균에 적합하다. 주사기, 유치도뇨관, 일회용 멸균 소독제품 등 병원에서 사용하는 비닐로 포장된 제품들은 모두 에틸렌옥사이드가스(EO gas)멸균으로 소독처리된 것이다.
　㉢ 비용이 많이 들지만 침투력이 강해 효과적이다.
① 고압증기멸균
　㉠ 병원에서 많이 사용하는 멸균방법이며 높은 압력과 높은 온도를 적용하여 증기를 발생시켜 20~30분간 멸균하는 원리이다.
　㉡ 독성이 없다.
　㉢ 열에 약한 플라스틱, 고무, 내시경기구 등은 금기이다. 고무나 플라스틱에 열을 가하면 모양이 비틀어지고 녹기 쉽다. 높은 온도에도 변하지 않는 거즈, 수술용 기계와 기구, 스테인리스, 리넨(linen), 치과용 기구 등이 적합하다.
　　ⓐ 가위처럼 끝이 날카로운 것은 날이 무뎌지는 것을 막기 위해 거즈로 한 번 더 싼다.
③ 자비소독 : 끓는 물에 완전히 잠기게 넣어서 뚜껑을 닫고 10~20분간 소독하는 방법이다. 유리는 처음부터 넣고 끓여야 한다.
④ 자외선멸균 : 내부 침투력이 약해서 표면만 살균할 수 있다.
⑤ 건열멸균 : 습한 열에 의해 손상되거나 고온 증기가 침투되지 않는 물품의 멸균에 사용한다.

23 물품을 관리하는 옳은 방법은?

① 소독한 날짜가 최근의 것을 맨 앞에 둔다.
② 유효기간이 짧은 것을 맨 뒤에 둔다.
③ 유효기간이 빠른 것을 맨 앞에 둔다.
④ 혈액이 묻은 가위를 뜨거운 물로 씻는다.
⑤ 고무제품은 햇볕에 말린다.

해설
소독한 제품의 날짜와 관련된 문제는 마트에 진열하는 우유를 떠올리면 이해하기 쉽다.
③ 유효기간이 빠르다는 것은 임박했다는 말이므로 맨 앞에 두어 먼저 쓰도록 한다.
① 소독을 최근에 한 물품이므로 맨 뒤에 두고 이전에 소독한 물품을 먼저 쓰도록 한다.
② 유효기간이 얼마 남지 않은 것을 맨 앞에 두어 먼저 쓰도록 한다.
④ 혈액과 같은 체액은 단백질로 구성되어 있다. 뜨거운 물을 만나면 단백질이 변성되어 굳어져 지워지지 않으므로 차가운 물에 씻도록 한다.
⑤ 고무는 햇볕에 말리면 모양이 변하거나 단단해지므로 습기가 없는 그늘에 말려야 한다.

24 난청 환자와 대화하는 방법으로 옳은 것은?

① 환자와 나란히 옆에 앉아서 이야기한다.
② 소리를 크게 지른다.
③ 마스크를 쓰고 말한다.
④ 몸짓과 표정을 최대한 활용한다.
⑤ 최대한 빠른 속도로 길게 말한다.

해설
④ 어깨를 두드리는 것과 같은 액션과 몸짓, 표정 등은 난청 환자가 이해하는 데 도움이 된다.
① 간호조무사의 입술을 볼 수 있도록 환자와 마주 보고 앉는 것이 중요하다. 귀가 잘 들리지 않으면 말을 하는 입술을 보고 가늠할 수 있어야 한다.
② 큰 소리는 오히려 구분하기 힘들어하므로 천천히 중저음으로 말하도록 한다.
③ 마스크를 쓰면 입을 가리게 되므로 이해도가 떨어진다.
⑤ 잘 들리지 않으면 이해력도 떨어지므로 천천히 한 문장씩 짧게 이야기해야 한다.

25 붕대를 감는 올바른 방법은?

① 관절을 편 상태에서 감는다.

② 체간에서 말단부를 향해 감는다.

③ 최대한 얇게 감는다.

④ 젖은 드레싱을 적용한 부위는 느슨하게 감아
준다.

⑤ 돌출 부위는 강하게 감아준다.

해설

④ 젖은 드레싱 위에 감은 붕대는 젖을 수 있다. 젖은 드레싱
위에 감긴 붕대는 젖은 상태로 있다가 마르는 동안 수축되면서
상처를 누를 수 있으므로 약간 느슨하게 감아줄 필요가 있다.

① 관절을 약간 구부린 상태에서 붕대를 감아야 한다. 관절을
편 채로 장시간 있으면 추후에 구부리기가 힘들어진다.

② 손가락에서 팔꿈치 방향, 즉 말단부(가는 곳)에서 체간(두꺼
운 곳) 방향으로 일정한 간격과 일정한 압력을 유지하여
감아 혈액순환을 촉진시킨다. 말단은 혈액순환이 잘 되는지
수시로 확인해야 하므로 손가락과 발가락 끝은 감지 않는다.
붕대뿐만 아니라 석고붕대도 손톱을 눌러서 피가 통하는지,
감각이 있는지 확인해야 한다.

③ 충분한 두께로 감아서 상처나 다친 부위가 충분히 지지되어
야 한다.

⑤ 뼈 돌출 부위에는 솜과 같은 패드를 대고 감아야 눌림으로
인한 욕창을 예방할 수 있다.

민소쌤의 핵직강

붕대 감는 방법

• 환행대 : 고리처럼 같은 부위를 겹치게 여러 번 감는 방법
이다. 특정 부위에 소독을 하고 붕대를 지지하기 위해
적용하거나 붕대의 시작과 끝에 환행대를 적용한다.

  [암기 tip] '순환하다'의 예처럼 '환'은 같은 곳을 빙글빙
  글 돈다는 뜻이다.

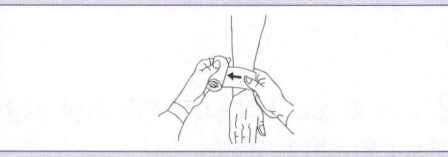

• 나선대 : 몸통, 상박, 부목 고정 부위 등 굵기가 고른
신체 부위에 사선으로 겹치게 감는 방법이다.

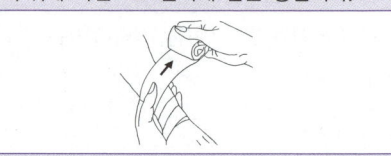

  [암기 tip] 균일하게 붕대가 감긴 모양이 나선(나사의 곡
  선 형태)과 흡사하다.

• 나선절전대 : 종아리처럼 굵기가 고르지 못한 부위에 사
용하는 방법으로 나선대로 감으면 굵기의 차이로 붕대가
흘러내릴 수 있기 때문에 사용하는 방법이다.

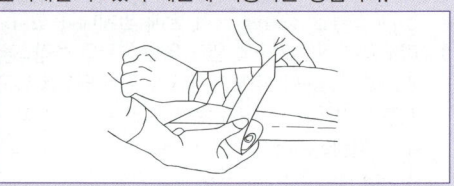

• 8자대 : 관절이나 돌출 부위에 적용하는 방법인데 관절을
기준으로 위와 아래를 번갈아가며 겹쳐지게 감는 방법이다.

  [암기 tip] 관절을 중심으로 위와 아래를 왔다 갔다 하는
  모습이 8을 그리는 모양과 같다.

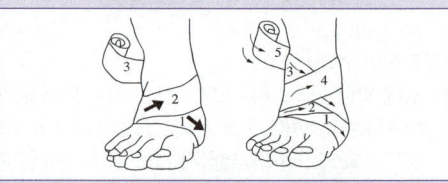

• 회귀대 : 손끝, 머리, 발끝 같은 말단에 왔다 갔다 감으며
적용하는 방법이다.

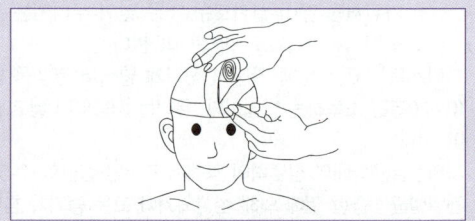

26 미온수 스펀지 목욕의 설명으로 옳은 것은?

① 복부를 가장 먼저 닦도록 한다.

② 1시간 동안 목욕한다.

③ 32~34℃의 미온수로 닦는다.

④ 손발 말단을 중심으로 닦는다.

⑤ 저체온을 우려하여 한 번만 시행한다.

③ 체온보다 2~3℃ 낮은 미온수를 사용한다.

① 복부를 닦으면 설사와 복통이 발생할 수 있으므로 제외한다.

②, ⑤ 미온수 스펀지 목욕은 열이 나는 환자에게 적용하는 방법이다. 20~30분간 시행하는데 체온이 내려갈 때까지 세 번까지 반복할 수 있다.

④ 손발 말단에서 중앙 쪽으로 닦아준다. 서혜부와 겨드랑이, 목은 굵은 혈관이 위치하는 곳이며 접히는 부위여서 이곳을 집중적으로 닦아서 열을 식히는 것이 중요하다.

27 체온 측정에 대한 설명으로 옳은 것은?

① 심부 체온을 가장 잘 반영하는 것은 직장 체온이다.

② 액와 체온은 측정하기 전에 마른 수건으로 액와를 비벼서 닦는다.

③ 고막 체온을 측정할 때 3세 미만인 경우 귓바퀴를 후하방으로 당긴다.

④ 무의식 환자에게는 구강 체온 측정이 적합하다.

⑤ 직장 체온 측정이 용이하고 빠른 방법이다.

③ 3세 이하의 아동은 귓바퀴를 후하방으로 당겨야 외이도를 일직선으로 만들 수 있다.

① 고막은 시상하부와 같은 동맥에서 혈액을 공유하므로 고막 체온이 심부 체온을 가장 잘 반영한다.

② 땀이 있으면 체온이 낮게 측정되므로 두드리듯이 땀을 닦아야 하는데 비비게 되면 열이 발생한다.

④ 소아, 노인환자, 정신질환자, 간질환자, 의식이 없는 환자와 같이 구강 체온계를 파손하여 사고가 발생할 우려가 있는 환자에게는 적용하지 않는다. 흡연한 환자는 구강 체온이 높게 측정되므로 흡연을 하고 왔다면 시간 간격을 두고 측정하도록 한다.

⑤ 직장 체온은 외부의 영향(추운 온도, 땀 등)을 덜 받으므로 정확한 체온을 측정할 수 있다는 장점이 있지만 직장이다 보니 측정하기에 번거롭다는 단점이 있다. 측정이 용이하고 빠른 방법은 고막 체온계이다.

28 섭취량과 배설량에 대한 설명으로 옳은 것은?

① 정상 호흡의 수분 소실도 배설량에 포함한다.

② 젖은 드레싱은 배설량에 포함한다.

③ 수혈은 섭취량에 포함하지 않는다.

④ 방광 세척을 하는 주입액은 섭취량에 포함하지 않는다.

⑤ 밥은 섭취량에 포함하지 않는다.

② 젖은 드레싱은 삼출액이 묻은 거즈의 무게와 묻지 않은 거즈의 무게 차이로 계산하여 배설량에 포함시킨다.

① 정상 호흡의 수분 소실은 측정이 힘들어서 배설량에 포함시키지 않는다. 과도한 호흡은 배설량에 포함시킨다.

③ 수분이 거의 포함되지 않은 음식을 제외하고 경구와 비경구 모두 주입되는 것은 섭취량에 포함한다.

④ 방광 세척을 하면서 주입한 생리식염수도 방광에 모여 있다가 소변으로 배출되기 때문에 섭취량에 포함시킨다.

⑤ 밥도 수분이 포함되므로 섭취량에 포함한다.

민소쌤의 핵직강

섭취량과 배설량

• 섭취량 : 혈관으로 주입하는 모든 용액, 입으로 섭취하는 음료와 식사, 비위관으로 투여되는 물과 경장영양액 등은 모두 섭취량에 포함된다.

• 배설량 : 몸에서 배출되는 소변, 설사, 구토, 심한 발한, 과도한 호흡, 상처에서 나오는 배액량, 젖은 드레싱, 출혈 등은 모두 배설량에 들어간다. 정상 대변과 정상 호흡을 하는 동안에 나오는 수분 소실과 발한은 배설량에 포함시키지 않는다. 소변량은 시간당 30mL 이하로 나온다면 보고해야 할 사항이다.

29 의치 관리에 대한 설명으로 옳은 것은?

① 24시간 동안 의치를 착용해야 한다.

② 의치를 보관할 때는 뜨거운 물에 담가둔다.

③ 의치를 씻을 때 뜨거운 물을 사용한다.

④ 칫솔과 전용세제가 필요하다.

⑤ 분실하지 않도록 휴지에 싸서 서랍에 둔다.

④ 식후에 의치 전용세제와 칫솔을 사용하는데 치약은 연마제가 포함되어서 의치를 마모시켜 세균이 틈새로 자라게 하므로 사용하지 않는다.

① 24시간 동안 착용하고 있으면 잇몸이 자극받고 감염이 발생할 수 있다. 스스로 의치를 빼도록 하고 끼울 때는 자극을 덜기 위해 물을 묻혀서 끼우도록 한다. 매 식후와 취침 전에는 세척하고 보관해야 한다. 장기간 끼지 않으면 잇몸이 변형되어 의치가 안 맞을 수 있으므로 주의가 필요하다.

②, ⑤ 의치를 보관할 때는 뚜껑이 있는 전용 용기를 이용하고 찬물에 넣어두어야 변형되지 않는다. 휴지로 싸는 등 건조한 상태로 보관하면 변형될 뿐더러 분실 위험이 높아진다.

③ 의치를 빼서 싱크대에서 씻을 때는 수건을 깔아서 의치가 떨어졌을 때 파손되는 것을 막아야 한다. 뜨거운 물에 씻으면 변형되기 때문에 흐르는 찬물에 씻어야 한다. 고인 물이 아니라 흐르는 물에 씻어야 음식물과 같은 찌꺼기를 제거하기 쉽다.

민소쌤의 핵직강

의치 문제는 국가고시 시험에 자주 출제되기 때문에 기억해야 한다. 또한 의치 관리와 관련한 불미스러운 문제는 병원에서 많이 발생하므로 관리 방법도 숙지할 필요가 있다. 부분의치 같은 경우는 목 뒤로 넘어가 질식을 일으킬 위험이 높다. 경련 환자는 의치를 빼고 있어야 하며 전신마취를 하는 수술의 경우는 무의식 상태이므로 사고 예방을 위해 의치를 제거한다.

30 물건을 이동시키는 자세로 옳은 것은?

① 신체에서 멀리 떨어져 잡는다.

② 물건을 들어 올릴 때 등과 무릎을 편다.

③ 무거운 물건을 들어 올릴 때 쭈그려 앉는 자세를 취한다.

④ 물건을 들 때는 허리 근육을 이용한다.

⑤ 양 무릎을 붙여서 기저면을 좁게 한다.

③ 쭈그려 앉는 자세는 기저면에 무게 중심이 가까워지므로 안정적인 자세이다.

① 물건을 몸에 최대한 바짝 붙여서 들어야 하는데 멀리 떨어질수록 허리에 무리가 가게 된다.

②, ④ 물건을 들어 올릴 때는 무릎을 구부린 채 엉덩이와 대퇴부의 근육을 이용한다.

⑤ 다리를 벌려서 기저면을 넓히는 것이 안정적이다.

민소쌤의 핵직강

신체 역학

• 기저면이 넓을수록 안정적이다.
기저면이란 지면에 접촉하고 있는 물체의 접촉점들을 연결시킨 면적이다. 다리를 벌리고 서는 것이 붙이고 서는 것보다 기저면이 넓으니 안정적이다.

• 기저면이 무게 중심에 가까울수록 안정적이다.
앉는 자세는 무게 중심이 낮아져 기저면에 가까워지므로 안정적이다. 반대로 까치발을 들고 선 자세는 무게 중심이 높아지고 기저면에서 멀어지므로 몸에 무리가 가게 된다.

• 크고 강한 근육을 사용하면 안정적이다.
무릎을 구부리고 허리를 곧게 편 채로 엉덩이와 대퇴부의 근육을 사용하여 물체를 들어 올린다.

• 물체를 들어 올리지 말고 끌도록 한다.
중력에 대항하여 위로 들어 올리는 것은 힘이 들어가기 때문이다.

• 무거운 물건을 들 때 힘의 방향으로 마주하고 선다.
환자를 침상에서 머리 방향으로 밀어 올린다면 힘의 방향은 머리 위쪽이 된다. 힘의 방향인 머리 위쪽을 마주하고 환자를 끌어 올려야지 반대로 다리 쪽을 바라보고 끌어 올리면 허리가 비틀어지게 된다.

• 물건을 들 때는 최대한 몸에 가깝게 들고 손바닥을 이용한다. 몸에서 멀리 떨어뜨리게 되면 허리에 힘이 들어가게 된다.

31 내과적 손 씻기 방법을 올바르게 적용한 것은?

① 팔꿈치로 물이 흐르도록 손을 높이 든다.
② 수도꼭지는 손으로 잠근다.
③ 발로 조절되는 수도꼭지 페달을 사용한다.
④ 멸균 타월을 사용한다.
⑤ 손톱 밑을 주의 깊게 씻는다.

해설

⑤ 손톱은 세균이 가장 살기 좋은 곳이므로 손을 씻을 때는 손톱 밑을 세심하게 씻어야 한다. 내과적, 외과적 손 씻기 모두 해당된다.
① 외과적 손 씻기 방법에 대한 설명이다. <u>외과적 손 씻기는 손을 중요시하기 때문에 손을 위로 들어서 물이 손에서 팔꿈치 방향으로 흐르도록</u> 한다. 내과적 손 씻기는 보통 손을 씻는 상황을 생각하면 되는데 손을 팔꿈치 아래에 두고 씻는다.
② 수도꼭지는 손을 닦은 종이 타월을 이용하여 잠근다. 기껏 손을 씻고 난 후에 수도꼭지를 만지면 소용이 없다.
③ 외과적 손 씻기에 대한 설명이다.
④ 멸균 타월은 외과적 손 씻기를 하였을 때 사용하고 내과적 손 씻기를 할 때는 종이 타월을 사용하여 닦는다.

민소쌤의 핵직강

외과는 밖(외)에서 피부를 절개하여 들어가는 수술이나 시술을 하는 진료과이다. 그러므로 외과적 손 씻기에서 중요한 원칙은 멸균 준수인데, 특히 수술을 하는 손의 멸균 상태를 유지해야 한다. 내과적 손 씻기는 병원 감염을 예방하기 위해 전 직원이 지켜야 하는 가장 기본적이고도 중요하며 효과적인 방법인데 일상생활에서 흔히 손을 씻는 방법과 흡사하다.

- 내과적 손 씻기
  - 비누거품을 사용한다.
  - 손을 팔꿈치 아래에 둔다.
  - 비누를 사용할 때 손 씻기는 40~60초 이상(물을 틀고 나서부터 물기를 말리는 데까지 총시간), 알코올 제제를 사용할 때는 20~30초 이상(물을 사용하지 않으니 시간 단축) 걸리도록 한다.
  - 위의 시간 중 세균을 죽이기 위해 15초 이상은 비누거품으로 비벼야 한다. 손톱에 비누거품이 들어가도록 손바닥에 손톱을 세운 채 문질러 비빈다.
  - 종이 타월을 이용하여 수도꼭지를 잠근다.
  - 손의 물기는 종이 타월로 닦는다.
- 외과적 손 씻기
  - 멸균 전용 손소독제나 항균비누를 사용한다.
  - 손을 위로 올리고 물이 손에서 팔꿈치 방향으로 흐르도록 한다.
  - 2~5분 정도 흐르는 물에 씻는다.

- 무릎과 발을 사용하여 페달을 눌러 수도꼭지를 잠근다.
- 손의 물기를 닦을 때 멸균 타월을 사용하며 한 번 닦고 버린다(손가락 → 손목 방향).
- 손 씻기 후에 손은 가슴 이하로 내려가지 않고 멸균 장갑을 착용하기 전까지 손을 든 자세를 유지한다.

32 소독용액을 따를 때 옳은 방법은?

① 뚜껑의 내면이 아래로 향하게 든다.
② 바닥에 내려놓아야 하면 내면이 아래로 향하게 둔다.
③ 뚜껑을 열고 나서는 바로 부어 사용하면 된다.
④ 따랐다가 다시 원래 용기에 부어 사용해도 무방하다.
⑤ 라벨이 붙은 면을 아래로 잡아서 따라 붓는다.

해설

① 뚜껑의 내면은 멸균된 영역이므로 아래로 향하게 들어서 오염되지 않도록 한다.
② 불가피하게 바닥에 내려놓아야 한다면 멸균된 내면이 위로 가도록 놓는다. 뚜껑의 주변부가 바닥에 닿으면 오염되기 때문이다. 소독용액은 필요한 만큼 사용하면 즉시 뚜껑을 닫도록 한다. 뚜껑이 열린 소독 용기를 앞에 두고 대화를 하면 안 되고 용기 위로 물건을 주고받지도 않는다.
③ 뚜껑을 열고 나서 처음 나오는 용액은 조금 버리고 사용한다. 용기 주둥이에 용액을 한번 흐르게 하여 오염 가능성을 최소화하기 위함이다.
④ 한번 부어 따른 용액은 오염된 것으로 간주하여 원통에 다시 붓지 않는다.
⑤ 라벨이 붙은 면은 위로 가도록 잡아야 소독액의 이름도 눈으로 다시 확인하고 소독액이 흘러내려 라벨이 지워지는 것을 막을 수 있다.

33 격리실에서 가운을 처리하는 방법으로 옳은 것은?

① 격리실 안에 가운을 걸어둘 때는 가운의 안쪽이 겉으로 나오도록 걸어둔다.

② 가운을 벗을 때는 목끈을 먼저 풀어야 한다.

③ 격리실 밖에 가운을 걸어둘 때는 가운의 바깥이 겉으로 나오도록 걸어둔다.

④ 가운을 입을 때는 목끈을 허리끈보다 먼저 맨다.

⑤ 가운에서 허리끈은 깨끗한 것으로 간주하는 부위이다.

해설

①, ③ 격리실을 기준으로 격리실 안은 오염된 장소, 격리실 밖은 청결한 구역인데 가운은 격리실 안과 격리실 밖 각각에 걸어둘 수 있다. 격리실 안과 밖에서 가운을 벗어 걸어둘 때 구분해야 한다. 오염된 구역인 격리실 안에서 가운을 벗고 나올 때는 오염된 가운의 겉면이 겉으로 보이도록 걸어둔다. 하지만 청결 구역인 격리실 밖에서는 가운을 벗을 때 깨끗한 가운의 내면이 밖으로 보이도록 걸어두어서 공기가 오염되지 않도록 한다.

②, ④, ⑤ 격리실에서 입는 가운에서 깨끗한 곳은 가운의 안쪽면과 얼굴과 가장 가까운 목둘레라고 먼저 기억하자. 가운의 바깥면과 허리끈은 오염된 곳이므로 가운의 바깥면에 몸과 손이 닿지 말아야 한다.

민소쌤의 핵직강

가운을 입고 벗는 순서

• 깨끗한 가운을 입을 때는 손을 씻고 가운의 안쪽을 손으로 잡고 입은 후에 깨끗한 목끈을 먼저 매고 난 후 허리끈(허리 아래가 목보다 상대적으로 오염된 곳이니까)을 매고 장갑(환자를 만지는 장갑을 제일 마지막에)을 낀다. (손 씻기 → 가운 입기 → 목끈 → 허리끈 → 장갑).

• 가운을 벗을 때는 장갑을 먼저 벗고 오염된 허리끈을 먼저 풀어 늘어뜨리고 나서 손을 씻은 후 깨끗한 목끈을 풀어야 한다는 것을 기억하자(장갑 → 허리끈 → 손 씻기 → 목끈 → 가운 벗기 → 손 씻기).

34 산소를 투여받는 환자를 간호할 때 주의할 점은?

① 라이터가 있으면 치우도록 한다.

② 유량계의 눈금에 산소흡입량을 맞추는 작은 볼이 위로 가도록 맞춘다.

③ 귀 뒤와 같은 돌출된 부위는 산소마스크 끈을 더욱 타이트하게 해준다.

④ 모직으로 된 담요를 덮어도 된다.

⑤ 환자가 편안하게 느낄 수 있는 것은 산소마스크이다.

해설

① 산소는 화재 폭발의 위험이 있으므로 라이터와 성냥 등은 두지 않도록 한다.

② 산소발생기의 습윤병에는 산소에 가습을 제공하기 위해 증류수를 넣어야 한다. 생리식염수는 결정을 만들기 때문에 넣으면 안 된다. 증류수를 사진의 water level만큼 채워야 하는데 이보다 많이 채우게 되면 증류수가 산소 라인으로 넘쳐 환자의 코와 얼굴에 뿌려질 수 있으므로 주의해야 한다. 다이얼을 돌려 유량계 안에 있는 작은 볼을 이동시켜 산소흡입량을 맞추도록 한다. 유량계는 산소 눈금이 표시된 길쭉한 기둥이다. 예를 들어 2L/min을 맞추기 위해서는 작은 볼의 중간 지름이 '2' 눈금에 위치하도록 한다. 산소흡입량을 확인할 때는 눈높이에 맞추어 정확하게 읽도록 하는데 눈금보다 눈높이가 낮으면 더 높게 잘못 읽힐 수 있다.

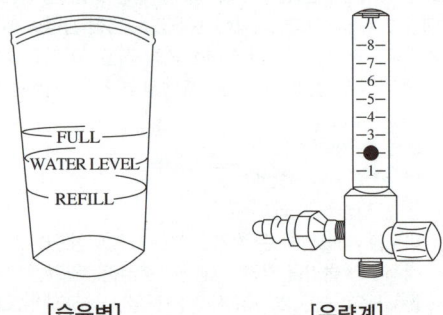

[습윤병]　　　　[유량계]

③ 돌출된 부위는 패드를 대어서 마스크 끈으로 인한 욕창을 예방해야 한다.

④ 모직은 정전기를 유발하여 화재의 위험이 있으므로 면으로 된 이불을 덮어야 한다.

⑤ 비강 캐뉼라를 환자가 가장 편하게 생각하는데 비강(콧구멍)을 통해 산소를 주입하는 방법이다. 식사나 대화를 하는데 지장을 받지 않는다. 비강 캐뉼라로 산소포화도가 유지되지 않는다면 더 높은 산소를 공급하기 위해 산소마스크, 부분 재호흡 마스크(산소마스크에 주머니가 달린 형태)로 교체한다.

단순 산소마스크

- 단순 산소마스크는 마스크로 코와 입을 가리다 보니 식사와 대화가 힘들고 답답함을 느낄 확률이 높다.
- 눈의 방향으로 새어 나오는 산소로 인해 자극을 받아 눈이 건조해지므로 마스크 콧잔등의 고정대를 꾹 눌러줘야 한다.
- 마스크는 비강 캐뉼라보다 더 높은 농도의 산소를 제공할 수 있다. 마스크 줄이 느슨해지면 마스크 밖으로 산소가 새어 나가게 된다. 이때 콧잔등, 귓바퀴, 광대뼈 등 마스크 끈으로 인해 눌리는 곳에 욕창이 발생할 수 있으므로 패드를 적용하는 것이 중요하다.
- 가끔씩 마스크를 얼굴에서 떼어주어 마스크 안에 찬 습기를 없애 피부를 건조시키기도록 한다.
- 산소포화도가 유지되지 않아 더 높은 산소를 제공해야 할 때는 부분 재호흡 마스크 혹은 비 재호흡 마스크 등으로 교체해야 한다.

- 40~60cm 높이에 관장 용기를 설치하여 천천히 들어가도록 한다. 대상자가 배가 아프다고 하면 잠시 쉬었다가 다시 천천히 주입하도록 한다. 관장액이 들어가면 배가 아픈데, 배가 아프다고 해서 관장을 중단하는 것이 아니므로 헷갈리면 안 된다.
- 모두 주입되고 나서 10~15분간 항문을 눌러 관장액이 배출되지 않게 한다.

35 관장을 할 때 취하는 환자의 자세는?

① 좌측위   ② 앙와위

③ 반좌위   ④ 쇄석위

⑤ 복위

해설

항문으로 관장액을 주입하기 위해서는 옆으로 눕는 자세를 취해야 한다. S상결장이 왼쪽에 위치하고 있는데 S상결장은 마치 싱크대 배관처럼 굽은 형태라서 변과 가스가 고이기 쉬운 곳이다. 이런 S상결장에 관장액이 골고루 들어가게 하기 위해서는 왼쪽이 아래로 가게 누워 펴주는 자세인 좌측위를 취한다. 심즈 자세도 답이 된다.

관장하는 순서

- 관장액의 온도는 정상 체온보다 높은 37~40℃가 적당하다. 뜨거운 용액은 장을 손상시키며 찬 용액은 괄약근의 경련을 유발한다.
- 내과적 무균술을 지키며 손을 씻고 장갑을 착용한다. 대변이 나오는 항문을 통해 관장하는 것이므로 외과적 무균술이 필요치 않다.
- 윤활제를 바른 직장관을 배꼽 방향(직장의 굴곡에 따라 자연스러운 삽입 가능)으로 밀어 넣는데 이때 환자는 심호흡을 하여 괄약근이 이완되도록 한다. 성인 기준 7.5~10cm까지 삽입하면 된다.

36 오른쪽 편마비가 있는 뇌졸중 환자에게 적절한 간호는?

① 오른손으로 식사를 하도록 한다.

② 오른쪽에 물건을 둔다.

③ 입의 왼쪽 방향으로 음식을 넣는다.

④ 오른쪽에 서서 이야기한다.

⑤ 부축하기 위해 왼쪽에 선다.

해설

③ 마비가 없는 왼쪽으로 음식물을 넣어주어 흘러내리는 것과 사레드는 것을 예방한다.

① 오른쪽에 마비가 있을 경우 마비가 없는 왼손으로 식사를 하도록 훈련한다.

② 왼쪽에 물건을 두어서 생활할 수 있도록 도와준다.

④ 편마비가 있는 쪽 시야에 장애가 오기 때문에 왼쪽에 서서 이야기한다.

⑤ 편마비가 있는 오른쪽으로 넘어질 우려가 높아서 오른쪽에 서 부축한다.

뇌졸중

- 왼쪽 뇌에 발생하면 편마비는 반대쪽인 몸의 오른쪽에 발생한다. 마찬가지로 오른쪽 뇌에 발생하면 편마비는 몸의 왼쪽에 발생한다. 이유는 뇌간의 아랫부분에서 몸통으로 뻗는 운동신경이 교차하기 때문이다.
- 시야장애(동측반맹)는 편마비가 있는 방향으로 온다. 오른쪽 마비이면 오른쪽에 시야장애가 온다. 간호하는 사람은 마비가 없는 왼쪽에 서 있고 물건 역시 왼쪽으로 배치한다.
- 편마비가 있는 환자는 마비가 오지 않은 건강한 쪽으로 일상생활을 할 수 있도록 하는 것과 편마비가 있는 쪽이 더 이상 나빠지지 않도록 현상 유지를 목적으로 재활과 간호가 이루어진다.

37 저혈량 쇼크가 온 환자에게 가장 먼저 해야 하는 간호는?

① 반좌위를 취한다.
② 흡인을 한다.
③ 변형된 트렌델렌부르크자세를 취한다.
④ 흉부 압박을 한다.
⑤ 산소를 공급한다.

저혈량 쇼크는 출혈, 탈수 등으로 인해 뇌를 포함한 전신의 혈액 순환이 저하되어 쓰러지는 증상이다. 일차적으로 머리에 혈액 순환이 되도록 골반을 접어서 다리만 올리는 자세인 변형된 트렌델렌부르크자세를 취하도록 한다. 트렌델렌부르크자세는 머리를 밑으로 가도록 하고 다리를 올리는 자세(거꾸리 기구에서 취하는 자세)인데 환자에게 여러 가지 합병증을 발생시키므로 현재는 변형된 트렌델렌부르크자세를 취하는 것으로 바뀌었다. 저혈량 쇼크가 왔을 때 산소를 투여하기도 하지만 쇼크 자세를 취하는 것이 먼저라는 것을 기억하자.

38 조금 전 입원을 한 환자에게 간호조무사가 해야 하는 일은?

① 진단명을 이야기해준다.
② 가져온 약물은 복용하도록 한다.
③ 채혈을 한다.
④ 병실을 안내하고 환의로 갈아입도록 한다.
⑤ 치료계획에 대해 이야기한다.

환자가 입원하고 퇴원하는 과정에서 간호조무사는 환자가 지내게 될 혹은 지내고 난 후의 침상과 병실을 깨끗하게 정리하는 등 환경 정리에 초점을 맞춘다.
①, ⑤ 진단명과 치료계획은 환자가 물어보더라도 의사에게 안내를 받도록 한다. 환자에게 진단명을 알리지 않도록 부탁한 보호자도 있기 때문에 실수하지 않게 주의가 필요하다.
② 가져온 약물은 간호사에게 알려서 임의로 복용하지 않도록 한다. 약이 중복되어 처방될 수 있으며 치료 중 복용하면 안 되는 약물일 수 있기 때문이다.
③ 채혈은 의사의 처방이 있다면 입원하면서 검사실에서 채혈하고 병동으로 올라오는 경우가 대부분이다. 병동에서 해야 하는 상황이라면 간호사나 의사가 한다.

39 환자가 전동할 때 주의 사항은?

① 환자에게는 알려주지 않는다.
② 남은 약을 모두 전동할 병동으로 전달한다.
③ 환자가 혼자 이동하도록 한다.
④ 병원비를 납부하도록 한다.
⑤ 사용했던 개인물품은 모두 폐기한다.

전동은 다른 병동으로 옮겨가는 것이며 전실은 같은 병동에서 병실만 바뀌는 것이다.
① 환자에게는 전동의 필요성을 설명하고 동의를 받아야 한다.
③ 전동과 전실은 직원이 동행하여 사고를 예방하도록 한다.
④ 병원비는 원무과에서 환자와 보호자에게 직접 안내하는 부분이므로 간호조무사는 언급하지 않도록 한다.
⑤ 개인물품과 약물, 기록지, 검체통은 모두 전동 갈 병동 간호사실에 인계하도록 한다. 병동의 휠체어, 침대, 수액 폴대 등은 병동의 공용물품이므로 전동 가는 병동으로 가져가지 않는다.

40 고압증기멸균기에 넣어도 되는 물품은?

① 곡반, 가운
② 비위관, 드레싱 세트
③ 수술기구, 관장 튜브
④ 유리, 도뇨관
⑤ 고무, 플라스틱

② 비위관은 열에 약하므로 에틸렌옥사이드가스(EO gas)로 멸균한다. 드레싱 세트와 같은 스테인리스는 고압증기멸균을 적용하고 일회용으로 된 제품은 에틸렌옥사이드가스(EO gas)로 멸균한다.
③ 관장 튜브는 열에 약하므로 에틸렌옥사이드가스(EO gas)로 멸균한다.
④ 유리는 자비소독을 하고 도뇨관은 열에 약하므로 에틸렌옥사이드가스(EO gas)로 멸균한다.
⑤ 고무와 플라스틱 모두 열에 약하므로 에틸렌옥사이드가스(EO gas)로 멸균한다.

41 무의식 환자의 구강간호에 대한 설명으로 옳은 것은?

① 일반 구강간호 환자이다.
② 모든 무의식 환자는 과산화수소수 원액을 사용한다.
③ 앙와위에서 구강간호를 한다.
④ 소독솜을 잡은 겸자가 치아에 닿지 않게 한다.
⑤ 아스피린을 복용하는 환자는 강한 칫솔모를 사용한다.

해설

양치할 때와 마찬가지로 특수 구강간호를 할 때도 치아와 혀를 전체적으로 닦아주어야 한다.
④ 무의식 환자는 치아가 약해지기 쉽다. 닦이는 동안 겸자 혹은 켈리가 치아에 부딪히게 되면 약해진 치아가 손상되기 쉬우므로 조심히 닦도록 한다.
① 무의식 환자, 비위관 영양 중인 환자, 고용량의 산소요법을 받고 있는 환자, 장기간 금식 환자는 특수 구강간호 대상자이다. 이들의 공통적인 특징은 입으로 식사를 하지 못하는 환자이다. 입으로 식사를 하지 않으면 타액이 발생하지 않고 입을 벌리고 있는 경우가 많아서 구강 내가 건조해지는데 이로 인해 세균이 번식하고 상처가 쉽게 생긴다. 타액은 구강 안을 촉촉하게 유지시켜 부드럽게 해주며 세균을 없애주는 역할을 한다.
② 과산화수소수(살균작용)는 백태가 낀 조직을 녹여서 뜯어낼 수 있도록 해주며 구취도 완화시켜 준다. 원액을 사용하게 되면 치아가 손상되고 구강 내 조직에 강한 자극을 주게 되므로 희석해서 사용해야 한다. 백태가 없는 구강이라면 가급적이면 사용하지 않도록 한다. <u>물과 과산화수소수를 4 : 1의 비율로 섞는다.</u> 예를 들어 물을 40cc 넣으면 과산화수소수 원액은 10cc 넣도록 한다. 희석액이더라도 과산화수소수로 닦아낸 후에는 행궈내야 한다.
③ 무의식 환자에게 구강간호를 하려면 옆으로 돌아눕는 자세(측위)에서 닦인다. 앙와위에서 구강간호를 하면 거즈에서 나오는 소독액이나 거즈가 목 뒤로 넘어갈 위험이 있기 때문이다. 측위에서 하면 소독액이나 거즈가 옆으로 흘러내리기 때문에 폐로 흡인될 위험이 낮다. 곡반의 오목한 부분이 환자의 턱으로 가도록 둔다.
⑤ 아스피린과 같은 출혈을 유발할 수 있는 약물을 복용하는 환자라면 작은 자극에도 출혈이 발생하기 쉽다. <u>부드러운 거즈나 칫솔을 사용해야 한다.</u> 아스피린은 해열진통제로도 사용하지만 뇌경색과 같이 혈전과 관련된 질환을 가진 환자에게 처방하는 약물이다. 혈관의 플라크(찌꺼기)가 떨어지면 혈소판(혈액응고)이 달라붙어 혈전이 발생하게 되는데 이것을 막는 역할을 한다. 쉽게 표현하자면 피를 묽힌다고 할 수 있다. 상처가 났을 때 지혈이 잘 되지 않으므로 발치와 같은 치료를 받기 전에는 의사와 상의한 후 며칠 동안 아스피린을 먹지 말아야 한다.

42 가장 높은 산소를 흡입할 수 있는 장비는?

① 비강 캐뉼라
② 단순 산소마스크
③ 부분 재호흡 마스크
④ 비 재호흡 마스크
⑤ 벤투리 마스크

해설

④ 재호흡은 이산화탄소를 재호흡하는 것을 말한다. 비재호흡 마스크는 재호흡이 이루어지지 않는다는 말이다. 분당 5~15L/min 속도로 산소가 공급된다. 마스크와 저장주머니 사이에 일방향 밸브가 있다. 내뱉은 이산화탄소는 덮개를 통해 밖으로 빠져나가고 일방향 밸브가 있다 보니 주머니 안으로 들어가지도 않는다. 저장주머니에는 산소만 차게 되고 환자는 가장 높은 산소 농도를 들이마실 수 있게 된다. 마스크에 덮개(flap)가 있어서 내뱉은 이산화탄소는 밖으로 빠져 나가지만 외부의 공기는 안으로 들어오지 않는다. 결국 환자는 이산화탄소와 외부 공기가 섞이지 않은 산소만 들이마실 수 있는 것이다.

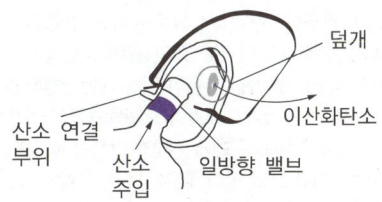

① 비강(콧구멍)에 끼워서 산소를 공급하는 방법으로 가장 낮은 농도의 산소를 공급한다. 간단하고 수월하며 가장 흔하게 사용하는 방법이다. 식사를 하거나 대화를 할 때도 방해가 되지 않는다. 6L/min 이상의 산소를 공급하면 비강과 인두에 강한 자극을 주게 된다.
② 5~8L/min 속도로 단시간에 많은 산소 공급이 필요할 때 단순 산소마스크를 적용한다.
③ 산소를 6~10L/min 속도로 마실 수 있다. 저장주머니가 달려 있는데 일부 호기를 통해 나온 이산화탄소가 저장주머니에 모이고 일부 다시 들이마시게 된다. 그래서 "부분 재호흡"이라고 부른다. 비재호흡 마스크와 달리 마스크에 덮개(flap)가 없고 저장주머니로 향하는 일방향 밸브가 없다는 것이 차이점이다. 덮개가 없이 외부로 구멍이 뚫려 있으므로 외부의 공기와 산소, 이산화탄소가 섞여서 흡입하게 된다.
⑤ 벤투리 마스크는 마스크에 산소량을 조절하는 다이얼이 있어서 <u>가장 정확한 농도의 산소를 투여할 수 있다는 장점이</u> 있다.

43 유치도뇨관을 가진 환자에게 적절한 간호는?

① 소변주머니는 항상 방광보다 위로 둔다.

② 야간에는 유치도뇨관을 잠가둔다.

③ 유치도뇨관은 소변 훈련을 위해 계속 잠가둔다.

④ 소변주머니는 꽉 차면 비우도록 한다.

⑤ 유치도뇨관은 가급적이면 빨리 제거한다.

해설

유치도뇨관을 가진 환자의 간호에서 가장 중요한 것은 <u>요로감염 예방</u>이다. 방광은 무균 상태의 장기이며 유치도뇨관과 소변주머니, 소변주머니 튜브는 지저분한 곳이므로 이곳으로 나왔던 소변이 방광으로 거꾸로 다시 들어가는 일이 발생하지 않아야 한다.

⑤ 유치도뇨관을 오랜 시간 가지고 있으면 그만큼 요로감염에 노출될 확률이 높아진다. 우리 몸에서 유치도뇨관도 이물질이다. 유지해야 할 필요가 없을 경우에는 최대한 빠른 시간 안에 제거하여 자연배뇨를 하도록 한다.

① 소변주머니는 항상 <u>방광보다 아래에 위치</u>하게 한다. 방광보다 위로 향하여 들면 소변주머니 튜브에 나와 있던 소변이 방광으로 거꾸로 역류해서 요로감염이 발생할 수 있다.

② 침대에서 휠체어로 옮기는 것과 같이 소변줄로 흘러나온 소변이 방광으로 들어갈 위험이 있을 때만 선택적으로 유치도뇨관을 잠근다. 유치도뇨관이 오랫동안 잠겨 있으면 배뇨를 하지 못하는 상태가 되어 문제가 발생할 수 있다. 유치도뇨관이 눌리거나 꼬여 있지 않은지 소변은 잘 흐르고 있는지 수시로 확인한다.

③ 유치도뇨관을 제거하기 전에 방광 훈련을 위해 시간을 정하여 잠갔다 풀었다 한다.

④ 소변주머니는 3/4 가량 차면 비워야 한다. 꽉 차도록 두면 소변이 방광으로 역류할 수 있고 소변주머니가 찢어지게 된다. 소변주머니와 소변을 배출하는 곳의 배출구는 깨끗하게 관리하고 바닥에 닿지 않도록 한다.

44 오른쪽 편마비가 있는 환자를 휠체어로 옮길 때 방법은?

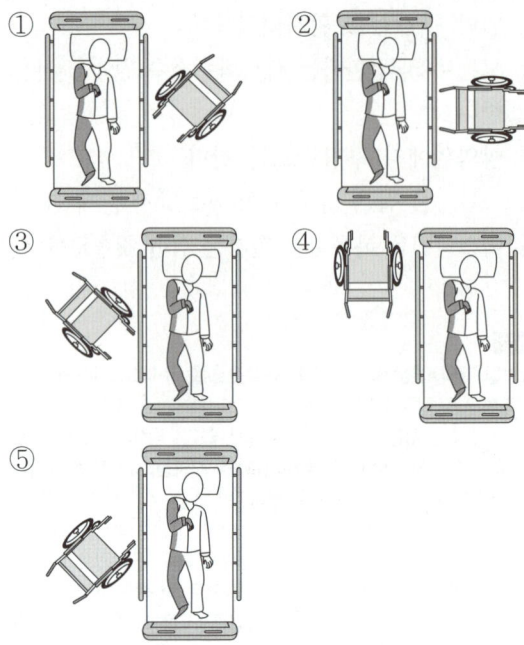

해설

편마비가 있는 환자를 간호할 때는 남아 있는 자신의 기능(마비되지 않은 건강한 쪽)을 최대한 살리는 것이 중요하다.

① <u>건강한 쪽에 휠체어를 두어야</u> 하는 이유는 휠체어를 타려면 건강한 다리로 바닥을 딛고 서야 하며 건강한 팔로 휠체어를 잡아야 하기 때문이다. 편마비가 있는 쪽의 무릎에 간호조무사의 무릎으로 지지하여 안정감을 느낄 수 있도록 해주어야 한다. 옷을 움켜쥐어 환자를 옮기는 것이 아니라 겨드랑이 밑에 손을 넣어 등을 끌어안고 옮겨야 한다. 이때 휠체어와 침대는 잠금장치가 되어 있어야 한다.

② 환자가 설 수 있는 공간이 없어서 부적합하다.

③~⑤ 휠체어를 둔 각도도 봐야 하지만 우선 마비가 있는 쪽에 휠체어를 두었기 때문에 오답이다.

45 얼음주머니를 적용하는 이유는?

① 통증 감소　　② 대사 증가
③ 부종 증가　　④ 근육 이완
⑤ 혈압 저하

해설

혈관을 수축시켜 통증과 부종을 줄이고 출혈을 감소시키며 관절통을 줄인다. 염좌(삐끗) 시에 일차적으로 적용하는 방법이다.

> **민소쌤의 핵직강**
>
> **얼음주머니 적용 방법**
> • 얼음을 작게 쪼개어 주머니의 1/3~1/2만 채우고 공기를 제거한다.
> • 쪼개지 않거나 공기를 빼지 않으면 피부에 닿는 면적이 그만큼 줄어들어 효과를 보지 못한다.
> • 주머니는 마개로 막아서 녹은 물이 새어 나오지 않도록 한다.
> • 수건으로 한 번 더 싸야 하는데, 이유는 피부에 직접적으로 닿는 불편감을 줄이고 동상을 예방하기 위해서이다.
> • 30분 이상은 적용하지 않는데 장시간 적용했을 때 동상 등의 문제를 초래할 수 있다. 특히 감각 이상이 있는 환자나 노인에게 적용 시 더욱 주의한다.

46 금식을 반드시 해야 하는 검사는?

① 24시간 소변검사　　② 상부 위장관 촬영술
③ 엑스레이 검사　　④ 일반 대변검사
⑤ 심전도검사

해설

② 상부 위장관 촬영술은 8시간 동안 금식해야 한다. 바륨을 입으로 삼켜 식도, 위, 소장으로 지나가는 것을 실시간으로 확인하면서 장의 연동운동과 덩어리가 있는지 여부를 확인할 수 있다. 바륨으로 인해 대변이 잘 나오지 않을 수 있으므로 수분을 충분히 마시도록 한다. 처음 보는 대변이 흰색을 띨 수 있다.

① 24시간 소변검사는 하루 동안 신장에서 걸러내는 소변을 모아서 검사하여 신장의 기능을 확인하는 검사로 금식을 필요로 하지 않는다.
③ 엑스레이 검사는 금식이 필요치 않다.
④ 일반 대변검사는 대변을 용기에 받아서 내는 검사로 금식이 필요치 않으나 잠혈반응검사인 경우는 혈액과 착각할 수 있는 붉은색의 야채나 과일, 철분제, 육류는 2~3일 전부터 먹지 않도록 한다.
⑤ 심전도검사는 흉부에 전극을 부착하여 심장이 뛰는 것을 그래프로 확인하는 것으로 금식이 필요치 않다.

47 더운 물주머니를 적용하는 이유는?

① 혈관 수축
② 근육 이완
③ 조직대사 감소
④ 혈관의 투과성 감소
⑤ 체온 저하

해설

염좌 등 근골격계 손상을 당한 초기에는 얼음주머니를 적용하여 혈관을 수축시켜 붓기를 빼 통증을 줄여야 한다. 2~3일 후에 붓기가 빠지고 나서는 더운 물주머니를 이용하여 혈액순환을 촉진시키고 근육을 풀어서 통증을 줄여야 한다. 물리치료실에 가면 찜질을 근육에 대어주는 것도 이러한 이유이다.

① 국소적으로 혈관을 확장시킨다. 혈액순환을 높여 근육을 이완하고 근육통을 줄여준다.
③ 혈관이 확장되어 순환이 높아지면 조직의 대사는 높아진다.
④ 혈관은 아주 미세한 구멍이 있는데 온요법을 적용하면 혈관이 확장, 즉 이완하면서 구멍을 통한 혈관 투과성이 증가한다. 부종이 심한 환자에게 얼음주머니를 적용하는 이유는 혈관을 수축시켜 혈관의 투과성이 감소하면 혈관에서 빠져나가는 수분을 줄여 부종을 줄일 수 있기 때문이다.
⑤ 더운 물주머니를 적용하면 체온을 높이는 효과가 있다.

> **민소쌤의 핵직강**
>
> **더운 물주머니 적용 방법**
> • 45~49℃의 물을 주머니에 담는다.
> • 주머니의 2/3 가량 물을 채우고 공기를 제거한다. 공기가 있으면 주머니가 터질 우려가 있고 열을 전달하는 효율이 떨어진다.
> • 물주머니의 마개를 막아 새는지 확인한다.
> • 피부에 바셀린을 바르고 물주머니를 수건으로 한 번 더 감싸 화상사고를 예방한다.

48 항생제 주사를 투여하기 전에 피부반응검사를 해야 하는데 이때 어떤 방법을 사용하는가?

① 정맥주사

② 피하주사

③ 피내주사

④ 근육주사

⑤ 경구투약

③ 투베르쿨린 반응과 알레르기 반응을 확인하기 위해서이다. 전완의 내측면, 흉곽의 후상부, 견갑골 부위에 주사하며 15° 각도로 주삿바늘을 삽입하여 0.1cc의 약물을 주입한다.

① 빠른 약물의 효과를 얻을 수 있으며 피하나 근육에 자극이 심한 약물을 장기간 투약할 수 있다. 많은 용량의 약물을 일정한 시간 간격을 두고 주사해서 혈중 농도를 유지할 수 있다.

  ※ 약물 흡수 속도 : 정맥 > 근육(혈관 풍부) > 피하 > 경구

② 피하주사는 근육주사보다는 흡수되는 속도가 느리다. 45° 각도로 주사를 삽입하는데 상완외측, 하복부, 등의 상부, 배둔근, 대퇴전면에 사용한다. 인슐린과 백신을 접종할 때 피하주사를 적용한다.

④ 근육은 혈관이 풍부하므로 주사할 때 피스톤을 뒤로 당겨서 혈액 역류 여부를 확인하여 혈관으로 들어가지 않았는지 확인해야 한다. 피하주사보다 흡수율이 빠르며 더 많은 양을 투여할 수 있고 약물 자극이 덜하다.

⑤ 경구투약은 입으로 삼켜서 복용하는 알약 혹은 가루약, 시럽이다.

> **민소쌤의 핵직강**
>
> **항생제 피부반응 검사** : 대부분의 항생제는 피부반응 검사를 하여 알레르기 여부를 확인 후 투여해야 한다. 전완 내측에 가장 많이 검사하며 비율에 맞추어 생리식염수를 섞은 항생제 0.1cc를 피내주사한다. 피내주사 후 동그랗게 올라온 자국을 볼펜으로 표시해야 한다. 15분 후에 피내주사한 부위를 확인하여 볼펜으로 표시한 영역을 벗어나 붉게 부풀어오르면 항생제에 양성이 있는 것이므로 간호사에게 보고해야 한다.
>
> ※ PPD test는 피내주사하여 48~72시간 후에 확인하여 10mm 이상 부풀어오르면 양성이라고 한다.

49 단순도뇨를 해야 하는 환자는?

① 시간당 소변량을 측정하는 환자

② 방광을 세척해야 하는 환자

③ 배뇨 후에 잔뇨량을 확인해야 하는 환자

④ 걸어 다니는 환자에게 일반 소변검사를 하는 경우

⑤ 방광에 약물을 주입해야 하는 환자

유치도뇨와 단순도뇨를 구분해야 한다. 단순도뇨는 단순하게 한 번 카테터를 방광에 넣어서 소변을 배출시키는 행위지만 유치도뇨는 일정한 시간 동안 방광에 카테터가 들어가 있도록 하는 것이다.

③ 소변을 보고 난 후에 잔뇨감(소변이 남아 있는 느낌)을 느낀다면 배뇨 후에 단순도뇨를 해서 얼마나 방광에 소변이 남아 있는지 확인하는 과정을 거친다.

① 수술을 마치고 시간당 소변량을 측정하는 경우가 흔하다. 일반적인 유치도뇨관의 소변주머니는 눈금이 그어진 채집통이 없지만 이렇게 시간당 소변량을 측정하는 경우에는 눈금이 그어진 채집통에 일차적으로 모인 소변의 양을 확인한 후에 클램핑을 풀면 아래의 소변주머니로 내려가 고이게 된다.

② 유치도뇨관을 통해 방광으로 생리식염수를 주입하였다가 뺐다 하는 과정을 반복하면서 씻어내는 과정이 방광 세척이다. 방광 세척을 하는 경우는 소변이 지저분하거나 출혈이 있을 때인데 방광 세척을 자주 해야 한다면 3-way 유치도뇨관(풍선을 넣는 곳 + 소변주머니와 연결되는 곳 + 방광 세척을 위해 생리식염수를 주입하는 곳)을 유지해야 한다.

④ 일반 소변검사는 소변 컵을 주어 중간 소변을 받도록 알려준다. 하지만 소변배양검사는 무균원칙을 지켜야 하므로 단순도뇨를 통해 검체를 받도록 한다. 걸어 다니지 못하거나 요의를 느끼지 못하는 환자라면 일반소변검사도 단순도뇨를 통해서 검체를 받아야 한다.

⑤ 방광에 약물을 주입할 때는 유치도뇨관을 하고 있을 때 가능하다.

> **민소쌤의 핵직강**
>
> **단순도뇨의 목적**
> • 배뇨한 후에 잔뇨량을 측정할 때
> • 와상 상태의 여성 환자에게 소변 검사물을 받을 때 : 누워 있고 의식이 없다면 중간뇨를 스스로 받기가 힘들기 때문
> • 척수손상 등의 문제로 방광의 기능이 불완전할 때 : 스스로 배뇨가 힘들어서 단순도뇨를 통해 소변을 배출
> • 방광이 팽만되었을 때 : 소변을 보지 못하고 있다면 방광에 고인 소변 양을 확인해야 한다.
> • 무균적인 소변 검사물(소변배양검사)을 받을 때

50 교통사고로 오른쪽 다리 골절을 당해서 석고 붕대를 하고 있는 환자의 3점 보행으로 바른 것은?

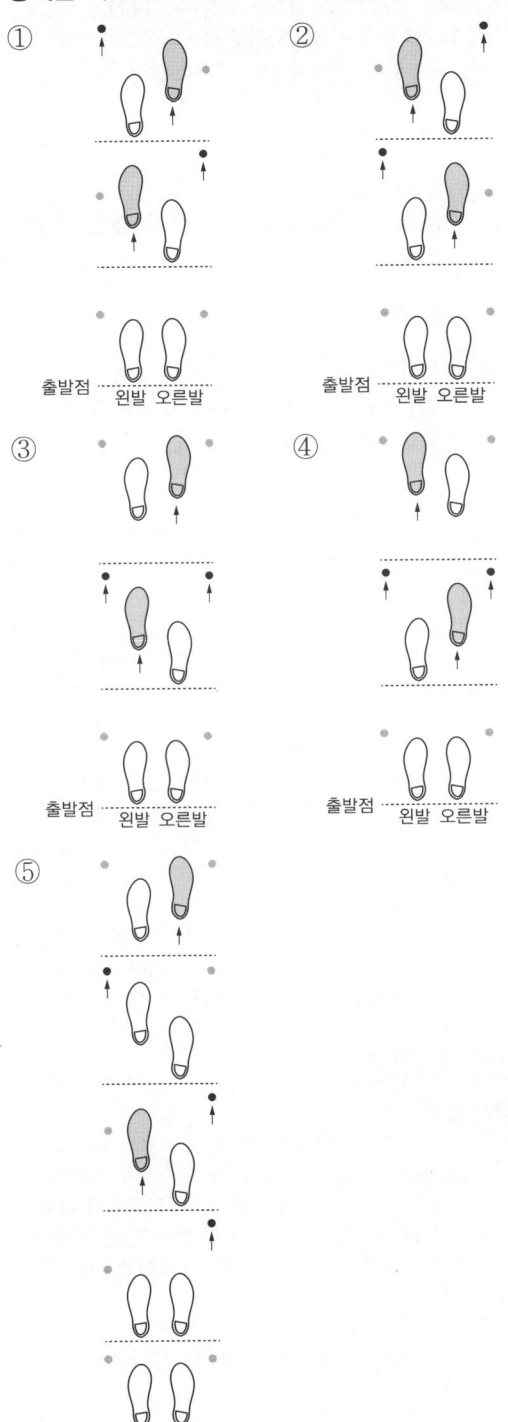

① 출발점 왼발 오른발

② 출발점 왼발 오른발

③ 출발점 왼발 오른발

④ 출발점 왼발 오른발

⑤ 출발점 왼발 오른발

해설

오른쪽 다리에 힘을 주지 못하는 상황이다. 양 목발(1점)을 앞으로 나간 채 힘이 없는 오른쪽 다리(1점)를 내딛고 오른쪽 다리에 힘을 줄 수 없으니 목발에 힘을 준 채 정상적인 다리(1점)를 끌고 온다. ⑤는 4점 보행이다. 오른쪽 목발(1점)이 나간 후 왼쪽 발(1점)이 나가고 왼쪽 목발(1점)이 나가고 오른쪽 다리(1점)가 나가는 지그재그 형태이다.

민소쌤의 핵직강

목발보행 : 4점, 3점, 2점에서 '점'은 point를 말하며 바닥에 닿는 부분을 말한다. 동시에 닿는 것은 1점으로 묶어 계산하는 것이 중요하다.
예 왼쪽 목발과 오른쪽 다리를 함께 동시에 바닥에 닿는다면 1점으로 계산한다.

• 4점 보행
  – 두 다리 모두에 체중부하가 가능한 환자이다. 우리가 목발 없이 걸을 때를 상상해보자. 오른쪽 발이 나갈 때는 왼쪽 팔이 나가면서 앞으로 지그재그로 가게 된다. 다만 한 템포씩 끊어 나간다는 것이 다른 점이다.
    ※ 오른쪽 목발(1점) → 왼쪽 발(1점) → 왼쪽 목발(1점) → 오른쪽 발(1점)
  – 매 보행 시 3개의 지지점이 있어 가장 안전한 보행법이다. 왼쪽 목발이 앞으로 나갈 때 양쪽 발과 오른쪽 목발은 지면에 붙어 있는데 이것을 3개의 지지점이라고 한다.
  – 양다리와 양 목발이 각각 지면에 닿으므로 4점 보행이다.
• 3점 보행
  – 한 다리는 체중을 지탱할 수 없는 상황(예 깁스, 반깁스)이다.
    ※ 양 목발(1점) → 약한 다리(양 목발에 의지하여 앞으로 옮김, 1점) → 건강한 다리(1점)
  – 지면에 닿는 것은 양 목발과 건강하지 않은 다리, 건강한 다리라서 3점(3-point) 보행이다.
• 2점 보행
  – 4점 보행보다 빠르며 양다리에 체중부하가 가능한 환자이다. 목발 없이 걷는 것처럼 지그재그가 동시에 이루어진다.
    ※ 오른쪽 목발＋왼쪽 발(1점) → 왼쪽 목발＋오른쪽 발(1점)
  – 지면에 닿는 것은 한쪽 목발과 한쪽 발이 세트(2개)이므로 2점(2-point) 보행이다.

51 흡인하는 방법으로 옳은 것은?

① 카테터를 삽입해서 제거할 때까지 30초를 넘기지 말아야 한다.

② 카테터를 삽입할 때도 흡인을 유지한다.

③ 총흡인시간은 10분을 넘기지 않는다.

④ 무균법을 적용하지 않아도 무방하다.

⑤ 흡인을 할 때는 저산소증에 빠지지 않도록 주의해야 한다.

해설

⑤ 흡인을 하는 데 가장 중요한 점이 저산소증에 빠지지 않도록 짧은 시간 안에 객담을 흡인하는 것이다. 흡인하는 동안은 객담뿐만 아니라 환자의 산소까지도 같이 흡인되기 때문이다.

① 카테터를 삽입하여 제거하는 동안 흡인은 <u>10초를 넘기지 말아야</u> 하는데 과도한 흡인은 저산소증을 발생시키기 때문이다.

② 카테터를 삽입하는 동안에는 저산소증 예방과 점막 손상을 예방하기 위해 흡인하지 않는다. 카테터를 삽입하고 나서 10초 내에 흡인하면서 카테터를 빼낸다.

③ <u>총흡인시간은 5분을 넘기지 말아야</u> 한다. 한 번 흡인할 때는 10초를 넘기지 않고 남은 객담이 있어서 다시 흡인하는 경우 흡인과 흡인 사이에는 잠깐 쉬었다가 해야 한다. 이 모든 흡인시간이 5분을 넘기지 말라는 의미이다.

④ 흡인은 <u>무균법을 지켜야</u> 하며 카테터와 생리식염수는 매회 새 제품으로 교체한다.

민소쌤의 핵직강

흡인(suction)

• 구강을 포함한 기도에 가득 찬 객담과 분비물을 제거, 기도의 개방성을 유지하여 호흡을 도와주기 위해 흡인을 한다. 객담이 폐에 쌓여 폐렴으로 진행하는 것을 막기 위한 목적도 있다. 치과에서도 구강 안에 타액과 물이 고여 기도로 넘어가서 호흡을 막는 것을 막기 위해서 흡인을 하는 것이다.

• 흡인할 동안 객담뿐만 아니라 몸에 있는 산소도 빨려 나가기 때문에 문제가 된다. 저산소증 예방을 위해 카테터를 삽입해서 제거할 때까지 10초를 넘기지 말고 흡인과 흡인 사이는 20~30초 간격을 두어야 한다. 총흡인시간은 5분을 넘지 않는다. 산소포화도 유지가 잘 안 되는 환자는 흡인하는 전·후에 산소를 주기도 한다.

• 흡인 카테터는 구멍이 2개가 있다. 1개의 구멍은 객담이 빨려 나오는 구멍이고 나머지 1개의 구멍은 손가락으로 열었다 닫았다 하면서 압력을 조절하는 곳이다. 손가락으로 닫으면 압력이 적용되어 객담이 흡인되고 구멍을 열면 압력이 해제된다. 흡인하기 위해 입안으로 카테터를 넣을 동안은 저산소증 예방과 점막 손상을 예방하기 위해 손가락을 열어서 압력을 걸지 않아야 한다.

• 무균법으로 흡인하며 카테터와 생리식염수는 매회 새 제품으로 교체한다.

• 분비물이 많은 무의식 환자는 흡인하지 않을 때는 분비물의 원활한 배출을 위해 측위를 취하고 곡반을 입 옆에 대어주어 흘러내리도록 하는 것이 도움 된다.

52 욕창을 예방하기 위한 간호로 옳은 것은?

① 영양과 욕창은 관련이 없다.

② 복위를 위주로 체위를 취한다.

③ 시트가 주름지지 않도록 한다.

④ 누워 있는 환자는 모두 유치도뇨관을 한다.

⑤ 기저귀는 자주 바꾸지 않는다.

해설

③ 주름진 환자복과 시트가 계속적으로 눌리게 되면 욕창이 발생한다. 체위를 변경할 때 시트와 환자복을 당겨서 편평하게 펴주는 것이 중요하다.

① 욕창이 있다면 충분한 영양 섭취는 필수이다. 욕창이 생긴 조직의 재생을 위해 고비타민, 고단백질식이를 한다.

② 체위는 2시간마다 변경하고 환자가 스스로 움직이지 못한다면 수동적으로 관절 범위 운동을 시켜서 혈액순환을 촉진시키고 관절이 굳지 않도록 한다.

④ 누워 있는 환자이지만 의식이 명료하고 스스로 체위 변경이 가능하고 요실금과 변실금이 없다면 유치도뇨관을 하지 않는다. 욕창이 발생할 확률이 높거나 욕창이 이미 발생하여 소변으로 심각해질 위험이 높은 환자에게 선택적으로 유치도뇨관을 삽입한다.

⑤ 기저귀가 축축하면 피부가 짓무르게 되어 금방 벗겨져 욕창이 발생하므로 깨끗하게 유지하는 것이 중요하다. 욕창이 이미 발생했다면 유치도뇨관 삽입이 필요할 수 있다.

민소쌤의 핵직강

욕창 관리

• 욕창은 지속적인 압박, 마찰(끌리는 힘), 응전력(미끄러지면서 발생하는 힘)으로 발생한다. 마찰력과 응전력을 받지 않기 위해서는 환자를 옮길 때 끌지 말아야 하며 앉은 자세로 오랫동안 있지 않도록 한다. 앉은 자세는 엉덩이가 밑으로 미끄러져 내려가면서 응전력이 발생하기가 쉽다.

• 욕창은 엉덩이(천골)에 가장 많이 발생하는데 누웠을 때 바닥에 눌리는 부위(후두부, 발뒤꿈치 등)가 욕창이 발생하기 쉽다.

• 욕창은 예방에 초점을 맞춰야 한다.

• 단시간에 강한 압박보다 <u>낮은 압박이더라도 장시간 노출되었을 경우</u>에 발생한다. 2시간마다 체위를 변경해줘야 한다.

53 뼈와 인대가 보이는 욕창의 단계는?

① 1단계
② 2단계
③ 3단계
④ 4단계
⑤ 심부조직 손상 의심

④ 4단계 : 피부의 모든 층이 파괴되어 뼈, 근육까지 광범위하게 욕창이 진행되었다. 삼출물 양이 많아서 조직이 짓무른다면 칼슘 알지네이트 드레싱을 적용한다. 삼출물뿐만 아니라 혈액까지도 쫙 빨아들여서 덩어리를 만들어준다.
① 1단계 : 피부가 벗겨지지 않았고 빨갛게 변하여서 색이 돌아오지 않는다. 표피가 다행히 벗겨지지 않은 상태이므로 거즈나 두꺼운 폼을 대주어 벗겨지지 않도록 보호하는 것이 중요하다. 기저귀를 자주 교환하여 피부가 자극으로 인해 손상되지 않도록 해야 한다.
② 2단계 : 표피가 살짝 벗겨졌고 부종이 보이지만 단시간에 회복될 수 있다. 친수성 콜로이드(상품명 : 듀오덤 씬) 드레싱을 하는데 상처에서 나오는 삼출물을 흡수하고 촉촉한 환경을 만들어 상처 회복을 도와줄 수 있다.
③ 3단계 : 피부와 피하조직까지 침범하여 괴사와 삼출물이 보이게 된다. 괴사된 조직을 제거하기(데브리망, 변연절제술) 위해 친수성 젤 드레싱(상품명 : 듀오덤 겔)을 적용한다. 젤을 이용하여 괴사한 조직이 녹아내리면 조금씩 떼어내면서 새살이 돋아나도록 도와준다.
⑤ 심부조직 손상 의심 : 겉으로 봐서 짙은 보라색을 띠며 깊은 조직에 손상이 의심되는 욕창이다. 거즈나 폼으로 드레싱하면서 상처가 진행하는 것을 지켜보다가 괴사가 진행되면 녹여 낸 후에 단계에 맞는 적극적인 드레싱을 해야 한다.

욕창 단계를 사과와 연관 지어 생각해보자. 사과를 필러로 깎기 전 빨간 상태가 1단계이고 필러로 껍질을 살짝 깎았을 때 하얀 사과 속이 보인다. 이때가 표피가 벗겨져 진피가 보이는 욕창 2단계와 흡사하다. 3단계는 더욱 깊이 칼로 도려냈지만 사과 심과 씨까지는 보이지 않으며 4단계는 더욱 깊숙이 칼이 들어가서 사과 심과 씨가 보이는 단계이다. 심부조직 손상 의심은 사과가 겉으로 보았을 때는 얼마나 썩었는지 잘 모르지만 물컹하게 색깔이 짙은 갈색으로 변한 것을 떠올려보자.

54 낙상을 예방하는 간호로 옳은 것은?

① 침상 난간 내리기
② 바닥의 전선 정리하기
③ 안정 시 휠체어 잠금장치 풀기
④ 환자의 손이 닿지 않는 곳에 물건 두기
⑤ 복도 난간 미설치

낙상 문제는 국가고시에도 자주 나오는 문제이므로 기억해야 한다. 병원에서 일어나는 낙상사고는 발생률이 높으며 낙상으로 인한 2차적인 문제도 심각하므로 각별한 주의가 필요하다. 입원 시에 환자의 신발을 확인하여 크거나 작은 신발을 끌고 다니거나 미끄럼 방지 처리가 되지 않은 슬리퍼는 신지 않도록 한다.
② 전선을 정리하고 길게 늘어진 수액 세트를 돌돌 말아서 걸려서 넘어지지 않도록 한다. 카펫은 미끄러지거나 걸려서 넘어질 수 있으므로 깔지 않도록 한다. 어쩔 수 없이 깔아야 한다면 테이프로 주변부를 바닥에 붙여서 카펫이 들뜨지 않도록 한다.
① 침상에서 안정을 취할 때는 난간을 항상 올려서 수면 중인 환자나 의식이 혼미한 환자가 떨어지지 않도록 주의해야 한다.
③ 휠체어나 침대는 이동할 때가 아니라면 꼭 잠금장치를 해야 한다. 그리고 침상에서 휠체어에 옮겨 타거나 반대로 휠체어에서 침상으로 옮겨 갈 때 잠금장치를 하지 않으면 밀려서 넘어지기 쉽다.
④ 환자의 손이 닿지 않는 곳에 물건이 있다면 물건을 잡기 위해 손을 뻗다가 낙상할 수 있다. 손이 닿는 곳에 물건을 두거나 호출 벨을 가까이 두어 누를 수 있도록 한다.
⑤ 복도나 화장실에는 난간을 설치하여 넘어질 때 잡을 수 있도록 한다. 욕실 바닥에는 미끄럼 방지 매트를 설치하고 물기가 없도록 늘 관리한다. 노인은 야간에 화장실을 가기 위해 이동하는 경우가 잦으므로 야간조명등을 은은하게 켜두어야 한다.

55 석고붕대나 견인을 하고 있는 환자가 근육에 힘을 주었다가 풀었다가 하면서 근력을 유지할 수 있는 운동방법은?

① 등장성운동
② 스트레칭 운동
③ 등척성운동
④ 스쿼트 운동
⑤ 수동관절운동

해설
석고붕대나 견인을 하여 오랫동안 걷지 못하거나 다리에 힘을 주지 못하면 근육이 사라져서 이후에 양다리의 굵기가 다르다는 것을 느끼게 된다. 물론 근력이 빠져서 걷는 것도 한동안은 힘들다. 이것을 막기 위해 석고붕대나 견인을 하고 있을 동안 등척성운동을 꾸준히 해야 한다. 관절을 움직이는 등장성운동은 할 수 없다. 관절과 근육의 길이는 변하지 않지만 근육을 긴장시키면서 운동을 하는 등척성운동은 가능하다.

암기 tip 운동을 하는 '척' 하는 것으로 보일 수 있는 등척성운동이다. 석고붕대나 견인을 한 상태에서 근육의 힘만 주었다 뺐다 하는 운동이므로 다른 사람은 운동을 하고 있는지도 모른다.

56 격리를 적용해야 하는 환자는?

① 화상 환자
② 백혈병 환자
③ 활동성 결핵 환자
④ 신장이식 환자
⑤ 림프종 환자

해설
격리와 역격리를 구분하는 것이 중요하다. 격리는 전염병에 걸린 환자를 격리시켜 다른 사람에게 감염되는 것을 막기 위한 목적이다. 역격리는 다른 사람으로부터 오히려 보호해야 하는 감염에 취약한 환자를 거꾸로 격리하는 조치이다. 격리와 역격리를 하는 환자와 접촉하기 전·후에 손 씻기를 철저히 하여 교차감염이 일어나지 않도록 주의하는 것이 중요하다.
③ 활동성 결핵은 객담검사 결과 결핵균이 검출되어서 타인에게 감염을 일으킬 수 있는 상태라는 것이다. 제2급 감염병으로 격리가 반드시 필요하다.

민소쌤의 핵직강

역격리 방법
• 감염에 취약한 환자는 심각한 화상을 입은 환자(피부가 심하게 파괴되어 쉽게 감염에 노출됨), 암 환자(항암제 사용으로 인한 면역력 저하), 장기이식 환자(이식거부반응을 줄이기 위해 면역반응을 떨어뜨림), 부신피질호르몬 투여 환자(스테로이드 장기투여는 면역을 저하시킴)는 면역이 저하되었기 때문에 역격리가 필요하다.
• 외부에서 균이 들어가는 것을 막기 위해 항상 창문과 문을 닫아둔다.
• 역격리는 1인실 사용이 원칙이고(격리는 같은 감염병 환자끼리 같은 병실에 가능) 환자에게 적용하는 모든 물품은 멸균된 상태여야 하며 의료진과 방문객의 접촉을 최소화해야 한다.

57 복부천자를 하는 환자의 자세는?

① 앙와위　　　　　② 측위

③ 좌위　　　　　　④ 슬흉위

⑤ 새우등 자세

해설

① 앙와위 자세에서 복부천자를 시도하면 장기를 찌를 위험이 높으며 복강 안에 퍼져 있는 복수를 효과적으로 제거하는 것이 힘들다.

⑤ 새우등 자세는 요추천자를 할 때 요추 3~4번을 넓히기 위해 최대한 무릎과 턱이 만나도록 옆으로 구부리게 하는 방법이다. 고부라진 새우의 등을 생각해보자.

민소쌤의 핵직강

복부천자

• 복수는 복부에 가득 찬 액체인데 배에 멸균 전용 바늘을 꽂아서 복수를 빼는 것을 복부천자라고 한다. 천자는 바늘로 뚫는 시술을 말한다.

• 앉는 자세를 취해야 하복부에 복수가 고이게 된다. 이런 자세는 고인 복수를 효과적으로 충분히 뺄 수 있게 만들며 멸균 바늘을 삽입할 때도 장기를 찌를 위험을 낮출 수 있다.

• 복수를 받는 통은 침상 아래에 두어서 밑으로 흘러내려가도록 한다. 쇼크의 위험성으로 한꺼번에 복수를 많이 뽑으면 안 된다.

• 복수가 가득 찬 환자는 주기적으로 배 둘레를 측정하여 복수가 찬 정도를 확인한다. 복부천자를 하기 전에 배 둘레와 복부천자를 하고 난 후의 배 둘레를 측정하여 비교할 수 있도록 해야 한다.

※ 흉강천자는 흉강(폐를 싸고 있는 막과 막 사이의 공간)에 있는 공기나 삼출물을 제거하기 위한 시술이다. 앉은 자세로 앞으로 엎드려 늑골 사이를 넓혀 바늘이 들어갈 수 있도록 해야 한다. 호기 말기(폐실질이 수축하니까 상대적으로 흉막강은 넓어짐)에 숨을 참은 상태에서 바늘을 삽입하고 검사 중에는 바늘에 찔려 기흉이 발생할 수 있으므로 기침은 제한한다. 검사 후에는 공기가 들어가지 않도록 무균 폐쇄드레싱을 하고 늑막액이 새지 않도록 검사한 부위가 위로 가도록 눕는다.

58 병원에서 불이 났다면 어떻게 대피를 시키는가?

① 누워 있는 환자부터 이동시킨다.

② 목발을 짚은 환자부터 이동시킨다.

③ 소화기는 바람 쪽을 향한 채 서서 사용한다.

④ 화재가 난 병실의 환자를 가장 먼저 대피시킨다.

⑤ 연기가 있다면 빨리 뛰어야 한다.

해설

소화기 사용방법을 숙지하고 환자들의 중증도가 다르기 때문에 화재 대피 원칙을 반드시 지켜야 인명피해를 최소화할 수 있다는 것을 기억하자.

①, ② 화재가 발생하면 화재가 발생한 방의 환자를 먼저 대피시켜야 한다. 이후 내원객을 대피시키고 난 후 거동이 가능한 환자부터 대피를 시작한다.

　※ 화재가 난 방의 환자 → 내원객 → 스스로 걸을 수 있거나 약간의 부축만 필요한 환자 → 휠체어 환자 → 와상 환자의 순서이다.

③ 소화기를 들고 불이 난 곳으로 달려가 안전핀을 제거한다. 바람의 영향을 받지 않도록 바람을 등지고 서서 빗자루를 쓸 듯이 뿌리면서 불을 끄도록 한다.

⑤ 연기는 가벼워서 위로 올라가기 때문에 자세를 낮추고 젖은 수건으로 입과 코를 막고 대피한다. 입과 코를 통하여 뜨거운 연기와 가스를 들이마시게 되면 기도가 화상을 입어 부종이 생겨 목숨을 잃을 수 있다는 것을 명심해야 한다. 화재현장에서 발견된 환자 중에 코털이 타고 인중이 검게 그을린 사람을 위급하게 보아야 하는 것이 그 이유이다.

59 일반병실 환자의 혈액이 묻은 붕대는 어디에 버려야 하는가?

① 격리의료폐기물
② 손상성폐기물
③ 일반의료폐기물
④ 혈액오염폐기물
⑤ 병리계폐기물

해설

병원에서는 다양한 종류의 폐기물이 나오게 된다. 폐기물을 구분하여 버리고 각각의 폐기물을 버리는 방법도 숙지하여야 한다. 환자의 혈액과 분비물, 체액이 묻어 있는 붕대, 수액 세트, 주삿바늘을 뺀 주사기 등은 일반의료폐기물에 버리도록 한다.

③ 일반의료폐기물은 <u>혈액·체액·분비물·배설물이 묻은</u> 탈지면, 붕대, 거즈, 일회용 기저귀, 생리대, 일회용 주사기, 수액 세트 등을 말한다.

① 격리의료폐기물은 격리된 사람에게서 나오는 일체의 폐기물 모두를 말한다.

② 손상성폐기물은 말 그대로 <u>손상을 받을 수 있는 위험한 폐기</u>물이다. 주삿바늘, 봉합 바늘, 칼날, 파손된 유리 재질의 시험기구, 한방 침, 수술용 칼날 등을 말한다.

④ 혈액오염폐기물은 혈액으로 오염된 폐기물을 말하는데 혈액 투석 시 사용한 폐기물이나 혈액백 등을 말한다.

※ 조직물류폐기물은 혈액오염폐기물과 달리 혈액 그 자체가 폐기된 것이다. 혈액뿐만 아니라 장기, 신체의 일부 등도 조직물류폐기물에 들어간다.

⑤ 병리계폐기물은 보통 검사실에서 사용한 배양용기, 슬라이드, 보관 균주 등을 말한다.

민소쌤의 핵직강

의료폐기물 도형

구분	설명	보관 기간	의료 폐기물 도형 색깔
격리 의료 폐기물	고위험 감염자에게서 의료행위를 하던 중에 나온 모든 폐기물을 말한다.	7일 (감염 위험이 높아 조금만 폐기물이 나와도 바로 버림)	빨간색 (감염 위험이 높으므로 빨간색)

구분	설명	보관 기간	의료 폐기물 도형 색깔
일반 의료 폐기물	환자의 혈액과 체액, 분비물, 객담 등이 묻어 있는 거즈, 붕대, 바늘을 뺀 주사기, 수액 세트, 기저귀 등을 말한다.	15일	상자 도형 : 노란색 비닐 도형 : 검은색 (상자에 바로 폐기물을 버리기도 하지만 비닐에 넣은 폐기물을 상자에 한 번 더 포장하기도 함)
병리계 폐기물	검사실에서 사용한 배양용기, 슬라이드, 보관 균주 등을 말한다.	15일	
혈액 오염 폐기물	혈액으로 오염된 폐기물을 말하는데 혈액 투석 시 사용한 폐기물이나 수혈한 혈액주머니와 같이 혈액이 새 나올 우려가 있는 폐기물을 말한다.	15일	
조직물류 폐기물	혈액 오염 폐기물과 달리 혈액 그 자체가 폐기된 것이다. 혈액뿐만 아니라 장기, 신체의 일부, 배액물 덩어리, 혈장을 말한다.	15일	
생물 화학 폐기물	백신·항암제가 들어있는 앰플 혹은 바이알, 화학 치료약물이 들어있는 앰플 혹은 바이알, 백신과 항암제, 화학 치료약물(항생제)이 믹스되었던 수액 팩과 주사기 그리고 수액 세트 등을 말한다.	15일	
손상성 폐기물	말 그대로 손상을 받을 수 있는 위험한 폐기물이다. 주삿바늘, 봉합 바늘, 칼날, 파손된 유리 재질의 시험기구, 한방 침, 수술용 칼날 등을 말한다.	30일 (바늘처럼 폐기물 자체 사이즈가 작다 보니 채우는 데 시간이 걸림)	
태반	4℃ 이하 전용 냉장고에 보관하였다가 태반주사, 태반화장품 등의 제조에 활용된다.	15일	초록색 (재활용을 하니까 초록색)

60 간호기록을 하는 방법에 대한 바른 설명은?

① 미래에 예정된 일을 기록해도 된다.
② 검은색 볼펜으로 기록하되 야간 근무는 푸른색 볼펜을 사용한다.
③ 수정은 붉은색 볼펜으로 한두 줄 긋고 error라고 기재한다.
④ 전화 처방은 기록 처방으로 받지 않아도 된다.
⑤ 대략적인 추측을 기록해도 된다.

해설

간호기록은 법적인 근거로도 활용되므로 객관적으로 솔직하게 적는 것이 중요하다. 병원 자체에서 만들어 사용하는 약어나 본인이 만든 약어는 사용하면 안 되고 타 의료기관의 직원도 이해할 수 있는 공식적인 약어만 사용하도록 한다. 기록 후에는 작성자와 작성시간, 작성일도 남겨야 한다. 모든 기록은 처치하기 전에 미리 기록하면 안 되고 처치하고 난 직후에 상세하게 기록해야 한다.

① 간호기록은 과거와 현재 시제만 사용하며 미래시제는 허용하지 않는다. 예를 들어 'MRI를 오후 2시에 촬영할 예정이다.'라고 기록해서는 안 된다.
② 지워지지 않는 볼펜을 사용하고 야간근무는 붉은색 볼펜을 사용한다.
④ 전화로 처방을 받는 경우는 의사가 당장 환자를 볼 수 없는 상황에서 오더를 받아 처치해야 하는 경우이다. 일단 전화로 오더를 받아서 처치하고 난 후 반드시 간호기록을 해야 한다. 그리고 24시간 안에 의사가 병원에 왔을 때 바로 서면으로 처방을 받아야 한다.
⑤ 모든 의무기록은 정확하게 객관적으로 사실에 기반하여 적도록 하며 추측성 기록은 절대 적으면 안 된다. 만약 환자가 처치에 대한 불만을 표현했다면 환자가 직접 한 이야기와 행동을 있는 그대로 기술하면 된다. '화가 난 것 같다.'와 같이 간호기록을 하는 사람의 주관적인 판단이 들어가면 안 된다. 그리고 '열이 나는 것 같다.'와 같이 기록하는 게 아니라 '체온이 38℃이고 홍조 증상이 보이며 식은땀을 흘리고 있다.'와 같은 객관적인 사실을 기록을 해야 한다.

61 암 4기를 진단받은 사람이 아이가 고등학교 졸업할 때까지만 살게 해달라고 교회에서 빈다면 어떤 단계라고 할 수 있는가?

① 부정   ② 분노
③ 타협   ④ 우울
⑤ 수용

해설

죽음과 상실을 받아들이기 위해 부정 → 분노 → 타협 → 우울 → 수용의 과정을 거친다.

③ 타협 : 현실을 받아들이지만 작으나마 희망을 버리지 않으려 하고 신께 기도하면서 매달리기 시작한다.
  예 "우리 엄마 살려주세요. 그럼 뭐든지 할게요."
① 부정 : 현실을 받아들이지 못한다. 상실을 당했다면 다른 사람의 이야기를 믿지 않으려 하고 시한부 선고를 받았다면 이 병원 저 병원 다니면서 다시 진단을 받으려고 한다.
  예 "그놈이 엄마를 죽였다고요? 잘못 알고 있는 거 아니에요?"
② 분노 : 현실을 직면하고 분노가 치밀어 오르고 타인에게 분노를 투사하기도 한다.
  예 "그놈을 용서할 수 없어요. 죽여버릴 거예요."
④ 우울 : 어떠한 노력도 소용이 없다는 것을 느끼고 좌절, 슬픔, 우울에 빠진다.
  예 "다시는 우리 엄마가 돌아오지 않는 거죠?"
⑤ 수용 : 자신의 죽음을 받아들이고 과거를 정리하고 이별을 준비한다. 상실을 당했다면 떠나간 사람의 명복을 기원하고 그 사람의 물건을 정리한다.
  예 "엄마는 좋은 분이니 좋은 곳으로 가셨을 거예요."

62 정맥주사를 맞을 때 나타날 수 있는 부작용이 아닌 것은?

① 정맥염
② 공기색전
③ 침윤
④ 순환과잉
⑤ 기도 협착

해설

① 정맥염 : 주사한 정맥 내벽을 따라 염증이 생기고 혈전이 형성된다. 혈관을 따라 긴 모양으로 발적, 통증, 발열 등이 나타난다. 국소감염은 정맥염의 일종이며 주삿바늘이 삽입된 부위에 감염이 발생하는 것이다. 혈관에 삽입한 캐뉼라는 72시간마다 교체해야 한다. 병원에서는 캐뉼라뿐만 아니라 주입되고 있는 수액 세트도 모두 72시간마다 교체를 하고 있다.

② 공기색전 : 공기가 주사 라인을 따라 정맥으로 들어온 경우이다. 호흡곤란, 의식소실, 청색증, 혈압하강 증상이 생긴다. 수액 세트를 수액에 꽂고 나서 공기가 들어가지 않도록 빼는 과정을 거쳐야 하고 약물을 주사기로 잴 때도 공기가 최대한 들어가지 않도록 주의한다.

③ 침윤 : 수액이 혈관에서 새어 주위 조직에 쌓이는 것이다. 수액이 더 이상 주입되지 않고 부어서 주위 조직을 눌러 통증과 냉감이 느껴진다. 즉시 수액 주입을 중단해야 한다. 얼음주머니를 적용하고 팔을 심장보다 높이 올려서 부은 증상을 완화시킨다. 고위험 약물이 섞인 수액이 조직에 샌다면 조직괴사를 유발할 위험도 높아지므로 주의가 필요하다.

④ 순환과잉 : 수액이 너무 빠른 속도로 주입되면 두통, 현기증, 불안, 호흡곤란이 발생한다. 심장질환, 고혈압, 폐질환이 있는 환자에게 특히 주의가 필요하다. 처방 난 수액 속도만큼 수액이 들어가는지 관찰하는 습관을 들여야 한다.

63 간호조무사가 지켜야 하는 투약의 원칙으로 옳은 것은?

① 입원하면서 가지고 온 약물은 복용하도록 설명한다.
② 캡슐로 싸인 약물을 벗겨서 투약한다.
③ 약병의 약물을 많이 부어버렸다면 다시 약병에 부어도 된다.
④ 처방이 의심된다면 간호사에게 다시 확인한다.
⑤ 약물 실수가 있었지만 문제가 발생하지 않았다면 보고하지 않는다.

해설

④ 투약을 할 때는 의사의 처방과 간호사의 감독과 지시하에 이루어져야 한다. 하지만 의문이 든다면 간호사가 확인하는 과정을 거쳐 투약사고가 발생하지 않도록 한다.

① 입원하면서 가지고 온 지참약들은 임의로 복용하면 안 된다. 혹시 입원하면서 처방받은 약물과 중복되어서 과량으로 투여되는 경우도 있으므로 모든 지참약을 회수하여 간호사실로 가져온다. 의사와 간호사의 확인하에 지참약을 투약하되 지참약과 처방받은 약이 뒤섞이면 투약사고가 날 수 있으므로 지참약을 별도의 장소에 보관한다.

② 소장에서 흡수되게끔 캡슐 처리된 것인데 임의로 캡슐을 벗기면 안 된다. 알약으로 먹어야 하는 약물을 임의로 빻거나 쪼개어서 주는 것도 금지이다.

③ 약을 너무 많이 따랐다 하더라도 다시 약병에 붓지 않는다.

⑤ 작은 투약사고, 작은 의료사고라 할지라도 모두 간호사에게 보고하도록 한다.

> **민소쌤의 핵직강**
>
> **투약의 기본원칙**
> • 정확한 약(right drug) : 약은 준비한 사람이 직접 투약해야 한다. 본인이 준비하지 않은 약물을 누군가에게 건네받아 투약하면 안 된다.
> • 정확한 용량(right dose) : 수액을 주입할 때는 시간당 주입량을 확인하여 정확하게 투여해야 한다. 앰플과 바이알의 용량, 경구약의 개수를 투약하기 전에 확인한다.
> • 정확한 시간(right time) : QD – 하루 한 번, BID – 하루 두 번, TID – 하루 세 번, QID – 하루 네 번, HS – 취침 전, AC – 식전, PC – 식후
> • 정확한 경로(right route) : IV – 정맥내주사, IM – 근육내주사, SC – 피하내주사, PO – 경구약, OD – 오른쪽 눈, OS – 왼쪽 눈
> • 정확한 대상자(right client) : 환자의 이름과 등록번호를 개방적 질문을 통해 확인한다. 환자가 의사소통이 힘들다면 개인 팔찌의 이름과 등록번호를 확인한다. 투약하기 전에 반드시 확인해야 하며 경구약물이라면 삼키는 것도 눈으로 봐야 한다.

64 근육주사에 대한 설명으로 옳은 것은?

① 영아에게 주사하는 부위는 둔부의 배면이다.

② 주삿바늘은 15° 각도로 찌른다.

③ 둔근의 배면은 좌골신경이 지나가므로 주의해야 한다.

④ 피하주사보다 혈관의 분포가 적어서 약물 흡수가 낮다.

⑤ 근육주사로 가장 많이 이용하는 곳은 복부이다.

해설

① 3세 이하 소아는 근육이 발달되지 않아 둔부의 배면은 사용하지 않는다. 영아는 대퇴의 바깥쪽 부위인 외측광근에 주사한다. 대퇴 상부의 대전자에서 한 손 아래 부위이다. 큰 신경과 혈관이 없어서 유아나 마른 환자에게 적합하다.

② 주삿바늘은 근육까지 90° 각도로 찌른다.

④ 근육은 혈관이 풍부하므로 피하주사보다 약물의 흡수속도가 빠르다. 피스톤을 뒤로 당겨서 혈액 역류 여부를 확인하여 혈관으로 들어가지 않았는지 확인한다. 근육주사는 피하주사보다 더 많은 양을 투여할 수 있고 약물 자극이 덜하다.

⑤ 근육주사가 가능한 부위는 둔부의 배면과 복면, 대퇴의 외측광근, 삼각근이다. 이 중 가장 많이 이용되는 곳은 둔근의 배면이다.

민소쌤의 핵직강

둔근의 복면

두 번째 손가락은 전상장골극에 두고 세 번째 손가락을 넓게 브이 모양을 그린다. 둔근의 복면은 신경과 혈관이 없는 부위이고 대변으로 오염되는 곳이 아니라 안전하다.

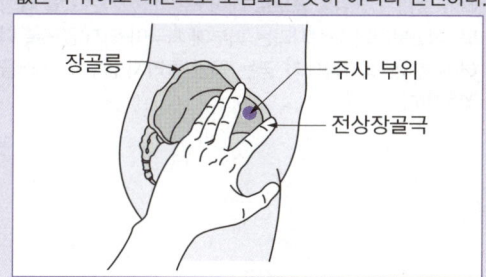

둔근의 배면

둔부를 4등분하여 상외측에 주사한다. 근육이 커서 많은 양을 반복적으로 주사하기에 부담이 없으나 혈관과 신경이 지나가므로 주의가 필요하다. 둔근의 복면과 헷갈릴 수 있다. 배신을 당한다는 것을 뒤통수 맞았다고 표현하듯이 배면의 '배'는 뒤쪽을 말하는데 즉 엉덩이가 뒤쪽을 말한다.

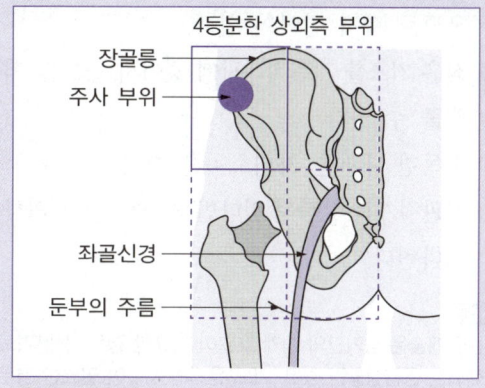

4등분한 상외측 부위

대퇴의 외측광근

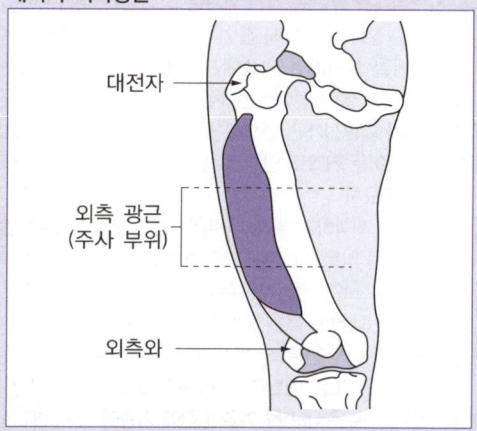

삼각근

삼각근은 근육주사 부위 중 흡수속도가 빠른 곳으로 1cc 미만의 소량의 약물을 주사 가능하다. 예방접종을 주로 하는 곳이다.

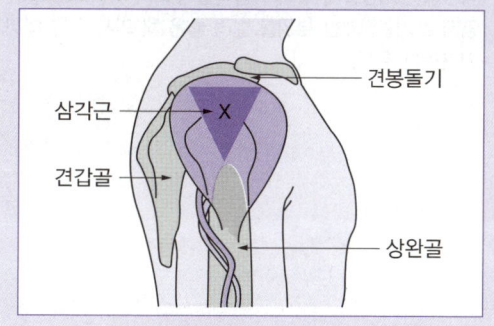

65 기관절개 간호에 대한 설명으로 옳은 것은?

① 내관의 소독은 알코올에 몇 분간 담가두어야 한다.

② 커프의 공기는 기관절개관 튜브가 빠질 수 있으므로 빼지 말아야 한다.

③ 젖은 거즈를 기관절개관에 덮어서 습도를 제공해줄 수 있다.

④ 소독한 내관은 자비소독을 한다.

⑤ 기관절개관이 빠져 있다면 거즈로 덮고 의사를 기다린다.

해설

기관절개술은 장기간의 기계 호흡이 필요한 경우, 상부기도가 폐색되는 응급상황인 경우, 기도 유지의 지속이 필요한 경우에 한다. 기관절개관 튜브를 가진 환자는 청색증과 호흡곤란이 있는지 자주 관찰하고 필요시 흡인해야 한다. 기관절개관 주위 드레싱은 매일 실시하며 안쪽에서 바깥쪽 방향으로 닦는다.

③ 젖은 거즈를 살짝 덮어두면 적절한 습도를 제공하고 공기 중 먼지가 기관절개관 안으로 들어가는 것을 막을 수 있다. 하지만 덮어둔 거즈로 인해 호흡곤란을 유발할 수 있으므로 관찰이 필요하다.

①, ④ 내관을 세척하기 위해 내관은 90° 방향으로 돌려 뺀다. 멸균 장갑을 착용하고 무균적인 방법으로 과산화수소 희석액(과산화수소수 : 생리식염수 = 1 : 2)에 담가 소독한다. 과산화수소는 내관에 붙은 단백질 성분의 찌꺼기를 연화시켜 청소를 수월하게 만든다. 청소 후 흐르는 물에 씻은 내관은 고압증기멸균 또는 에틸렌옥사이드가스(EO gas) 멸균으로 소독한다. 새로운 내관을 끼우기 전에 외관을 먼저 흡인한다.

② 주기적으로 공기를 빼서 기관벽의 혈액순환을 촉진하여 욕창을 방지한다.

⑤ 기관절개관이 어딘가에 걸려서 빠지는 경우가 있다. 이런 경우에는 기관절개 부위가 협착될 우려가 있으므로 멸균된 겸자로 기관절개한 부위를 벌려 놓은 채 의사가 올 때까지 기다려야 한다.

66 석고붕대를 한 환자의 간호에 대한 설명으로 옳은 것은?

① 석고붕대를 한 직후에 담요를 덮어 보온시킨다.

② 석고붕대를 한 부위는 심장보다 낮추어야 한다.

③ 석고붕대가 굳는 동안 후끈후끈한 느낌이 든다면 보고가 필요하다.

④ 석고붕대를 한 말단에 청색증이 나타나는지 확인해야 한다.

⑤ 뼈가 돌출된 부위는 솜을 덧대면 욕창이 더욱 발생한다.

해설

④ 말초에 순환, 운동, 감각이 있는지 확인하고 모세혈관 충만 검사(손발톱을 눌렀다가 떼면 2초 내에 혈색이 돌아온다)를 한다. 이상이 있으면 순환이 안 되는 것이므로 즉시 석고붕대를 제거해야 한다. 체간(가슴과 복부) 석고붕대를 했을 때는 오심과 구토, 복부팽만이 있는지 수시로 확인한다.

※ 석고붕대를 제거해야 하는 상황 : 심한 통증(신경 손상), 청색증, 맥박 소실, 마비, 무감각

① 석고붕대는 실내 온도에서 자연스럽게 굳어야 한다. 무거운 담요를 덮거나(크래들 이용) 드라이어를 적용하지 않는다.

② 석고붕대를 한 부위는 부종을 막기 위해 높게 올리고 얼음주머니를 적용한다. 가려울 수 있는데 옷걸이 등을 석고붕대 밑에 넣어 긁으면 상처로 인해 감염 위험성이 높으므로 주의한다.

③ 석고붕대가 굳는 동안 후끈후끈한 느낌이 드는 것은 정상이다.

⑤ 뼈가 돌출된 부위를 솜으로 대어 욕창이 생기는 것을 예방한다. 석고붕대의 가장자리는 피부에 자극이 되지 않도록 다듬어야 한다. 석고붕대가 굳는 동안 눌리지 않도록 크래들을 적용한다.

67 사망하기 전에 많이 보이는 호흡으로 과호흡과 무호흡이 번갈아 나타나는 것은?

① 체인-스토크스 호흡   ② 쿠스마울 호흡

③ 빈호흡   ④ 기좌호흡

⑤ 서호흡

해설

죽음을 앞둔 사람에게 나타나는 특징적인 호흡이 체인-스토크스 호흡이다. 삶과 죽음 사이를 팽팽하게 체인(쇠사슬)을 연결하여 버티고 있는 모습을 연상해보자.

② 쿠스마울 호흡은 당뇨병 혼수 상태에서 보이는 호흡 양상으로 과일 신 냄새가 나는 것이 특징이다.

③ 호흡을 빠르게 하는 것을 빈호흡이라고 한다. '빈'번하다는 말처럼 '빈'은 빠르게라는 의미이다.

④ 기좌호흡은 누웠을 때 호흡곤란이 있지만 앉은 채(좌) 앞으로 '기'대면 숨쉬기가 수월해지는 것이다.

⑤ 호흡을 느리게 하는 것을 서호흡이라고 한다. '서'행한다는 말처럼 '서'는 천천히라는 의미이다.

68 유치도뇨관을 삽입하거나 복부검사를 할 때 취하는 자세는?

① 복위   ② 반좌위

③ 앙와위   ④ 배횡와위

⑤ 슬흉위

해설

배횡와위는 앙와위로 누워 무릎을 세우고 다리를 옆으로(가로 횡) 벌려 회음부가 보이도록 하는 자세이다. 유치도뇨관, 단순도뇨관 삽입 시, 복부검사(무릎을 세우면 복부가 부드러워진다)에 취하는 자세이다.

① 복위는 배(복)를 바닥에 붙여 엎드려 바로 누운 자세로 호흡곤란이 있는 환자에게 호흡을 방해하게 만든다.

② 좌위는 90° 각도로 앉는 것이고 반좌위는 좌위의 반, 즉 침상 머리를 45~60° 올려 앉는 자세로 흉곽이 최대한 확장될 수 있다. 호흡곤란이나 심질환이 있는 환자에게 적용한다.

③ 바로 누운 자세이다. 요추천자나 척추 수술 후에 취하는 자세이다.

⑤ 무릎(슬)과 가슴(흉)을 바닥에 붙이고 엉덩이를 하늘로 향한 일명 고양이 자세. 직장과 대장 검사, 자궁 내 태아의 위치를 교정하기 위해 취하는 자세이다.

69 명료화 기술을 적용한 의사소통 방법은?

① "귀신의 소리가 들린다는 것이 어떤 말이지요?"

② "가족들이 입원하고 나서 한 번도 찾아오지 않아 속상하시군요."

③ "오늘 아침에는 기분이 어떤가요?"

④ "다 잘될 거예요."

⑤ "잘못 생각하셨어요. 왜 그렇게 행동하신 건가요?"

해설

환자의 말을 제대로 이해하지 못했거나 확인이 필요한 부분을 명확하게 하기 위함이다.

② 반영으로서 거울에 비추듯 환자의 느낌과 생각을 표현하여 자기를 이해하고 생각할 수 있는 기회를 준다. 환자의 자세, 목소리, 눈빛 등에서 나타나는 감정을 읽어 반영해주도록 한다.

③ 효과적인 의사소통인 개방형 질문은 "맛이 어땠나요?"와 같은 형태로 대상자가 본인의 생각을 길게 답변을 할 수 있는 기회를 주는 방법이다. 하지만 폐쇄형 질문은 "맛있었어요?"와 같은 형태로 '네' 혹은 '아니요'로 짧게 답변을 하게 되므로 효과적인 의사소통 방법이 아니다.

④ 비효과적인 의사소통으로 마냥 안심시켜주는 말은 하면 안 된다.

⑤ 비효과적인 의사소통으로 상대방을 질책하거가 잘못을 지적하고 가르치려는 행동을 하면 안 된다.

70 올바른 심폐소생술 방법은?

① 흉부 압박 시 가슴이 이완하는 것을 확인해야 한다.
② 흉부 압박 시 흉골 깊이가 성인 기준 2cm는 들어가도록 누른다.
③ 흉부 압박과 인공호흡은 15 : 2의 비율을 유지한다.
④ 의식을 잃은 사람을 보면 가장 먼저 흉부 압박을 시행한다.
⑤ 흉부 압박은 분당 150회 이상의 속도로 누른다.

해설
압박을 하는 동안 가슴이 이완되는 것을 눈으로 확인해야 하는데 이유는 심장으로 들어오는 정맥혈이 귀환하는 여유를 주어야 하기 때문이다. 이완될 틈이 없이 누르기만 한다면 제대로 순환할 수가 없다.
② 가슴 중앙 부위(흉골)에 팔꿈치를 편 상태에서 흉골 깊이가 성인 기준 5cm까지 들어가도록 누른다.
③ 흉부 압박과 인공호흡 비율은 30 : 2의 비율로 한다.
④ 길에서 쓰러진 사람을 발견했을 때 가장 먼저 확인해야 하는 것은 언어적 자극에 반응을 하는지 여부이다.
　예 "여보세요.", "정신 차려보세요."
⑤ 분당 100~120회 속도(1초에 두 번 압박)로 누른다.

71 객담검사를 위해 객담을 받는 방법으로 옳은 것은?

① 금식이 필요하다.
② 아침에 일어나자마자 첫 객담을 받는다.
③ 식사하고 30분 후에 받는다.
④ 타액과 함께 검사를 해도 무관하다.
⑤ 객담을 받고 상온에 두었다가 검사실에 접수한다.

해설
밤에 자는 동안 폐에 고여 있던 객담을 뱉어서 검사하는 것이 정확하다. 아침에 일어나자마자 양치질을 하면 안 되고 입을 헹구고 뱉어내야 한다.
① 객담검사는 금식이 필요 없는 검사이다.
③ 아침 식전에 검사를 받아야 한다.
④ 타액이 들어가 있지 않은 객담만 받아서 검사를 나가도록 한다.
⑤ 모든 검사는 검체를 받는 즉시 검사실에 바로 접수한다.

72 내과적 무균법을 적용해야 하는 상황은?

① 유치도뇨관 삽입
② 비위관 삽입
③ 드레싱
④ 주사 처치
⑤ 수술

해설
내과적 무균법은 비위관 삽입(위아래가 뚫린 장에 들어가는 것은 침습적인 시술이 아니다), 관장, 간단한 투약 등 비침습적인 처치와 간호를 할 때 적용하는 방법이다. 병원체와 미생물의 숫자를 줄이고 전파를 막을 수 있다.
①, ③, ④, ⑤는 외과적 무균법을 적용해야 한다. 외과적 무균법은 일체의 균이 들어가면 안 되는 엄격한 외과 수술을 떠올려보자. 주사 처치, 유치도뇨관 삽입, 욕창 소독 등과 같은 침습적인 처치(손상된 피부, 피부를 뚫고 들어가는 처치)가 예가 되며 아포를 포함한 미생물을 없애야 한다.

73 절대안정인 환자가 침상에서 대변을 보고자 할 때 변기를 대어주는 방법으로 옳은 것은?

① 차가운 변기를 대어주어야 한다.
② 변기의 높은 부분이 허리 쪽으로 가게 하고 낮은 부분이 발치 쪽으로 가게 한다.
③ 움직일 수 없는 환자라면 옆으로 돌린 자세에서 엉덩이에 대변기를 대고 나서 눕힌다.
④ 대변을 볼 때 침상머리는 올리지 않는다.
⑤ 변기는 찬물로 씻은 후 건조시킨다.

해설
① 차가운 변기를 피부에 바로 대면 놀라게 되므로 따뜻하게 해서 대어준다.
② 대변을 보다가 소변을 보게 되면 튈 수 있고 허리가 지나치게 들리는 것을 막기 위해 변기의 낮은 부분이 허리로 가도록 하고 높은 부분이 발치 쪽으로 가도록 한다.
④ 금기가 아니라면 침상머리는 조금 올려서 편하게 대변을 볼 수 있도록 한다.
⑤ 변기는 찬물로 헹군 후 소독액이나 비눗물로 깨끗이 씻어 건조시킨다.

74 감염 예방을 위한 지침에 대한 설명으로 옳은 것은?

① 동일한 바이러스에 감염된 환자이더라도 공기주의라면 코호트 격리가 불가능하다.
② 공기로 전파되는 감염병은 N95 마스크를 착용해야 한다.
③ 접촉으로 감염되는 환자는 고글이 필수이다.
④ 기침을 하고 나서 사용한 휴지는 주머니에 넣어둔다.
⑤ 접촉주의 환자가 코호트 격리가 어렵다면 침상 간 간격은 2m 이상 유지한다.

공기로 전파되는 감염은 N95 마스크를 착용해야 하며 비말(타액)로 전파되는 감염병은 수술용 마스크를 착용해도 된다. 환자는 병실에 있는 동안은 N95 마스크를 굳이 착용하지 않아도 된다.
① 공기주의 환자는 바이러스 등이 공기에 떠다니며 전파되므로 전파력이 높다. 음압격리실이 원칙이지만 불가능하다면 외부와 공기 흐름이 되지 않는 방에 배치하고 동일한 바이러스 감염자라면 같은 방에 코호트 격리가 가능하다. 검사와 시술 같은 의학적인 이유로 의료종사자의 동반하에 병실 밖에 나가는 경우를 제외하고는 병실 밖 이동은 불가능하다. 코호트 격리와 병실 밖에 나갈 수 있는 규정은 비말주의 감염, 접촉주의 감염, 공기주의 감염 모두 동일하다.
③ 피부병과 같이 접촉으로 전파되는 감염병이라면 손 위생과 가운, 장갑이 필수적이다.
④ 표준주의 권고지침에 기침과 재채기를 할 때 등을 돌리고 휴지를 사용하며 사용한 휴지는 즉시 휴지통에 버려야 한다. 휴지가 없다면 옷소매를 사용한다.
⑤ 접촉주의 환자는 가능한 1인실을 사용해야 하나 불가능하다면 침상 간 간격은 1m 이상을 유지해야 한다. 침상 간 간격을 1m 이상 유지해야 하는 것은 일반 환자들에게도 적용되는 표준주의 권고사항이기도 하다.

75 침상목욕을 하는 방법에 대한 옳은 설명은?

① 팔을 닦일 때 중심에서 말초 방향으로 닦는다.
② 침상목욕을 할 때 얼굴을 가장 마지막에 닦이도록 한다.
③ 여성은 항문에서 회음부 방향으로 수건을 닦도록 한다.
④ 복위를 취한 상태에서 엉덩이와 항문을 닦는다.
⑤ 두피는 손가락 끝으로 문질러 닦인다.

⑤ 두피는 손가락 끝이 아닌 손톱으로 문지르면 상처가 날 수 있으므로 주의해야 한다. 침상세발을 하는 동안 침대의 높이를 간호조무사의 허리 높이로 맞추어야 허리에 무리가 가지 않는다. 눈과 귀에 물이 들어가지 않도록 수건으로 가려주어야 한다. 머리카락이 엉켜 있다면 두피 쪽의 머리를 잡은 후(두피가 당겨서 아프지 않도록) 머리카락 방향으로 쓸어내리면서 풀어줘야 한다. 빗질을 할 때 잘 빗겨지지 않으면 오일이나 알코올을 사용하면 도움이 된다.
① 팔다리를 닦일 때는 말초(손, 발)에서 중심 방향(상박, 허벅지)으로 닦으면 혈액순환을 촉진시킬 수 있다.
② 얼굴을 가장 먼저 닦이고 다리 방향으로 내려가며 손발톱은 가장 마지막에 손질한다.
③ 회음부는 요도구에서 항문 쪽 방향으로 닦으며 수건은 매번 다른 면을 사용하도록 한다. 유치도뇨관을 하고 있는 환자라면 소독솜을 사용하여 닦아주되 솜 역시 한 번 닦고 버려야 한다.
④ 엉덩이와 항문을 잘 벌려 닦을 수 있는 옆으로 돌아누운 측위 자세를 취한다.

76 환자의 손발톱을 관리하는 방법에 대한 설명으로 옳은 것은?

① 손톱은 일자로 깎아야 한다.
② 발톱은 둥글게 깎도록 한다.
③ 두꺼운 발톱은 찬물에 담갔다가 자른다.
④ 발톱은 뾰족한 기구를 사용하여 정리해준다.
⑤ 발가락 사이에는 로션을 바르지 않는다.

해설

발가락 사이에 로션을 바르면 습한 상태에서 무좀이 발생할 수 있으므로 발가락 사이는 특히 잘 말려줘야 한다. 무좀은 다양한 문제를 야기하므로 발생하지 않도록 예방하는 것이 중요하다.
① 손톱은 손톱이 난 모양대로 둥글게 자르고 바짝 짧게 자르지 않도록 주의한다.
② 발톱은 내성발톱(양끝이 살을 파고들어감)이 생길 수 있으므로 일자로 깎도록 한다.
③ 두꺼운 발톱은 더운물에 담가 불린 후에 조심히 깎도록 한다.
④ 손발톱을 뾰족하고 예리한 기구로 자르다 보면 상처가 나고 감염될 수 있으므로 주의한다.

77 MRI를 촬영하는 환자의 준비사항으로 옳은 것은?

① 금속 물질은 가지고 들어가면 안 된다.
② 금식이 필요한 검사이다.
③ 조영제 알레르기가 있는지 확인이 필요하다.
④ 검사하는 동안 불안하면 움직여도 된다고 설명한다.
⑤ 인체에 유해한 검사라는 것을 설명한다.

해설

MRI는 자기장을 발생하므로 금속 시계, 머리핀, 보청기, 틀니 등의 금속 물질을 모두 끌어당기므로 절대 가지고 들어가면 안 된다. 최근 척추나 무릎 수술 시 MRI 촬영에 지장이 없는 금속으로 삽입하는 추세이다.
② MRI는 금식이 필요 없다.
③ MRI는 조영제를 사용하지 않는다.
④ MRI는 좁은 통에 들어가서 상당한 소음에 노출되어 움직이지 못한 채 촬영하는 것이므로 폐쇄공포증이 있는 환자인지 확인이 필요하다.
⑤ 방사선에 노출되는 CT나 X-ray에 비해 MRI는 인체에 무해한 검사이다. CT는 환자의 단면만 볼 수 있지만 MRI는 다양한 각도에서 영상을 확인할 수 있으므로 정확한 정보를 얻을 수 있다는 장점이 있다.

78 와상 환자의 관절을 수동으로 운동시키는 방법에 대한 설명으로 옳은 것은?

① 관절에 부종이 있는 부위를 적극적으로 운동시킨다.
② 간호사와 상의하지 않아도 된다.
③ 환자에게 가능한 운동범위 이상으로 적극적으로 운동시킨다.
④ 통증을 느낀다면 속도를 늦추어서 지속한다.
⑤ 큰 관절에서 작은 관절의 순서로 운동한다.

해설

수동 관절운동은 환자 스스로 운동할 수 없는 근육과 관절이 굳고 위축되는 것을 막기 위해 간호제공자가 운동을 시켜 주는 것이다. 한 손으로 관절을 받친 상태에서 천천히 관절 가동 범위 내에서 운동하는데 큰 관절을 먼저 하고 작은 관절을 풀어준다. 예를 들어 손목의 관절을 운동하고 손가락 관절을 운동시킨다.
① 관절이 부어 있거나 염증이 있는 부위는 운동을 하면 안 된다.
② 간호사에게 확인을 받은 후에 수동 관절운동을 시행한다.
③ 수동 관절운동은 관절당 세 번 정도 반복하되 가능한 범위 안에서 무리하지 않고 시행해야 한다. 한쪽을 하고 나서 건너가 나머지 한쪽을 하는데 왼쪽의 관절운동이 모두 끝나면 오른쪽으로 넘어간다는 뜻이다.
④ 수동 관절운동 중 통증을 호소한다면 멈추도록 한다.

79 위암 수술을 앞둔 환자의 수술 전 간호로 옳은 것은?

① 제모한 후에 로션을 발라 촉촉하게 유지한다.
② 의치는 제거하여 뜨거운 물에 담가둔다.
③ 수술을 마치고 와서 기침과 심호흡을 해야 함을 교육한다.
④ 물은 마셔도 됨을 설명한다.
⑤ 수술 전 투약을 한 후에는 천천히 걸어 다니도록 한다.

해설

수술 후 기침을 통해 분비물을 밖으로 배출시켜야 폐렴을 막고 심호흡을 하여 폐 확장과 수축을 유도하여 떨어진 폐 기능을 회복시킬 수 있다. 기침을 하면 복부에 힘이 들어가고 통증이 발생하여 꺼려지게 되는데 베개를 사용하여 배를 누르면서 기침을 시도하면 불편감이 덜해진다.

① 제모는 새 면도날을 사용한다. 제모 후에는 로션을 바르면 안 되고 혹시 제모 중 상처가 났거나 피부발진이 있다면 기록을 남기고 의사에게 보고해야 한다.
② 의치는 모두 제거하여 뒤틀림을 방지하기 위해 찬물이 담긴 통에 보관하고 보호자에게 전달하도록 한다.
④ 수술 중 구토로 인한 문제가 발생할 우려가 있으므로 전날 밤 10시부터 물을 포함한 구강으로 섭취하는 모든 것은 금기이다.
⑤ 수술하기 전에 아트로핀을 투여하는데 아트로핀은 부교감신경 차단, 즉 교감신경과 같은 역할을 한다. 수술 중 기도흡인의 위험을 일으키는 타액과 점액의 분비를 감소시키고 기관지 삽관을 수월하게 할 수 있도록 기관지를 이완시킨다. 교감신경을 자극하다 보니 빈맥, 동공 확장 등의 반응이 나타난다. 수술로 인한 불안이 심한 경우 바륨과 같은 진정제도 투약하는데 어지러운 부작용이 있다. 낙상사고의 위험이 높으므로 침상 난간을 올리고 혼자 침상에서 내려오지 않도록 한다.

80 신체 보호대를 적용하는 원칙으로 옳은 설명은?

① 신체 보호대는 침상 난간에 묶도록 한다.
② 최대한으로 적용해야 한다.
③ 주치의의 구두 처방이 필요하다.
④ 최소한의 움직임이 가능해야 한다.
⑤ 4시간마다 신체 보호대를 풀어주어야 한다.

해설

최소한의 움직임이 가능하도록 한두 개의 손가락이 들어갈 정도로 여유를 두어 묶어 혈액순환이 방해되지 않도록 해야 한다. 신체 보호대를 하는 동안에는 수시로 말초에 순환이 되는지 확인이 필요하다.

① 묶을 때는 침상 난간이 아닌 침상틀에 묶는다. 난간에 묶게 되면 난간이 파손될 수 있고 보호대가 당겨지면서 난간이 젖혀져 환자가 다칠 수 있다.
② 최소한으로 적용해야 한다. 예를 들어 장갑 보호대만 해도 되는 환자에게 사지 보호대를 할 필요가 없다는 얘기이다. 그리고 신체 보호대의 필요성이 없는 환자에게는 즉시 신체 보호대를 종료해야 한다.
③ 신체 보호대는 적용 전에 주치의의 서면처방(1일 1회 처방)과 보호자(환자의 동의를 구하기 힘들 때) 혹은 환자의 서면동의가 있어야 한다.
⑤ 2시간마다 보호대를 풀어주고 다시 보호대를 적용하기 전 10분 동안은 풀어놓아야 한다. 신체 보호대를 풀었을 때 관절 범위 운동을 시행하고 피부가 손상당하지 않았는지 확인한다. 신체 보호대를 하고 있는 동안에도 손발 말단 부위에 혈액이 순환하고 있는지 저린 증상은 없는지 꼭 확인해야 한다.

81 대장내시경을 예약하려는 사람에게 알려주어야 하는 내용은?

① "금식은 필요치 않습니다."

② "오른쪽으로 누워 무릎을 구부려야 합니다."

③ "조영제 알레르기가 있는지 확인해야 합니다."

④ "씨 있는 과일은 3일 전부터 먹지 말아야 합니다."

⑤ "폐쇄공포증이 있다면 검사가 힘듭니다."

해설

씨 있는 과일, 소화가 잘 되지 않는 음식은 찌꺼기가 대장에 남아서 시야 확보가 어려울 수 있다. 검은색이나 붉은색의 음식은 출혈로 착각할 수 있다. 그러므로 이러한 음식들은 검사 3일 전부터 피하도록 한다.

① 검사하는 날 자정부터 금식해야 한다.

② 왼쪽으로 누워 무릎을 구부리는데 S상결장이 왼쪽에 위치하고 있기 때문에 이를 펴줘서 잘 보이게 하기 위함이다(관장할 때도 이러한 이유로 왼쪽으로 눕는 것이다).

③ 대장내시경은 조영제를 사용하지 않는다.

⑤ 대장내시경은 폐쇄공포증과 무관하다. 폐쇄공포증 환자는 MRI와 같이 폐쇄된 원통 안에 들어가서 하는 검사는 힘들다.

82 열이 있어서 얼음주머니를 안고 있던 환자의 피부가 붉게 변하고 감각이 없다고 한다면 어떻게 해야 하는가?

① 수건을 한 겹 더 말아서 적용한다.

② 얼음주머니를 즉시 제거한다.

③ 얼음주머니를 유지하면서 5분 후에 다시 피부를 확인해본다.

④ 얼음주머니를 하는 동안 있을 수 있는 반응이므로 지켜본다.

⑤ 감각이 없는 부위를 강하게 마사지한다.

해설

얼음주머니 혹은 따뜻한 물주머니를 적용하였을 때 피부 발적, 불편감, 감각 이상 등이 보인다면 화상과 동상의 위험이 있으므로 즉시 제거하고 간호사에게 보고해야 한다.

83 남성과 여성의 생식기 위생을 도와줄 때 적절한 간호는?

① 여성은 쇄석위로 누워 회음부를 노출시킨다.

② 여성은 요도구 → 항문 → 질의 방향으로 닦는다.

③ 엉덩이를 닦을 때는 복위에서 시행한다.

④ 포경수술을 하지 않은 남성은 표피 위를 깨끗이 닦아준다.

⑤ 남성은 귀두, 음경, 치골, 항문의 순서로 닦는다.

해설

남성도 여성과 마찬가지로 가장 깨끗한 요도구(귀두에 위치)에서 출발하여 음경과 회음부를 지나 항문으로 닦는다.

①, ② 여성은 배횡와위로 누워 회음부를 노출시키고 엉덩이 밑에 타월을 깔아야 한다. 매번 수건의 다른 면을 사용하고 요도구 → 질 → 항문(깨끗한 곳 → 더러운 곳)의 방향으로 닦는다.

③ 엉덩이와 항문을 닦을 때는 측위를 취하고 충분히 말려주어야 한다.

④ 포경수술을 하지 않았다면 표피 안쪽에 찌꺼기가 많이 쌓이게 된다. 표피를 뒤집어서 깨끗하게 닦아주어야 한다.

84 침상을 만드는 방법에 대한 설명으로 옳은 것은?

① 다리에 화상을 입은 환자에게 적용해야 하는 것은 대전자 두루마리이다.

② 홑이불의 주름은 환자에게 욕창을 유발할 수 있으므로 팽팽하게 편다.

③ 밑홑이불 위와 반홑이불 사이에 크래들을 깐다.

④ 베갯잇의 열린 곳이 출입문에서 보이게 한다.

⑤ 족저굴곡을 예방하기 위해 필요한 것은 모래주머니이다.

해설

① 위 침구의 무게가 신체에 직접적으로 닿지 않도록 사용하는 도구는 크래들이다. 골절, 화상, 피부이식 등의 문제를 가진 환자에게 적용한다.

③ 관장하는 환자, 구토나 설사하는 환자, 분비물이 많은 환자는 홑이불이 쉽게 더러워진다. 이런 경우에 밑홑이불과 반홑이불 사이에 고무포를 깔면 위에 깔린 반홑이불만 더러워지므로 교체하기가 훨씬 수월하다. 환자가 누웠을 때 어깨에서 무릎까지 넓이로 깔아야 한다.

④ 베갯잇의 열린 곳이 출입문에서 보이지 않도록 안쪽으로 향하게 한다.

⑤ 족저굴곡을 예방하기 위해 필요한 것은 발 지지대이다. 모래주머니는 대전자 두루마리 대신 대퇴 외측에 끼워두거나 혈액검사를 하고 나서 지혈 목적으로 사용한다.

85 구강 케어를 해줄 때 올바른 방법은?

① 백태가 있다면 포비돈을 이용한다.

② 혀의 안쪽 깊숙한 곳까지 닦아주도록 한다.

③ 어금니 안쪽을 먼저 닦고 치아의 바깥을 닦는다.

④ 혼수 환자의 구강을 닦일 때 소독솜을 잡은 겸자가 치아에 닿지 않도록 한다.

⑤ 응고장애가 있다면 강한 칫솔을 사용한다.

해설

무의식 환자는 치아가 약해지기 쉽다. 닦이는 동안 겸자 혹은 켈리가 치아에 부딪히게 되면 약해진 치아가 손상되기 쉬우므로 조심히 닦도록 한다.

① 물과 과산화수소수를 4 : 1의 비율로 섞는다. 과산화수소수(살균작용)는 백태가 낀 조직을 녹여서 뜯어낼 수 있도록 해주며 구취도 완화시켜 준다. 원액을 사용하게 되면 치아가 손상되고 구강 내 조직에 강한 자극을 주게 되므로 희석해서 사용해야 한다. 백태가 없는 구강이라면 가급적이면 사용하지 않도록 한다.

② 혀의 안쪽 깊숙한 곳까지 닦이면 구토반사를 일으키므로 주의한다.

③ 치아의 바깥을 먼저 닦고 어금니 안쪽을 닦는다.

⑤ 응고장애가 있거나 아스피린 같은 항혈전제를 복용한다면 강한 칫솔이나 치실은 출혈을 야기하므로 금기이다.

86 오른쪽 팔에 마비가 있는 환자의 상의를 갈아입히는 방법에 대한 설명으로 옳은 것은?

① 오른쪽 팔부터 벗도록 한다.

② 왼쪽 팔부터 벗도록 한다.

③ 간호조무사가 왼쪽에 서서 옷을 벗긴다.

④ 입힐 때는 왼쪽 팔부터 입힌다.

⑤ 마비된 팔을 최대한 펴야 한다.

해설

간호조무사는 편마비가 있는 오른쪽에 서서 팔을 지지해주어야 한다. 상의를 벗길 때는 팔을 자유자재로 펴고 굽힐 수 있는 왼쪽을 먼저 벗어야 여유가 생겨 마비가 있는 오른쪽을 벗기기가 수월하다. 반대로 상의를 입힐 때는 마비가 있는 오른쪽 팔을 먼저 끼우고 난 후 건강한 왼쪽 팔을 굽혀서 입도록 한다. 마비가 있는 팔은 굽히지도 펴지도 못하는 상황이므로 옷이 헐렁하게 여유가 있어야 환자도 간호하는 사람도 편하다는 것을 기억하자. 옷을 벗기고 입히는 과정에서 마비가 있는 팔을 힘을 주어 당기거나 펴려고 하면 안 된다.

87 상처에 직접 사용하는데 거품을 일으키면서 살균작용이 일어나는 소독제는?

① 알코올　　　　② 포비돈
③ 과산화수소수　④ 클로르헥시딘
⑤ 4급암모늄

해설
2.5~3.5% 농도의 과산화수소수는 상처에 직접 사용하는데 농도를 높이면 세균의 아포까지 사멸할 수 있다. 과산화수소는 세포의 카탈라제라는 효소와 만나면 활성산소를 발생시켜서 거품을 만들어낸다. 활성산소 즉 거품이 세균의 단백질을 파괴시켜 살균효과가 나타나는 것이다.
① 병원에서 소독용으로 70~75% 알코올을 사용한다. 아포는 죽이지 못하지만 세균, 바이러스, 결핵균에는 효과가 있으며 상처가 있는 피부의 소독에는 사용할 수 없다. 체온계, 혈압계, 청진기를 사용하고 난 후 소독하는 용도로 사용하기도 한다.
② 손소독, 수술 부위, 창상, 오염된 상처 등에 사용하는 소독제이다. 낮은 농도의 포비돈은 구강을 세척하고 질 점막에도 사용할 수 있다.
④ 손소독, 관이 삽입된 부위의 피부 소독, 점막 소독 등에 사용한다. 아포와 결핵균에는 살균력이 없지만 그람양성균에는 높은 효능을 보인다. 포비돈보다 세포독성과 피부자극이 덜하다.
⑤ 살균효과가 있어서 체온계, 혈압계, 청진기를 사용하고 나서 닦는 데 사용한다.

88 드레싱을 보조하는 중에 간호조무사의 눈에 이물질이 튀어 들어갔을 때 어떻게 해야 하는가?

① 보조업무를 마무리하는 것이 우선이다.
② 이물질이 들어간 즉시 눈을 아래쪽으로 두고 흐르는 물에 씻도록 한다.
③ 포비돈을 묻힌 멸균거즈로 눈을 문지른다.
④ 손소독 젤을 묻혀 눈을 닦는다.
⑤ 안약을 점안한다.

해설
눈에 이물질이 들어간 상황은 응급이므로 즉시 조치가 필요하다. 손으로 비비면 안 되고 문제가 생긴 눈을 아래쪽으로 두고 생리식염수 혹은 흐르는 물로 충분히 씻어내도록 한다.

89 금방 입원한 환자에게 간호조무사가 해야 하는 활동은?

① 가져온 약물은 복용하도록 한다.
② 이름을 폐쇄형 질문으로 확인한 후 팔찌를 채우도록 한다.
③ 병실을 안내하고 환자복을 지급한다.
④ 귀중품은 본인 책임하에 가지고 있도록 허락한다.
⑤ 치료계획에 대해 이야기한다.

해설
① 가져온 약물은 중복해서 복용하면 위험하므로 모두 간호사실로 가지고 와서 투약 여부를 확인해야 한다.
② 이름을 개방형 질문("이름이 어떻게 되세요?")으로 확인하고 나서 팔찌를 채우도록 한다. 말로 표현하지 못하는 환자라면 보호자에게 질문, 가지고 온 의무기록, 약봉지 등 객관적인 자료를 통하여 확인하도록 한다.
④ 귀중품은 분실 우려가 있으므로 보호자에게 가지고 가도록 한다.
⑤ 치료계획에 대한 논의는 간호조무사의 영역이 아니다.

90 심폐소생술에 대한 설명으로 옳은 것은?

① 가슴 압박은 분당 130~150회 속도로 누른다.
② 가슴 압박 부위는 검상돌기 위이다.
③ 흉부 압박과 인공호흡의 비율은 15 : 2이다.
④ 흉부 압박 시에 가슴이 올라오는 것을 확인하고 누른다.
⑤ 영아의 흉부압박과 인공호흡의 비율은 15 : 2이다.

해설

①, ② 가슴 중앙 부위(흉골)에 팔꿈치를 펴 손바닥을 놓고 다른 손은 포갠 상태에서 흉골 깊이가 성인 기준 5cm까지 들어가도록 분당 100~120회 속도로(1초에 두 번 압박)로 누른다. 심장으로 혈액이 귀환해야 하므로 눌렀던 가슴이 올라오는 것을 확인하고 누르는 것이 중요하다.
③ 흉부 압박과 인공호흡은 30 : 2의 비율로 하고 흉부 압박과 압박 사이에 인공호흡을 한다.
⑤ 소아 심폐소생술은 영아와 만 8세 미만의 소아에게 적용된다. 흉부압박을 할 때 소아(한 손 이용)는 4~5cm, 영아(두 손가락 이용)는 4cm 깊이로 들어가도록 분당 100~120회 속도로 누른다. 흉부압박과 인공호흡의 비율은 30 : 2이다. 1인 구조자의 경우 30회 가슴압박 후 2회의 인공호흡을 가능한 짧은 시간 동안 시행하여 가슴압박 중단시간을 최소화해야 한다. 영아는 젖꼭지 연결선 바로 아래의 흉골, 소아는 흉골 아래쪽 1/2을 누른다. 영아에게 인공호흡을 하려면 입-입 인공호흡 또는 입-코와 입 인공호흡 방법을 사용하고 소아는 입-입 인공호흡을 한다. (2020 심폐소생술 가이드라인)

91 빙판길에 미끄러진 노인의 손목이 부어있고 움직이지 못하는 상태라면 적절한 응급처치는?

① 관절운동을 하도록 한다.
② 손목을 주물러준다.
③ 움직이지 못하도록 부목을 적용한다.
④ 따뜻한 물주머니를 적용한다.
⑤ 골절 여부를 확인하기 위해 손을 잡고 당겨 본다.

해설

골절을 당한 부위를 움직이면 조직이 손상되므로 움직이지 않도록 부목이 필요하다. 골절된 부위를 임의로 정복하거나 잡아당기지 않는다. 부종과 통증이 있다면 냉찜질을 적용하고 골절당한 부위를 심장보다 높게 올리도록 한다.

92 환자의 불안감을 줄여줄 수 있는 간호활동을 적절한 것은?

① 처치를 하기 전에 항상 설명하고 커텐이나 스크린으로 가려준다.
② 의학용어를 사용하여 전문적으로 보이도록 한다.
③ 면회시간을 철저하게 제한하여 치료에 도움을 주도록 한다.
④ 병동의 탕비실, 휴게실, 식사 시간 등은 별도로 알려주지 않는다.
⑤ 보호자가 사다주는 음식은 반입을 엄격히 금지한다.

해설

입원하였을 때 환자가 불안을 느낄 수 있는 여러 가지 요인이 있다. 환자는 이해할 수 없는 의학용어를 사용한 대화, 모든 환자를 같은 환자로 취급하고 개별화를 인정하지 않고 사생활을 존중해주지 않는 분위기, 정해진 시간에 식사와 목욕을 해야 하는 통제 등이 요인이다. 이러한 불안 요인들을 줄여줄 수 있도록 병원직원들은 노력해야 한다.

93 왼쪽에 석고붕대를 한 환자가 목발을 사용하여 계단을 올라갈 때 올바른 방법은?

① 왼쪽 손으로 난간을 잡고 오른쪽 다리를 위 계단에 올린 후 왼쪽 다리와 목발을 옮긴다.
② 오른쪽 손으로 난간을 잡고 왼쪽 다리를 위 계단에 올린 후 오른쪽 다리와 목발을 옮긴다.
③ 왼쪽 손으로 난간을 잡고 왼쪽 다리와 목발을 위 계단에 올린 후 오른쪽 다리를 옮긴다.
④ 오른쪽 손으로 난간을 잡고 오른쪽 다리를 위 계단에 올린 후 왼쪽 다리와 목발을 옮긴다.
⑤ 난간을 잡지 않은 상태에서 목발에 의지하여 왼쪽 다리를 위 계단으로 올리고 난 후에 오른쪽 다리를 옮긴다.

해설

한쪽 다리에 석고붕대를 하고 있을 뿐 양손은 문제가 없다. 다친 쪽이 난간에 가깝게 서서 난간을 잡아야지 넘어졌을 때 다친 쪽의 손상을 막을 수 있다. 그래서 왼쪽 손으로 난간을 잡는 것이다. 그리고나서 다치지 않는 다리를 계단 위로 올려야 한다. 왜냐하면 일반적으로 계단을 올라갈 때 먼저 내딛는 다리에 힘을 주고 올라가기 때문이다. 건강한 오른쪽 다리를 위에 올린 채 힘을 주고 왼쪽 다리는 목발에 의지한 채 따라 올라가야 한다. 다친 쪽은 힘이 없으니 항상 지팡이 혹은 목발과 함께 나가야 한다는 것을 기억하자.

94 손위생에 대한 설명으로 옳은 것은?

① C difficile(Clostridium difficile) 감염이 되었다면 알코올 손소독제를 사용해야 한다.
② 혈액이 묻었다면 알코올 손소독제를 사용해야 한다.
③ 눈에 보이는 오염이 없더라도 반드시 물과 비누를 사용하여 손위생한다.
④ 멸균장갑을 착용했더라도 벗은 후에 손위생을 해야 한다.
⑤ 비누를 사용하여 손위생을 한 후에 수도꼭지는 손으로 잠근다.

해설

손위생을 해야 하는 상황은 장갑을 벗은 후(장갑을 벗은 후에는 손위생을 할 필요 없다고 생각할 수 있어서 헷갈리면 안 됨), 환자의 접촉 전후(한 환자에서 다른 환자로 옮겨가는 과정에서 교차감염이 되지 않도록 주의), 환자의 주변 환경 접촉 후(환자 물건을 만진 후에는 손위생), 투약과 음식 준비 전, 치료행위 전, 한 환자의 오염된 신체 부위에서 다른 부위 접촉 전(예를 들어 같은 환자의 수술 부위를 만진 후에 얼굴을 만질 때)이다.

① C difficile(Clostridium difficile) 감염은 장염의 일종이다. 장기간의 항생제 사용으로 인해 장을 보호해주는 정상 세균의 기능이 저하된 경우에 흔히 감염된다. 설사를 유발하는데 혈액이 섞인 경우가 흔하다. 락스로 환자의 주변과 화장실을 소독해야 하고 격리를 해야 한다. 이 박테리아는 알코올에는 죽지 않고 비누로 손을 씻어야 죽는다는 것을 기억해야 한다.
② 눈에 보이는 오염이 있다면 씻어내야 하므로 비누와 물로 손위생해야 한다.
③ 눈에 보이는 오염이 없다면 알코올 손소독제를 사용해도 상관없다.
⑤ 손위생 후에 비위생적인 수도꼭지를 손으로 만지면 안 된다. 손을 닦은 종이타월로 눌러서 수도꼭지를 잠근다.

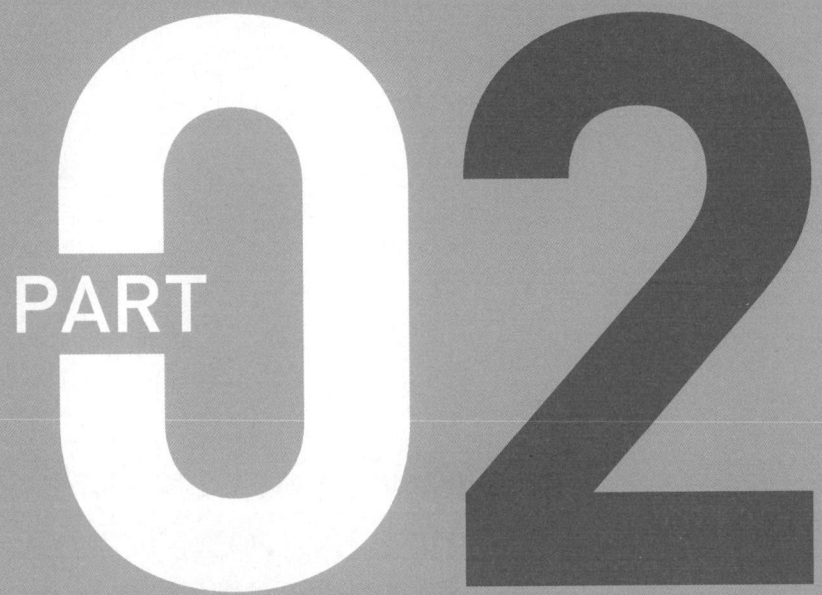

PART

02

간호조무사 국가시험
기출유형문제

제1과목 기초간호학 개요

01 모든 국민은 보건의료인으로부터 자신의 질병에 대한 치료 방법, 의학적 연구 대상 여부, 장기이식 여부 등에 관하여 충분한 설명을 들은 후 이에 관한 동의 여부를 결정할 권리를 가지는데 이 권리를 무엇이라 하는가?

① 자기결정권
② 건강권
③ 피해를 구제받을 권리
④ 비밀을 보호받을 권리
⑤ 진료받을 권리

해설
② 모든 국민은 자신과 가족의 건강에 관하여 국가의 보호를 받을 권리를 가진다.
③ 권리를 침해받아 생명과 신체적·금전적 피해가 발생한 경우 상담 및 구제신청을 할 수 있다.
④ 환자는 진료와 관련된 신체상·건강상 비밀과 사생활의 비밀을 침해받지 않는다.
⑤ 환자는 자신의 건강보호와 증진을 위하여 적절한 보건의료서비스를 받을 권리를 가지고 있다. 그리고 의료인은 정당한 사유없이 진료를 거부하면 안 된다.

02 떡이 목에 걸린 채 의식이 있는 사람을 발견하였을 때 응급처치는?

① 명치와 배꼽 중간지점에 주먹을 쥔 한쪽 손을 위치하고 다른 한 손으로 주먹을 감싼 뒤 위로 밀어 올린다.
② 가슴 중간지점에 주먹을 쥔 한쪽 손을 위치하고 다른 한 손으로 주먹을 감싼 뒤 위로 밀어 올린다.
③ 자동심장충격기를 즉시 가지고 온다.
④ 손가락을 최대한 목구멍으로 넣어서 떡을 제거하려고 시도한다.
⑤ 흉부 압박과 인공호흡을 즉시 시작한다.

해설
하임리히법을 즉시 적용한다. 의식이 없거나 뒤에서 하임리히법을 하기 힘든 비만, 임산부라면 누운 상태에서 복부 밀어내기를 시도해본다.

정답 1 ① 2 ①

03 낙상을 예방하는 방법으로 옳은 것은?

① 기립성 저혈압이 있다면 누워있는 자세에서 빠른 속도로 앉도록 한다.

② 신체보호대를 적용한다.

③ 휠체어에서 침대로 환자를 이동할 때 잠금장치는 꼭 풀어야 한다.

④ 침대 높이는 낮게 조정한다.

⑤ 변기 옆에 난간은 설치하지 않는다.

해설

침대 높이가 높다면 내려오다가 넘어질 수 있으므로 침대 높이는 낮게 설치한다.

① 기립성 저혈압이 있다면 어지러움증이 생겨 낙상이 발생할 수 있으므로 누워있던 자세에서 천천히 상체를 올려 적응하는 시간을 가지도록 해야 한다.

② 신체보호대는 자해나 타해의 위험성이 있거나 생명유지장치를 제거하려는 등 요건을 갖추었을 때에만 적용할 수 있다.

③ 휠체어나 침대는 이동할 때가 아니라면 꼭 잠금장치를 해야 한다. 그리고 침상에서 휠체어에 옮겨 타거나 반대로 휠체어에서 침상으로 옮겨 갈 때 잠금장치를 하지 않으면 밀려서 넘어지기 쉽다.

⑤ 난간을 설치하여 변기에 앉고 설 때, 넘어질 때 잡을 수 있도록 해야 한다.

04 임종간호에 대한 설명으로 옳은 것은?

① 사후에는 베개를 제거하여 편안하게 만들어준다.

② 마지막까지 시각이 남아 있으므로 간호할 때 주의하도록 한다.

③ 편안함을 제공하기 위해 체위 변경은 하지 않는다.

④ 의치를 하고 있다면 빼준다.

⑤ 실내온도는 22℃로 유지한다.

해설

실내온도는 21~23℃로 유지한다.

① 작은 베개를 괴어주거나 머리를 약간 올려 주도록 한다. 사후시반(혈액이 더 이상 흐르지 않으면서 중력의 영향으로 아래 방향으로 고이게 되어 짙은 자줏빛을 띠게 되는 것)으로 얼굴색이 변하는 것을 막을 수 있다.

② 마지막까지 남아 있는 것은 청각이므로 환자 앞에서 하는 이야기는 조심해야 한다.

③ 임종을 앞두고 있더라도 불편함을 느끼므로 체위 변경을 해준다.

④ 사후에는 의치를 착용하도록 하여 입이 벌어지지 않도록 한다. 입이 다물어지도록 수건을 말아서 턱 아래에 둔다.

05 펩신은 어디에서 분비되는 소화효소인가?

① 십이지장   ② 위

③ 췌장   ④ 구강

⑤ 담낭

해설

위액에는 염산과 펩신이 포함되어 있는데 염산은 강한 산성으로 음식물을 통해 들어오는 세균 등을 없애며 펩신은 단백질을 분해하는 역할을 한다. 염산이 강산이지만 위벽을 보호하는 뮤신이라는 물질이 분비되기 때문에 위가 녹아내리지 않는 것이다.

③ 소화효소인 아밀라아제, 리파아제, 트립신이 췌장에서 만들어져 총담관을 통해 십이지장으로 분비된다. 아밀라아제는 탄수화물 분해, 리파아제는 지방 분해, 트립신은 단백질을 분해하는 효소이다.

④ 구강에서 분비되는 타액에 포함된 타이알린(프티알린)은 탄수화물을 분해시킨다.

06 남성의 방광 바로 아래에 위치하며 정액의 일부를 만들어내는 생식기관은?

① 전립선   ② 음경

③ 정관   ④ 고환

⑤ 부고환

해설

② 남성의 외부 생식기로 요도가 지나가고 있으며 성적 자극을 받으면 발기가 일어나는 곳이다.

③ 정자를 요도로 운반하는 역할을 한다.

④ 정자와 남성 호르몬을 만들어내는 곳이다.

⑤ 정자를 저장하는 곳이다.

07 뼈, 연골, 인대, 관절로 구성되어 있으며 몸의 기본적인 형태를 만들어주는 것을 무엇이라 하는가?

① 근육계   ② 골격계

③ 내분비계   ④ 소화기계

⑤ 호흡기계

해설

뼈는 신체를 지지하고 내부 장기를 보호하며 근육과 함께 운동에 관여한다. 칼슘과 같은 무기물질을 축적하였다가 필요할 때 공급하며 혈구를 생산하는 조혈 기능도 맡고 있다.

08 혈관과 신경이 분포하며 땀샘과 모낭이 있는 피부층은?

① 표피   ② 피하조직
③ 진피   ④ 기저층
⑤ 각질층

해설

진피는 '진'짜 중요한 곳으로 혈관이 피부에 영양을 공급하고 노폐물을 배출시킨다. 그리고 피부탄력에 중요한 콜라겐, 엘라스틴, 히알루론산이 분포하고 있다.
① 신경과 혈관이 분포하지 않는 피부 표면을 덮는 얇은 막과 같은 층이다.
② 지방세포로 이루어져 있어 보온역할을 하는 피부와 근육 사이의 조직층이다.
④ 표피층의 가장 깊숙한 곳에 위치하고 있으며 새로운 세포를 만들어서 위로 밀어올리는 역할을 한다.
⑤ 표피층의 가장 바깥에 위치하고 있고 세균에 대한 방어막 역할을 하며 죽은 세포들은 각질로 변한다.

09 위암으로 인해 전체위절제술을 한 환자에게 올 수 있는 빈혈은?

① 재생불량성 빈혈
② 악성 빈혈
③ 철분 결핍성 빈혈
④ 용혈성 빈혈
⑤ 거대 적아구성 빈혈

해설

적혈구가 만들어지기 위해는 비타민 B_{12}가 필요한데, 위에서 분비하는 내적인자와 결합하여 회장에서 비타민 B_{12}의 흡수가 이루어진다. 위에 문제가 생겨 내적인자의 결핍이 있거나 회장에 문제가 생길 경우 악성 빈혈이 발생한다.

10 소아청소년과 의원에 근무 중인 간호조무사가 결핵 검진을 받는 간격은?

① 1년에 한 번
② 소아청소년과는 의무가 아니다.
③ 기관에 소속된 기간 중 1회 실시
④ 6개월에 한 번
⑤ 2년에 한번

해설

의료기관에 종사하는 모든 사람은 취약한 환자를 대상으로 일하므로 결핵 검진을 1년에 한 번 의무적으로 받아야 한다.

11 체액과 혈액에 대한 설명으로 옳은 것은?

① 사람은 체중의 40~50%가 수분으로 구성되어 있다.

② 세포내액에는 나트륨이 풍부하다.

③ 체액 중 세포내액은 2/3를 차지한다.

④ 혈장의 50%가 혈장단백질이다.

⑤ 감염이 있을 때 백혈구 수치가 감소한다.

해설

① 사람의 체중 60~70%가 수분으로 이루어져 있는데 다양한 유기물질과 전해질이 녹아있고 이것을 체액이라고 한다.

② 체액은 세포내액과 세포외액으로 구분된다. 세포내액은 말 그대로 세포 안에 있는 수분으로서 우리 몸의 2/3를 차지한다. 그만큼 사람은 수많은 세포로 촘촘히 구성되어 있다는 것이고 세포 내에는 칼륨이 풍부하다. 세포외액은 1/3이며 세포 밖에 있는 수분으로서 세포와 세포 사이 즉 간질액이나 혈장(혈구가 떠다니는 수분)을 말하는데 나트륨이 풍부하다.

④ 세포외액인 혈장은 92%가 수분이며 혈장단백질이 7%로 구성되어 있다.

⑤ 감염이 있다면 백혈구 수치는 상승한다.

12 적혈구에 대한 설명으로 옳지 않은 것은?

① 이산화탄소를 운반한다.

② 산소를 운반한다.

③ 일산화탄소는 운반하지 않는다.

④ 수명은 120일이다.

⑤ 헤모글로빈이 있어서 붉게 보인다.

해설

적혈구는 산소, 이산화탄소, 일산화탄소와 결합할 수 있다. 적혈구는 폐포를 둘러싼 모세혈관을 흐르면서 흡기를 통해 들어온 산소를 받아서 조직으로 운반하고 조직에서 받아온 이산화탄소를 폐포로 가지고 와서 호기를 통해 밖으로 내뿜게 된다(외호흡). 일산화탄소와 산소가 있다면 헤모글로빈은 일산화탄소와 강력하게 결합한다. 장작불이나 번개탄과 같은 것에서 일산화탄소가 나오는데 이것을 마시게 되면 사망 또는 영구적인 중추신경계 장애를 갖게 된다. 발견 즉시 밖으로 옮기고 100% 산소를 공급하는 것이 우선이다.

13 화상 환자의 응급처치에 대한 설명으로 옳은 것은?

① 수포는 터트린 후 항생제 연고를 도포한다.

② 얼음을 화상 당한 부위에 직접 적용한다.

③ 화상 당한 부위는 멸균 생리식염수로만 세척해야 한다.

④ 콧구멍이 검게 그을린 흔적만 있다면 응급처치가 필요치 않다.

⑤ 반지와 시계는 즉시 제거하도록 한다.

해설

화상으로 인해 부종이 발생하므로 제거해야 한다.

① 감염의 위험이 있으므로 수포는 터트리지 말아야 한다.

② 얼음은 화상 부위에 직접 적용하면 손상이 될 수 있다.

③ 수돗물 세척도 가능하다.

④ 콧구멍이 그을린 흔적이 있는 것은 연기를 들이마셔 기도부종의 위험이 있다는 의미이다.

14 자동심장충격기를 적용하는 올바른 방법은?

① 왼쪽 쇄골 아래와 오른쪽 젖꼭지 아래 선이 지나가는 오른쪽 겨드랑이 중앙선에 패드를 부착한다.

② 심장 리듬을 분석하는 동안 손을 떼야 한다.

③ 충격을 가할 때 흉부를 압박하고 있어야 한다.

④ 충격을 가한 후에는 흉부압박을 하면 안 된다.

⑤ 진통제 패치의 위에 패드를 붙여도 무방하다.

해설

심실세동과 심실빈맥으로 인해 심정지가 와서 사망하는 경우가 많다. 의식이 없는 사람을 발견하면 자동심장충격기를 가져와서 심장 충격이 필요한지 여부를 판단해야 한다. 리듬을 분석하는 동안 몸을 만지게 되면 결과에 영향을 미치므로 손을 떼도록 한다.

① 자동심장충격기(AED)의 패드는 2개인데 심장이 왼쪽에 위치하니까 일차적으로 왼쪽 젖꼭지 아래 선이 지나가는 왼쪽 겨드랑이 중앙선에 붙이고 사선 방향인 오른쪽 쇄골 아래에 부착한다.

③ 심장의 리듬을 읽어서 충격을 가할 때 감전을 피하기 위해 모두 환자에게서 손을 떼야 한다.

④ 리듬을 분석하고 나서 심장 충격을 가할 필요가 있다고 하면 감전 위험이 있으니 손을 떼고 버튼을 누른다. 충격을 주고 나서 심폐소생술은 계속해서 이루어져야 한다. 몇 분 후 다시 리듬을 읽어서 충격을 다시 주어야 하는지 기계가 판단한다.

⑤ 패드를 붙여야 하는 부위에 마약성 진통제 패치, 치매 패치, 파스가 있으면 떼도록 한다.

15 나이트로글리세린에 대한 올바른 설명은?

① 설하 흡수

② 신속히 물과 함께 삼킨다.

③ 류마티스 관절염 환자

④ 관상동맥을 수축시키는 약물

⑤ 투명한 병에 넣어 보관

해설

② 나이트로글리세린은 혀 밑에 넣어 녹여서 흡수하는 약물이며 5분의 간격을 두고 3회까지 투약이 가능하다.

③ 협심증이 있는 환자는 나이트로글리세린을 항상 가지고 다녀야 한다. 협심증과 심근경색 모두 혈관을 수축시키는 환경(흡연, 추운 환경, 음주), 심장이 빨리 뛰어야 하는 환경(운동, 스트레스, 쇼크)을 피하는 것이 중요하다.

④ 관상동맥의 혈관을 확장시켜 심장세포에 혈액이 흐르도록 하는 원리인데 흉통이 호전되지 않으면 심근경색이 의심되므로 최대한 빠른 시간 안에 응급실을 방문해야 한다.

⑤ 나이트로글리세린은 차광(햇볕을 보면 안 됨)이 되는 갈색병에 보관한다.

16 산 염기 균형과 조혈작용에 관여하는 기관은?

① 신장

② 폐

③ 췌장

④ 골수

⑤ 뇌하수체

해설

수분과 전해질은 사구체와 세뇨관을 거치면서 재흡수 또는 분비 과정을 거치며 균형이 맞추어지고, 적혈구를 만드는 데 필요한 호르몬(erythropoietin)이 신장에서 분비된다. 그리고 신장은 레닌이라는 호르몬과 수분조절을 통해 혈압을 조절하고 노폐물을 배설하는 기능까지 한다.

17 기저귀 발진 간호에 대한 설명으로 옳지 않은 것은?

① *Candida albicans*와 같은 균이 기저귀 발진의 원인이 되기도 한다.

② 발진이 생기게 되면 비누를 이용하여 씻기고 기저귀를 열어 건조시킨다.

③ 피부가 겹치는 부위는 더 신경을 쓰고 중성비누를 사용한다.

④ 수건으로 두드리듯이 닦아주어 자극이 가지 않도록 한다.

⑤ 대변과 소변으로 인해 자극되어 기저귀 발진이 일어나기도 한다.

해설

발진이 생기면 기저귀를 열어서 공기 중에 노출시켜 건조하게 유지하고 비누를 이용하여 씻지 않는다. 무엇보다 기저귀를 젖을 때마다 갈아주는 것이 중요하다.

18 출혈과 통증이 심하며 태아와 태반의 일부가 밖으로 나왔으며 소파술이 불가피한 유산은?

① 절박유산   ② 불완전유산

③ 완전유산   ④ 불가피유산

⑤ 계류유산

해설

출혈과 통증이 심하다. 태아와 태반 일부가 불완전한 모양으로 열린 자궁경관으로 흘러나온다. 남은 태아와 태반 일부가 자궁에 남아 출혈과 감염을 일으키므로 즉시 소파술을 해야 한다.

① 출혈과 통증이 경하게 있으며 유산이 될까 봐 임신부가 절박한 상태이다. 침상 안정을 하며 적절한 치료를 하면 임신을 유지할 수 있다.

③ 출혈과 통증이 경하다. 태아와 태반이 모두 배출이 되고 자궁경관이 닫혔다.

④ 자궁 입구가 열렸고 양막이 파열되어 임신이 유지가 안 되므로 불가피하게 소파술을 해야 한다. 태아와 태반 일부가 밖으로 나오는 불완전유산과 달리 불가피유산은 양수만 밖으로 흘러나오는 것인데 결국 태아가 생존할 수 없게 된다.

⑤ 자궁 입구는 닫혀 있고 태아가 사망하여 자궁 내에 남아 있는 경우이다. 약간의 질 출혈이 있을 수 있다. 유도분만하거나 소파술을 해야 한다.

19 예방접종이 예정인 영아의 보호자에게 알려주어야 할 사항은?

① 오후에 접종하도록 한다.

② 접종하고 나서 30분 동안 병원에 머물도록 한다.

③ 주사 맞은 부위에 통증이 있다면 병원을 방문하도록 한다.

④ 접종한 날에 따뜻한 물에 목욕하도록 한다.

⑤ 열이 있어도 접종은 가능함을 알려준다.

해설

예방접종 후에 아나필락시스 쇼크 등의 부작용을 확인하기 위해 접종기관에 20~30분간 머물러야 한다.

① 접종은 가능하면 오전에 한다. 오후에 상태를 관찰할 필요가 있기 때문이다.

③ 예방접종 후에는 통증과 발적, 근육통, 권태감, 종창 등이 있을 수도 있다.

④ 접종하는 전날에 목욕을 하고 당일은 목욕을 하지 않는다.

⑤ 접종 당일에 열이 나는 경우는 접종하지 않는다.

20 임산부가 느낄 수 있는 불편감에 대한 간호로 옳은 것은?

① 오랫동안 서 있어야 하면 쭈그리고 앉아 있는 시간을 자주 가지도록 한다.

② 가슴앓이가 있으면 허리가 조이는 옷이 도움이 된다.

③ 정맥류가 있다면 발목까지 오는 양말을 착용한다.

④ 빈뇨가 있으면 야간에 수분섭취를 격려한다.

⑤ 부종이 있다면 다리를 심장보다 위로 올린다.

① 오랫동안 서 있어야 하면 요통과 정맥류가 발생할 위험이 있다. 무게를 분산시키기 위해 한쪽 다리를 발판 위에 올리고 있고 기댈 수 있는 의자에 앉아 휴식을 자주 취한다.

② 가슴앓이는 프로게스테론으로 인한 분문괄약근의 이완, 위장 근육의 저하, 자궁의 압박으로 발생한다. 허리가 조이는 옷을 피하고 식사를 조금씩 자주 한다. 공기가 들어갈 수 있는 탄산음료, 껌 등은 피하고 소화를 더디게 하여 위에 머무르는 시간이 길어지는 지방 식이도 피하도록 한다.

③ 자궁이 증대되면서 혈관이 압박되어 정맥류와 치질 문제가 발생할 수 있다. 정맥류가 있다면 무릎까지 덮이는 탄력양말을 신고 오랫동안 서 있지 않도록 한다. 혈액순환을 촉진하기 위해 컨디션에 맞추어 다리 운동을 하는 것이 도움이 된다.

④ 자궁의 압박으로 방광이 눌려 빈뇨가 자주 있을 수 있다. 야간에 수분을 섭취하면 수면장애를 유발하므로 피하도록 한다.

21 항문이나 질에 넣을 수 있는 고형의 약물은 무엇인가?

① 연고   ② 좌약

③ 로션   ④ 시럽

⑤ 캡슐

① 피부에 도포할 수 있는 반고형의 외용제이다.

③ 피부에 도포하는 외용제라는 것은 연고와 동일하지만 연고보다는 좀 더 묽다.

④ 당류를 첨가하여 액체 형태로 만들어서 경구로 복용하는 의약품이다.

⑤ 분말 형태 혹은 진득한 의약품이 캡슐에 들어가 있으며 경구로 복용하는 의약품이다.

22 환자의 얼굴색, 피부와 혀의 상태, 눈의 색 등을 직접 관찰하고 진단하는 한방의 진단법을 무엇이라 하는가?

① 망진   ② 문(聞)진

③ 문(問)진   ④ 절진

⑤ 타진

한방의 진단방법은 망진, 문(聞)진, 문(問)진, 절진이 있다. 망진의 '망'은 망원경의 '망'처럼 바라본다는 뜻이다. 문(聞)진은 기침과 호흡소리, 목소리를 들어보고 냄새를 맡아보는 방법이다. 문(問)진은 환자에게 직접 물어봄으로써 병력을 확인하는 것이다. 절진은 맥을 짚어보거나 의심이 되는 부위를 만져봐서 진단하는 방법이다.

23 유치와 영구치에 대한 설명으로 옳은 것은?

① 생후 6개월이 되면 상악중절치가 나오게 된다.

② 유치는 만 8세부터 빠지기 시작한다.

③ 유치는 빠질 치아이기 때문에 충치가 생겨도 염려하지 않아도 된다.

④ 사랑니를 포함한 영구치는 만 18세 즈음 완성되며 총 32개이다.

⑤ 음식물을 찢는 역할을 하는 영구치는 절치이다.

해설

영구치는 만 13세 전후에 완성되며 사랑니를 포함하면 만 18세 즈음에 완성이 되며 치아의 총 개수는 보통 32개이며 이보다 적은 개수를 가진 사람도 있을 수 있다.

① 생후 6개월이 되면 하악중절치가 가장 먼저 나오게 된다.

② 유치는 만 6세가 되면 빠지기 시작하여 12세에 모두 제거가 된다. 그래서 6~12세까지는 유치와 영구치가 함께 있는 혼합 치열기라고 부른다.

③ 유치는 영구치에 영향을 미치므로 충치가 발생하지 않도록 신경을 써야 한다. 유치가 일찍 빠져버리게 되면 영구치가 제대로 자라 나오지 못하고 나오더라도 치열이 삐뚤어질 확률이 높다.

⑤ 견치의 '견'은 개를 뜻하는 말로, 고기를 찢어먹는 개의 날카로운 송곳니를 떠올려보자. 절치의 '절'은 절단, 즉 자른다는 뜻이다.

24 간호조무사가 병원에서 일을 하면서 준수해야 할 사항으로 옳은 것은?

① 가족이 환자의 상태를 물어볼 때는 친절하게 답변한다.

② 환자가 주는 선물은 정중한 태도로 받도록 한다.

③ 타 부서와 협력을 할 필요는 없다.

④ 간호사가 지시한 사항을 선택적으로 이행한다.

⑤ 환자에게 이득이 되더라도 비윤리적인 행동은 하면 안 된다.

해설

환자가 원한다 해도 비윤리적인 행동은 절대 하면 안 된다. 예를 들어 환자가 통증을 느끼고 싶지 않다며 간곡히 주사를 거부한다고 해서 몰래 버리는 행위를 하면 안 된다.

① 환자에게 치료와 예후 등의 설명은 간호조무사의 업무영역이 아니다. 가족과 환자가 질병의 상태와 치료 경과 등을 물어 올 때는 의사와 간호사에게 직접 문의하도록 설명해야 한다.

② 환자와 보호자가 주는 선물은 정중하게 거절한다.

③ 병원은 여러 부서와 함께 일하는 곳이므로 협력을 반드시 해야 한다.

④ 간호조무사는 간호사의 지시를 따라야 한다. 다만 사유가 있어서 이행하지 못하였을 경우에는 반드시 보고해야 한다.

25 환자 개개인의 특성을 존중하고 요구를 존중해주어야 한다는 윤리강령은 무엇인가?

① 개별적 요구 존중

② 사생활 보호 유지

③ 자기결정권 존중

④ 취약한 대상자 보호

⑤ 평등한 간호 제공

해설

간호조무사가 지켜야 할 윤리강령 중의 하나이며 환자는 개개인이 특성이 다르며 요구 또한 다양한데 이러한 것들을 존중해 주어야 한다.

② 사생활을 보호하고 비밀을 유지해 주어야 한다. 수치심을 느낄 수 있는 처치를 할 때는 스크린을 쳐주고 알게 된 환자의 정보는 절대 누설하면 안 된다.

③ 환자는 본인의 치료계획을 충분히 설명 들은 후에 스스로 할지말지 결정할 권리가 있다.

④ 취약한 환경에 처해 있는 대상자를 돌보아야 한다. 저소득층이거나 독거노인을 주기적으로 방문하여 건강상태와 주거 환경을 확인하고 식료품을 지원해주는 사업에 간호사와 간호조무사가 일을 하고 있다.

⑤ 환자의 지위, 경제적 능력, 종교, 연령, 성별 등에 따라 차별적으로 간호를 제공하면 안 된다.

26 분만 후 산모에게 있을 수 있는 반응 중 보고가 필요한 사항은?

① 분만하고 첫날에 체온이 37.9℃였다.

② 적색 분비물이 분만 후 이틀 동안 질에서 나온다.

③ 혈압이 120/80mmHg이다.

④ 자궁이 물렁하게 만져진다.

⑤ 맥박이 75회/min이다.

해설

자궁이 물렁하게 만져진다는 것은 자궁에서 출혈이 지속되고 있다는 신호이다. 산후출혈이 심각하면 저혈량 쇼크가 일어난다. 출혈이 지속되고 혈압이 저하하고 맥박이 상승하며 의식이 변화하고 호흡곤란, 두통, 복부 통증이 나타난다. 쇼크가 올 우려가 높다면 변형된 트렌델렌부르크자세를 먼저 취한다.

① 분만 24시간까지는 신체적인 회복이 빨리 진행되면서 염증 없이도 열이 있을 수 있다. 분만 24시간이 지나서 38℃ 이상의 발열이 이틀 이상 지속된다면 산후감염이 의심된다.

② 적색 오로 : 산후 1~3일, 갈색 오로 : 산후 4~10일, 백색 오로 : 산후 10일~3주
적색 오로일 때 비릿한 냄새가 나는 것을 제외하고 오로에 악취가 난다면 보고해야 한다.

③, ⑤ 혈압과 맥박이 정상 범위이다.

27 레이노증후군에 대한 설명으로 옳은 것은?

① 손을 시원한 환경에 자주 노출시켜야 한다.

② 소음으로 인한 직업병이다.

③ 페인트 작업을 하는 인부에게 많이 나타난다.

④ 사지 말단이 청색증과 홍조가 반복되고 마비까지 초래할 수 있다.

⑤ 담배는 레이노증후군과 관련이 없다.

해설

사지 말단의 소동맥이 발작적으로 수축하면서 청색증, 홍조, 마비, 통증이 초래하는 직업병이다. 추위와 진동에 자주 노출되는 타이피스트, 드릴 작업자, 착암기 사용하는 근로자에게 호발한다. 예방하기 위해서는 사지를 따뜻하게 해주어야 하며 증상이 심하다면 부서를 바꾸어주어야 한다. 담배는 혈관을 더욱 수축시키므로 피해야 한다.

28 한약을 복용하면서 피부 발진, 두통, 어지러움이 나타나는 거부반응을 무엇이라고 하는가?

① 명현   ② 내성

③ 훈침   ④ 중독

⑤ 현훈

해설

명현반응은 치료를 시작하고 상태가 나아지는 과정에서 나타나는 일시적인 반응이다.

② 진통 효과를 보기 위해 처음에는 타이레놀 한 알만으로 충분하였지만 어느 순간부터 타이레놀 한 알로는 통증이 조절되지 않아서 두 알 이상을 복용해야 하는 경우 타이레놀에 대한 내성이 생겼다고 표현한다.

③ 처음 침을 맞는 환자가 긴장했을 때 발생하는 증상이다. 침을 맞는 중 얼굴이 창백하고 가슴이 두근거리고 답답하고 어지러울 때는 즉시 발침하고 조이는 허리띠와 같은 것은 풀고 공기가 잘 통하는 시원한 곳에 반듯이 눕힌다. 따뜻한 물을 마시도록 한다.

④ 마약과 독극물 같은 물질에 중독되어 정신적인 중독과 집착, 갈망이 일어나는 상태이다. 알코올에 중독된 사람은 알코올을 마시지 않으면 벌레가 기어가는 듯한 느낌으로 고통스러워하고 알코올을 갈구하며 끊기 힘들어진다.

⑤ 현훈은 어지러운 증상을 말한다.

29 환자와 약속한 것을 지키는 것은 간호조무사로서 어떤 윤리의식을 가지고 있는 것인가?

① 정직   ② 성실

③ 비밀 유지   ④ 설명 및 동의

⑤ 주의 의무

해설

① 모든 환자에게 정보제공과 간호 등을 할 때 거짓이 없이 진실된 모습을 보여야 한다는 것이다.

③ 직무를 하면서 알게 된 환자의 정보를 제3자에게 공개하지 않을 의무사항이다.

④ 환자에게 어떤 행위를 하기 전에 충분한 정보를 주어야 하며 동의받은 이후 행위를 해야 하는 의무이다.

⑤ 업무 능력이 있는 사람이 주의 의무를 태만하여 타인에게 해를 끼치는 의료과실이 발생하지 않도록 정신을 집중해야 할 의무가 있다.

30 제왕절개를 통해 분만을 한 산모의 간호중재로 적절한 것은?

① 유치도뇨관은 퇴원하기 전에 제거한다.

② 모래주머니는 수술 후 8시간이 지난 후에 적용한다.

③ 자궁이 물렁하다면 수축이 잘 되고 있는 것이다.

④ 수술 후 2일이 지나고 난 후부터 심호흡과 기침을 하도록 격려한다.

⑤ 자궁출혈 확인을 위해 수시로 패드를 확인한다.

> 해설
>
> 수술 부위와 자궁 수축지연으로 인한 출혈이 있을 수 있으므로 혈압과 맥박, 패드 확인을 수시로 해야 한다.
> ① 24시간 동안 유치도뇨관을 유지하고 제거한 후에는 자연 배뇨를 확인한다.
> ② 수술 후에 모래주머니로 수술 부위를 압박해야 한다.
> ③ 자궁이 물렁하다는 것은 수축이 제대로 되지 않는다는 것이다.
> ④ 수술 후에 가능한 빠른 시간 안에 수술 부위를 누른 상태에서 기침하고 심호흡과 침상에서 돌아눕기를 하도록 격려한다.

31 임신 3개월에 매독을 진단받은 임부가 해야 할 치료는 무엇인가?

① 자궁소파술이 필요하다.

② 매독은 항바이러스로 치료해야 한다.

③ 임신 5개월 이전이므로 치료가 필요치 않다.

④ 성파트너는 치료할 필요가 없다.

⑤ 페니실린으로 치료를 즉시 시작한다.

> 해설
>
> 매독균에 의해 감염되는 매독 치료제는 페니실린이라는 항생제이다. 매독은 임신 5개월 이후에 태반을 통과하여 태아에게 전달하기 때문에 임신 초기에 페니실린으로 치료해야 한다. 이때 성파트너도 함께 치료해야 하는 것이 중요하다.

32 다음 중 고위험 임부가 아닌 것은?

① 완전 전치태반인 20대 임산부

② 고혈압과 단백뇨가 보이는 임신 24주 임산부

③ 절박유산의 가망성으로 황체호르몬 주사를 맞고 있는 임신 12주 임산부

④ 자간증으로 침상 안정 중인 임신 35주 임산부

⑤ 위식도역류질환으로 불편감을 호소하는 30대 임산부

> 해설
>
> 고위험 임신은 유산, 자궁외임신, 자궁경관무력증, 포상기태, 전치태반, 태반조기박리, 임신성고혈압, 심장질환, 당뇨병, 빈혈, 감염성 질환 등이다.

33 노인에게 나타나는 수면장애를 간호하는 방법으로 옳은 것은?

① 노인마다 기상 시간을 다르게 한다.

② 저녁에 충분한 수분섭취를 한다.

③ 밤에는 조명을 깜깜하게 꺼야지 숙면을 취할 수 있다.

④ 공복 상태라면 간단한 간식을 자기 전에 소량 먹는 것이 도움이 된다.

⑤ 알코올 섭취를 격려한다.

해설

노인은 초저녁에 잠들었다가 깨어나 새벽 내내 잠을 못 자는 경우가 흔하다. 그리고 NREM 3~4단계와 REM수면이 줄어들면서 깊은 수면을 취하지 못한다.

① 규칙적인 수면 패턴이 중요하므로 아침에 일어나는 시간을 일정하게 유지하도록 한다. 밤에 잠을 못 잤다고 해서 오전 시간동안 잠을 자게 하거나 낮잠을 많이 자게 되면 수면 패턴의 악순환이 반복된다.

② 저녁에 수분 섭취를 자제하여 화장실에 가기 위해 깨는 일이 없도록 한다.

③ 은은한 조명을 켜면 수면을 유도할 수 있고 노인이 새벽에 화장실을 드나들 때 낙상도 예방할 수 있다.

⑤ 알코올은 뇌를 흥분시켜 수면을 방해하므로 자제한다.

34 건강에 이상이 없는 생후 7개월 영아가 완료해야 할 필수 예방접종이 아닌 것은?

① 일본뇌염   ② 폴리오 3차

③ 로타텍 2차   ④ DTaP 3차

⑤ B형 간염 2차

해설

일본뇌염 예방접종은 12개월 이후에 한다.

출생~1개월 이내	• B형 간염 1차 • BCG(생후 4주 이내)
1개월	B형 간염 2차
2개월	• DTaP(디프테리아, 파상풍, 백일해) 1차 • 폴리오(IPV, 주사 형태) 1차 • 폐렴구균(PCV) 1차, Hib(b형 헤모필루스 인플루엔자, 뇌수막염) 1차 • 로타릭스(RV1) 1차, 로타텍(RV5) 1차
4개월	• DTaP(디프테리아, 파상풍, 백일해) 2차 • 폴리오(IPV, 주사 형태) 2차 • 폐렴구균(PCV) 2차, Hib(b형 헤모필루스 인플루엔자, 뇌수막염) 2차 • 로타릭스(RV1) 2차, 로타텍(RV5) 2차
6개월	• B형 간염 3차 • DTaP(디프테리아, 파상풍, 백일해) 3차 • 폴리오(IPV, 주사 형태) 3차 • 폐렴구균(PCV) 3차, Hib(b형 헤모필루스 인플루엔자, 뇌수막염) 3차 • 로타텍(RV5) 3차
6~12개월	매년 인플루엔자 접종(매년 유행하는 독감 바이러스의 형태가 바뀜)

35 모유수유를 하는 산모가 오른쪽 가슴에 통증을 호소할 때 적절한 간호는?

① 유축기는 유관을 자극하므로 사용하지 않도록 한다.

② 유방울혈이 있는 동안 브래지어는 착용하지 않는다.

③ 통증이 있더라도 수유하도록 한다.

④ 찬물 찜질로 유관을 확장시키도록 한다.

⑤ 유방울혈은 항생제 치료가 우선적으로 필요하다.

해설

유즙 배출이 잘되지 않으면 유방울혈이 발생하는데 유방을 자주 비워주는 것이 중요하다.

① 2~4시간마다 유방을 비워주는데 아이가 빠는 것으로 부족하면 손으로 짜거나 유축기의 도움을 받도록 한다.

② 수유용 브래지어를 착용하여 유즙으로 꽉 찬 유방을 지지해 주어야 한다.

④ 찬물로 찜질하여 통증을 완화시킨 후 더운물 찜질을 하면 유관이 확장되면서 유즙 분비가 잘 된다.

⑤ 유방을 자주 비워주면서 적절히 관리하면 유방울혈은 완화된다.

36 유리공예가나 용광로에서 일하는 인부가 흔히 노출되어 백내장을 일으키는 것은?

① 적외선   ② 자외선

③ 분진   ④ 전리방사선

⑤ 레이저광

해설

적외선은 열을 가지고 있고 투과력이 높아서(커튼을 쳐도 뜨거운 것이 전달) 피부에 화상도 입힐 수 있다. 각막과 홍채, 망막에 손상을 입히고 수정체에 장애를 유발하여 백내장을 일으키므로 적외선의 노출을 막기 위해 보호안경을 착용해야 한다.

② 용접공, 복사기 취급자 등에게 많이 노출되는 자외선은 홍반, 피부암, 색소침착, 결막염, 각막염을 유발한다. 자외선은 살균기능이 있고 피부의 비타민 D 생성에 기여하기도 하지만 과하게 노출이 되면 다양한 부작용을 유발하므로 자외선차단제를 바르고 선글라스가 필요한 것이다.

③ 분진은 먼지와 같은 것을 말한다. 석탄가루가 폐에 들어가는 진폐증, 규사나 규산 가루가 폐에 들어가는 규폐증, 석면섬유로 인해 발생하는 석면증이 분진으로 인한 직업병이다.

④ 전리방사선은 흔히 말하는 엑스레이와 같은 방사선으로 다양한 암이 발생할 확률을 높인다. 방사선실 근무자, 방사능 물질 생산자, 핵반응 및 원자력 공장 근로자가 전리방사선에 흔히 노출된다. 항공 승무원은 우주에서 발생하는 전리방사선에 상당량 노출되며 백혈병이 산재로 인정되기도 했다.

⑤ 측량기, 레이저 용접기, 레이저 절단기를 다루는 직업, 레이저 통신 종사자는 레이저광에 노출이 될 확률이 높다. 강한 레이저에 지속적으로 노출 시에 각막과 망막의 화상을 입을 수 있다.

37 꿀이나 설탕을 넣어 농축시킨 반유동 상태의 한약 제형은?

① 탕제
② 산제
③ 환제
④ 고제
⑤ 주제

① 탕제는 용기에 약물을 넣고 물을 부어 열을 가해 달인 것으로 흔하게 볼 수 있는 파우치에 담겨 있는 한약이다. 흡수가 잘
　되어서 효과가 빠르므로 급성질환, 중병에 사용한다.
② 산제는 가루약이다. 머리를 '산'발하고 있다는 말처럼 '산'은 흩어져 있다라는 뜻이다.
③ 환제는 꿀 등을 이용하여 동글동글한 모양으로 만들어져 있으며 서서히 흡수되면서 효과를 볼 수 있다.
⑤ 주제는 술에 약재를 담가두었다가 약재 찌꺼기를 버리고 마시는 약주이다.

38 measles virus가 원인으로 비말감염과 직접접촉으로 전염이 되는 감염병은?

① 결핵
② 수두
③ 홍역
④ 풍진
⑤ 이하선염

비말감염으로 전파되므로 마스크 착용과 손씻기가 중요하다. 전구기(카타르기)에는 코플릭 반점(구강 내 점막의 병변), 발열, 기침,
콧물, 결막염이 발생한다. 이후 발진기에는 귀 뒤와 얼굴에서 시작하여 몸통과 사지로 확산하고 회복기에 접어들면 발진이 생긴
순서대로 사라진다. 홍역은 발진이 귀 뒤에서 시작되고 수두는 몸통에서 시작한다는 것을 헷갈리면 안 된다.

39 야맹증과 눈이 뻑뻑한 증상이 있다면 보충해야 할 비타민은?

① 비타민 A
② 비타민 C
③ 비타민 K
④ 비타민 E
⑤ 비타민 D

비타민은 에너지를 발생하지 않으며 결핍되면 각각의 비타민마다 나타나는 증상이 다르다. 수용성 비타민과 지용성 비타민으로
나뉘는데 수용성 비타민은 물에 녹는 비타민으로 과량섭취하더라도 소변으로 배출된다. 그렇다 보니 수용성 비타민을 많이 섭취하면
소변 색이 노랗게 변하는 것이다. 지용성 비타민은 지방이랑 붙어 있는 비타민이어서 몸에서 잘 배출되지 않고 축적된다는 단점이
있으므로 과량으로 섭취하면 안 되는데 비타민 A, D, E, K가 해당된다.
② 비타민 C는 수용성 비타민으로 부족하면 괴혈병(잇몸 출혈)과 상처 치유가 지연된다.
③ 비타민 K는 지용성 비타민으로 출혈에 관여한다.
④ 비타민 E는 지용성 비타민으로 부족하면 빈혈을 초래한다.
⑤ 비타민 D는 지용성 비타민으로 햇볕을 받으면 피부에서 합성되는데 부족하면 구루병을 초래한다.

40 자유방임형 보건의료 전달체계에 대한 설명으로 옳은 것은?

① 영국의 보건의료 전달체계이다.

② 보건의료서비스를 무료로 국가가 주도한다.

③ 사회적, 지역적인 불균형이 심하다.

④ 개인의 자유보다 사회 전체의 이익을 중요시한다.

⑤ 주치의 제도가 있다.

해설

한국과 미국, 일본이 자유방임형을 채택하였다. 정부의 통제는 최소한인 민간주도형으로서 국민의 자유로운 선택을 존중한다. 국민이 스스로 의료기관을 선택하고 그에 따라 의료의 질이 높아지며 의료인의 재량권과 의료서비스의 질이 높아진다. 대도시에만 의료기관이 몰리게 되고 경제적인 수준에 맞는 의료기관을 이용하게 된다. 비효율적인 이용(과잉처방, 병원 쇼핑, 과도한 비급여 처방)은 의료비 상승을 부추긴다.

①, ②, ⑤ 사회보장형에 대한 설명이다.

④ 사회주의형에 대한 설명이다. 사회'주의'는 공산'주의' 국가에서 시행하는 보건의료 전달체계이다. 사회보장형은 자유가 일부 허용되지만 사회주의는 개인의 자유가 허락되지 않는다.

41 감자로 인해 식중독이 발생하게끔 하는 독소는?

① 무스카린

② 테트로도톡신

③ 솔라닌

④ 베네루핀

⑤ 미틸로톡신

해설

① 버섯의 독소이다.

② 복어의 독소이다.

④ 굴의 독소이다.

⑤ 조개의 독소이다.

42 지역 주민이 쉽게 수용할 수 있는 방법으로 사업이 제공되어야 하는 일차보건의료의 특성은?

① 접근성

② 수용 가능성

③ 주민의 적극적인 참여

④ 지불부담능력

⑤ 비가역적

해설

노인이 대상인 교육에서 스마트폰 앱을 사용하여 설명하거나 노인이 받아들이기 힘든 주제로 교육한다면 수용 가능성 조건을 충족하지 못한 것이다.

① 벽지나 오지에 있는 주민들도 쉽게 접근할 수 있는 위치에 있어야 한다.

③ 일차보건의료가 잘 이루어지기 위해 가장 중요한 부분이다. 자생적 주민 조직을 활용하고 위원회를 만들고 보건요원을 양성하고 배치하며 사회지도층의 적극적인 참여가 필요하다.

④ 지불능력이 없는 사람들도 부담 없이 이용할 수 있는 비용이어야 한다.

⑤ 비가역적이다는 말은 변하지 않는다는 말인데 일차보건의료와 상관이 없다.

43 장기요양등급을 받은 후에 대상자가 집에서 요양보호사를 통해 장기요양서비스를 받는 형태는?

① 방문간호

② 주야간보호서비스

③ 노인요양시설

④ 방문요양

⑤ 단기보호서비스

해설

재가급여서비스는 방문요양서비스, 방문목욕서비스, 주야간보호서비스, 단기보호서비스, 방문간호서비스이다. 방문요양은 요양보호사가 집에 방문하여 식사 준비, 청소, 산책, 외래진료와 같은 일상적인 생활을 도와주는 서비스이다.

① 방문간호는 2년 이상의 간호사 경력이 있는 자 혹은 3년 이상의 간호조무사 경력이 있고 보건복지부장관이 지정한 교육기관에서 일정 교육을 이수한 자가 할 수 있다.

② 주야간보호서비스는 센터에 대상자가 방문하여 서비스를 받는 것이다.

③ 노인요양시설은 일종의 요양원으로 어른들이 입소하여 관리받는 시설급여서비스이다.

⑤ 월 9일 이내의 단기간의 돌봄이 필요한 노인을 입소시켜 서비스를 제공한다.

44 노인장기요양보험제도에 대해 올바르게 설명한 것은?

① 노인장기요양보험제도를 신청받는 곳은 행정복지센터이다.

② 장기요양등급은 1~8등급이다.

③ 노인요양시설을 이용하는 것은 재가급여이다.

④ 오지에 거주하는 대상자는 노인장기요양보험 서비스를 이용할 수 없다.

⑤ 65세 이하이며 고관절 골절을 당한 사람은 이용할 수 없다.

해설

소득과 상관없이 65세 이상 노인 또는 65세 이하더라도 치매, 뇌혈관성 질환, 파킨슨 등의 노인성 질병을 가진 자가 6개월 이상 혼자서 일상생활을 수행하기 어렵다고 인정되면 서비스를 받을 수 있다. 고관절골절은 노인성 질환이 아니므로 해당되지 않는다.

① 국민건강보험공단이 주체이다.

② 장기요양등급은 1~5등급+인지지원등급이다. 1등급으로 갈수록 전적으로 다른 사람의 도움이 필요한 와상 상태이다. 등급은 장기요양 인정점수를 바탕으로 판정된다. 등급에 따라 이용 가능한 서비스의 종류가 다르다.

③ 노인요양시설은 요양원이라고 생각하면 된다. 시설급여는 노인의료복지시설에 대상자가 입소하여 받는 서비스이며 수급자 부담은 20%이다.

④ 오지에 거주한다면 특별현금급여 서비스를 받을 수 있다. 장기요양서비스를 받을 수 없는 지역(벽지, 오지)에 거주하는 대상자의 가족이 돌봄을 제공하면서 특별히 현금으로 가족요양비를 받는 것이다.

45 2차 성비에 대한 설명으로 옳은 것은?

① 장래인구를 추정하는 데 사용할 수 있다.

② 배 속에 있을 때 태아의 성비이다.

③ 현재의 성비이다.

④ 남자 100명에 대한 여자의 인구이다.

⑤ 여자가 100명이고 남자가 90명이라면 성비는 100이다.

해설

2차 성비는 무사히 태어난 아기의 성비를 말하는 것이다. 이 아기가 자라면 장래의 인구가 되는 것이므로 장래인구를 추정하는 데 사용하는 성비가 된다.

② 1차 성비는 배 속에 있을 때 태아의 성비인데 유산과 분만 중 사망 등 다양한 변수가 있으므로 장래인구를 추정하는 데 사용할 수 없다.

③ 3차 성비는 현재 인구의 성비를 말한다.

④ 성비는 여자 100명에 대한 남자의 수를 말한다. 예전에는 남아선호사상이 강했으며 그로 인해 남아의 숫자를 중요시했다는 것을 연관시켜 이해한다.

⑤ 남자 수/여자 수×100이 성비를 구하는 공식이다. 90/100×100 = 90이다.

46 지역사회 주민을 대상으로 보건교육을 하는 목적은?

① 질병예방에 대한 관심이 떨어졌기 때문에
② 자기 건강관리의 수준을 높이기 위해서
③ 노인인구가 줄었기 때문에
④ 급성질환의 유병률이 높아지기 때문에
⑤ 예방보다 치료에 국민들이 관심이 많기 때문에

해설

보건교육은 단순하게 지식을 전달하는 것이 목적이 아니며 대상자가 교육을 받은 내용을 꾸준하게 실천해서 건강을 관리하는 수준을 높이기 위함이다. 그리고 보건교육을 통해 개인이나 집단이 지식과 태도, 행위를 바람직한 방향으로 변화시켜 적정기능 수준의 건강을 향상시키는 것이 목적이다. 노인의 수명이 늘어나면서 만성질환의 유병률도 높아지고 그에 따라 의료비도 상승하고 있다. 예전에 비해 사람들은 치료보다 예방, 건강을 꾸준하게 유지하는 방법에 관심을 많이 가지게 되어 보건교육은 더욱 필요하게 되었다.

47 우리나라 국민건강보험제도의 특징에 대한 설명이 아닌 것은?

① 소득비례의 원칙   ② 선택가입
③ 단기보험   ④ 균등수혜
⑤ 소득재분배 원칙

해설

국민건강보험을 강제로 가입시키는 것은 국민 누구나 질병이나 사고로 인한 급작스러운 부담을 갖지 않도록 하기 위한 목적이다.
① 소득에 비례하여 수입이 많은 사람은 많이 내고 적게 버는 사람은 적게 내도록 한다.
③ 1년마다 보험료가 달라지므로 단기보험이라고 부른다.
④ 보험료를 많이 내는 사람이나 적게 내는 사람이나 건강보험을 적용받는 것은 똑같다.
⑤ 세금을 많이 낸 사람의 돈이 기초생활이 부족한 사람들에게 재분배, 즉 나누어지게 되는 것이다. 이렇게 함으로써 전 국민 누구나 의료를 보장받도록 하자는 취지이다.

48 가정방문을 할 때 전염성을 고려하여 가장 나중에 방문해야 하는 사람은?

① 매독 환자
② 미숙아
③ 초등학생
④ 당뇨를 가진 노인
⑤ 결핵을 앓고 있는 중학생

해설

전염성을 고려하여 가정방문 해야 하는 순서는 신생아와 미숙아 → 임산부 → 학령전 아동 → 학령기 → 성병환자 → 결핵 환자이다. 그러므로 미숙아 → 초등학생 → 당뇨를 가진 노인 → 매독환자 → 결핵을 앓고 있는 중학생 순이다.

49 의료기술, 의료지식과 정보는 국가보건의료체계에서 무엇에 해당하는가?

① 물적 자원
② 보건의료제공
③ 자원의 조직적인 배치
④ 지적 자원
⑤ 경제적 지원

해설

국가가 국민의 건강을 회복하고 유지하며 증진시키기 위하여 행하는 모든 활동을 국가보건의료체계라고 부른다. 국가보건의료체계가 돌아가려면 보건의료자원, 보건의료자원의 적절한 배치, 이러한 자원들이 잘 운영되기 위한 경제적인 지원, 자원들로 구성된 의료기관의 적절한 보건의료제공이 필요하다.

보건의료자원은 지적 자원, 인적 자원, 물적 자원으로 나뉜다. 지적 자원은 의료기술, 의료지식, 정보이며 인적 자원은 보건의료를 제공하는 의사, 간호사, 물리치료사, 간호조무사 등의 보건의료인력이다. 물적 자원은 의료기기와 장비, 의료물품과 약품이다. 이런 보건의료자원들이 조직적으로 배치되어서 의료기관별로 적절한 보건의료를 제공해야 한다. 의료기관들이 운영되기 위해서는 건강보험료, 진료비 등의 경제적 지원이 있어야 하고 보건의료 정책의 결정과 변화(의사의 총파업으로 의료기관에 막대한 손실)는 의료기관 운영에 큰 영향을 미친다.

② 보건의료제공 – 의료기관별로 보건의료서비스가 다르다.
ⓐ 1차 의료기관 : 의원, 한의원, 치과의원 등 아플 때 일차적으로 방문하게 되는 의료기관이다.
ⓑ 2차 의료기관 : 의원급에서 해결되지 않은 환자가 방문하는 곳이고 검사를 위한 장비와 입원실이 갖추어져 있다.
ⓒ 3차 의료기관 : 대형 종합병원이며 2차 의료기관보다 더욱 전문적인 검사와 의료서비스를 받을 수 있다. 예외인 경우를 제외하고 1~2차 의료기관에서 받은 진료의뢰서가 있어야 진료가 가능하다.

50 백내장 수술을 했을 때 적용되는 사전 결정방식 진료비제도는?

① 행위별수가제
② 포괄수가제
③ 인두제
④ 봉급제
⑤ 총액계약제

해설

안과, 이비인후과, 외과, 산부인과 4개 진료과의 백내장수술, 편도수술 및 아데노이드 수술, 항문수술, 탈장수술, 맹장수술, 제왕절개분만, 자궁 및 자궁부속기 수술(악성 종양 제외) 등 7개 질병군이 포괄수가제에 해당된다. 행위별수가제와 같이 하나하나 계산하는 것이 아니라 포괄하여 묶어 계산하는 방식이다. 환자는 지불해야 하는 액수를 대략적으로 알 수 있고 진료비가 표준화되어 있어 논쟁이 발생하지 않는다. 과잉진료를 막을 수 있다는 장점은 있지만 진료를 최소화하여 의료의 질을 떨어뜨릴 수 있는 단점이 있다.

51 보건교육이 이루어지는 동안에 강의실의 온도와 습도, 조명이 적절했는지를 평가하는 것은?

① 과정평가   ② 투입평가

③ 성과평가   ④ 형성평가

⑤ 절대평가

해설

②, ③ 성과수준에 따른 평가는 투입평가, 과정평가, 성과평가로 나뉜다. 투입평가는 보건교육 할 때 투입된 것들로 예를 들어 강사나 강의실 위치 등이 적절했는지 평가하는 것이다. 성과평가는 교육과정을 통해 얼마나 목표를 이루었는지를 평가하는 것으로 체지방 감량 정도, 인슐린 자가 주사 가능 여부 등이다.

④ 교육 활동 단계에 따른 평가 단계는 진단평가 → 형성평가 → 총괄평가로 진행된다. 보건교육을 하는 중간 과정에서 피드백을 주기 위한 평가이다.

⑤ 미리 도달해야 할 절대적인 목표를 정해두는 것이며 그 목표 이하는 기준에 부합하지 못한 것으로 판정하는 방법이다. 반대는 상대평가이다.

52 최소한의 인간다운 생활을 할 수 있도록 교육급여, 출산과 장례 지원금, 주거급여 지원 등을 해주는 사회보장제도는?

① 기초생활보장제도   ② 사회서비스

③ 의료급여   ④ 고용보험

⑤ 연금보험

해설

② 장애인, 취약계층 아동, 노인과 같은 도움이 필요한 대상자에게 상담, 재활, 정보제공 등을 하는 서비스로서 아동청소년 심리지원 서비스가 예이다.

③ 입원하거나 외래진료를 볼 때 개인부담이 없거나 적은 비용을 납부하게 함으로써 의료서비스를 받을 수 있도록 해주는 제도이다.

④ 고용되어 있던 근로자가 직장을 갑자기 잃어 고용 상태가 아닌 경우에 구직하는 일정 기간 동안 실업급여를 지급해줌으로써 소득을 보장해주는 사회보험이다.

⑤ 퇴직 후 소득이 없을 때 매월 일정 금액의 연금을 받으면서 생활이 가능할 수 있도록 소득을 보장하는 사회보험이다.

53 보건교육을 평가하기 위한 조건이 아닌 것은?

① 객관성   ② 신뢰성

③ 타당성   ④ 실용성

⑤ 형평성

해설

진단평가, 형성평가, 과정평가, 영향평가 등 다양한 보건교육 평가가 있다. 이러한 평가를 하기 위한 도구의 예는 질문지법, 구두질문, 관찰법, 면접, 자기보고서 등이 있는데 이러한 도구들은 객관성, 신뢰성, 타당성, 실용성을 충족해야 한다.

보건교육을 진행할 때는 다양한 평가가 이루어진다. 평가를 하기 위한 도구는 질문지법, 구두질문, 관찰법, 면접, 자기보고서 등이 있는데 이러한 도구들은 객관성, 신뢰성, 타당성, 실용성을 충족해야 한다.

① 주관적인 개입 없이 어느 누구에게나 동일한 방법으로 평가가 이루어져야 한다.

② 동일한 대상에게 동일한 방법으로 반복 측정하였을 때 같은 결과가 나온다면 신뢰도가 높다고 할 수 있다.

③ 얼마만큼 정확하게 결과를 보여주는지 정도가 타당성이다.

④ 수월한 방법으로 평가를 받을 수 있어야 한다.

54 보건소의 업무로 옳지 않은 것은?

① 취약계층을 찾아가는 방문보건사업
② 장애인 건강관리
③ 진료와 질병관리
④ 수술과 재활
⑤ 난임 관리

해설

보건소의 기능 및 업무(지역보건법 제11조)
보건소는 해당 지방자치단체의 관할 구역에서 다음의 기능 및 업무를 수행한다.
- 건강 친화적인 지역사회 여건의 조성
  예 산책로 조성, 운동기구 설치, 해충제거스프레이
- 지역보건의료정책의 기획, 조사·연구 및 평가
  예 치매극복 걷기행사 운영, 당뇨인 걷기행사 운동
- 보건의료인 및 보건의료기관 등에 대한 지도·관리·육성과 국민보건 향상을 위한 지도·관리
  예 의료기관과 약국을 점검하여 의료법 준수 여부와 약품 유효기간을 확인
- 보건의료 관련 기관·단체, 학교, 직장 등과의 협력체계 구축
  예 요양병원과 연계한 치매프로그램, 초등학생 치과 주치의 사업
- 지역주민의 건강증진 및 질병예방·관리를 위한 다음의 지역보건의료서비스의 제공
  - 국민건강증진·구강건강·영양관리사업 및 보건교육
    예 비만, 금연, 절주 운동, 정기적인 영양교육, 보충 식품지원, 불소도포사업, 노인틀니지원
  - 감염병의 예방 및 관리
    예 예방접종, 결핵관리실
  - 모성과 영유아의 건강유지·증진
    예 태교교실, 출산준비, 육아강좌
  - 여성·노인·장애인 등 보건의료 취약계층의 건강유지·증진
    예 독거노인 방문, 장애인가족 프로그램
  - 정신건강증진 및 생명존중에 관한 사항
    예 치매 조기검진, 우울증 상담, 자살예방사업
  - 지역주민에 대한 진료, 건강검진 및 만성질환 등의 질병관리에 관한 사항
    예 금연관리, 고혈압 교실, 만성질환 검사
  - 가정 및 사회복지시설 등을 방문하여 행하는 보건의료 및 건강관리사업
    예 취약계층 가정방문
  - 난임의 예방 및 관리
    예 난임부부 시술비 지원

55 임상적, 방사선학적 또는 조직학적 소견상 결핵에 해당하지만 결핵균검사에서 양성으로 확인되지 아니한 자를 무엇이라 부르는가?

① 잠복 결핵 환자　　　　　　　　　② 결핵 환자

③ 결핵 의사 환자　　　　　　　　　④ 전염성 결핵 환자

⑤ 활동성 결핵 환자

해설
① 결핵에 감염되어 결핵감염검사에서 양성으로 확인되었으나 결핵에 해당하는 임상적, 방사선학적 또는 조직학적 소견이 없으며 결핵균검사에서 음성으로 확인된 자를 말한다.
② 결핵균이 인체 내에 침입하여 임상적 특징이 나타나는 자로서 결핵균검사에서 양성으로 확인된 자를 말한다.
④ 결핵 환자 중 객담(喀痰)의 결핵균검사에서 양성으로 확인되어 타인에게 전염시킬 수 있는 환자를 말한다.
⑤ 전염성 결핵 환자와 비슷한 의미이다.

56 들쥐, 족제비와 같은 감염된 동물과의 직접적인 접촉이나 소변에 오염된 흙이나 물에 접촉하여 감염되는 인수공통질환은?

① 렙토스피라　　　　　　　　　　　② 쯔쯔가무시

③ 뎅기열　　　　　　　　　　　　　④ 말라리아

⑤ 중증혈소판감소증후군(SFTS)

해설
②, ⑤ 진드기로 인한 감염병이다.
③, ④ 모기로 인한 감염병이다.

57 헌혈증서를 온라인 중고사이트에서 금액을 받고 거래하였다면 어떤 처벌이 이루어지는가?

① 5년 이하의 징역 또는 5천만원 이하의 벌금

② 직접적인 혈액이 아니므로 혈액관리법 위반은 아니다.

③ 2년 이하의 징역 또는 2천만원 이하의 벌금

④ 1년 이하의 징역 또는 1천만원 이하의 벌금

⑤ 100만원 이하의 벌금

해설
혈액 매매행위 등의 금지(혈액관리법 제3조 제2항)
누구든지 금전, 재산상의 이익 또는 그 밖의 대가적 급부(給付)를 받거나 받기로 하고 자신의 혈액(제14조에 따른 헌혈증서를 포함한다)을 제공하거나 제공할 것을 약속해서는 안 된다.

58 정신병원에 입원한 환자에게 건물 벽의 도색작업을 하도록 했다면 어떤 처벌이 이루어지는가?

① 500만원 이하의 벌금

② 1년 이하의 징역 또는 1천만원 이하의 벌금

③ 3년 이하의 징역 또는 3천만원 이하의 벌금

④ 정신건강전문의학과 의사 면허 정지

⑤ 의료기관에서의 노동은 작업치료에 포함되므로 처벌받지 않는다.

해설

벌칙(정신건강증진 및 정신질환자 복지서비스 지원에 관한 법률 제85조)

정신건강증진시설을 이용하는 정신질환자에게 노동을 강요한 자는 3년 이하의 징역 또는 3천만원 이하의 벌금에 처한다.

59 다음 중 1차 오염물질이 아닌 것은?

① 일산화탄소   ② 질소산화물

③ 황산화물   ④ 오존

⑤ 탄화수소

해설

대기를 오염시키는 물질은 1차 오염물질과 2차 오염물질로 나뉜다. 1차 오염물질은 자동차와 공장 같은 오염 발생 원인에서 직접적으로 배출이 되는 것들이다. 대표적으로 일산화탄소, 질소산화물, 탄화수소, 황산화물, PM-10 미세먼지가 있다. 황산화물과 질소산화물은 석탄과 석유가 연소하는 과정에서 발생하며 산성비와 스모그를 일으키는 주요물질이다.

일산화탄소는 탄소가 불완전 연소가 되었을 때 발생하는데 자동차, 공장, 주방 등에서 배출되며 탄화수소는 자동차에서 많이 배출된다.

2차 오염물질은 1차 오염물질이 대기 중에 화학반응이 일어나서 생기는 것들로 오존, 알데하이드, 케톤, PAN, 황산염, 질산염, PM-2.5 초미세먼지가 있다.

60 경유 자동차 운전자, 폐기물 처리업자에게 부담금을 지우는 제도는?

① 환경개선부담금 제도   ② 환경영향평가

③ 폐기물부담금제도   ④ 폐기물처분부담금제도

⑤ HACCP 관리

해설

환경개선부담금은 환경을 오염시키는 물질을 배출하는 사람에게 개선비용을 부담하여 환경오염을 '개선'하고자 하는 제도이다. 공장, 폐기물 처리업체, 경유 자동차 운행하는 사람, 발전소 등이 대상이다.

② 환경영향평가는 어떤 사업이 환경과 교통, 인구에 미치는 영향이 어느 정도인지 평가하여 그 영향을 최소화하는 방법을 마련하기 위함이 목적이다.

③ 폐기물부담금제도는 재활용이 안 되는 폐기물(껌, 일회용 기저귀, 담배, 플라스틱 제조품, 살충제 유독물)을 제조한 제조업자 혹은 수입을 하는 업자에게 부담금을 지우는 제도이다.

④ 폐기물처분부담금제도는 재활용이 가능한 폐기물임에도 불구하고 소각이나 매립의 방법으로 '처분'하는 배출자에게 부담금을 지우는 제도이다. 폐기물 처리업자 등이 대상자이다.

⑤ HACCP 관리는 소비자에게 안전하고 위생적인 식품을 공급하기 위해 위험한 요소를 분석하고 문제되는 원인을 차단하는 시스템이다.

61 토지를 확보해야 하는 어려움이 있으며 땅에 폐기물을 묻어버리는 방법은?

① 매립법　　　　　　　　　　　② 퇴비법
③ 소각법　　　　　　　　　　　④ 적환장
⑤ 재활용

62 구강보건법에 의거하여 임산부를 대상으로 실시하는 구강검진이 아닌 것은?

① 치아우식증　　　　　　　　　② 치주질환
③ 치아마모증 상태　　　　　　　④ 구강발육 상태
⑤ 치은염 여부

63 정신건강증진 및 정신질환자 복지서비스 지원에 관한 법률에 의거하여 정신건강전문의의 진단서 유효기간은?

① 30일　　　　　　　　　　　② 45일
③ 60일　　　　　　　　　　　④ 90일
⑤ 1년

64 우리나라에 흔한 식중독으로 화농성 피부질환을 가진 사람이 조리했을 때 발생할 수 있는 감염병은?

① 병원성 대장균 식중독

② 살모넬라 식중독

③ 포도상구균 식중독

④ 보툴리누스 식중독

⑤ 노로바이러스 식중독

해설

포도상구균은 코와 입, 피부 등에 살고 있다가 면역이 저하되거나 상처가 났을 때 감염을 일으키고, 중이염, 폐렴, 패혈증을 유발하기도 한다. 그리고 포도상구균으로 오염된 음식물은 독소가 생성되는데 이것을 섭취하였을 때 식중독을 일으키기도 한다. 포도상구균 중에서 황색포도상구균이 흔한 식중독의 원인이며 김밥, 도시락, 샌드위치, 빵 등에 자주 발견된다. 화농성 피부질환은 포도상구균이 흔한 원인이므로 이러한 문제를 가진 사람이 조리를 하였을 때는 이 균에 감염될 우려가 높아진다.

① 환자나 동물의 분변을 통해 오염된 식품이나 조리기구로 감염된다. 생채소나 육류를 통해 흔히 감염되므로 채소는 소독액으로 세척하고 육류는 충분히 가열해서 익혀 먹어야 한다.

② 6~9월에 발생하며 한국에서 가장 흔한 감염형 식중독으로, 계란, 두부, 육류 등의 음식물 혹은 대소변에 오염된 음식물이 원인이다. 특히 닭의 몸속에 기생하는 살모넬라균이 달걀껍질이나 닭고기를 통해 옮겨올 확률이 높으므로 이것들을 만진 후에는 손을 씻어야 한다.

④ *Clostridium botulinum*의 신경독소에 의해 신경마비가 일어나는 식중독이다. 주로 보관 상태가 나쁜 통조림, 소시지 섭취를 통해 감염된다.

⑤ 급성 위장관염을 일으키는데, 식품을 매개로 한 집단 식중독이며 노로바이러스는 영하의 기온에도 살아 남으므로 겨울에 호발한다. 함께 사용한 물건을 통해서도 감염이 될 만큼 감염력이 높아서 집단생활을 하는 곳에서 집단감염으로 퍼지기가 쉽다.

65 A형 간염 환자에 대한 설명이 아닌 것은?

① 배변을 보고 난 후 반드시 손소독을 해야 한다.

② 대부분 혈액과 성적 접촉을 통해 감염된다.

③ 위생 상태가 불량한 환경에서 많이 발생한다.

④ 식기를 공유하지 않는다.

⑤ A형 간염 환자의 대변에 오염된 물이나 음식을 통해 전달되는 경우가 많다.

해설

B형 간염에 대한 설명으로 바늘에 찔리지 않도록 주의해야 한다.

66 독감이 유행하는 시기에 독감 환자가 다녀간 곳에 소독약을 뿌리고 엘리베이터 버튼을 소독약으로 닦고 손소독을 철저히 하는 습관을 들이는 것은 어떤 차단 방법인가?

① 숙주의 면역력 높이기 ② 역학관리
③ 병원소 제거 ④ 환경 위생 관리
⑤ 감염력 감소

해설

감염병 전파 차단 방법
• 병원소 제거 : 병원체가 살고 있는 병원소를 제거하는 것이 가장 근본적이고 확실한 방법이다. 말라리아모기를 박멸하거나 A형 간염에 오염된 음식물을 폐기하고 조류독감에 걸린 닭을 살처분하는 것이 그 예이다. 하지만 인간이 병원소인 경우에는 한계가 있다. 이 때는 병원소를 격리하게 되는데 코로나 양성 환자를 바이러스 전파력이 약해질 때까지 격리하는 것이 그 예이다.
• 환경 위생 관리 : 바이러스가 묻은 걸로 의심되는 환경에 소독약을 뿌리는 등 병원체의 전파를 막는 방법이다.
• 감염력 감소 : 병원체가 감염시킬 수 있는 힘을 약화시키는 것이다. 결핵약 복용이 예이다.
• 숙주의 면역력(저항성) 높이기 : 충분한 휴식과 올바른 영양습관 등은 면역력을 높일 수 있는 방법이다.
• 역학관리 : 접촉자를 색출하고 조기에 검사하게 하여 조기치료하고 확산을 막는다.

67 구강보건사업에 대한 설명으로 옳은 것은?

① 사업장의 사업주는 근로자의 구강보건관리를 위해 치위생사를 위촉할 수 있다.
② 구강보건사업 대상자에 중환자도 포함된다.
③ 학교구강보건사업은 불소도포를 포함하지 않는다.
④ 학교에서 주 1회 불소용액으로 양치한다면 0.2% 농도로 맞추어야 한다.
⑤ 보건소장은 3년마다 구강건강실태를 조사하고 결과를 공표해야 한다.

해설

불소용액 양치사업에 필요한 불소용액의 농도는 매일 1회 양치하는 경우에 양치액의 0.05%, 주 1회 양치하는 경우에는 양치액의 0.2%로 한다.
① 구강보건법 시행령 제14조 제2항에 사업장의 사업주는 치아부식증 등 구강질환 발생위험이 있는 업무에 종사하는 근로자의 구강보건관리를 위하여 필요한 경우에는 산업구강보건에 관한 학식이 풍부한 치과의사를 위촉할 수 있다고 기재되어 있다.
② 구강보건법에 따라 구강보건사업의 대상자는 유치원생, 초등학교~고등학교와 특수학교 학생(불소 도포, 불소 용액 양치, 구강검진, 구강보건교육, 칫솔질 지도), 사업장 근로자(구강보건교육과 구강검진), 노인(임플란트와 틀니 지원), 장애인(찾아가는 구강검진 서비스), 임산부(구강검진, 구강보건교육, 칫솔과 치실 제공), 영유아(국가 구강검진)이다.
③ 학교 구강보건사업은 구강보건교육, 구강검진, 칫솔질과 치실질 등 구강위생관리 지도 및 실천, 지속적인 구강건강관리, 불소용액 양치와 치과의사 또는 치과의사의 지도에 따른 치과위생사의 불소 도포, 그 밖에 학생의 구강건강 증진에 필요하다고 인정되는 사항을 시행한다.
⑤ 보건소장이 아니라 질병관리청장이 보건복지부장관과 협의해서 해야 한다.

68 의료법상 수술실 내 폐쇄회로 텔레비전의 설치와 운영에 관한 설명으로 옳은 것은?

① 의식이 없는 상태더라도 생명이 위험해질 수 있는 응급상황이라면 의료인은 촬영을 거부할 수 있다.

② 수술하는 장면을 촬영하는 경우 녹음 기능도 함께 사용해야 한다.

③ 범죄의 수사와 관련하여 관계기관이 요청하더라도 영상정보는 공개되어서는 안 된다.

④ 의료기관의 장은 영상정보를 60일 이상 보관해야 한다.

⑤ 의식이 있는 하반신 마취를 하는 수술을 할 때도 폐쇄회로 텔레비전은 촬영이 되어야 한다.

해설
수술실 내 폐쇄회로텔레비전의 설치·운영(의료법 제38조의2 제2항)
- 환자 또는 환자의 보호자가 요청하는 경우(의료기관의 장이나 의료인이 요청하여 환자 또는 환자의 보호자가 동의하는 경우를 포함한다) 의료기관의 장이나 의료인은 전신마취 등 환자의 의식이 없는 상태에서 수술을 하는 장면을 제1항에 따라 설치한 폐쇄회로텔레비전으로 촬영하여야 한다. 이 경우 의료기관의 장이나 의료인은 다음의 어느 하나에 해당하는 정당한 사유가 없으면 이를 거부할 수 없다.
  - 수술이 지체되면 환자의 생명이 위험하여지거나 심신상의 중대한 장애를 가져오는 응급 수술을 시행하는 경우
  - 환자의 생명을 구하기 위하여 적극적 조치가 필요한 위험도 높은 수술을 시행하는 경우
  - 전공의의 수련환경 개선 및 지위 향상을 위한 법률 제2조 제2호에 따른 수련병원 등의 전공의 수련 등 그 목적 달성을 현저히 저해할 우려가 있는 경우
- 의료기관의 장이나 의료인이 제2항에 따라 수술을 하는 장면을 촬영하는 경우 녹음 기능은 사용할 수 없다.
- 의료기관의 장은 다음의 어느 하나에 해당하는 경우를 제외하고는 제2항에 따라 촬영한 영상정보를 열람하게 하거나 제공(사본의 발급을 포함한다. 이하 이 조에서 같다)하여서는 아니 된다.
  - 범죄의 수사와 공소의 제기 및 유지, 법원의 재판업무 수행을 위하여 관계 기관이 요청하는 경우
  - 의료사고 피해구제 및 의료분쟁 조정 등에 관한 법률 제6조에 따른 한국의료분쟁조정중재원이 의료분쟁의 조정 또는 중재 절차 개시 이후 환자 또는 환자 보호자의 동의를 받아 해당 업무의 수행을 위하여 요청하는 경우
  - 환자 및 해당 수술에 참여한 의료인 등 정보 주체 모두의 동의를 받은 경우
- 의료기관의 장은 제2항에 따라 촬영한 영상정보를 30일 이상 보관하여야 한다.
- 전신마취 등 환자의 의식이 없는 상태에서 수술을 시행하는 경우만 해당한다.

69 의료법상 종합병원이 갖추어야 할 조건으로 적합한 것은?

① 300병상 이상을 갖추어야 한다.

② 중증질환에 대한 난이도가 높은 의료행위를 해야 한다.

③ 300병상을 초과하는 경우에는 7개 이상의 진료과목을 갖추어야 한다.

④ 진료과에는 전공의를 두어야 한다.

⑤ 100병상 이상 300병상 이하인 경우에는 정신건강의학과가 필수가 아니다.

해설
100병상 이상 300병상 이하인 경우에는 내과·외과·소아청소년과·산부인과 중 3개 진료과목, 영상의학과, 마취통증의학과와 진단검사의학과 또는 병리과를 포함한 7개 이상의 진료과목을 갖추고 각 진료과목마다 전속하는 전문의를 두어야 한다.
① 최소 100병상 이상이어야 한다.
② 상급종합병원에 대한 설명이다.
③ 300병상을 초과하는 경우에는 내과, 외과, 소아청소년과, 산부인과, 영상의학과, 마취통증의학과, 진단검사의학과 또는 병리과, 정신건강의학과 및 치과를 포함한 9개 이상의 진료과목을 갖추고 각 진료과목마다 전속하는 전문의를 두어야 한다.
④ 전공의(인턴, 레지던트)가 아니라 전문의이다.

70 호기성균이 좋아하는 산소를 이용하여 물을 정화하는 방법은?

① 활성오니법

② 스크린

③ 침사지

④ 침전지

⑤ 소각법

해설

하수처리 과정은 스크린(부유물질을 제거) → 침사지('사'는 사막 같은 모래를 말한다. 무거운 무기물질을 침전) → 침전지('전'은 '전'분가루처럼 부드러운 앙금 같은 찌꺼기를 말한다. 불순물이 가라앉는 곳) → 생물학적 처리(활성 오니법)를 거친다.

오니는 하수에 깔린 진득진득한 침전물이다. 많은 호기성균(공기를 좋아하는 세균)이 풍부하게 포함되어 있는 상태를 활성 오니라 부른다. 활성 오니의 호기성균을 이용하여 오염의 원인이 되는 유기물질들을 분해하는 데 활용할 수 있다. 유기물질은 수질오염의 주원인이다. 하수 처리 과정에서 활성 오니를 넣고 호기성균이 좋아하는 산소를 공급해주면 호기성균은 산소를 먹으면서 더 많은 유기물질을 분해시킨다. 우수한 생물학적 처리방법으로서 악취가 발생하지 않는다는 장점이 있다.

71 소아청소년 우울증의 특징으로 적합한 것은?

① 불안

② 신체증상

③ 빈둥지증후군

④ 기억력저하

⑤ 건강염려증

해설

소아청소년의 우울증은 성인과는 달리 가면성 우울의 형태로 나타나기가 쉽다. 복통이나 두통과 같은 신체증상 호소, 비행행동, 반항, 학교거부, 학습능력 저하, 흥미 상실 등이 나타난다. 이에 비해 성인에서는 불면증, 우울감, 집중력 저하와 건망증, 죄책감, 불안 등이 두드러지게 나타난다.

72 가족 구성원을 사정하는 도구인 가계도에 대한 설명으로 옳은 것은?

① 가족을 둘러싼 교회, 학교, 회사 동료와 같은 외부 체계들과 가족 구성원과의 관계를 도식으로 만든 것이다.

② 네모 표시는 여성이고 동그라미 표시는 남성이다.

③ 가족구성원의 성별, 유전질환, 관계를 파악할 수 있다.

④ 조부모는 제외하고 부모와 자녀의 정보만 가계도에 도식화한다.

⑤ 사망표시는 두 줄을 가로로 그어 표시하면 된다.

해설

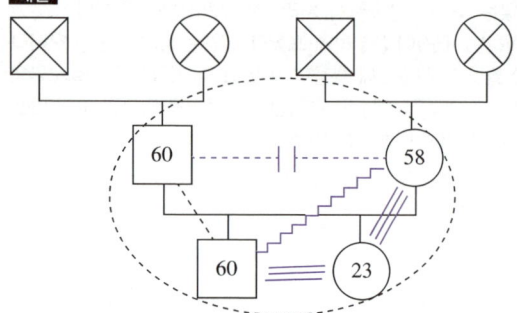

가계도는 가족들의 관계를 한눈에 파악할 수 있도록 도식으로 만든 것으로 가족의 나이, 질병상태, 사망 여부를 파악할 수 있다.

① 외부체계도에 대한 설명이다.

② 네모 표시는 남성이고 동그라미 표시는 여성이다.

④ 가계도는 3세대 이상 즉 조부모, 부모, 부모의 자녀 정보가 모두 들어간다.

⑤ 사망하였을 때는 네모나 동그라미 안에 ×를 표시하면 된다.

73 녹슨 못에 찔리고 나서 응급실을 찾아 파상풍 주사를 맞는 것은 무슨 면역을 위함인가?

① 자연능동면역   ② 자연수동면역

③ 인공능동면역   ④ 인공수동면역

⑤ 선천면역

해설

녹슨 못에 찔렸을 경우에는 파상풍에 대한 면역글로불린 주사를 맞아야 하는데 상품명으로 하이퍼테트가 있다. 인공적으로 만들어진 면역글로불린을 수동적으로 받는 것이므로 인공수동면역이다.

① 자연적으로 백일해 같은 감염병에 걸리고 나서 몸에서 능동적으로 항체가 생기는 것을 자연능동면역이라고 한다.

② 자연적으로 면역체를 일방적으로 받는 과정이다. 태반이나 모유를 통해서 엄마의 면역체를 받는 것을 말하는데 엄마의 면역체는 인공적인 것이 아니다.

③ 인공적인 제품으로 인체에서 스스로 항체를 만들어내는 면역반응이다. 백신을 맞아서 항체가 만들어지는 과정이다.

⑤ 태어나면서부터 선천적으로 가지고 있는 면역체계이며 개인차가 있다.

74 감염병의 예방 및 관리에 관한 법률상 계속 감시할 필요가 있어 발생 또는 유행 시 24시간 이내에 신고하여야 하는 감염병은?

① 제1급 감염병

② 제2급 감염병

③ 제3급 감염병

④ 제4급 감염병

⑤ 의료 관련 감염병

해설

① 생물테러감염병 또는 치명률이 높거나 집단 발생의 우려가 커서 발생 또는 유행 즉시 신고하여야 하고, 음압격리와 같은 높은 수준의 격리가 필요하다.

② 전파 가능성을 고려하여 발생 또는 유행 시 24시간 이내에 신고하여야 하고, 격리가 필요하다.

④ 표본감시활동이 필요한 감염병으로 7일 이내 신고되어야 한다.

⑤ 반코마이신내성황색포도알균(VRSA) 감염증, 카바페넴내성장내세균목(CRE) 감염증 등 의료기관에서 발생할 수 있는 감염병이다.

75 길거리에서 흉기를 가지고 외계인을 없애야 한다고 외치는 사람은 누구의 동의를 받아 강제 입원이 가능한가?

① 보건소장

② 의사와 경찰관

③ 가족

④ 질병관리청장

⑤ 누군가의 동의가 없어도 가능하다.

해설

정신질환자로 추정되는 사람으로서 자신의 건강 또는 안전이나 다른 사람에게 해를 끼칠 위험이 큰 사람을 발견한 사람은 그 상황이 매우 급박하여 입원 등을 시킬 시간적 여유가 없을 때에는 의사와 경찰관의 동의를 받아 정신의료기관에 그 사람에 대한 응급입원을 의뢰할 수 있다. 정신의료기관의 장은 응급입원이 의뢰된 사람을 3일(공휴일은 제외) 이내의 기간 동안 응급입원을 시킬 수 있다.

76 BOD(생물학적(biochemical) 산소요구량)에 대한 설명으로 옳은 것은?

① 물에 녹아 있는 산소의 양을 말한다.

② BOD가 높다는 것은 오염이 많이 되었다는 것이다.

③ COD(화학적(chemical) 산소요구량)와 동일한 의미이다.

④ 산화제에 의해 유기물질을 분해하는 데 필요한 산소요구량이다.

⑤ 분변오염의 지표이다.

해설

유기물질이 높으면 박테리아 등을 증식시키고 이것들이 용존산소를 떨어뜨려 결국 자정능력을 상실하게 된다. BOD가 높다는 것은 분해해야 할 유기물질이 많다는 것이고 이 말은 오염이 많이 되었다는 말이다.

① DO(dissolved oxygen, 용존산소)에 대한 설명이다.

③ BOD는 유기물질을 분해하는 데 미생물을 활용하지만, COD는 산화제를 활용한다는 것에 차이가 있다.

④ COD에 대한 설명이다.

⑤ 대장균 수치를 말한다.

77 혈액관리법에 의거하여 헌혈 금지 대상자는?

① 체온이 37.4℃인 자

② 체중이 47kg인 여성

③ 발목 골절 환자

④ 발열이 없어진지 7일이 지난 자

⑤ 아스피린을 복용하고 2일이 지난 자

해설

항혈전제인 아스피린을 복용 후 3일이 지나지 않은 사람은 혈소판 헌혈은 금기이다.

① 체온이 37.5℃를 초과하는 자는 헌혈을 할 수 없다.

② 체중이 남자는 50kg 미만, 여자는 45kg 미만인 자는 헌혈을 할 수 없다.

③ 골절 환자는 다른 문제가 없다면 헌혈을 할 수 있다.

④ 발열, 인후통, 설사 등 감염성 질환이 의심되는 증상이 없어진지 3일이 지나지 않은 사람은 헌혈할 수 없다.

78 듀발의 가족 발달단계에 대한 설명으로 옳은 것은?

① 확대가족이 기본적인 형태이다.

② 마지막 아이를 기준으로 생활주기를 분류하였다.

③ 첫 번째 단계는 첫 아이 출산에서 생후 30개월까지이다.

④ 진수기는 부부만 남고 은퇴하는 단계이다.

⑤ 학령전기 단계에는 자녀의 사회화, 영양관리가 이루어져야 한다.

해설

신혼기	결혼~첫 아이 출산 전	결혼에 적응하고 부부관계를 밀접하게 한다. 친척 관계에 적응하고 자녀출산에 대비한다.
양육기	첫 아이 출산~30개월	임산과 자녀 양육 문제에 대비한다.
학령전기	첫 아이 30개월~6세	자녀들을 사회화시키고 영양 관리를 하며 자녀 간의 갈등과 경쟁을 조절해야 한다. 사회화한다는 것은 타인과 함께 어우러져 지내는 방법과 의사소통하는 기술, 허락되지 않는 행동과 허용되는 행동을 구분할 줄 아는 것이다.
학령기	첫아이 6~13세	자녀들의 사회화를 지속하고 학업 성취, 가족 내 전통, 규칙과 규범을 확립하고 가르친다.
청소년기	첫아이 13~19세	자녀들의 성문제와 독립성 증가로 인한 충돌에 대비해야 한다. 안정된 결혼관계를 유지하고 직업이 안정되는 시기이다.
진수기	첫 자녀부터 마지막 자녀까지 독립을 하는 가족	자녀들이 출가하며 빈둥지증후군이 생긴다. 새로운 흥미와 취미 등이 필요한 시기이며 성인이 된 자녀와 자녀의 배우자와의 관계를 확립해야 한다.
중년기	부부만 남고 은퇴하기까지	경제적으로 풍요한 시기이며 출가한 자녀와 관계를 유지해야 한다.
노년기	은퇴하고 부부 사망 때까지	건강문제가 발생하며 사회적 지위가 약해지고 줄어든 수입에 대비해야 한다.

① 핵가족이 기본적인 형태이다.

② 첫째 아이가 기준이다.

③ 첫 번째 단계는 결혼해서 첫 아이 출산 전까지의 단계이다.

④ 진수기는 첫 자녀부터 마지막 자녀까지 독립을 하는 시기이다.

79 충치의 깊이를 측정할 수 있는 치과 진료기구는?

① 탐침

② 하이스피드 핸드피스

③ 끌(chisel)

④ 캐비트론

⑤ 쓰리웨이 실린지

해설

② 절삭기구로서 치아가 썩은 곳이나 치질(법랑질과 상아질)을 제거할 때 사용하는 도구로 물이 함께 분사된다.

③ 충치를 치료하는 동안 만들어지는 공간(와동)을 다듬는 기구이다.

④ 치석을 제거하는 초음파 진동도구로써 스케일링을 할 때 흔히 사용한다.

⑤ 치아를 세척하기 위해 물이 나오거나 압축 공기가 나오거나 물과 압축 공기가 함께 나오는 장비이다. 세 가지 방법으로 작동하므로 쓰리웨이라고 한다.

80 이동겸자로 거즈를 집으려다가 어딘가에 부딪히는 소리가 났다면 어떻게 해야 하는가?

① 부딪히는 것을 직접 보지 못했다면 사용해도 무방하다.

② 오염된 것으로 간주하고 즉시 뒤집어 꽂아 놓은 뒤 새로운 것으로 교체한다.

③ 이동겸자는 멸균도구가 아니므로 사용해도 무방하다.

④ 오염되었으므로 알코올솜으로 닦아서 사용한다.

⑤ 이동겸자가 허리 아래로 내려가지 않았다면 사용해도 무방하다.

해설
멸균물품은 엄격하게 다루어야 한다. 멸균물품을 다룰 때 중요한 원칙은 나의 시야에서 벗어난 것은 오염된 것이라는 인식을 갖고 있어야 한다. 이동겸자는 고압증기멸균을 해야 하며 오염이 된 즉시 교체하지 않으면 다른 사람이 잘못 사용할 수 있으므로 주의한다.

81 병원에서 감염을 예방하기 위한 활동으로 옳은 것은?

① 기침과 재채기가 나올 때 휴지가 없다면 등을 돌려서 공기 중에 한다.

② 환자에게 투여하기 3시간 전에 약물을 준비한다.

③ 바이알 약물의 마개에 주삿바늘을 꽂아두어도 된다.

④ 비누를 사용하여 20~30초 정도 손을 씻는다.

⑤ 손을 씻은 후에는 수도꼭지를 손으로 만지지 않는다.

해설
손을 씻은 후에는 손을 닦은 휴지를 사용하여 수도꼭지를 잠그도록 한다.
① 휴지에 기침과 재채기를 하고 즉각 버려야 한다. 만약 휴지가 없다면 등을 돌리고 옷소매에 기침을 하도록 한다.
② 환자에게 투여하는 약물은 가급적 직전에 준비하되 최대 1시간은 넘기지 않는다.
③ 바이알 약물의 마개에 주삿바늘을 꽂아두면 감염될 우려가 높다.
④ 비누를 사용할 때는 40~60초 정도 손을 씻고 소독 젤을 이용할 때는 20~30초 정도 문지른다. 손톱 밑과 손가락 사이를 꼼꼼히 문지르도록 한다.

82 상처 소독에 대한 설명으로 옳은 것은?

① 드레싱 세트에 혈액이 묻어 있다면 뜨거운 물로 먼저 헹구어야 한다.

② 드레싱 세트는 사용하기 30분 전에 미리 열어둔다.

③ 같은 부위를 소독하는 경우라면 2명 이상의 환자에게 동일한 드레싱 세트를 사용해도 된다.

④ 상처 소독은 오염이 덜 된 곳에서 오염이 많이 된 곳으로 닦는다.

⑤ 소독솜은 동일한 부위라면 두 번 이상 닦아도 무방하다.

해설

상처의 중심은 깨끗하고 가장자리는 오염된 곳으로 구분해야 한다. 상처가 난 곳이 지저분한 곳이라 오해할 수 있다. 하지만 상처가 나면 상처 부위를 지키기 위해 무균 상태의 혈액세포와 혈장세포들이 흘러나오게 되는데 이것들로 인하여 상처가 덮인다. 하지만 상처 주위 피부는 눈에 보이는 오염물질뿐만 아니라 눈에 보이지 않는 다양한 세균들이 있기 때문에 오염된 곳으로 구분해야 한다. 청소를 깨끗한 곳에서 시작하여 지저분한 곳으로 하듯이 드레싱도 깨끗한 상처 중심에서 시작하여 가장자리를 닦는다.
① 혈액은 단백질이므로 뜨거운 물로 헹구면 굳어버린다. 찬물에 일차적으로 헹구고 비누와 더운물을 사용한다.
② 드레싱 세트를 포함한 모든 멸균물품은 사용하기 직전에 열도록 한다.
③ 환자 각각에게 드레싱 세트를 별도로 마련해야 한다.
⑤ 소독솜은 한 번만 닦고 버려야 한다.

83 발목 골절 환자가 올바르게 목발을 사용하는 방법은?

① 목발의 높이는 겨드랑이와 목발의 패드 사이에 틈이 없어야 한다.

② 목발 보행 시에 겨드랑이에 목발을 기대도록 한다.

③ 목발을 처음 시작할 때는 보폭을 짧게 하였다가 차차 넓힌다.

④ 팔꿈치를 굽히지 않은 상태에서 손잡이를 잡아야 한다.

⑤ 목발의 위치는 앞으로 30cm, 옆으로 30cm에 위치하도록 한다.

해설

① 목발은 겨드랑이와 목발의 패드 사이에 손가락 두세 마디가 들어갈 정도의 여유가 있어야 눌리지 않는다.
② 발을 이용하여 보행 시에는 겨드랑이 아니라 손목과 손바닥에 힘을 주어야 한다. 그래서 목발을 사용하기 전에 상체를 강화시키는 팔굽혀펴기와 같은 운동이 필요하다. 만약 목발에 겨드랑이가 눌리게 되면 그곳을 지나가는 신경이 압박되기 때문에 기대지 않도록 주의한다. 반대로 목발이 너무 짧아도 상체가 앞으로 구부려지면서 허리에 무리가 가게 된다.
④ 목발 손잡이를 잡을 때 팔꿈치는 20~30° 굽혀야 한다.
⑤ 목발 보행을 시작할 때 앞으로 15cm, 옆으로 15cm 위치에 두도록 한다. 그리고 목발은 고무 받침이 있어서 미끄러지는 것을 막을 수 있어야 한다.

84 구강에 고인 객담을 스스로 뱉어내지 못하는 환자에게 흡인(suction)할 때 적절한 방법은?

① 흡인하는 시간을 지키는 것보다 객담을 최대한 많이 제거하는 것이 중요하다.

② 흡인할 때 이산화탄소가 과도하게 쌓이지 않도록 주의한다.

③ 흡인 카테터는 1일 1회 교체해야 한다.

④ 구강에 카테터를 넣을 때 손가락으로 구멍을 막아야 한다.

⑤ 무균법을 적용해야 한다.

해설

멸균된 흡인카테터와 멸균된 생리식염수를 사용해야 한다. 만약 생리식염수를 부어서 사용한다면 멸균처리된 소독용기를 써야 한다.

① 저산소증 예방을 위해 카테터를 삽입해서 제거할 때까지 10초를 넘기지 말고 흡인과 흡인 사이는 20~30초 간격을 두어야 한다. 총 흡인시간은 5분을 넘지 않아야 한다.

② 흡인할 때는 저 산소증에 빠지지 않도록 주의하는 것이 중요하다.

③ 카테터와 생리식염수는 매회 새 제품으로 교체한다.

④ 손가락으로 구멍을 닫으면 압력이 적용되어 객담이 흡인되고 구멍을 열면 압력이 해제된다. 흡인하기 위해 입안으로 카테터를 넣을 동안은 저산소증 예방과 점막 손상을 예방하기 위해 손가락을 열어서 압력을 걸지 않아야 한다.

85 발목염좌로 인해 붕대를 감은 환자의 올바른 간호방법은?

① 종아리에서 시작하여 발가락 방향으로 일정한 두께로 감는다.

② 발목을 신전이 된 상태에서 감는다.

③ 뼈가 돌출된 부위는 더욱 압박하여 감는다.

④ 발가락은 감지 않는다.

⑤ 붕대를 감은 쪽 발에 지릿한 감각이 느껴진다면 더욱 압박하여 감는다.

해설

말단은 혈액순환이 잘 되는지 수시로 확인해야 하므로 손가락과 발가락 끝은 감지 않는다.

① 말단부(가는 곳)에서 체간(두꺼운 곳) 방향으로 일정한 간격과 일정한 압력을 유지하여 감아 혈액순환을 촉진시킨다.

② 관절을 약간 구부린 상태에서 붕대를 감아야 한다. 관절을 편 채로 장시간 있으면 추후에 구부리기가 힘들어진다.

③ 뼈 돌출 부위에는 솜과 같은 패드를 대고 감아야 눌림으로 인한 욕창을 예방할 수 있다.

⑤ 이상 감각이 느껴진다면 혈액순환이 안 된다는 것을 의심할 수 있으므로 즉시 붕대를 풀어야 한다.

86 다음 중 올바른 자세는?

① 환자를 휠체어에서 침대로 옮기기 위해 무릎을 편 채로 다리를 붙이고 선다.

② 바닥에 앉아있는 환자를 의자에 앉히기 위해 복부와 허리의 근육을 사용한다.

③ 환자를 침대 머리방향으로 밀어올릴 때 환자의 다리 방향으로 머리를 돌린다.

④ 박스를 옮길 때 최대한 몸에서 멀리 떨어져 잡는다.

⑤ 바닥에 있는 박스를 들어올릴 때는 쭈그리고 앉도록 한다.

해설

쭈그려 앉는 자세는 기저면에 무게 중심이 가까워지므로 안정적인 자세이다.

① 무릎을 구부린 채 다리를 벌리고 서는 것이 기저면이 넓은 자세여서 안정적이다.

② 크고 강한 근육을 사용하면 안정적이다. 무릎을 구부리고 허리를 곧게 편 채로 엉덩이와 대퇴부의 근육을 사용하여 환자를 들어 올린다.

③ 환자를 침상에서 머리 방향으로 밀어 올린다면 힘의 방향은 머리 위쪽이 된다. 힘의 방향인 머리 위쪽을 마주하고 환자를 끌어 올려야지 반대로 다리 쪽을 바라보고 끌어 올리면 허리가 비틀어지게 된다.

④ 물건을 들 때는 최대한 몸에 가깝게 들고 손바닥을 이용한다. 몸에서 멀리 떨어뜨리게 되면 허리에 힘이 들어가게 된다.

87 자기장을 발생시키므로 금속물질을 소지하면 안 되는 검사는 무엇인가?

① CT
② MRI
③ 심전도
④ 뇌파검사
⑤ 골밀도검사

해설

MRI는 자기장을 발생하므로 금속 시계, 머리핀, 보청기, 틀니 등의 금속 물질을 모두 끌어당기므로 절대 가지고 들어가면 안 된다.

88 비강캐눌라로 산소를 투여받고 있는 환자에게 적절한 간호는?

① 15L/분의 산소로 적절히 들어가고 있는지 수시로 확인한다.

② 산소발생기에 생리식염수를 Water Level까지 채운다.

③ 체온 유지를 위해 모직 이불을 사용하도록 한다.

④ 식사할 때는 비강캐눌라를 제거해준다.

⑤ 귀 뒤에 패드를 대주도록 한다.

해설

돌출된 부위는 패드를 대어서 끈으로 인한 욕창을 예방해야 한다. 비강캐눌라와 산소마스크 모두 눌리게 되면 욕창이 발생할 위험이 높다. 귀에 줄이 닿는 부위, 관자놀이 부근, 마스크 부위에는 패드를 대어 주어야 한다.

① 비강 캐눌라는 5L/분 이상 산소를 투여하지 않는다. 비강 캐눌라로 산소포화도가 유지되지 않는다면 더 높은 산소를 공급하기 위해 산소마스크, 부분 재호흡 마스크(산소마스크에 주머니가 달린 형태)로 교체한다.

② 산소발생기의 습윤병에는 산소에 가습을 제공하기 위해 증류수를 넣어야 한다.

③ 모직은 정전기를 유발하여 화재의 위험이 있으므로 면으로 된 이불을 덮어야 한다

④ 비강캐눌라는 식사나 대화를 하는 데 지장을 받지 않는다.

89 왼쪽 다리에 석고붕대를 한 환자가 침상에서 해야 하는 왼쪽 다리 운동은?

① 등척성 운동

② 등장성 운동

③ 유산소운동

④ 수동운동

⑤ CPM

해설

근육은 쓰지 않으면 위축되고 근력이 빠지기 쉬우므로 석고붕대한 쪽의 근육이 쇠퇴하는 것을 막기 위해 근육에 힘을 줬다 풀었다 하는 운동을 해야 한다. 관절을 움직이는 것이 아니라 겉으로 봐서는 운동하는 '척'하는 것처럼 보이는 등척성 운동이다. 반대로 등장성 운동은 계단 오르고 내리기, 아령 들었다내렸다 하는 것처럼 관절을 적극적으로 움직여서 근육을 단련하는 운동이다. 이 문제에서 석고붕대를 한 왼쪽은 등척성 운동을 하고 오른쪽은 등장성 운동을 해야 한다.

⑤ CPM은 무릎인공관절수술을 한 환자가 관절의 기능을 향상시키기 위해 하는 지속적 수동운동 기계이다.

90 와상환자가 대변을 보고 싶다고 할 때 적절한 간호는?

① 엉덩이를 들 수 있는 환자라도 옆으로 누워서 변기를 대준다.

② 변기의 높은 부분이 허리쪽으로 가도록 한다.

③ 안전상의 이유로 기저귀에 보도록 권유한다.

④ 변기는 찬물로 씻은 후 비눗물로 다시 세척한다.

⑤ 침상머리는 낮추어야 한다.

해설

① 협조가 가능한 환자라면 엉덩이를 들어서 변기를 대고 불가능하다면 옆으로 누운 채 변기를 대도록 한다.

② 대변을 보다가 소변을 보게 되면 튈 수 있고 허리가 지나치게 들리는 것을 막기 위해 변기의 낮은 부분이 허리로 가도록 하고 높은 부분이 발치 쪽으로 가도록 한다.

③ 기저귀가 아닌 변의를 느끼면 바로 변기를 대준다.

⑤ 금기가 아니라면 침상머리는 조금 올려서 편하게 대변을 볼 수 있도록 한다.

91 욕창을 예방하는 방법으로 옳은 것은?

① 3시간 간격으로 체위를 변경한다.

② 붉은 색으로 변한 곳은 마사지하여 혈액순환을 촉진시킨다.

③ 저단백질식이를 먹도록 한다.

④ 옆으로 누울 때는 침상면과 직각으로 취하도록 한다.

⑤ 앉은 자세를 취할 때는 미끄러지지 않도록 베개를 지지한다.

해설

앉는 자세에서는 아래로 미끄러지는 힘과 중력 방향이 교차하면서 조직이 어긋나 욕창이 발생할 우려가 높다. 그러므로 앉는 시간을 짧게 하고 미끄러지는 것을 예방하기 위해 베개로 지지하고 발치를 올려 준다.

① 2시간 간격으로 체위를 변경하되 앉아 있는 자세는 전단력을 쉽게 받으므로 그보다 시간을 짧게 한다.

② 붉은 색으로 변한 곳(1단계 욕창)은 자극을 주면 표피가 벗겨지고 조직이 손상될 수 있으므로 마사지는 금기이다.

③ 고비타민, 고단백질식이를 통해 조직의 재생을 촉진시킨다.

④ 옆으로 누울 때는 30° 각도로 비스듬하게 눕혀야 체중이 분산되어 고관절을 압박하지 않게 된다.

92 검사를 하는 방법으로 옳은 설명은?

① 24시간 소변검사는 마지막 소변을 버린다.

② 객담검사는 아침에 일어나면 입을 헹구고 첫 객담을 뱉어야 한다.

③ 심전도검사를 하기 위해 금식이 필요하다.

④ 유치도뇨관이 있는 환자의 소변검사를 받기 위해서 소변주머니에서 소변을 받는다.

⑤ 동맥혈 가스분석 검사는 실온에서 1시간 보관 후 접수한다.

해설

객담검사는 금식이 필요 없는 검사이다. 밤에 자는 동안 폐에 고여 있던 객담을 뱉어서 검사하는 것이 정확하다. 아침에 일어나자마자 입을 헹구고 뱉어내야 한다.

① 소변검사를 시작한 후 첫 소변은 검사 시작 전에 만들어진 소변이므로 버려야 하지만 24시간이 될 때 마지막 소변(검사 중에 만들어진 소변이므로)은 받아야 한다.

③ 심전도는 금식을 하지 않는 검사이다.

④ 소변이 모아질 수 있도록 유치도뇨관을 10분가량 잠근다. 검체 포트가 있는 유치도뇨관이라면 검체 포트를 알코올솜으로 닦고, 검체 포트가 없는 유치도뇨관이라면 소변주머니와 연결되는 가까운 도뇨관 부위를 알코올솜으로 닦고 멸균주사기를 사용하여 소변을 채취한다. 소변주머니에서 소변을 받거나 유치도뇨관과 소변주머니의 연결 부위를 분리하여 소변을 받는 행동을 하지 말아야 한다.

⑤ 동맥혈 가스분석 검사뿐만 아니라 대부분의 검사는 채취하자마자 바로 접수해야 한다.

93 견인을 하고 있는 환자 간호로 적절한 것은?

① 골격 견인을 하는 경우 핀이 꽂힌 부위는 생리식염수로 소독한다.

② 환자가 불편감을 호소하더라도 추를 들면 안 된다.

③ 견인하고 있는 다리는 등장성 운동을 하도록 한다.

④ 견인 중인 손발의 끝은 보호하기 위해 감싸야 한다.

⑤ 경추 손상으로 견인하는 경우 수분섭취를 제한해야 한다.

해설

추는 바닥과 침대에 닿지 않도록 하고 임의로 추를 들거나 빼지 않는다.

① 골격견인은 뼈에 핀, 철사 등을 삽입하여 직접적으로 견인을 하는 방법으로 삽입된 부위의 무균 관리가 필요하다.

③ 견인하고 있는 팔다리는 등척성 운동을 하고 나머지 팔다리는 등장성 운동을 한다.

④ 견인 중의 손발의 끝은 청색증, 무감각 등을 수시로 확인하기 위해 오픈해두어야 한다.

⑤ 경추손상이라면 누워있는 동안 변비가 오게 되므로 복부마사지, 수분섭취, 섬유질 섭취가 필요하다.

94 비위관 영양 공급 절차에 대한 설명으로 옳지 않은 것은?

① 경장영양이 주입되고 나서는 앙와위 자세를 유지한다.

② 경장영양 용액은 개봉 후 24시간이 지나면 폐기한다.

③ 위 잔량이 100mL 이상 나오면 다시 주입하고 영양 공급을 진행하지 않은 상태에서 의사에게 보고한다.

④ 영양액을 주입하기 전에 물을 30~60mL 주입하여 튜브를 부드럽게 해준다.

⑤ 비위관에 공기가 들어가지 않도록 주의하며 물과 영양액을 줄 때 튜브를 꺾어 쥐어야 한다.

해설
영양액 주입 완료 후 역류하여 폐로 흡인되는 것을 막기 위해 30분 동안 앉은 자세를 유지한다.

95 뇌졸중으로 인해 편마비가 있는 환자의 식사 보조 간호로 옳은 것은?

① 편마비가 있는 쪽의 입으로 음식을 넣는다.

② 물은 죽보다 흡인의 위험이 높아서 주의가 필요하다.

③ 감각이 저하되어 있으므로 차가운 음식 위주로 준다.

④ 목을 뒤로 젖히고 음식을 먹도록 한다.

⑤ 옆으로 누운 상태에서 음식을 공급한다.

해설
연하곤란이 있다면 액체는 기도흡인을 일으킬 위험이 높다. 물과 같은 액체를 먹을 때는 연하보조제를 섞거나 끈적한 음식 위주로 제공한다. 편마비로 빨대는 사용하기 힘드므로 숟가락을 사용한다.
① 편마비가 있는 쪽은 감각과 운동이 떨어지므로 음식물이 흘러내리고 사레들리기 쉽다. 그러므로 편마비가 없는 쪽에 음식을 밀어 넣는다.
③ 편마비가 있는 쪽은 감각이 떨어져 뜨겁고 차가운 것을 느끼기 힘들다. 그렇다고 해서 차가운 음식 위주로 줄 필요는 없으며 음식을 주기 전에 적절한 온도인지 확인해야 한다.
④ 식도는 뒤에 있고 기도가 앞에 있다. 기도로 음식물이 넘어가는 것을 막기 위해서는 먹을 때 머리를 앞으로 약간 숙인다. 그러면 사레드는 것을 막을 수 있다.
⑤ 옆으로 누워서 먹으면 기도흡인의 위험이 높아지므로 앉은 자세에서 식사하도록 한다.

96 겐타마이신 80mg BID IM 오더는 어떤 의미인가?

① 겐타마이신 주사 80mg 두 번 근육주사

② 겐타마이신 주사 80mg 세 번 근육주사

③ 겐타마이신 주사 80mg 두 번 피하주사

④ 필요시에 겐타마이신 주사 80mg 두 번 근육주사

⑤ 겐타마이신 경구약 두 번 투여

해설
BID는 하루 두 번, TID는 하루 세 번이라는 의미이다. IM은 근육주사, SC는 피하주사이다.
경구약은 PO이며, 필요시는 prn으로 표기한다.

97 에틸렌옥사이드 가스(EO gas) 멸균에 대한 설명으로 옳은 것은?

① 높은 압력과 높은 온도를 적용한다.

② 포장을 뜯을 때는 허리 아래에 두고 작업한다.

③ 열에 약한 플라스틱, 고무, 내시경 기구 등은 금기이다.

④ 멸균 완료 후 상온에서 8~16시간까지 두어야 한다.

⑤ 끓는 물에 완전히 잠기게 넣어서 뚜껑을 닫고 10~20분간 소독하는 방법이다.

해설

가스에 독성이 있어 멸균 완료 후 상온에서 8~16시간 동안 소독한 것들을 공기 중에 방치해야 한다.

① 고압증기멸균에 대한 설명이다. 높은 압력과 높은 온도를 적용하여 증기를 발생시켜 20~30분간 멸균하는 원리이다.

② 허리 아래는 오염되었다고 간주하므로 모든 멸균 물품은 허리 위에서 다루도록 한다.

③ 에틸렌옥사이드 가스(EO gas) 멸균은 마모되기 쉬운 끝이 뾰족한 기구와 열에 약한 고무와 플라스틱의 소독에 적합하다.

⑤ 자비소독에 대한 설명이다.

98 연무기(nebulizer)에 대한 설명으로 옳은 것은?

① nebulizer에 사용하는 약물은 정맥주사로 투여해도 된다.

② 호흡곤란이 있는 환자에게 약물을 흡입시켜 기관지 확장을 도와줄 수 있다.

③ 마우스 피스로만 흡입을 할 수 있다.

④ nebulizer kit는 별도의 소독이 필요치 않다.

⑤ 묽어진 객담은 삼키도록 설명한다.

해설

nebulizer는 증기흡입치료라고도 부른다. 기관지를 확장시켜 호흡곤란을 개선시키는 약물이나 객담을 묽게 만들어 배출이 수월하게 도와주는 약물을 코와 입으로 들이마실 수 있도록 하는 투약방법이다.

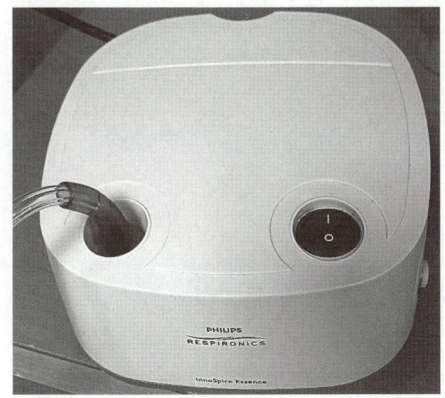
본체

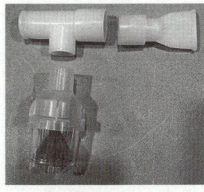
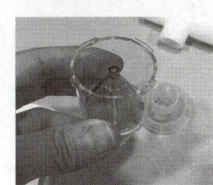
mouth piece
nebulizer kit

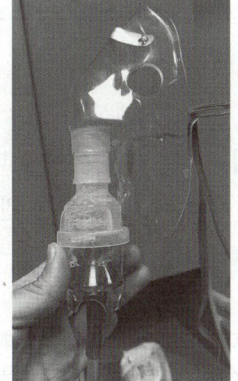
mask nebulizer kit

① nebulizer에 사용하는 약물은 흡입용으로만 사용 가능하다.

③ 마우스피스를 통해 입으로 물고 사용해도 되고 힘이 든 환자는 마스크로도 사용 가능하다.

④ nebulizer kit는 주기적으로 소독액에 담그어 소독한 후에 멸균증류수로 헹구어서 사용한다.

⑤ 묽어진 객담은 뱉어내도록 설명한다.

99 복부수술을 한 환자에게 복대를 하도록 하는 이유로 적합하지 않은 것은?

① 수술한 부위의 부종방지

② 수술한 부위의 지지

③ 혈액순환

④ 기침을 억제시키기 위한 목적

⑤ 통증 감소

해설

수술 후 조기 이상의 목적으로 기침과 심호흡을 하도록 한다. 수술하는 동안 폐 운동이 멈춘 상태였으므로 수술 후 최대한 빨리 복귀시키는 것이 중요하다. 기침을 통해 고여 있던 분비물을 밖으로 배출시켜야 폐렴을 막고, 심호흡을 통해 폐 확장과 수축을 유도하여 떨어진 폐 기능을 회복시켜야 한다. 기침을 하면 복부에 힘이 들어가고 통증이 발생하여 꺼려지는데 베개를 사용하여 배를 누르거나 복대를 사용하여 기침을 시도하면 불편감이 덜하다.

100 흉강천자에 대한 설명으로 옳은 것은?

① 앙와위로 누운 자세에서 검사한다.

② 검사 후에는 무균폐쇄드레싱을 해야 한다.

③ 천자를 한 곳이 아래로 가도록 눕는다.

④ 바늘이 삽입된 후에는 기침해도 상관없다.

⑤ 폐 실질에 바늘을 삽입하는 것이다.

해설

흉막강에 공기와 세균이 들어가지 않도록 무균폐쇄드레싱을 해야 한다.

① 흉강천자는 폐의 흉막강에 있는 공기, 혈액, 내용물들을 배출시키는 것이다. 앉은 후 테이블에 엎드리는 자세는 늑간을 넓혀주어 바늘이 충분한 공간을 확보하여 안전하게 천자가 가능하도록 도와줄 수 있다.

③ 천자한 부위에서 늑막액이 새지 않게 검사한 부위가 위로 가도록 눕는다.

④ 검사 중에는 바늘에 찔려 기흉이 발생할 수 있으므로 움직이는 것과 기침을 제한한다.

⑤ 폐실질이 아니라 흉막강에 바늘을 삽입해야 한다. 폐는 두 겹의 흉막으로 쌓여있으며 흉막과 흉막의 사이를 흉막강(흉강)이라고 부른다. 흉막강에는 소량의 물(흉수)이 있어서 폐가 부드럽게 움직일 수 있는 것이다. 그런데 흉막강에 있는 흉수가 가득 차거나 혈액, 공기 등이 보일 때 바늘을 삽입하여 채취해야 한다.

101 치매 환자를 간호하는 방법으로 옳은 것은?

① 큰 목소리로 귀에 가까이 대고 이야기한다.

② 어린이에게 이야기하듯이 대하면 노인이 편하게 느낄 수 있다.

③ 긴 문장을 이야기한다.

④ 씻을 때는 프라이버시를 위해 혼자만의 시간을 허락한다.

⑤ 반복적으로 질문하는 노인에게 관심을 전환하기 위한 소일거리를 제공한다.

해설

배회와 같은 반복적인 행동과 반복적인 질문을 할 때는 콩나물 다듬기와 같은 단순한 일거리를 제공하거나 프로그램에 참여하도록 하여 관심을 돌리는 것이 도움 된다.

① 노인과 마주보고 입을 보여준 상태에서 중저음으로 이야기한다.

② 치매가 있는 노인도 어른으로 존중하는 마음으로 대해야 한다. 어린아이 대하듯이 반말을 하거나 농담을 던지는 행위는 노인의 기분을 상하게 한다.

③ 단순하고 쉬운 문장으로 이야기한다.

④ 치매가 있는 노인은 혼자 욕실 안에 두면 안 된다. 목욕할 때 필요한 모든 용품을 가지고 들어가야 하고 안에서 잠그는 장치가 되어 있으면 안 된다.

102 간호조무사가 청결한 병동 환경을 위해 해야 하는 일 중 옳은 것은?

① 고무제품은 사용 후 빨리 뜨거운 물로 헹구도록 한다.

② 고무제품은 햇볕 아래에서 말려야 살균효과가 있다.

③ 혈액이 묻었다면 뜨거운 물로 먼저 헹구어야 한다.

④ 병실의 바닥을 가장 나중에 청소한다.

⑤ 물품은 소독한 날짜가 최근의 것일수록 앞으로 오도록 한다.

해설

창문과 창문틀, 침대틀을 청소하고 나면 온갖 먼지와 쓰레기들이 바닥으로 떨어지게 되므로 바닥은 마지막으로 청소한다.

①, ② 고무제품은 찬물에 먼저 헹구고 난 후에 더운물로 씻는다. 그리고 그늘에 말려 물기를 없애 건조한 상태에서 보관한다. 고무는 열기를 받으면 뒤틀리고 색이 바래지며 모양이 변형된다.

③ 혈액은 단백질이 대부분이다. 단백질이 뜨거운 물과 만나면 굳어버리므로 찬물에 먼저 헹구어야 한다.

⑤ 소독을 최근에 한 물품이므로 맨 뒤에 두고 이전에 소독한 물품을 먼저 쓰도록 한다.

103 인체에서 나온 장기는 어디에 버리는가?

① 손상성폐기물 박스에 버린다.　　　　　② 조직물류폐기물 박스에 버린다.

③ 일반의료폐기물 박스에 버린다.　　　　④ 병리계폐기물 박스에 버린다.

⑤ 생물화학폐기물 박스에 버린다.

해설

조직물류폐기물은 혈액 오염 폐기물과 달리 혈액 그 자체를 폐기할 때 사용한다. 혈액뿐만 아니라 장기, 신체의 일부, 배액물 덩어리, 혈장을 버리기도 한다. 보관기간은 15일이다.

① 말 그대로 손상을 받을 수 있는 위험한 폐기물을 버릴 때 사용한다. 주삿바늘, 봉합바늘, 칼날, 파손된 유리 재질의 시험기구, 한방 침, 수술용 칼날 등이 해당된다. 보관기간은 30일이다.

③ 환자의 혈액과 체액, 분비물, 객담 등이 묻어 있는 거즈, 붕대, 바늘을 뺀 주사기, 수액 세트, 기저귀 등을 버릴 때 사용한다. 보관기간은 15일이다.

④ 검사실에서 사용한 배양용기, 슬라이드, 보관 균주 등을 버릴 때 사용한다. 보관기간은 15일이다.

⑤ 백신과 항암제가 들어 있는 앰플 혹은 바이알, 화학 치료약물(항생제)이 들어있는 앰플 혹은 바이알, 백신과 항암제, 화학 치료약물이 믹스되었던 수액 팩과 주사기 그리고 수액 세트 등을 버릴 때 사용한다. 보관기간은 15일이다.

104 위암 4기를 선고받은 70대 여성이 "평생 착하게 살았는데 왜 나한테 이런 일이 벌어진거지? 내가 무슨 죄를 지었길래"라고 울부짖고 있다면 죽음의 어떤 단계인가?

① 부정　　　　　　　　　　　　　　　② 분노

③ 협상　　　　　　　　　　　　　　　④ 우울

⑤ 수용

해설

죽음과 상실을 받아들이기 위해 부정 → 분노 → 타협 → 우울 → 수용의 과정을 거친다. 분노단계에서는 현실을 직면하고 분노가 치밀어 오르고 타인에게 분노를 투사하기도 한다.

105 고칼륨혈증을 개선하기 위한 관장의 종류는?

① 구풍관장　　　　　　　　　　　　　② 구충관장

③ 투약관장　　　　　　　　　　　　　④ 윤활관장

⑤ 글리세린관장

해설

고칼륨혈증일 때 칼륨을 배출시키기 위해 카리메트를 섞어서 관장하거나 간성혼수일 때 듀파락시럽(lactulose)과 네오마이신을 관장하는 것은 투약관장의 예이다.

관장할 때는 오른쪽 무릎을 구부리고 좌측위로 눕거나 심즈자세를 취하도록 한다. 내과적 무균술로 손을 씻고 장갑을 착용한 후 윤활제를 바른 직장관을 배꼽 방향으로 밀어 넣는다.

① 구풍관장의 '풍'은 바람 즉 가스를 말하는데 가스를 제거하기 위한 관장이다.

② 구충관장의 '충'은 벌레를 말하는데 기생충을 제거하기 위한 관장이다.

④, ⑤ 같이 쓰이는 말인데 변비환자에게 대변을 배출시키기 위해 글리세린을 주입하는데 글리세린이 미끈미끈하다보니 윤활관장이라고도 부른다.

제1과목 기초간호학 개요

01 생후 6개월 된 영아가 손가락을 빠는 행동을 하지 못하도록 저지하는 엄마를 보았다. 이때 간호조무사가 할 수 있는 말은?

① 감염의 우려가 높기 때문에 빠는 행동을 하지 못하도록 설명한다.

② 손가락이 아니라 깨끗한 공갈 젖꼭지 같은 것으로 대체하도록 설명한다.

③ 손가락을 빨지 못하도록 팔꿈치 보호대를 권유한다.

④ 구강발육에 문제가 생기므로 빠는 행위는 하지 못하도록 알려준다.

⑤ 주 양육자와 애착이 문제가 있는 것은 아닌지 관찰이 필요하다.

해설
프로이트는 이 시기를 구강기라 했으며 입이 성감대이며 모든 것을 입으로 가져가서 빨려고 하는 시기이다. 이 욕구를 충족시켜주지 못하면 추후에 지나친 수다를 하고 술과 담배에 의존하게 되는 문제가 발생할 수 있으므로 공갈 젖꼭지로 대체하여 빨 수 있도록 해야 한다.

02 만성 중이염으로 인해 고막절개술을 한 후 간호는?

① 빨대를 사용해도 된다.

② 뇌막염의 합병증을 관찰한다.

③ 수술한 귀의 외이도에 솜을 깊게 빈틈없이 메운다.

④ 샤워할 때는 솜을 잠깐 빼도 된다.

⑤ 입을 닫고 코 양쪽을 한꺼번에 푼다.

해설
중이는 뇌와 가까이 위치해 있어 염증이 발생하면 뇌막염, 유양돌기염 등의 합병증이 발생할 수 있다.
① 빨대 사용이나 발살바법은 귀에 압력이 가해지므로 피하도록 한다.
③, ④ 고막을 약간 절개하여 중이에 고인 삼출물을 흡인하거나 중이 내외에 환기를 유지하고 압력을 조절하기 위해 고막환기관을 삽입하기도 한다. 수술 후에는 수술한 쪽이 아래로 가도록 누워서 배액이 잘 되게 해야 한다. 배액이 자연스럽게 되도록 솜을 약간 헐겁게 외이도에 끼우고 분비물을 자주 확인하고 물이 귀에 들어가지 않도록 주의한다.
⑤ 코를 풀 때는 한 쪽씩 번갈아가면서 입을 벌리고 풀어야 귀에 압력이 덜 가해진다.

03 다음 중 해열 진통 효과는 있지만 출혈 부작용이 있는 약물은?

① 아스피린
② 아세트아미노펜
③ 디곡신
④ 와파린
⑤ 프로프라놀

해설
② 해열 진통제이며 상품명으로 타이레놀이 있다.
③ 심부전 환자에게 많이 사용하며 심장을 강하게 짜주는 강심제이다.
④ 혈액응고를 방지하는 약물이어서 출혈을 일으킬 수 있으나 해열 진통효과는 없다.
⑤ 고혈압, 부정맥이 있을 때 사용하는 약물이다.

04 신장에서 분비되며 혈압을 조절하는 호르몬은?

① 칼시토닌
② 프로락틴
③ 레닌
④ 항이뇨호르몬
⑤ 에리스로포이에틴

해설
① 칼슘을 뼈에 저장하는 호르몬으로 갑상선에서 분비된다.
② 뇌하수체 전엽에서 분비되며 임신과 모유 수유 기간에 젖샘이 모유를 생성하도록 자극한다.
④ 뇌하수체후엽에서 분비되며 소변배출을 억제시키는 호르몬이다.
⑤ 신장에서 분비되며 적혈구 생성을 촉진시키는 호르몬이다.

05 사후 처치에 대한 설명으로 옳지 않은 것은?

① 엉덩이에 패드를 깔아준다.
② 튜브를 제거하거나 제거가 힘들면 피부에서 2.5cm 이내로 자른 후 그 부위에 테이프를 붙여 보이지 않게 한다.
③ 상처의 드레싱이 젖어 있다면 드레싱 제품을 떼어 내고 거즈로 덮을 필요가 없다.
④ 입이 다물어지도록 수건을 말아서 턱 아래에 둔다.
⑤ 작은 베개를 괴어주거나 머리를 약간 올려주도록 한다.

해설
상처의 드레싱이 젖어 있다면 깨끗한 거즈로 교체해주어야 한다. 괄약근이 열려 실금과 실변이 있으므로 엉덩이에 패드를 깔아주어야 한다. 입이 벌어진채 사후강직이 되면 안 되므로 턱 아래에 수건을 말아서 대어주고 사후시반으로 얼굴까지 보라색으로 퍼지는 것을 완화시키기 위해 베개로 머리를 높여주도록 한다.

06 부갑상샘 항진증을 진단받은 환자에 대한 설명으로 옳은 것은?

① 부갑상샘에서 칼시토닌이 과량으로 분비된다.

② 활동적인 운동을 격려한다.

③ 갑상샘제거술을 한다.

④ 설사로 인한 탈수 관리를 한다.

⑤ 부정맥을 관찰한다.

해설

부갑상샘호르몬은 뼈에서 칼슘을 유리시켜 혈중 칼슘 농도를 높이므로 부갑상샘항진증이 있을 때는 고칼슘혈증이 나타난다. 칼슘은 심장과 혈관의 근육세포에 관여하므로 고칼슘혈증일 때 고혈압과 부정맥을 가져올 수 있다.

① 갑상샘에서 나오는 호르몬인 칼시토닌은 뼈에서 칼슘이 혈액으로 빠져나가는 것을 막기 때문에 상대적으로 혈중 칼슘 농도를 떨어뜨리는 역할을 한다. 칼시토닌과 부갑상샘호르몬이 뼈와 혈액 간의 칼슘 농도를 조절하여 적절한 뼈의 상태를 유지하는 것이다.

② 뼈에서 칼슘이 빠져나가 골절이 쉽게 일어나므로 사고를 당하지 않도록 주의한다.

③ 부갑상샘제거술을 한다.

④ 변비, 식욕부진과 구토, 복통 등은 고칼슘혈증의 흔한 증상이다.

07 다음 중 구강건강관리 3차 예방법은?

① 발치

② 불소도포

③ 법랑질 충치 치료

④ 구강검진

⑤ 저탄수화물식이

해설

발치, 보철, 의치, 진행된 치주병 치료 등이 3차 예방으로 이미 상태가 많이 악화되었고 더 이상 기능이 감퇴하는 것을 막기 위한 목적이다.

1차 예방은 불소 도포, 저탄수화물식이, 올바른 칫솔질, 수돗물 불소 농도 조절 사업 등 증상이 있기 전에 예방하는 활동을 말한다.

2차 예방은 증상이 발생하였지만 조기에 치료하여 심각해지는 것을 막는 것이다. 법랑질이나 약간의 상아질까지 충치가 생겼을 때 치료하는 것과 치은염 초기 치료, 구강검진이 해당한다.

08 안압 상승으로 인해 시신경이 손상되어 실명을 유발할 수 있는 안과질환은 무엇인가?

① 백내장

② 망막박리

③ 녹내장

④ 사시

⑤ 비문증

해설

방수는 눈에 영양분을 공급하고 안구의 형태를 유지시켜 주는 역할을 하는데 이러한 방수가 배출되지 않아 안압이 올라가면 녹내장이 발생한다. 수술 혹은 약물치료를 해야 하며 스트레스, 변비, 무거운 물건 들기, 심한 노동 같은 안압을 상승시키는 행위는 하지 않는다.

09 출혈과 복통을 호소하며 산부인과를 찾은 여성을 검진한 결과 태아와 태반이 모두 배출되었다면 어떤 유산인가?

① 완전 유산

② 불완전 유산

③ 절박 유산

④ 불가피 유산

⑤ 계류 유산

해설

완전 유산은 출혈과 통증이 경하다. 태아와 태반이 모두 배출된 후 자궁경관이 닫힌 상태이다.

② 출혈과 통증이 심하다. 태아와 태반 일부가 불완전한 모양으로 열린 자궁경관으로 흘러나오고 남은 태아와 태반 일부가 자궁에 남아 출혈과 감염을 일으키므로 소파술을 즉시 해야 한다.

③ 출혈과 통증이 경하게 있으며 적절한 치료를 하면 임신을 유지할 수 있다.

④ 출혈과 통증이 심하다. 자궁 입구가 열렸고 양막이 파열되어 유산이 불가피한 상황이므로 소파술을 해야 한다.

⑤ 자궁 입구는 닫혀 있고 태아가 사망하여 자궁 내에 남아 있는 경우이다. 약간의 질 출혈이 있을 수 있으며 유도분만하거나 소파술을 해야 한다.

10 생후 4개월 영아가 2일 동안 하루에 수차례 설사를 하면서 축 처진 채 응급실에 왔다. 예측 가능한 증상은?

① 대천문이 불룩 나와 있다.

② 소변량이 줄었다.

③ 체중이 증가하였다.

④ 피부가 축축하다.

⑤ 맥박이 강하게 뛴다.

해설

설사를 수차례하고 축 처졌다는 것은 탈수를 의심할 수 있는 증상이다. 탈수가 되면 소변량이 줄어들어 핍뇨가 보인다.

① 대천문은 탈수가 오면 움푹 들어간다.

③ 체중은 감소한다.

④ 피부와 구강 내 점막이 건조해진다.

⑤ 맥박은 약하고 빠르게 뛰고 혈압이 떨어진다.

11 치매 대상자에 대한 간호로 적절하지 않은 것은?

① 모든 일상생활을 보조해준다.

② 사람과 장소에 대한 언급을 수시로 한다.

③ 큰 달력과 큰 시계를 병실에 비치한다.

④ 폐쇄형 질문을 하도록 한다.

⑤ 치료자는 낮은 톤으로 간단한 문장을 사용한다.

해설

치매가 오면 옷 입기, 씻는 것, 식사, 배변 처리 등의 일상 속 자가간호 능력을 상실한다. 하지만 보조는 하되 대상자의 잔존 기능은 잃지 않도록 격려하고 스스로 할 수 있는 일은 하게끔 한다. 인지가 저하되어 있으므로 간간히 대답할 수 있는 폐쇄형 질문이 적합하다.

12 백신을 투여받은 직후 호흡곤란과 저혈압 증상이 보인다면 어떤 처치를 즉시 해야 하는가?

① 만니톨을 투여한다.

② 비닐봉지를 입에 대고 저탄소혈증을 예방한다.

③ 산소를 투여한다.

④ 에피네프린을 투여한다.

⑤ 반좌위 자세를 취하고 안정하도록 한다.

해설
아나필락시스 반응이다. 즉시 기도 유지를 하고 에피네프린 희석 용액을 0.3~0.5mL 근육주사해야 한다.

13 부분 위절제술을 한 환자의 급속이동증후군 관리에 대한 설명으로 옳은 것은?

① 정해진 시간에 식사를 충분히 먹도록 한다.

② 식사 중간에 수분을 섭취한다.

③ 탄수화물의 섭취를 제한한다.

④ 저단백식이를 한다.

⑤ 식후 30분 동안 앉거나 서도록 한다.

해설
당은 수분을 끌어당겨 어지럼과 빈맥 등을 더 유발하므로 저탄수화물 식이를 한다.
① 소량씩 자주 먹는 습관을 들인다.
② 식사 중간에 물을 마시면 빠른 속도로 장을 통과하면서 설사와 복통을 유발할 수 있다.
④ 단백질은 위에 내용물이 남아 있는 시간을 지연시키므로 고단백식이를 한다.
⑤ 식후에는 누워 있어야 빠른 속도로 내려가는 것을 막을 수 있다.

14 갑상샘항진증에 대한 설명으로 옳은 것은?

① 갑상샘자극호르몬은 뇌하수체 후엽에서 분비된다.

② 대사활동이 낮아지고 살이 찐다.

③ 갑상샘이 위치한 부위가 함몰되어 보이는 것이 특징적이다.

④ 미역과 김 섭취를 자제해야 한다.

⑤ 크레틴 병이라고도 부른다.

해설

갑상샘항진증 20~40대 여성에게 많이 호발한다. 갑상샘호르몬의 주원료는 요오드인데 요오드 과다공급으로 호르몬이 과잉 생산되어 항진증을 유발할 수 있다. 미역과 김은 요오드가 풍부하게 함유된 식품이므로 자제해야 한다. 약물을 복용하면서 갑상샘호르몬 수치 검사를 주기적으로 해야 한다.

① 갑상샘 자극호르몬은 뇌하수체 전엽에서 분비된다.

② 전체적인 대사 활동이 높아지면서 증상들이 발생한다. 땀이 많이 나고 더위를 쉽게 느끼고, 피부가 따뜻하고 축축하다. 식욕이 증가하나 살이 찌지 않는다. 부정맥, 심계항진, 수면장애, 설사, 피곤함, 눈 돌출, 신경과민, 다뇨, 무월경, 성욕 감퇴가 나타난다.

③ 갑상샘이 위치한 부위의 목 부분이 볼록 나와보인다.

⑤ 크레틴병은 갑상샘저하증이며 갑상샘항진증은 그레이브스병(자가면역질환)이 대부분의 원인이다.

15 췌장에서 분비되는 소화효소로 단백질은 분해하는 것은?

① 아밀라아제   ② 리파아제

③ 트립신   ④ 펩신

⑤ 타이알린

해설

소화효소인 아밀라아제, 리파아제, 트립신이 췌장에서 만들어져 총담관을 통해 십이지장으로 분비된다. 아밀라아제는 탄수화물 분해, 리파아제는 지방 분해, 트립신은 단백질을 분해하는 효소이다.

④ 위액에는 염산과 펩신이 포함되어 있는데 염산은 강한 산성으로 음식물을 통해 들어오는 세균 등을 없애며 펩신은 단백질을 분해하는 역할을 한다.

⑤ 구강에서 분비되는 타액에 포함된 타이알린(프티알린)은 탄수화물을 분해시킨다.

16 간경화로 입원한 환자의 혈중 암모니아 수치가 높고 과격한 행동과 의식변화가 보였다면 어떤 치료가 필요한가?

① 복부천자   ② 고단백 식사 제공

③ 고지방식이 제공   ④ 락툴로스 관장

⑤ 둘코락스 좌약

해설

간성혼수 증상이다. 간은 암모니아를 독성이 덜한 요소의 형태로 바꾸어 소변으로 배출시킨다. 하지만 그 과정에 문제가 생기면 암모니아가 몸에 쌓이게 되고 결국 뇌에 영향을 미쳐 증상을 일으키는 것이 간성혼수(간성 뇌병증)이다. lactulose를 경구 섭취 또는 관장을 한다. lactulose는 삼투압을 높여 설사를 일으키면서 많은 암모니아를 배출시킨다. 장내 환경을 산성화시켜 암모니아가 흡수되는 것을 막고 암모니아를 생성하는 세균을 감소시키는 역할도 한다.

17 성장발달의 원리에 대한 설명으로 옳지 않은 것은?

① 성장발달은 복합적인 과정이다.

② 같은 개월 수라 하더라도 개인차가 있다.

③ 결정적인 시기가 있다.

④ 발달속도가 신체 부위마다 다르다.

⑤ 머리 → 다리 → 몸통의 순서대로 성장·발달한다.

해설

머리 → 몸통 → 다리의 순서대로 성장·발달한다.

18 유치도뇨관 16Fr.을 삽입해야 하는데 18Fr.을 잘못 삽입하였다면 지키지 못한 간호조무사의 의무사항은?

① 주의의 의무 　　　　　　　② 확인의 의무

③ 비밀유지의 의무 　　　　　④ 설명 및 동의의 의무

⑤ 기록의 의무

해설

간호행위가 정확하게 이루어지기 위하여 확인해야 하는 의무이다. 의사의 처방 재확인, 실습학생이나 간병인 확인, 처치 전 환자와 오더 재확인, 의약품과 기구 등 모든 처치의 불량이나 오염 여부를 확인하여 환자에게 해가 되는 행위를 하지 않아야 한다. 주의의 의무와 헷갈릴 수 있다. 주의의 의무는 업무 능력이 있는 사람이 주의의무를 태만하여 타인에게 해를 끼치는 의료과실(의료행위에 과오가 있었다는 것이 입증된 경우)이 발생하지 않도록 정신을 집중해야 할 의무이다.

19 왼쪽 뇌졸중 환자에게 적용하는 간호로 맞는 것은?

① 마비가 없는 오른쪽으로 음식물을 넣어준다.

② 간호조무사가 왼쪽으로 서 있도록 한다.

③ 낙상 사고 위험이 높아지므로 관찰이 필요하다.

④ 액체류 위주로 먹도록 하여 흡인의 위험을 줄인다.

⑤ 왼쪽으로 먼저 옷을 입히도록 한다.

해설

왼쪽으로 뇌졸중이 왔다면 오른쪽으로 편마비가 있다는 것을 감안하여 간호해야 한다. 편마비가 있는 상태에서 공간지각능력까지 떨어지므로 낙상위험이 높아지므로 주의가 필요하다.

① 오른쪽으로 마비가 오는데 음식물은 마비가 없는 왼쪽으로 넣어주어야 한다.

② 편마비가 있는 쪽이 기능이 떨어지므로 오른쪽에 서서 보조를 하도록 한다.

④ 뇌졸중이 오면 연하곤란이 동반하는 경우가 흔하다. 액체류는 흡인을 더욱 유발하므로 점도가 있는 음식을 제공하거나 연하보조제를 이용한다.

⑤ 마비가 있는 오른쪽을 먼저 입혀야 한다. 반대로 옷을 벗을 때는 마비가 없는 왼쪽을 먼저 벗어야 한다.

20 임종을 앞둔 환자를 돌볼 때 적절한 간호는?

① 기저귀 교체는 최소한으로 한다.

② 수분섭취가 중요하므로 옆으로 머리를 돌려서 먹이기 위해 노력한다.

③ 반응이 없더라도 대화를 이어나간다.

④ 침상머리를 내려서 편하게 해준다.

⑤ 조명을 밝게 하여 무섭지 않도록 도와준다.

해설

임종을 앞둔 환자가 불안해하지 않도록 항상 함께 있어주고 따뜻하게 말을 걸어주며 일상적인 대화를 이어간다.

① 실금가 실변이 있으며 그때마다 침구와 기저귀를 교체하여 청결하게 해준다.

② 임종을 앞두고 있을 때는 먹기가 힘드므로 억지로 먹이기 위해 노력하지 않는다. 환자가 원할 때 원하는 양만큼 먹도록 도와준다.

④ 숨쉬기 편하도록 머리를 약간 올려준다.

⑤ 조명을 밝게 하면 눈부시므로 은은한 간접조명을 설치한다.

21 임신성 당뇨가 임산부와 태아/신생아에게 미치는 영향에 대한 설명으로 옳은 것은?

① 양수과소증

② 후천적인 기형

③ 신생아 고혈당

④ 임산부 비뇨기 감염

⑤ 과도한 태아 폐성숙

해설

임신을 하게 되면 프로제스테론과 태반락토겐호르몬이 인슐린 저항성을 올린다. 임신 2기와 3기에 혈중 포도당이 높으니 인슐린 요구량은 올라가는데 췌장이 기능을 제대로 하지 못하면 임신성 당뇨가 초래된다. 포도당은 세균이 좋아하므로 감염에 취약해지는데 비뇨기 감염과 질염이 흔하게 발생한다.

① 양수 내 포도당이 증가하여 삼투압이 상승하여 수분을 끌어들여 양수과다증을 초래한다.

② 선천적인 기형이 발생한다.

③ 임부의 혈당이 높으면 더 많은 포도당이 태아에게 흘러들어 간다. 태아는 혈당을 낮추기 위해 인슐린을 분비하게 된다. 고인슐린혈 증이던 아기가 출산 후 공급받던 포도당이 끊어지면서 남아 있던 몸 안의 인슐린으로 인해 저혈당에 빠지게 된다.

⑤ 고인슐린혈증은 태아의 세포 안으로 포도당을 적극적으로 이동시켜 거대아로 만들면서 계면활성제의 합성을 지연시켜 폐성숙이 지연된다.

22 심장에 대한 설명으로 옳은 것은?

① 심장근육 운동은 방실결절에서 시작한다.

② 좌심실에서 뻗어나오는 동맥은 폐동맥이다.

③ 심장에는 판막이 2개가 있다.

④ 폐동맥에는 정맥혈이 흐른다.

⑤ 우심방에서 나오는 혈액은 전신을 순환한다.

해설

① 심장근육운동은 동방결절에서 시작한 전기자극으로 시작하여 심방이 수축하고 방실결절로 이어진다. 방실결절을 지난 전기자극은 방실다발로 전달되면서 심실이 수축한다. 이러한 전기흐름의 과정을 읽는 것이 심전도이다.

②, ⑤ 좌심실 → 대동맥(산소가 풍부한 동맥혈) → 전신 순환 → 대정맥(이산화탄소가 풍부한 정맥혈) → 우심방 → 우심실 → 폐동맥(동맥이지만 이산화탄소가 풍부한 정맥혈이 흐름) → 폐 → 폐정맥(정맥이지만 산소가 풍부한 동맥혈이 흐름) → 좌심방

③ 총 4개의 판막이 있다. 좌심실에서 대동맥으로 나가는 출구에 대동맥판이 있고 우심실에서 폐동맥으로 나가는 출구에 폐동맥판이 있다. 대동맥판과 폐동맥판은 심장에서 혈관으로 나간 혈액이 다시 심장으로 역류하지 못하게끔 한다. 삼첨판은 우심방과 우심실 사이에 위치하고 좌심방과 좌심실 사이에는 이첨판(승모판)이 있어서 심방에서 심실로 들어간 혈액이 심방으로 역류하지 못하게끔 한다.

23 다음의 약물 중 항고혈압 약물은?

① 리도카인

② 에피네프린

③ 글리메피라이드

④ 페니실린

⑤ 딜티아젬

해설

① 부정맥치료제, 국소마취제이다.

② 강심제, 혈관수축제, 급성 천식일 때 투여하는 약물이다.

③ 경구 혈당강하제이다.

④ 항생제이다.

24 요로결석에 대한 설명과 적절한 간호는?

① 소변을 자주 보게 되는 경우에 발생한다.

② 옆구리 통증이 발생한다.

③ 농뇨가 발생한다.

④ 요로결석이 왔다면 수분을 제한한다.

⑤ 비타민 D를 충분히 섭취한다.

해설

갑작스러운 옆구리(신장이 등 중간쯤 위치) 통증이 발생하면서 복부로 퍼지고 오심과 구토가 동반된다.

① 소변 정체, 소변 농축, 칼슘과 인산 그리고 요산(퓨린 과다 섭취) 등이 만들어 낸 결정, 장기간의 와상 상태, 잦은 비뇨기 감염, 스테로이드 복용, 수분 섭취 부족, 20~50대 남자(땀을 많이 흘림)에게 호발한다.

③ 혈뇨(결석으로 인한 자극), 발열 증상을 보인다. 결석으로 인해 요로가 폐쇄되고 감염이 초래된다.

④ 수분을 3L 이상 섭취하여 소변량을 늘려 결석을 자연스럽게 배출시켜야 한다.

⑤ 칼슘이 결석의 원인인 경우에는 육류 단백질은 칼슘과 결합하면 결석을 만들기 때문에 적절한 양만큼만 섭취하도록 한다. 과도한 비타민 D는 칼슘을 축적시키므로 피하도록 한다. 요로결석이 생기는 것을 예방하기 위해 구연산이 풍부한 자몽, 오렌지가 도움이 된다.

25 혈액 삼투압을 유지하는 기능을 하는 혈액 성분은?

① 피브리노겐

② 적혈구

③ 알부민

④ 혈청

⑤ 혈장

해설

알부민은 혈관 안에 일정량의 수분을 끌어당겨 보유하도록 만들어준다. 알부민이 부족하면 수분이 혈관 밖으로 새어 나가 조직에 축적되어 부종을 일으킨다.

①, ⑤ 혈장은 대부분이 수분이며 혈액응고에 관여하는 피브리노겐(혈소판과 함께 피브리노겐도 중요한 혈액응고인자 중 하나)과 알부민, 글로불린(면역관여), 혈액응고인자가 있다. 이것들은 간에서 만들어진다.

② 산소를 몸의 곳곳에 운반하는 중요한 역할을 하지만 조직에서 산소를 쓰고 나온 이산화탄소를 싣고 폐로 가지고 오는 역할도 한다.

④ 혈장에서 피브리노겐을 뺀 것을 혈청이라고 한다.

26 급성담낭염으로 담낭절제술을 하였다면 이에 대한 적절한 설명은?

① 단백질 음식을 먹으면 복통이 발생할 수 있다.

② 담즙은 이제 만들어지지 않는다.

③ T-tube를 식전 1~2시간 전에 잠그었다가 식후 1시간 후에 풀어야 한다.

④ 급성 담낭염의 대표적인 증상은 좌상복부에 강한 통증이다.

⑤ 황달이 발생해도 진료를 보지 않아도 된다.

해설

담낭을 절제한 부위의 안정과 남아 있는 담즙의 배출을 위해 배액관(T-tube)을 일시적으로 삽입한다. 담관(담낭 역할 대체)에 담즙이 모일 수 있도록 T-tube를 식사 1~2시간 전에 잠그었다가 식후 1~2시간이 지나면 풀어서 담즙으로 지방이 소화될 수 있도록 해야 한다.

① 담즙은 지방을 분해하므로 지방 음식을 먹고 난 후 소화불량과 복통이 발생할 수 있다. 그래서 수술하고 4주간은 지방이 있는 음식을 줄이고 과식하지 않도록 한다.

② 담즙은 간에서 만들어지고 담낭은 담즙을 저장하는 곳이다. 그러므로 담낭을 절제한 것이랑 담즙 생성은 무관하다.

④ 우상복부(담낭이 위치)나 명치 부근에 식사 몇 시간 후 갑작스러운 강한 통증이 나타난다. 통증이 오른쪽 어깨와 견갑골로 퍼지는 양상을 보인다.

⑤ 황달이 생기면 담즙 배출이 제대로 되지 않아 몸에 쌓인다는 것이므로 의사의 진료가 필요하다. T-tube를 통한 배액량은 300~500cc/day이다.

27 노화의 생리적 변화에 대한 설명으로 옳은 것은?

① 저혈압 발생 확률이 높아진다.

② 폐활량이 증가한다.

③ 폐동맥압이 증가한다.

④ 맛에 대한 역치가 저하된다.

⑤ 약물 배설능력이 높아진다.

해설

폐혈관의 저항이 커지면서 폐동맥압이 증가한다. 폐순환이 제대로 되지 않아서 가스교환이 효과적으로 되지 않아 호흡곤란이 올 확률이 높아진다.

① 혈관과 심장, 심장판막의 탄력이 떨어지고 두꺼워지므로 고혈압 발생률이 높다.

② 폐활량이 감소하므로 호흡곤란이 쉽게 온다.

④ 맛에 대한 역치가 상승하여 강한 맛의 음식을 찾기 쉬우므로 조미료 사용을 자제한다.

⑤ 신장기능이 감소하면서 약물을 배설하는 능력이 떨어지기 때문에 약물이 축적되기가 쉽다. 노인에게 약물을 처방할 때는 신중해야 하는 이유이다.

28 다음 중 올바른 응급처치는?

① 뱀에게 물렸을 때는 물린 부위를 심장보다 높게 올린다.

② 말벌 침에 쏘였다면 카드를 이용하여 긁듯이 밀어서 제거한다.

③ 모든 사고는 사고가 난 장소에서 안전한 곳으로 옮기는 것이 우선적인 처치이다.

④ 출혈이 심한 부위는 심장보다 낮게 한다.

⑤ 구조현장에서 검은색으로 분류된 환자를 제일 먼저 응급처치 해야 한다.

해설

응급환자 분류에 따른 색상 표기 방법

적색	즉각적인 구조와 치료를 사람으로서 경추손상, 심장마비, 심한 쇼크, 기도폐쇄, 복부 열상과 긴장성 기흉이 있는 상황이다. **암기 tip** 가장 위급한 혈액이 낭자한 붉은 색과 연관 지어 생각해 보자.
황색	수 시간 안에 응급치료를 해야 하며 기다릴 수 있는 여유가 있는 사람으로서 중증 화상, 중증 출혈, 흉추 이하 척추손상을 당한 상황이다.
초록색	처치가 지연되어도 생명과 직접적인 관계가 없는 사람으로서 단순골절, 경증 화상, 타박상, 경미한 출혈을 당한 상황이다. **암기 tip** 다른 환자보다 상대적으로 편안하고 안전한 초록색과 연관 지어 생각해 보자.
검은색	이미 사망했거나 심폐소생술이 의미가 없는 사람이다. **암기 tip** 장례식의 검은 상복과 연관 지어 생각해 보자.

① 뱀에 물린 부위는 심장보다 낮게 위치하여 심장으로 귀환하지 않게 한다.

③ 척추손상이 의심된다면 임의로 옮기는 행위는 절대 하지 않는다.

④ 출혈이 심한 부위는 심장보다 높게 한다.

⑤ 적색은 즉각적인 구조와 치료를 해야 하는 사람으로서 경추손상, 심장마비, 심한 쇼크, 기도폐쇄, 복부 열상과 긴장성 기흉이 있는 상황이다. 검은색은 이미 사망했거나 심폐소생술을 할 의미가 없는 경우이다.

29 수치료에 대한 설명으로 옳은 것은?

① 온탕에 먼저 들어갔다가 냉탕에 들어간다.

② 혈자리에 열을 가하여 혈액순환을 촉진시키는 원리이다.

③ 중증 심장질환자에게 적합한 방법이다.

④ 신진대사를 높여 피로를 완화시킨다.

⑤ 류마티스 관절염이 있는 환자에게는 적합하지 않다.

해설

수치료는 혈액순환 촉진, 신진대사 촉진, 근육 통증 감소 등을 기대할 수 있다.

① 냉탕에 먼저 들어갔다가 온탕에 들어가는 것을 반복한다. 냉탕 온도는 16℃, 온탕은 42℃ 정도로 맞추지만 고령이거나 심장질환이 있다면 온도차이가 10℃ 이상 나지 않도록 한다.

② 구법에 대한 설명이다.

③ 중증심장질환자, 출혈환자는 수요법 금기대상이다.

⑤ 관절염 환자, 중풍, 비만 등 만성질환자에게 적합하다.

30 마약으로 인한 호흡곤란이 왔을 때 부작용을 완화시킬 수 있는 약물을 투여하는 것은 어떤 효과를 기대하는 것인가?

① 길항효과　　　　　　　　　　　　② 협동작용
③ 반감기　　　　　　　　　　　　　④ 독작용
⑤ 축적작용

해설

두 가지 이상의 약물을 복용하였을 때 각 약물의 효과를 감소시키는 것을 길항효과라고 한다.

② 두 가지 이상의 약물을 함께 사용하면 서로 효과가 상승하는 것이다. 예를 들어 다른 계열의 항생제 약물 두 가지를 함께 사용하면 염증을 잡는 효과가 더 커진다.

③ 약물의 농도가 반으로 감소하는 시간을 반감기라고 한다.

④ 약물을 과량복용했거나 배출이 제대로 되지 않아 간 손상 등 독성반응이 나타나는 것이다.

⑤ 약물이 제대로 배설되지 않아 몸에 축적되는 것으로 노인이 되면 배설능력이 떨어져 축적이 쉽게 된다.

31 청각기능을 담당하는 내이의 구조물은?

① 고막　　　　　　　　　　　　　　② 전정
③ 달팽이관　　　　　　　　　　　　④ 반고리관
⑤ 이소골

해설

달팽이관은 내이에 위치하고 있으며 청신경과 연결이 되어 있어 청각을 담당하는 역할을 한다.

① 외이도가 끝나고 중이를 시작하는 곳에 위치하는 막이다.

②, ④ 내이에는 전정과 반고리관으로 구성된 전정기관이 있는데 이곳은 평형을 담당한다.

⑤ 중이(고실)에 있는 작은 뼈중의 하나로 내이로 소리를 전달하는 역할을 한다. 중이에는 이관(유스타키오관)이 있어 인두와 연결이 되어 있다.

32 췌장암 4기 환자가 모르핀이 섞인 수액을 투여받고 있다면 주의깊게 봐야 하는 것은?

① 호흡 감소　　　　　　　　　　　　② 과호흡
③ 혈압 상승　　　　　　　　　　　　④ 뇌압 상승
⑤ 발열

해설

모르핀은 마약성 진통제이며 호흡이 10회 이하이면 투약하면 안 된다.

33 치아를 하악골과 상악골에 고정시켜주는 역할을 하며 시멘트질이라고 부르는 이것은?

① 상아질   ② 법랑질

③ 백악질   ④ 치경

⑤ 치관

해설

① 법랑질 바로 아래에 있는 노란 빛(상아색, 아이보리)을 띠는 층으로 법랑질이 썩어 상아질까지 들어오게 되면 말랑말랑한 상아질은 썩는 속도가 빨라진다.

② 치아의 가장 겉표면으로 사기질이라고도 부른다.

④ 치관과 치근의 경계를 치경이라고 하는데 '경'은 경추와 같이 '목'을 말한다. 치관과 치근 사이의 목과 같은 곳이다. 치아가 박힌 잇몸이 벌어지면 찌꺼기가 쌓이게 된다.

⑤ 왕관, 즉 크라운이라고 하며 겉에서 보이는 치아의 일부이다.

34 미숙아의 특징으로 옳은 것은?

① 남아는 고환이 음낭으로 내려오지 않았다.   ② 굴곡이 된 자세이다.

③ 귀가 접히지 않는다.   ④ 솜털과 태지가 거의 없다.

⑤ 손바닥과 발바닥에 주름이 많다.

해설

② 반사반응이 약하고 축 늘어진 신전이 된 자세이다.

③ 귀 연골 발달이 미약하여 부드럽게 잘 접히는 것이 특징이다.

④ 솜털이 많고 태지는 거의 없다.

⑤ 손바닥과 발바닥에 주름이 거의 없다. 주름은 손바닥과 발바닥이 굴곡 가능하게 만들어주는데, 미숙아는 이 주름이 생기기 전에 태어난다.

35 인형에게 인사를 하고 밥을 먹이는 행동을 하는 유아기 아이의 행동으로 알 수 있는 유아기의 특성은?

① 비가역적 사고   ② 상징적 사고

③ 물활론적 사고   ④ 자기중심적 사고

⑤ 미신적 사고

해설

모든 물체는 살아서 '활'동한다고 느끼는 물활론적 사고방식이 두드러진다. 자동차를 보고 인사를 하고 인형과 이야기를 하는 것이 예이다.

① 사고의 흐름이 일방향적이며 원래로 되돌리거나 거꾸로 생각하지 못한다. 예를 들어 장난감을 다른 장소로 옮겼을 때 원래 있었던 장소를 기억해내지 못한다. 그리고 사과 하나와 하나가 합쳐지면 사과 두 개라는 것은 알지만 거꾸로 사과 두 개가 하나와 하나로 나누어진다는 것을 이해하지 못한다.

② 막대기를 가지고 총과 칼이라고 휘두르거나 역할놀이, 모래와 돌멩이로 소꿉놀이를 하는 것이 예이다.

④ 다른 사람의 입장에서 생각하는 능력이 형성되지 않았다. 예를 들어 엄마가 다리가 골절이 되어 걷지 못해도 밖에 나가자고 보채는 경우이다.

⑤ 마술사가 된 것처럼 생각하는대로 모든 일이 일어난다고 생각한다. 예를 들어 동생이 교통사고가 났다면 어제 밤에 동생이 아프게 해달라고 기도했기 때문에 일어난 일이라고 죄책감을 가질 수 있다.

36 퇴행성 관절염에 대한 설명으로 옳은 것은?

① 헤베르덴 결절

② 백조목 변형

③ 류마티스 인자 양성

④ 자가면역질환

⑤ 류마티스성 결절

해설

헤베르덴 결절은 퇴행성 관절염의 특징으로 반복되는 염증으로 인해 손가락의 말단 관절에 생긴다. 퇴행–퇴'헤'로 연관지어 외워보자.

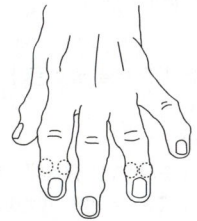

②, ⑤ 백조목 변형과 류마티스성 결절(관절이 튀어나옴)은 류마티스 관절염의 특징이다.

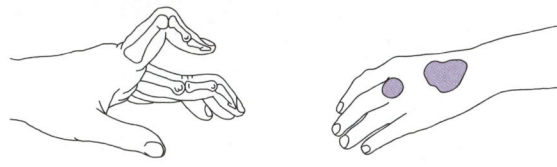

③ 류마티스 인자 검사에서 양성이라는 것은 류마티스 관절염을 의미한다. 퇴행성 관절염에서는 음성으로 나타난다.

④ 퇴행성 관절염은 말 그대로 관절을 많이 사용한 결과 퇴행되어 닳아서 발생하는 관절염이다. 류마티스 관절염은 자가면역질환으로 추정되며 40대 이상의 여성에게 호발한다.

37 만성폐쇄성 폐질환 환자를 간호하는 올바른 방법은?

① 3L/min의 저농도의 산소를 공급한다.

② 앙와위 자세를 취한다.

③ 입술 오므리기 호흡을 한다.

④ 식사를 할 때 한 번에 충분히 먹도록 한다.

⑤ 기관지 수축제를 투여한다.

해설

코로 숨을 들이마신 뒤 입술을 동그랗게 만들어서 천천히 조금씩 길게 호흡을 내뱉는 방법이다. 기도의 허탈을 최소화하여 폐에 남아 있는 공기를 제거하는 데 효과적이다. 들이마시는 시간과 내쉬는 시간을 1:2의 비율로 하여 내쉴 때 더 길게 하는 것이 중요하다.

① 1~2L/min의 속도로 저농도의 산소를 공급한다. 산소포화도는 90~92% 정도를 목표로 하는데, 산소포화도가 높아지면 오히려 상태가 더 악화될 수 있다. COPD처럼 만성적으로 높은 이산화탄소 농도에 적응이 된 환자는 말초 화학수용체가 이산화탄소가 아닌 산소에 의해 자극을 받는다. 따라서 고농도의 산소를 주게 되면 산소가 충분하다고 판단하고 호흡을 억제하게 되어 심각한 호흡곤란을 가져오게 된다.

② 폐가 충분히 확장할 수 있는 반좌위가 적합하다.

④ 고열량, 고단백식이, 소량씩 자주 먹고 충분한 수분섭취가 필요하다.

⑤ 기관지 확장제가 필요하다.

38 어떤 통증에도 반응이 없고 스스로 움직임이 전혀 없는 환자의 의식 상태는?

① 명료

② 기면

③ 혼미

④ 혼수

⑤ 반혼수

해설

의식상태는 명료 → 기면 → 혼미 → 반혼수 → 혼수의 순서로 악화된다.

혼수는 어떤 자극에도 전혀 반응을 보이지 않는 상태이다.

① 깨어 있는 상태로 정상적인 대화와 협조가 가능하다.

② 졸린 상태에서 깨웠을 때 느리게 반응하는 것과 비슷하지만, 질문에 대한 답변이 불완전한 형태를 보인다.

③ 젖꼭지를 비트는 강한 통증이나 밝은 빛 정도의 자극을 주어야 반응하여, 한두 마디 대답이 겨우 가능하다.

⑤ 강한 자극에도 대답하지 못하고 끙끙거리는 소리를 내면서 통증 자극에 피하려고 하는 반응을 보인다.

39 팔에 광범위하게 수포가 생긴 2도 화상일 때 응급처치로 적절한 것은?

① 팔을 심장보다 아래로 둔다.

② 멸균된 포셉으로 수포를 터뜨려 소독한다.

③ 따뜻한 물에 담근다.

④ 진통소염제를 복용한다.

⑤ 분실위험이 있으므로 반지는 제거하지 않는다.

해설

통증과 염증완화 목적으로 이부프로펜과 같은 진통소염제를 복용한다.

① 부종이 발생하므로 심장보다 팔을 높이도록 한다.

② 수포는 절대 터뜨리지 않는다.

③ 찬물에 담그어서 열감과 통증을 덜어주어야 한다.

⑤ 반지, 팔찌는 제거하여 부종으로 인한 이차적인 문제를 예방해야 한다.

40 납에 오랫동안 노출된 근로자에게 나타날 수 있는 증상은?

① 혀에 납이 침착된 흔적

② 적혈구 과다증

③ 복통

④ 설사

⑤ 혈뇨

해설

납은 페인트의 주성분이며 분진의 형태로 호흡기를 통해 흡수된다. 배기장치를 설치하고 밀폐해야 하며 개인보호구를 착용해야 한다. 가루 형태의 납 페인트를 반죽 형태로 교체하고 분진 발생을 억제하기 위해 바닥에 물을 뿌리는 것도 도움이 된다.

빈혈, 구강 치은에 납이 침착된 자국이 보이며 신경 및 근육장애와 중추신경계 장애도 나타난다. 소변 중 코프로포르피린이 검출되며 수면장애, 변비, 위통증과 식욕감퇴, 의식변화를 초래한다.

41 기압의 변화로 인해 발생하는 직업병은?

① 잠함병

② 레이노증후군

③ 난청

④ VDT증후군

⑤ 진폐증

해설

잠수부와 해녀에게 호발하는 직업병이다. 바다 깊은 곳과 같이 고기압의 환경에서 일하다가 기압이 낮은 수면으로 갑자기 올라왔을 때 인체 내에 있던 질소가 기포로 변해 미세혈관을 막으며 문제를 일으킨다. 신체의 어느 혈관을 막았냐에 따라 증상이 다양하다.

42 40℃가 넘는 고열과 혼수, 피부 건조, 경련이 발생하는 열성질환은 무엇인가?

① 열사병

② 열경련

③ 열피로

④ 열허탈

⑤ 열쇼크

해설

- 열사병 : 체온을 조절하는 중추인 시상하부가 고열로 인해 손상당한 것이다. 사망의 위험성이 높으며 40℃가 넘는 고열과 혼수, 경련, 피부 건조(땀이 나지 않음)가 대표적이다. 즉시 체온을 떨어뜨리는 처치가 필요하다.
- 열경련 : 땀을 많이 흘려서 전해질 균형이 깨지고 근육이 통증성 경련을 일으키는 것이다. 생리식염수를 즉시 혈관으로 투여하거나 염분을 구강으로 보충한다.
- 열피로 : 고온에 오랫동안 노출되면서 혈관이 피로를 받아 늘어났다고 생각하면 된다. 순환하는 혈액량이 떨어지니 머리에도 혈류량이 부족해진다. 혈압이 떨어지고 현기증이 있으며 전신이 피로해진다. 휴식을 취하고 수액을 혈관으로 투여해야 한다.

43 유병률에 대한 설명으로 옳은 것은?

① 일정 기간에 새로 발생한 환자의 수를 말한다.

② 만성질환일수록 유병률이 낮아지는 경향을 보인다.

③ 일정 기간 축적되는 환자의 수를 말하며 기존의 환자도 포함한다.

④ 유병률이 높다는 것은 발생률이 높다는 것과 같은 의미이다.

⑤ 질병의 원인 파악에 도움이 되는 지표이다.

해설

① 발생률에 대한 설명이며 유병률은 기존의 환자수도 더해야 한다.
    발생률 = 새로 발생한 환자 수/발병 위험에 노출된 인구수
    유병률 = 기존의 환자 수와 발생한 환자 수/특정 시점의 전체 인구수
② 기존에 있는 환자수에 새로이 발생하는 환자수를 더한 것이므로 만성질환일수록 유병률은 높다.
④ 유병률이 높다고 해서 발생률이 높은 것이 아니다. 단순히 의학기술이 발달되어 생존기간이 길어져서 환자가 사망하지 않고 축적되어 유병률이 높을 수 있기 때문이다.
⑤ 질병의 원인 파악에 도움이 되는 것은 발생률이다.

44 노인장기요양보험제도에 대한 설명으로 옳은 것은?

① 이 제도를 관활하는 부서는 국민건강연금공단이다.

② 장기요양등급은 5등급으로 갈수록 와상상태일 확률이 높다.

③ 65세 이상의 노인이라면 노인성 질병이 필수요소는 아니다.

④ 장기요양인정서에는 이용가능한 월 한도액과 가능한 서비스가 안내되어 있다.

⑤ 재가급여는 수급자 부담이 20%이다.

65세 이상 노인 또는 65세 이하이더라도 치매, 뇌혈관성 질환, 파킨슨 등의 노인성 질병을 가진 자가 6개월 이상 혼자서 일상생활을 수행하기 어렵다고 인정되면 장기요양등급을 받고 장기요양급여를 제공받도록 하는 제도이다.

① 국민건강보험공단이 주체이다.

② 장기요양 등급은 1~5등급+인지지원 등급이다. 1등급으로 갈수록 전적으로 다른 사람의 도움이 필요한 와상 상태이다. 등급은 장기요양인정점수(신체, 인지, 행동변화, 간호처치, 재활 영역)를 바탕으로 판정된다.

④ 장기요양인정서에는 판정받은 장기요양 등급과 유효기간(2년)이 명시되어 있다. 말 그대로 심사를 통해 등급이 판정되었음을 인정하겠다는 증명서라고 생각하면 된다. 장기요양 이용계획서에는 이용 가능한 월 한도액과 받을 수 있는 서비스에 대해 안내되어 있다. 등급을 판정받은 후에 어떤 서비스를 얼마만큼 받을 수 있는지 계획을 짤 수 있게 도와준다.

⑤ 재가급여는 15% 시설급여는 20%가 수급자 부담이다.

45 과소치료가 있을 수 있는 부작용은 있으나 예방에 중점을 두는 영국에 도입된 진료비 수가제도는?

① 행위별수가제   ② 봉급제

③ 인두제   ④ 포괄수가제

⑤ 총액계약제

영국에 도입된 제도이다. 의사가 맡은 환자 숫자(인두＝사람 머리)에 따라 보수를 받는데 환자의 진료 여부와는 상관이 없다. 대표적인 나라가 영국이다. 진료 여부와 관계없이 보수를 받다 보니 내원을 줄이기 위해 예방에 중점을 두게 된다. 하지만 진료 여부와 관계 없이 수입은 같으므로 형식적인 과소치료가 있을 수 있다. 그리고 신의료기술의 적용이 지연될 우려가 높으며 상태가 안 좋은 환자는 기피하고 전문의에게 의뢰하는 경우가 잦다.

46 우리나라의 사회보장제도에 대한 바른 설명은?

① 실업, 질병 같은 위험으로부터 국민을 보호하고 국민의 삶의 질을 향상시키는 데 필요한 서비스와 소득을 사회가 보장하는 제도이다.

② 사회보험은 저소득층을 위한 제도로서 의료급여와 기초생활수급자가 있다.

③ 산재보험과 연금보험, 고용보험, 건강보험은 사회서비스이다.

④ 전 국민은 평등한 의료의 보장을 받기 위하여 모두 건강보험으로 적용받는다.

⑤ 건강보험은 형평성을 위해 매월 일정금액을 소득에 상관없이 일정금액을 납입한다.

해설

우리나라 사회보장제도는 크게 사회보험, 공공부조, 사회복지서비스로 나뉜다. 사회보험은 산재보험, 연금보험, 고용보험, 건강보험으로 나뉘고 공공부조는 기초생활보장과 의료급여이다. 사회복지서비스는 노인복지, 아동복지, 장애인복지, 가정복지가 있다.

② 의료급여와 기초생활수급자 서비스는 저소득층에게 주는 혜택이며 공공부조에 해당한다.

③ 산재보험, 연금보험, 고용보험, 건강보험은 사회보험에 들어간다.

④ 전 국민이 평등한 의료를 보장받기 위해 건강보험과 의료급여 제도를 도입하였다.

⑤ 건강보험은 소득에 비례하여 보험료가 결정된다.

47 노인들에게 퇴행성 관절염 통증을 완화하는 운동을 보여주기 위해서 적합한 방법은?

① 강의식   ② 분단토의
③ 브레인스토밍   ④ 시범
⑤ 시뮬레이션

해설

실물을 사용하거나 몸으로 직접 시범을 보여 흥미를 유발할 수 있으므로 보건교육을 할 때 많이 쓰이는 방법이다. 노인과 아동을 대상으로 하는 교육에 적합하다.

① 많은 사람을 대상으로 단시간에 교육이 가능하다. 단 개인차를 고려할 수 없으며 집중이 안 될 수도 있고 학습효과가 떨어질 수 있다.

② 여러 분단으로 나누어 와글거리며 분단끼리 토론하는 방법이라서 와글와글 학습법이라고 부른다. 인원이 많아도 참여할 기회가 주어지는 것이 장점이다.

③ 머릿속에서 폭풍이 일어나는 것처럼 기발한 생각들을 서로 토의하는 방식이며 토론을 성공적으로 마치기 위해서는 기술이 필요하다.

⑤ 가상의 상황을 연출하여 활동에 참여시켜 대상자가 문제를 해결해 보도록 하는 방법이며 흥미와 동기를 유발할 수 있다. 하지만 시간과 비용이 많이 든다는 단점이 있다.

48 미리 도달해야 할 목표를 정해두고 목표 달성 정도를 평가하는 보건교육 평가방법은 무엇인가?

① 상대평가   ② 절대평가

③ 형성평가   ④ 총괄평가

⑤ 진단평가

`해설`

보건교육 평가

• 평가시기에 따른 평가
  - 진단평가 : 교육 시작 전, 대상자의 지식수준(사전지식)과 흥미, 동기 등을 진단하는 단계이다.
  - 형성평가 : 보건교육을 하는 중간과정에서 피드백을 주기 위한 평가이다.
  - 총괄평가 : 보건교육을 마치고 총괄적으로 학습목표를 얼마나 성취했는지 확인하는 평가이다.
• 평가기준에 따른 평가 : 절대적인 기준이 있는지 유무에 따라 평가가 달라진다.
  - 절대평가 : 미리 도달해야 할 목표를 정해두는 것이며 목표 이하는 기준에 부합하지 못한 것으로 판정한다.
  - 상대평가 : 다른 사람에 비해 나의 위치가 상대적으로 결정되는 것이다.
• 성과수준에 따른 평가 : 보건교육이 효과적으로 잘 이루어졌는지를 평가하기 위해서는 성과수준을 측정하는 항목들이 다르다.
  - 투입평가 : 투입된 것들이 적절했는지를 평가하는 것이다.
  - 과정평가 : 계획한 대로 진행이 되었는지를 평가하는 것이다.
  - 성과평가 : 교육과정을 통해 얼마나 목표를 이루었는지를 평가하는 것이다.

49 보건의료를 구성하는 요소에 대한 설명이다. 의료기관 인력과 의료기술, 의료기관 시설과 여러 가지 검사 장비는 어디에 포함이 되는가?

① 보건의료 제공

② 자원의 조직적인 배치

③ 보건의료 자원개발

④ 경제적 지원

⑤ 보건의료 정책과 관리

`해설`

• 보건의료 자원개발 : 의료기술과 지식, 정보, 인력, 기기와 장비, 약품 등이 보건의료자원이다.
• 자원의 조직적인 배치 : 인력, 시설, 장비 등이 조직적으로 배치되어야 효과적으로 의료서비스를 이용할 수 있다.
• 보건의료 제공 : 의료기관(1, 2, 3차), 예방 범주(1, 2, 3차)에 따라 보건의료제공은 달라진다.
• 경제적 지원 : 국민이 지불하는 건강보험료, 개인이 지불하는 진료비, 기업의 보조금, 기부 등으로 운영된다.
• 보건의료 정책과 관리 : 어떠한 정책이 만들어지기까지 의사결정과정과 지도력이 필요하다.

50 제5차 국민건강증진종합계획에서 중요하게 다루는 것으로 집단간에 건강에 있어서 불공평한 차이가 없이 균형을 유지하도록 하자는 개념은 무엇인가?

① 건강불평등   ② 기대수명
③ 건강이탈   ④ 건강권
⑤ 건강형평성

해설

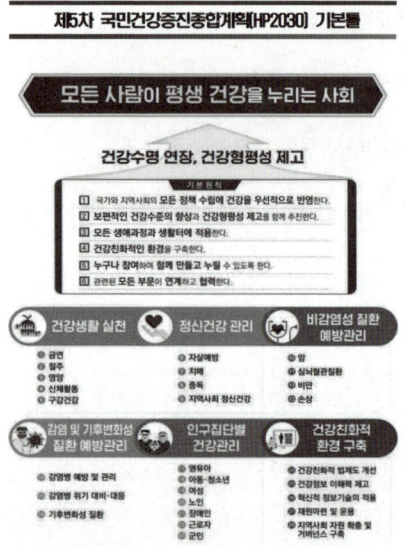

제5차 건강증진종합계획의 중요한 단어는 건강수명과 건강형평성이다.
① 소득 불공평, 근로환경의 불공평 등으로 인해 건강도 불평등하게 나타나는데 이러한 개인과 집단 간의 차이를 일컫는 말이다.
② 우리나라는 기존의 70.4세의 건강수명을 2030년까지 73.3세로 연장하는 것을 목표로 하고 있다. 기대수명은 태어나서 죽을때까지의 기간이지만 건강수명이라 함은 건강에 문제가 없이 살아가는 수명을 말한다.
③ 건강상태에서 벗어나 질병을 가진 상태를 말한다.
④ 최소한의 건강을 누릴 수 있는 권리를 말한다.

51 실생활에서 즉시 교육내용을 활용할 수 있는 장점이 있지만 비용이 많이 들고 보관이 어려운 단점이 있는 실물의 예는?

① 칫솔질 훈련 인형과 칫솔   ② 제세동기
③ 포스터   ④ 비디오 시청
⑤ 방송

해설
실제 물건이며 즉시 교육받은 내용을 현장에서 활용할 수 있다. 비용이 많이 들고 보관이 어렵다는 단점이 있을 수 있다.

52 보건진료소의 업무에 대한 설명으로 옳지 않은 것은?

① 환자의 이송

② 모자보건업무

③ 환경위생 및 영양개선

④ 고위험 분만의 도움

⑤ 질병과 부상의 상태를 판별하기 위한 진찰과 검사

해설

보건진료소의 업무
- 외상 등 흔히 볼 수 있는 환자의 치료와 응급처치
- 질병과 부상의 악화를 막기 위한 처치
- 환자의 이송
- 질병과 부상의 상태를 판별하기 위한 진찰과 검사
- 정상분만의 분만 도움
- 만성병 환자의 요양지도 및 관리
- 예방접종
- 위의 업무에 필요한 의약품 투여
- 모자보건 업무
- 환경위생 및 영양개선
- 질병예방에 관한 업무
- 주민의 건강에 관한 업무를 담당하는 사람에 대한 교육과 지도
- 그 밖의 주민의 건강증진과 관련된 업무

53 행위별수가제에 대한 설명을 옳은 것은?

① 어떤 질병으로 진료하였는지에 따라 미리 결정된 진료비만 지급하는 제도이다. 진료비가 표준화되어 있고 청구와 심사가 간단하다.

② 서비스 양이나 환자 수와 상관없이 일정한 보수를 받는 것이며 더 높은 보수를 받기 위해 승진에 관심이 많고 형식적으로 진료하거나 관료적이다.

③ 제공받은 의료서비스만큼 진료비를 지불하는 방식으로 의사의 재량권이 크다. 금액을 많이 지불하면 높은 질의 의료서비스를 받을 수 있고 의료인의 자율성이 보장되어 의료의 수준이 높아진다.

④ 행위와 치료재료·약제를 포괄항목과 비포괄항목으로 구분해 포괄항목에 해당되면 포괄수가제로 지불하고, 비포괄항목에 해당되는 부분은 행위별수가제를 적용해 지불하는 혼합 방식으로 운영된다.

⑤ 보험자와 진료자가 의료서비스에 대한 한 해의 진료비를 대략 협의하고 사전에 결정된 진료비 총액을 지급하는 방식이다.

해설

① 포괄수가제에 대한 설명이다.

② 봉급제에 대한 설명이다.

④ 신포괄수가제에 대한 설명이다.

⑤ 총액계약제에 대한 설명이다.

54 우리나라의 보건의료전달체계에 대한 설명으로 옳은 것은?

① 개인의 자유는 어느 정도 존중해주면서 보건의료서비스를 무료로 국가가 주도하여 보장해주는 사회보장
형이다.

② 정부의 통제는 최소한이며 민간주도형으로서 국민의 자유를 최대한 존중하는 자유방임형이다.

③ 자유방임형이며 영국과 캐나다, 한국이 이러한 형태를 취한다.

④ 사회주의형이며 의료자원과 의료서비스의 분포와 기회를 공평하게 무료로 제공하는 제도이며 형평성이
높다는 장점이 있다. 단 개인의 자유가 존중되지 않고 의료의 질이 낮다.

⑤ 사회보장형이며 주치의에게 진료를 보는 시스템으로 치료뿐만 아니라 예방을 포함한 서비스를 받을
수 있다.

해설
① 사회보장형에 관한 설명으로 한국은 자유방임형이다.
③ 자유방임형을 채택한 나라는 한국, 미국, 일본이다. 영국과 캐나다는 사회보장형이다.
④ 사회주의형에 관한 설명으로 한국은 자유방임형이다.
⑤ 사회보장형을 채택하는 나라는 영국과 캐나다이다.

55 여름에 해안가에서 회를 먹은 후 설사와 구토가 있다면 의심할 수 있는 식중독은?

① 장염 비브리오 식중독

② 살모넬라 식중독

③ 포도상구균 식중독

④ 보툴리누스 식중독

⑤ 병원성 대장균

해설
식중독바닷물 또는 덜 조리된 해산물을 통해 감염되는 식중독이다.
② 6~9월에 발생하며 한국에서 가장 흔한 감염형 식중독으로, 계란, 두부, 육류 등의 음식물 혹은 대소변에 오염된 음식물이
원인이다.
③ 한국에서 가장 흔한 독소형 식중독이다. 도시락과 김밥 같은 조리식품이 원인이며 봄과 가을에 흔하게 발생한다.
④ 신경독소에 의해 신경마비가 일어나는 식중독으로 보관 상태가 나쁜 통조림, 소시지 섭취를 통해 감염된다.
⑤ 환자나 동물의 분변을 통해 오염된 식품이나 조리기구를 통해 감염된다.

56 임신부가 이 병에 걸리게 되면 태아 기형을 일으키는 이 질환은 무엇인가?

① 홍역　　　　　　　　　　　　　　　② 풍진

③ 수두　　　　　　　　　　　　　　　④ 백일해

⑤ 결핵

해설

임신 3개월 내에 풍진에 걸리게 되면 소두증, 심장질환과 같은 태아 기형을 일으킬 확률이 높기 때문에 산전검사에 풍진 항체검사가 포함되어 있다. 만약 임신 초기에 풍진에 걸리게 되면 인공임신중절수술의 합법적인 사유가 된다.

57 매슬로(Maslow)의 욕구단계 중 생존을 위한 최소한의 기본욕구단계는 무엇인가?

① 생리적 욕구　　　　　　　　　　　　② 안전욕구

③ 소속감과 애정의 욕구　　　　　　　　④ 존경욕구

⑤ 자아실현욕구

해설

인간의 욕구는 5단계가 있으며 욕구는 동기부여를 일으키는 원동력이 된다. 두 가지 단계의 욕구는 동시에 일어나지 않는다고 가정한다. 하위 수준의 욕구가 충족되고 나면 더 이상 동기가 될 수 없으며 상위 수준의 욕구를 이루고자 한다.

예를 들어 취직하여 일에 있어 안정감(2단계)을 느끼게 되면 안정감에 대한 동기부여는 더는 생기지 않고 동료들과 인간적으로 친하게 지내고 싶은(3단계) 동기부여가 생긴다.

생리적 욕구는 1단계로서 의식주, 최저임금, 휴식 등 생존하기 위한 기본 욕구이다.

② 2단계로서 전쟁으로부터 자유, 안전한 주거시설, 임금인상, 고용안정 등 육체적, 심리적, 경제적으로 안전하고자 하는 욕구이다.

③ 3단계로서 모임, 부서 소속, 만남, 원활한 의사소통 등 의미를 가지고 대인관계를 가지고 싶어하는 욕구이다.

④ 4단계로서 승진, 의사결정권, 칭찬, 포상 등 타인에게 인정받고 스스로에게 인정받는 자기 존중감을 느끼고자 하는 욕구이다.

⑤ 5단계로서 도전, 잠재능력 발휘 등 스스로 더 성장하고자 하는 욕구이다.

58 들뜨거나 과민한 기분, 주의산만, 말이 많다가 갑자기 우울증을 반복적으로 느끼는 정신장애를 무엇이라 하는가?

① 조현병
② 우울증
③ 범불안장애
④ 외상후스트레스장애
⑤ 양극성 장애

해설

조증과 우울증이 교대로 나타나거나 간헐적으로 조증이 나타나는 장애를 양극성 장애 혹은 조울증이라 한다. 조증 시기에는 탈수, 영양결핍, 과대망상, 수면 부족, 충동구매, 성적 문란 등 도발적이고 높은 쾌락 활동에 지나치게 몰두하고 목적 지향적 활동 등의 행동을 한다.

① 망상, 환각, 혼란스러운 언어, 혼란스러운 행동이 보이며 직업과 대인관계, 자가간호 등의 현저한 쇠퇴가 보인다.
② 자기비하, 자살, 혼돈, 집중력 저하, 흥미 상실, 강박적 사고, 자기의심, 염세적 사고를 한다. 수면장애, 무월경, 식욕저하 혹은 과다, 체중변화, 어지러움, 피로, 허약, 소화불량, 졸리는 기분을 느낀다.
③ 일상생활 중에 과도한 걱정과 불안이 6개월 이상 지속된다. 수안절부절, 피로감, 불면증, 짜증, 근육의 긴장(두통, 근육통), 집중하기 어려운 증상 등이 나타난다.
④ 사건(성폭행, 재난 등)에 노출 후 1개월 이상 증상이 있어 일상생활이 힘들다. 사건과 관련된 기억을 지우려 하고 대화를 피하고 반복적인 악몽, 회상, 수면장애, 놀람, 경계, 과민행동과 분노 등이 나타난다.

59 흡연의 문제점에 대해 자각은 하지만 변화에 대해서는 주저하고 있다면 변화단계이론에서 어느 단계인가?

① 계획이전단계
② 계획단계
③ 준비단계
④ 행동단계
⑤ 유지단계

해설

변화단계이론은 어떤 행동과 습관을 변화시키기 위해서는 한 번에 가능한 것이 아니라 단계별로 접근해야 한다고 말한다.
계획이전단계 → 계획단계 → 준비단계 → 행동단계 → 유지단계
계획단계에서는 잘못된 습관과 행동의 문제에 대해 인식은 하게 되었지만 변화를 하고자 하는 적극적인 의지는 없는 단계이다. 변화에 대해 진지하게 생각할 수 있도록 유도해 주어야 한다.

예) 과도한 흡연으로 폐암을 진단받은 친구의 소식을 들어서 충격은 받았으나 당장 담배를 끊어야 하는 의지는 미약함

① 잘못된 습관과 행동이 변화해야 하는 필요성을 전혀 인지하지 못하는 단계이다.
③ 변화를 하기 위한 구체적인 계획을 세우는 단계이다. 정보취득을 위한 책이나 동영상 시청, 모임 참여, 보건소 방문 등을 알아보는 단계이다. 현실적인 목표를 세우도록 도와주고 구체적인 정보를 제공한다.
④ 금연과 금주를 위한 본격적인 변화를 시도한지 6개월 내이다. 지속적인 모니터링을 하면서 욕구와 스트레스, 금단증상에 대한 대처방법을 알려주어야 한다.
⑤ 6개월 이상 금연과 금주를 유지하는 단계로 주변 사람들의 지지가 중요하다. 만약 실패하게 되면 계획단계로 돌아가서 다시 시작한다.

60 인구정지형이며 출생률이 사망률의 2배와 같아지며 노인인구 증가 대책이 대두가 되는 선진국의 모형은 무엇인가?

① 피라미드형   ② 종형
③ 항아리형   ④ 별형
⑤ 표주박형

해설

적게 출산하고 의료의 발달로 적게 사망하는 소산소사의 형태이며 인구증감이 정지된다. 선진국에서 많이 나타나며 출생률이 사망률의 2배와 같아진다.
① 출생률과 사망률이 모두 높은 인구 증가를 보이는데 출생률이 사망률보다 2배 이상 초과하는 후진국형이다.
③ 대한민국의 인구구조 형태이다. 출생률이 사망률보다 훨씬 낮은 인구감퇴형으로 심각한 노인문제가 발생하며 국가 경쟁력이 약화된다.
④ 도시형 인구구조이며 인구 전입으로 청장년층의 비율이 높다.
⑤ 농촌형 인구구조이며 전출로 젊은 층의 생산인구는 줄어들고 노년층 비율이 높아진다.

61 다음 중 의료기관은?

① 요양원   ② 보건소
③ 요양병원   ④ 산후조리원
⑤ 보건지소

해설

의료기관(의료법 제3조)
• 의원급 의료기관 : 의원, 치과의원, 한의원
• 조산원 : 조산사가 조산과 임산부 및 신생아를 대상으로 보건활동과 교육·상담을 하는 의료기관
• 병원급 의료기관 : 병원, 치과병원, 한방병원, 요양병원, 정신병원, 종합병원

62 총부양비의 지표로 옳은 것은?

① 65세 이상 노인인구/0~14세 인구×100
② 0~14세 인구 + 65세 이상 노인인구/15~64세 인구×100
③ 65세 이상 노인인구/15~64세 인구×100
④ 0~14세/15~64세 인구×100
⑤ 남자 수/여자 수×100

해설

① 노령화지수
③ 노년부양비
④ 유년부양비
⑤ 성비

63 다음 중 격리가 필요하지 않은 감염병은?

① 에볼라바이러스병   ② 탄저
③ 콜레라   ④ 일본뇌염
⑤ 폐렴구균감염증

해설
제1급 감염병(음압격리)과 제2급 감염병은 격리가 필요하다. 에볼라바이러스병과 탄저는 제1급 감염병이며 콜레라와 폐렴구균감염증은 제2급 감염병이다. 일본뇌염은 제3급 감염병으로 격리가 필요치 않다.

64 외래업무를 하면서 알게 된 환자의 정보를 누설한 간호조무사는 어떤 벌칙을 받게 되는가?

① 3년 이하의 징역 혹은 3천만원 이하의 벌금
② 2년 이하의 징역 혹은 2천만원 이하의 벌금
③ 3년 이상의 징역 혹은 3천만원 이하의 벌금
④ 1년 이하의 징역 혹은 3천만원 이하의 벌금
⑤ 2년 이하의 징역 혹은 3천만원 이하의 벌금

해설
의료법 제88조에 벌칙이 명시되어 있다.

65 간호법에 대한 설명으로 옳은 것은?

① 전문의가 적합하다고 인정하는 사람이라도 정신질환자는 의료인의 결격사유이다.
② 간호조무사는 의원급에서 간호사의 감독하에 간호해야 한다.
③ 간호조무사는 무면허 의료행위 금지에도 불구하고 간호사를 보조하여 그 업무를 수행할 수 있다.
④ 간호조무사는 보수교육을 3년에 한 번 받아야 한다.
⑤ 간호조무사는 3년마다 취업상황을 보건소에 신고해야 한다.

해설
간호법은 2025년 6월 21일부터 시행되었고 기존 의료법에 있던 간호사, 전문간호사, 간호조무사 관련 규정이 간호법으로 이관되었다.
① 정신질환자이지만 전문의가 간호사 등으로서 적합하다고 인정하는 사람은 의료인의 결격사유에 해당하지 않는다.
② 간호조무사는 의원급 의료기관에 한정하여 같은 법에 따른 의사, 치과의사, 한의사의 지도하에 환자의 요양을 위한 간호 및 진료의 보조를 수행할 수 있다.
④ 간호조무사는 보건복지부령으로 정하는 바에 따라 보수교육을 매년 받아야 한다.
⑤ 간호조무사는 보건복지부령으로 정하는 바에 따라 최초로 자격인정을 받은 후부터 3년마다 그 실태와 취업상황 등을 보건복지부장관에게 신고하여야 한다.

66 구강보건법에 의거하여 적합한 수돗물 불소농도는?

① 0.2ppm
② 1.5ppm
③ 3.0ppm
④ 0.8ppm
⑤ 0.4ppm

해설
수돗물 불소농도는 0.8ppm이 적합하며 허용범위는 최대 1.0ppm, 최소 0.6ppm이다(구강보건법 제4조).

67 구강보건법에 의거하여 학교의 구강보건시설을 설치할 수 있는 자는 누구인가?

① 관할 보건소장
② 질병관리청장
③ 학교의 장
④ 시도지사
⑤ 시장군수구청장

해설
학교의 장은 학교 구강보건사업을 시행하기 위하여 다음과 같은 구강보건시설을 설치할 수 있다(구강보건법 제13조).
• 집단잇솔질을 위한 수도시설
• 지속적인 구강건강관리를 위한 구강보건실
• 불소용액양치를 위한 구강보건용품 보관시설

68 병원체와 숙주의 관계에 대한 설명으로 옳은 것은?

① 현성감염자 중에서 증상이 심각하여 사망하거나 중증환자로 분류되는 지표를 도수율이라고 한다.
② 병원체가 새로운 숙주에 침입하면 현성감염 혹은 불현성감염을 나타내는데 질병과 관련된 증상이 나타나는 감염을 현성감염이라고 하며 이는 병원력과 연관이 깊다.
③ 감염병 환자와 접촉해 현성감염을 일으키는 사람의 숫자가 감염력이다.
④ 감염자 수 중에서 현성감염자의 수는 독력을 말한다.
⑤ 숙주에 병원체가 침입하면 숙주의 저항성과 감수성에 따라 감염 여부가 결정되는데 저항성과 감수성이 높을수록 질병에 취약하다.

해설
① 독력을 말한다. 도수율은 총근로시간 동안 재해가 얼마나 빈번하게 일어났는지 확인하는 빈도수 확인 방법으로서 재해 발생 상황을 파악하는 표준 지표로 국가 간이나 작업장 사이의 비교 지표로 많이 사용한다.
③ 현성감염과 불현성감염을 모두 포함해야 한다.
④ 병원력을 말한다.
⑤ 저항성이 낮고 감수성이 높을수록 질병에 취약하다.

69 A형 간염 증상을 나타내는 사람들 중에 사망한 사람의 숫자를 무엇이라고 하는가?

① 독력   ② 치명률

③ 감염력   ④ 병원력

⑤ 면역력

해설

현성감염자 중에서 사망한 사람의 비율을 치명률이라 한다.
① 현성감염자 중에서 사망 혹은 중환자가 된 사람의 비율을 말한다.
③ 감염을 일으키는 힘을 말하며 현성감염(증상이 나타나는 감염)과 불현성감염을 모두 포함한다. 숙주가 면역이 약할수록 병원체가 강하고 양이 많을수록 감염력은 높아진다.
④ 증상을 발생시켜 병원에 가게 하는 힘을 말한다. 감염력은 높다고 해도 불현성감염(증상이 없는 감염)이 많다면 병원력이 낮다고 할 수 있다.
⑤ 숙주가 병원체에 감염되고 나서 생긴 감염에 방어하는 능력이다.

70 부적격 혈액이 발견되었을 때 처리하는 방법으로 옳은 설명은?

① 폐기처분 후에 결과는 관할 보건소장에게 신고한다.

② 부적격 혈액의 겉면에 빨간색 스티커를 붙여야 한다.

③ 적격 혈액과 구분이 쉽도록 선반을 다르게 구분한다.

④ 발견되는 즉시 사고 예방을 위해 폐기한다.

⑤ 부적격 혈액이 있는 곳은 잠금장치가 필요하다.

해설

부적격 혈액은 사고예방을 위해 잠금장치가 있는 별도의 공간에 따로 두어야 한다.
① 부적격 혈액을 발견하였을 때에는 보건복지부령으로 정하는 바에 따라 이를 폐기처분하고 그 결과를 보건복지부장관에게 보고하여야 한다.
② 부적격 혈액이 발견된 즉시 식별이 용이하도록 혈액 용기의 겉면에 그 사실 및 사유를 기재해야 한다.
③ 부적격 혈액은 적격 혈액과 분리하여 잠금장치가 설치된 별도의 격리공간에 보관해야 한다.
④ 바로 폐기하는 것이 아니라 혈액제제 겉에 부적격 사유(예 이물질 확인)를 적어서 사고를 방지하기 위해 별도의 공간에 분리해두었다가 폐기절차를 거쳐야 한다.

71 임신 32주 임산부가 산전관리를 받아야 하는 주기는?

① 4주에 1회   ② 2주에 1회

③ 3주에 1회   ④ 1주에 1회

⑤ 주 2회 이상

해설

임신 28주(7개월)까지는 4주에 1회 방문, 임신 36주(8~9개월)까지는 2주에 1회 방문, 임신 10개월에는 1주에 1회 방문하도록 한다.

72 24시간 이내에 신고해야 하고 격리가 필요한 감염병은?

① 카바페넴내성장내세균목(CRE) 감염증

② 에볼라바이러스병

③ 디프테리아

④ 일본뇌염

⑤ 사람유두종바이러스감염증

해설

제2급 감염병을 말한다. 파라티푸스, 콜레라, 세균성이질, 장티푸스, 장출혈성대장균감염증, A형 간염, 반코마이신내성황색포도알균 (VRSA) 감염증, 카바페넴내성장내세균목(CRE) 감염증, 결핵, 수두, 홍역, 백일해, 유행성이하선염, 풍진, 폴리오, E형 간염, 수막구균 감염증, b형 헤모필루스 인플루엔자, 폐렴구균감염증, 한센병, 성홍열이다.

73 의료기관에 소속되지 않은 의사가 감염병 환자 진단 시 누구에게 신고해야 하는가?

① 보건소장

② 보건복지부장관

③ 시·도지사

④ 시장군수구청장

⑤ 대통령

해설

의사, 치과의사 또는 한의사는 다음의 어느 하나에 해당하는 사실(제4급 감염병으로 인한 경우는 제외)이 있으면 소속 의료기관의 장에게 보고하여야 하고, 해당 환자와 그 동거인에게 질병관리청장이 정하는 감염 방지 방법 등을 지도하여야 한다. 다만, 의료기관에 소속되지 아니한 의사, 치과의사 또는 한의사는 그 사실을 관할 보건소장에게 신고하여야 한다. 병원에 소속되지 않은 의사의 예로는 대학교, 제약회사 등에 근무하는 경우이다.

74 가족 사정도구에 대한 설명으로 옳은 것은?

① 가족구성원의 정보를 도식화하여 한눈에 파악할 수 있는 것은 가계도이다.

② 가계도에서 점선으로 표시가 된 가족들은 별거하고 있다고 해석하면 된다.

③ 가족구성원 사이에서 친밀한 정도를 표식을 통해 나타낸 것은 외부체계도이다.

④ 가족을 둘러싼 교회, 학교, 회사 동료와 같은 외부체계들과 가족 구성원과의 관계를 도식으로 만든 것은 사회지지도이다.

⑤ 가족의 역사 중에 가족에게 영향을 주었던 중요한 사건을 시간의 흐름대로 열거하고 그 사건으로 인한 가족의 변화를 나열한 것은 가족밀착도이다.

해설

② 가계도는 3세대 이상에 걸친 정보를 도식화한다. 사망한 경우는 × 표시, 남성은 □, 여성은 ○으로 표시하면 된다. 동거를 하고 있는 가족은 점선으로 묶어서 표시한다.

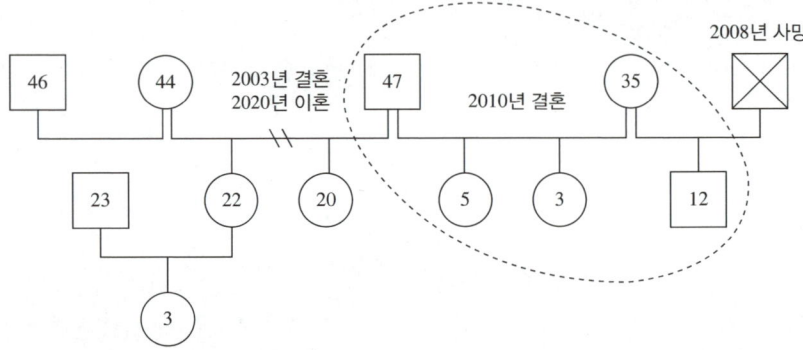

③ 가족밀착도에 대한 설명이다.

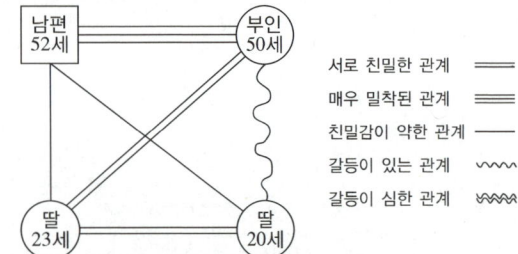

서로 친밀한 관계	═══
매우 밀착된 관계	≡≡≡
친밀감이 약한 관계	───
갈등이 있는 관계	∿∿∿
갈등이 심한 관계	⋙⋙

④ 외부체계도에 대한 설명이다.

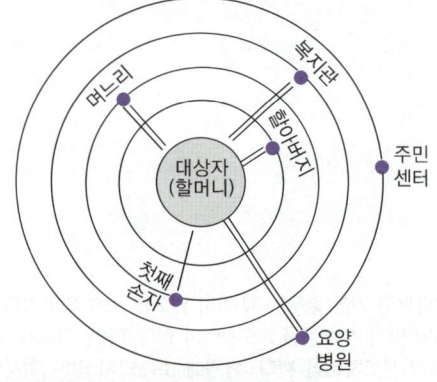

⑤ 가족연대기에 대한 설명이다.

75 가족에 대한 설명으로 옳은 것은?

① 가족은 이차적인 집단이며 외부 환경에 자극을 받고 변화하는 집단이다.

② 애정으로 결합된 형식적인 집단이다.

③ 가족은 개방적인 집단이다.

④ 재혼한 부부와 전남편 혹은 전처의 자녀와 함께 구성된 가족을 확대가족이라 한다.

⑤ 가족은 사회화 기능의 역할도 한다.

해설

자녀가 자라면서 가지게 되는 습관, 행동, 가치관 등은 부모의 양육방식에 큰 영향을 받게 된다. 사회생활을 하는 데 필요한 규칙과 책임, 의무 등을 가족이라는 틀 안에서 배워나간다. 이외에도 가족은 애정과 성기능, 경제적 기능(함께 재산을 증식하고 경제적 활동), 정서적 안정의 기능을 한다.

① 가족은 혈연관계로 형성되고 서로 유대관계가 깊은 일차적인 집단이다.

② 혼인신고, 출생신고 등의 형식을 통해 엮어진 형식적인 집단이기도 하지만 가족들간의 관계는 애정으로 결합된 비형식적인 집단이기도 하다.

③ 원한다고 해서 가족이 될 수 있는 것이 아닌 운명적이고 자연적인 폐쇄집단이다.

④ 혼합가족에 대한 설명이다. 확대가족은 조부모, 사촌, 고모 등과 함께 사는 형태이다.

76 감염병의 차단과 확산 방지 등을 위하여 감염병 환자 등의 발생 규모를 파악하고 감염원을 추적하는 등의 활동을 무엇이라 하는가?

① 역학조사

② 단면연구

③ 기술역학

④ 후향식 연구

⑤ 코호트 연구

해설

역학조사란 감염병 환자 등이 발생한 경우 감염병의 차단과 확산 방지 등을 위하여 감염병 환자 등의 발생 규모를 파악하고 감염원을 추적하는 등의 활동과 감염병 예방접종 후 이상반응 사례가 발생한 경우나 감염병 여부가 불분명하나 그 발병원인을 조사할 필요가 있는 사례가 발생한 경우 그 원인을 규명하기 위하여 하는 활동을 말한다.

77 면역에 대한 설명으로 옳은 것은?

① 선천적으로 가진 면역은 개인차가 없다.
② B형 간염의 면역글로불린은 인공수동면역이다.
③ 태반이나 모유를 통해서 모체의 면역체를 받는 것은 자연능동면역이다.
④ 인체가 어떤 자극을 받아 스스로 면역체를 만들어 내는 과정은 수동면역이다.
⑤ 독감예방접종은 연능동면역이다.

해설

면역글로불린은 인위적으로 만들어진 항체를 주입하는 것이며 면역글로불린을 맞는다고 해서 인체에서 추가로 항체가 만들어지는 것이 아니기 때문에 인공수동면역이다.
① 선천면역은 개인차가 있다.
③ 자연수동면역에 대한 설명이다.
④ 능동면역에 대한 설명이다.
⑤ 백신과 같은 인공적인 물질을 접종하면서 인체에서 스스로 항체가 생성되면 인공능동면역이다.

78 감염병 예방 및 관리에 관한 법률에 의거하여 임시예방접종 공고는 누가 해야 하는가?

① 시장·군수·구청장   ② 관할 보건소장
③ 질병관리청장   ④ 대통령
⑤ 행정복지센터장

해설

코로나바이러스감염증-19 예방접종이 감염병의 확산으로 인해 시행된 임시예방접종의 예이다.

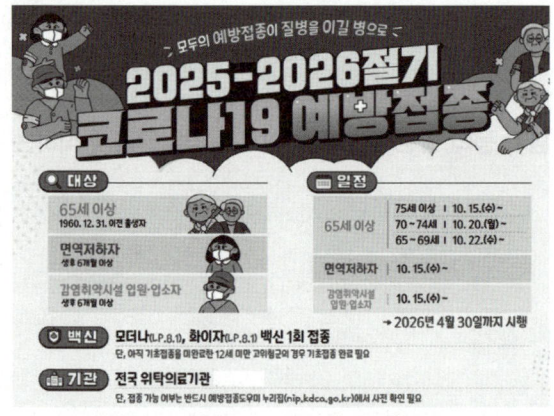

(출처 : 고양특례시청 홈페이지 뉴스포털)

예방접종의 공고(감염병의 예방 및 관리에 관한 법률 제26조)
특별자치시장·특별자치도지사 또는 시장·군수·구청장은 임시예방접종을 할 경우에는 예방접종의 일시 및 장소, 예방접종의 종류, 예방접종을 받을 사람의 범위를 정하여 미리 인터넷 홈페이지에 공고하여야 한다. 예방접종의 실시기준 등이 변경될 경우에는 그 변경 사항을 미리 인터넷 홈페이지에 공고하여야 한다.

79 방문간호를 하기 위한 순서로 옳은 것은?

① 문제가 있는 대상자를 먼저 방문 후에 건강한 대상자를 방문한다.

② 경제력이 낮은 사람보다 높은 사람을 먼저 방문한다.

③ 개인을 먼저 방문하고 집단을 방문한다.

④ 만성질환을 먼저 방문하고 급성질환을 방문한다.

⑤ 감염환자를 먼저 방문하고 비감염 환자를 방문한다.

해설

방문 순서

영유아 → 청소면 → 노인 → 성인	질병과 감염에 취약한 대상부터 방문한다.
집단 → 개인	집단에 문제가 생겼다는 것은 전파력이 있다는 것이다.
비감염 → 감염	타인에게 감염을 일으킬 수 있기 때문에 감염환자는 제일 마지막에 방문한다.
급성질환 → 만성질환	만성질환은 이미 대상자가 병원 적응하여 자가간호가 가능한 상황이 많으나 급성질환은 문제가 발생할 위험이 높기 때문이다.
문제 있는 대상자 → 건강한 대상자	문제를 가진 대상자를 먼저 방문하여 도와주어야 한다.
경제력이 낮은 사람 → 경제력이 높은 사람	경제력이 높은 사람은 만약의 경우에도 이용할 수 있는 자원이 많기 때문이다.

80 일반의료폐기물을 처리하는 방법에 대한 설명으로 옳은 것은?

① 노란색 도형이 그려진 용기에 버린다.

② 합성수지 용기에 버린다.

③ 바늘의 분리가 불가능한 일체형 주사기는 버려도 된다.

④ 감염병으로부터 타인을 보호하기 위하여 격리된 사람에 대한 의료행위에서 발생한 일체의 폐기물을 버린다.

⑤ 수술실에서 나온 조직과 혈액을 버린다.

해설

종류		보관시설	전용용기	도형색상	(위탁처리 시) 배출자 보관기간
격리의료폐기물		• 격리의료폐기물 : 밀폐된 전용 보관창고 • 조직물류와 성상이 같은 경우 : 전용 냉장시설(4℃ 이하)	상자형(합성수지)	붉은색	7일
위해의료폐기물	조직물류	전용 냉장시설(4℃ 이하)	상자형(합성수지)	노란색	15일
	조직물류(치아)	밀폐된 전용 보관창고	상자형(골판지)	노란색	60일
	조직물류(태아)	전용 냉장시설(4℃ 이하)	상자형(합성수지)	녹색	15일
	병리계	밀폐된 전용 보관창고	상자형(골판지)	노란색	15일
	손상성	밀폐된 전용 보관창고	상자형(합성수지)	노란색	30일
	생물·화학	밀폐된 전용 보관창고	상자형(골판지)	노란색	15일
	혈액오염	밀폐된 전용 보관창고	상자형(골판지)	노란색	15일
일반의료폐기물		밀폐된 전용 보관창고	상자형(골판지)	노란색	15일

② 골판지 상자에 버린다.

③ 바늘의 분리가 불가능한 일체형 주사기, 주삿바늘, 봉합바늘, 수술용 칼날, 한방침, 파손된 유리재질의 시험기구, 당뇨 검사용 란셋 등 찔리면 손상당할 수 있는 위험이 큰 폐기물은 손상성폐기물로 분류한다.

④ 격리의료폐기물에 대한 설명이다.

⑤ 조직물류폐기물에 대한 설명이다.

81 비위관 삽입의 적응증이 아닌 것은?

① 장운동이 감소되고 가스가 찬 경우

② 복부 수술 전 감압을 하기 위해

③ 입으로 전혀 먹을 수 없는 경우

④ 무의식 환자

⑤ 의식이 있는 치매 환자이며 식사를 먹이는 데 시간이 오래 걸릴 때

해설

장에 가스가 가득 찬 경우에는 제거를 위해 비위관을 삽입하기도 한다. 치매 환자에게는 식사가 가능하도록 다양한 시도를 해본다.

82 유치도뇨관(Foley catheter)을 삽입하는 절차에 대한 설명으로 옳은 것은?

① 여성 환자는 쇄석위 자세를 취한다.

② 소독솜을 소음순 → 대음순 → 요도의 순서로 닦는다.

③ 생리식염수를 사용하며 풍선을 부풀린다.

④ 소변이 나오는 것이 확인되는 즉시 바로 풍선을 부풀린다.

⑤ 음경은 소독솜을 요도구 안쪽에서 바깥쪽으로 닦아야 한다.

해설
남성환자는 음경을 바로 세운 상태에서 포피를 젖힌 후 소독해야 한다.
① 여성 환자는 배횡와위 자세를 취한다.
② 왼손으로 음순을 벌린 채 고정하고 있으며 오른손으로 소독솜을 대음순 → 소음순 → 요도의 순서로 요도에서 항문 방향으로 닦는다(덜 오염된 곳 → 많이 오염된 곳). 한 번 닦은 솜은 버린다.
③ 멸균증류수를 이용하며 부풀린다. 풍선 안에 생리식염수를 넣지 않는 이유는 크리스탈을 형성하기 때문이다.
④ 소변이 나오는 것이 확인되면 방광 안으로 2~4cm 더 삽입한 후에 풍선을 부풀린다.

83 기관절개관의 내관을 소독하는 방법에 대한 설명으로 옳은 것은?

① 에탄올 희석액에 담가 소독한다.

② 흐르는 수돗물에 씻은 후에 바로 사용해도 된다.

③ 겉에서 보았을 때 찌꺼기가 보이지 않으면 소독은 하지 않아도 된다.

④ 내관을 제거하기 전에는 흡인하면 안 된다.

⑤ 내관을 제거할 때는 90° 방향으로 돌려 뺀다.

해설
① 과산화수소 희석액(과산화수소수 : 생리식염수 = 1 : 2)에 담가 소독한다. 과산화수소는 내관에 붙은 단백질 성분의 찌꺼기를 연화시켜 청소를 수월하게 만든다.
② 흐르는 수돗물에 씻은 후에 고압증기멸균 또는 에틸렌옥사이드가스(EO gas) 멸균으로 소독하여 사용해야 한다. 이렇게 기계를 통해 멸균처리를 할 수도 있지만 과산화수소수 희석액에 담그었다가 멸균된 면봉과 멸균된 거즈를 이용하여 내관을 닦은 후에 멸균생리식염수 혹은 멸균증류수로 세척 후 마른 거즈로 닦아서 바로 사용해도 된다.
③ 내관의 깊숙한 곳에 보이지 않는 곳에도 찌꺼기가 있을 수 있으므로 주기적으로 소독하여 교체해주어야 한다.
④ 내관을 제거하기 전에 흡인하고 내관을 끼우기 전에 외관을 흡인한다.

84 잔뇨감을 호소하는 대상자에게 잔뇨량을 측정하기 위한 처치는?

① 유치도뇨

② 단순도뇨

③ 글리세린 관장

④ 방광세척

⑤ 완화제 투여

해설

단순도뇨의 적응증은 배뇨한 후에 잔뇨량을 측정할 때, 와상 상태의 여성 환자에게 소변 검사물을 받을 때, 척수손상 등의 문제로 방광의 기능이 불완전할 때, 방광이 팽만되었을 때, 무균적인 소변 검사물을 받을 때이다. 준비물은 단순도뇨관, 멸균장갑, 소변기, 멸균된 캔, 거즈와 윤활제, 멸균된 소공포이다.

85 온요법 적용에 대한 설명으로 옳지 않은 것은?

① 더운 물주머니는 국소적으로 혈관을 확장시키고 근육을 이완시킨다.

② 성인은 46~50℃ 전후의 물을 주머니에 1/2 정도 채운다.

③ 가열램프는 열을 가하는 부위에서 80cm 떨어진 곳에 램프를 위치시키고 20분을 넘기지 않는다.

④ 신체 부위에 직접적인 압박을 주지 않으면서 열적용이 가능한 방법은 가열크래들이 있다.

⑤ 멸균용기에 온도를 40~43℃로 맞춘 처방 용액을 붓고 필요한 부위를 담근다.

해설

열을 가하는 부위에서 63.5cm 가량 떨어진 곳에 램프를 위치시킨다.

• 냉요법과 온요법

구분	냉요법	온요법
혈관	수축(부종 감소, 지혈 효과)	확장(출혈 환자에게는 24시간 동안 금기)
심박출량	증가(혈관의 수축으로 인해)	감소(혈관 확장으로 심장 귀환량 줄어듦)
혈액점도	증가	감소(넓은 길과 골목길로 비유해 보면 이해가 쉽다. 냉요법을 적용하면 혈관이 수축하여 골목길처럼 좁아진다. 같은 수의 자동차가 다닌다면 넓은 길은 차량이 정체되지 않는다. 차량 정체 = 혈액점도)
조직대사	감소(염증반응 완화)	증가(급성 염증에는 금기, 상처 치유 촉진)
근육	수축	이완(근육 경련과 근육 통증 감소)
호흡	감소	증가(세포의 신진대사가 높아지면서 산소요구량이 증가)

• 건열과 습열

구분	건열(52℃까지)	습열(43~45℃, 수분 포함)
장점	• 피부 침윤(침투)을 하지 않으므로 화상 위험이 적다. • 열을 더 오래 보유한다. • 간편하게 이용할 수 있다.	• 더 효과적이고 조직층 깊이 침투한다. • 피부의 건조가 덜하고 삼출물을 줄이고 치유를 촉진시킨다. • 발한으로 인해 체액손실이 되지 않는다.
단점	• 발한이 일어나며 체액손실이 증가한다. • 피부가 건조해지고 조직 속으로 깊이 열이 침투하지 않는다.	• 피부 침윤이 일어나 열전도로 화상의 위험이 크다. • 습기의 증발로 열이 금방 식어 버린다. • 적용하기까지 과정이 번거롭다.
적용방법	가열램프, 전기가열패드, 가열크래들, 더운 물병	온찜질, 온욕, 온침수

84 ② 85 ③ 정답

86 같은 부위를 여러번 겹치게 감는 붕대법은?

① 환행대

② 나선대

③ 나선절전대

④ 8자대

⑤ 회귀대

해설

고리처럼 같은 부위를 겹치게 여러 번 감는 방법이다. 특정 부위에 소독을 하고 붕대를 지지하기 위해 적용하거나 붕대의 시작과 끝에 환행대를 적용한다.

② 몸통, 상박, 부목 고정 부위 등 굵기가 고른 신체 부위에 사선으로 겹치게 감는 방법이다. 마치 나선(나사의 곡선 형태) 모양과 흡사하다.

③ 종아리처럼 굵기가 고르지 못한 부위에 사용하는 방법으로 나선대로 감으면 굵기의 차이로 붕대가 흘러내릴 수 있기 때문에 사용하는 방법이다.

④ 관절이나 돌출 부위에 적용하는 방법인데 관절을 기준으로 위와 아래를 번갈아가며 겹쳐지게 감는 방법이다.

⑤ 손끝, 머리, 발끝 같은 말단에 왔다 갔다 감으며 적용하는 방법이다.

87 고온의 건조한 공기를 이용하여 습기에 민감한 파우더 등을 멸균하는 방법은?

① 저온 플라스마 멸균

② 건열멸균

③ 에틸렌옥사이드 가스

④ 자외선 멸균

⑤ 고압증기멸균

해설

160~170℃에서 2시간 이상, 180℃에서 30분 이상의 긴 시간과 높은 온도가 필요하다. 부식의 우려가 있는 금속도구와 시험관과 같은 유리, 증기나 습기가 들어가면 안 되는 파우더와 오일, 바세린 거즈, 후라진 거즈, 젤, 파라핀 등을 멸균한다. 플라스틱 같은 고온에 약한 물품은 부적합하다.

① 고압과 고온에 손상받을 수 있는 기구, 고무와 플라스틱 등을 저온으로 멸균하는 방법이다. 과산화수소 증기를 이용한 원리이므로 인체에 무해하다며 빠른 시간 안에 멸균이 된다는 장점이 있다.

③ 가스에 독성이 있어 멸균 완료 후 소독한 것을 8~16시간 동안 상온에서 공기 중에 방치해야 한다. 마모되기 쉬운 기구와 열에 약한 고무와 플라스틱 등의 멸균에 적합하다.

④ 자외선 파장을 이용하여 멸균하는 방법으로 수술실, 제약회사, 실험실 등에 사용된다. 열을 발생하지 않기 때문에 열에 민감한 기구와 재료의 소독에 적합하다. 내부 침투력이 약해서 멸균효과가 약하다는 단점이 있다.

⑤ 독성이 없으며 열에 약한 플라스틱, 고무, 내시경기구 등은 금기이다. 고무나 플라스틱에 열을 가하면 모양이 비틀어지고 녹기 쉽다. 높은 온도에도 변하지 않는 거즈, 수술용 기계와 기구, 스테인리스, 리넨(linen), 치과용 기구 등이 적합하다.

88 의료기관 내 표준주의 지침에 대한 설명으로 옳은 것은?

① 특수한 환자를 대상으로 처치와 간호를 할 때 적용하는 지침이다.

② 혈액이 튈 위험이 높다면 장갑을 착용해야 한다.

③ 장갑을 착용하고 간호했다면 다른 환자를 접촉할 때 장갑을 교체할 필요가 없다.

④ 날카로운 기구는 일반의료폐기물 용기에 즉시 버린다.

⑤ 기침할 때는 등을 돌리고 휴지를 사용한다.

해설

사용한 휴지는 즉시 휴지통에 버려야 한다. 휴지가 없다면 옷소매를 사용하여 뒤돌아 기침한다.

① 의료기관 내에서 모든 환자를 대상으로 하는 처치와 간호를 하는 데 가장 기본적인 지침이다.

② 혈액이나 체액이 튈 위험이 있다면 페이스 쉴드, 보안경, 마스크, 가운, 장갑을 착용한다.

③ 환자와 환자간에 이동할 때는 반드시 손위생과 장갑교체를 한다.

④ 날카로운 기구와 바늘은 손상성 폐기물 용기에 버려야 하고 주삿바늘은 캡을 씌우지 않는다. 불가피하게 씌워야 한다면 안전장치가 되어 있는 주사기를 사용해야 한다.

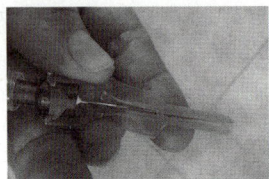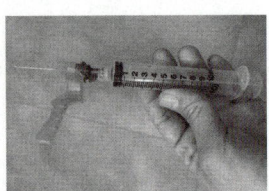

89 차아염소산나트륨 용액을 사용하여 아포를 제외한 병원성 미생물을 죽이는 것을 무엇이라 하는가?

① 소독
② 멸균
③ 살균
④ 감염
⑤ 무균

해설

7.5% 과산화수소, 70~90% 알코올, 차아염소산나트륨 등의 소독액에 침적하거나 닦는 방법이다.

② 아포를 포함한 모든 미생물을 완전히 제거하는 것이다. 고압증기멸균, EO 가스, 건열멸균 등이다.

③ 소독보다 약한 개념으로 병원성 미생물을 일부 짧은 시간 안에 제거하는 것이다.

④ 병원성 미생물이 숙주에 침입하여 영향을 미치는 것이다.

⑤ 멸균이 된 상태를 말하는데 예를 들어 멸균기구, 멸균장갑 등이다.

90 위내시경 검사 과정에 대한 설명으로 옳은 것은?

① 검사 전 4시간의 금식 시간을 확보하면 된다.

② 국소마취를 위해 기포 제거제를 투약한다.

③ 수면내시경을 한다면 진경제를 투여해야 한다.

④ 왼쪽으로 누워서 검사한다.

⑤ 검사를 받는 동안 불편하면 이야기를 하도록 설명한다.

해설

위가 왼쪽으로 약간 굴곡된 모양이므로 검사가 수월하도록 왼쪽이 밑으로 가도록 눕는다.

① 검사 전 8시간 이상의 금식이 필요하다.

② 기포제거제(가소콜)와 위장운동억제제(부스코판)는 내시경이 들어갔을 때 정확한 검사를 하기 위한 목적으로 투여한다. 내시경이 목에서 넘어갈 때 불편감이 있을 수 있으므로 베노카인 같은 국소마취제를 목에 머금도록 한다.

③ 진경제가 아니라 미다졸람이나 프로포폴 같은 진정제를 투여하여 수면을 유도한다. 진경제는 위장근육의 경련을 진정시키기 위한 목적으로 투여하는 약물이다.

⑤ 말을 하면 안 되며 손을 들도록 한다.

91 무균법을 준수하지 않는 상황은?

① 멸균포를 열 때 몸에서 가장 먼 쪽을 먼저 펼치고 좌우를 펼쳤다.

② 용액을 따를 때 조금 버리고 나서 멸균용기에 부었다.

③ 멸균된 생리식염수로 적신 멸균포는 멸균 영역이다.

④ 멸균포를 펼쳤을 때 가장자리 2.5cm는 오염된 영역으로 간주하여 멸균물품을 두지 않는다.

⑤ 오랫동안 공기 중에 열어둔 멸균용품은 오염된 것이라 간주하고 사용하지 않는다.

해설

젖은 멸균제품은 오염된 것으로 간주한다.

92 외과적 손 씻기에 대한 설명으로 틀린 것은?

① 손끝을 팔꿈치보다 항상 높게 해야 한다.

② 손끝에서 팔꿈치로 물이 흐르게 해야 한다.

③ 사용한 멸균수건을 이용하여 수도꼭지를 잠그도록 한다.

④ 멸균수건을 사용하여 손에서부터 팔꿈치 방향으로 닦아 내린다.

⑤ 왼손과 오른손에 각각의 솔을 사용한다.

해설

외과적 손 씻기는 무릎이나 발을 이용하여 페달을 눌러 물을 사용한다.

93 복부천자에 대한 설명으로 옳은 것은?

① 흉수를 배출시키기 위한 목적이다.

② 새우등 자세를 취해야 한다.

③ 멸균원칙을 지키지 않아도 된다.

④ 천자하기 전후에 가슴둘레를 측정하도록 한다.

⑤ 배출된 체액을 받는 수집통은 침상 아래에 둔다.

해설

① 복부에 가득찬 복수를 빼는 시술이다.

② 앉는 자세를 취해야 하복부에 복수가 고이게 된다. 이런 자세는 고인 복수를 효과적으로 충분히 뺄 수 있게 만들며 멸균 바늘을 삽입할 때도 장기를 찌를 위험을 낮출 수 있다. 새우등 자세는 요추천자할 때 취하는 자세이다.

③ 바늘이 복강 안으로 들어가는 것이므로 멸균원칙을 지켜서 소독액으로 소독 후 멸균바늘로 천자해야 한다.

④ 가슴둘레가 아니라 복부둘레를 측정해야 한다.

94 양 목발을 동시에 내딛고 다친 다리와 건강한 다리의 순서로 내딛는 보행방법은?

① 4점 보행   ② 2점 보행

③ 3점 보행   ④ 그네 보행

⑤ 그네 통과 보행

해설

한 다리는 체중을 지탱할 수 없는 상황이다.

양 목발(1점) → 다친 다리(양 목발에 의지하여 앞으로 옮김, 1점) → 건강한 다리(1점)

지면에 닿는 것은 양 목발과 다친 다리, 건강한 다리라서 3점(3-point) 보행이다.

④ 스윙 보행이라고도 부른다. 다리와 둔부의 마비를 가진 대상자에게 적용 가능하나 넘어질 우려가 높다. 양쪽 목발을 모두 앞으로 옮기고 목발에 체중을 의지하여 양발을 들어 목발 옆으로 옮긴다.

⑤ 그네 보행(스윙보행)은 목발 옆에 다리를 두는 것이지만 그네 통과 보행은 목발을 통과하여 목발 앞으로 발이 놓이는 것이 차이이다.

95 투약 시 주의사항에 대한 설명이다. 맞는 설명은?

① 환자가 원한다면 약을 쪼개어 물과 함께 삼킨다.

② 나이트로글리세린은 관상동맥을 넓히는 약이며 처방 즉시 물과 함께 삼키도록 한다.

③ 왼쪽 편마비가 있는 환자는 알약을 입의 왼쪽으로 넣어 복용하도록 한다.

④ 마약은 이중잠금장치가 되어 있는 금고에 보관한다.

⑤ 나이트로글리세린은 투명한 용기에 보관한다.

해설

① 타이레놀 이알 같은 서방정은 효과가 느리게 나타나도록 만들어진 약물이므로 임의로 가루약 혹은 쪼개서 복용하면 안 된다.

② 나이트로글리세린은 설하에 넣어 녹여 흡수하는 약이다.

③ 편마비가 있는 환자는 마비가 없는 건강한 쪽으로 약을 넣어 삼키도록 한다.

⑤ 나이트로글리세린은 차광용기에 보관한다.

96 욕창 발생의 예방법이 아닌 것은?

① 변형되어 비스듬한 30° 각도의 측위 자세는 대전자 부위의 압력을 줄여줄 수 있다.

② 엉덩이에 가해지는 압력이 커지므로 앉아 있는 자세는 오래 하지 않는다.

③ 드레싱할 때는 상처와 주변 조직을 습윤하게 유지한다.

④ 도넛 모양의 쿠션은 사용하지 않는다.

⑤ 뼈가 돌출된 곳은 마사지를 하지 않는다.

해설
상처는 촉촉하게 유지하여 재생이 잘되도록 하되 주변 조직은 건조하게 유지하여 짓무르지 않게 한다.

97 정량흡입기를 사용하는 올바른 방법은?

① 풀미코트 흡입기를 사용한 후에는 구강을 헹구면 안 된다.

② 사용전에 약물을 흔들면 기포가 형성되므로 흔들지 않도록 한다.

③ 숨을 깊게 들이마시고 난 후에 흡입한다.

④ 흡입한 후에는 잠시 숨을 참아야 한다.

⑤ 호흡곤란이 발생할 수 있는 운동을 한 후에 정량흡입기를 사용한다.

해설
정량흡입기는 폐질환을 가진 환자가 흔히 사용하는 것으로 휴대가 가능하다. 풀미코트, 벤토린, 스피리바 등 다양한 종류가 있다. 한 번 들이마실 때 정해진 양이 흡입된다.

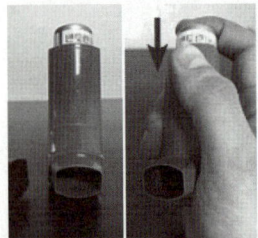

① 풀미코트와 같은 스테로이드는 구강 내 감염을 일으키므로 반드시 흡입 후 구강을 헹구어 내야 한다.

② 사용 전 약물을 충분히 흔들고 앉은 자세에서 고개를 약간 뒤로 젖혀 기도를 연 상태를 취한다.

③ 약물을 흔들고 숨을 깊게 내쉬고 나서 약물을 최대한 빨아들이며, 약물이 흡수되도록 잠시 숨을 참아야 한다.

⑤ 기관지가 충분히 확장되도록 운동 전에 미리 사용하도록 한다.

98 다음 중 높은 수준의 소독이 필요한 것은?

① 청진기
② 질초음파 탐침
③ 심전도
④ 드레싱 세트
⑤ 유치도뇨관

해설

점막(손상받기 쉬운 약한 곳)이나 손상된 피부에 접촉되는 기구로서 혈관에 직접적으로 노출되지는 않는다. 소독력이 검증된 소독액에 소독 시간만큼 기구를 담갔다가 멸균 증류수로 씻어내어 건조시켜 사용한다. 내시경기구, 호흡치료기구(네뷸라이저), 직장과 질 초음파 탐침 등이다.

구분	적용 범위	방법		적용시간
멸균	고위험 기구	고온 멸균	증기(steam), 건열(dry heat)	–
		저온 멸균	• E.O.(Ethylene oxide)가스 • 과산화수소 가스플라즈마(Hydrogen peroxide gas plasma)	–
		화학 멸균제 (침적)	• 2% 이상 글루탈알데하이드	20~25℃, 0시간
			• 7.5% 과산화수소(hydrogen peroxide)	6시간
			• 0.2% 과초산(Peracetic acid)	50분
			• 과산화수소 과초산 화합물 (7.35% hydrogen peroxide + 0.23% Peracetic acid)	3시간
			• 과산화수소 과초산 화합물 (1.0% hydrogen peroxide + 0.08% Peracetic acid)	8시간
높은 수준 소득	준위험 기구	화학 소독제 (침적)	• 2% 이상 글루탈알데하이드	• 2% : 20℃, 20분 • 2.5% : 35℃, 5분
			• 0.55% 올소-프탈알데히드(ortho-phthalaldehyde; OPA)	• 20℃, 12분 • 5℃, 5분
			• 7.5% 과산화수소 (hydrogen peroxide)	30분
			• 과산화수소 과초산 화합물 (7.35% hydrogen peroxide + 0.23% Peracetic acid)	15분
			• 과산화수소 과초산 화합물 (1.0% hydrogen peroxide + 0.08% Peracetic acid)	25분
			• 650~675ppm 이상 차아염소산염(Hypochlorite) (사용 장소에서 전기분해로 제조된 것)	10분
중간 수준 소득	일부 준위험 기구, 비위험 기구	화학 소독제 (최소 1분 이상 접촉)	• 견고하고 매끄러운 표면에 배양액(또는 미생물 농축액)을 엎질렀을 때 유효 염소량 1,000ppm 이상 차아염소산나트륨(Sodium hypochlorite) • 페놀계 소독제 • 아이오도퍼 소독제 • 70~90% 알코올 제제(Ethanol/Isopropanol)	–
낮은 수준 소득	비위험 기구	화학 소독제 (최소 1분 이상 접촉)	• 유효염소량 100ppm 이상 차아염소산나트륨(Sodium hypochlorite) • 페놀계 소독제 • 아이오도퍼 소독제 • 급 암모늄염 제제 • 70~90% 알코올 제제(Ethanol/Isopropanol)	–

(출처 : 의료관련감염 표준예방지침(2017), 질병관리본부)

①, ③ 손상이 없는 피부에 접촉하여 사용하는 기구로 사용하고 나서 알코올솜으로 닦아야 한다. 혈압계, 체온계, 심전도 기계, 대소변기, 방광초음파(방광이 위치한 하복부에서 확인) 등이다.

④, ⑤ 혈관에 직접 노출되거나 조직을 뚫고 들어오거나 방광이나 신장 등과 같은 장기 안에 위치되는 기구로서 아포를 포함한 모든 미생물이 존재하지 않는 멸균이 필요하다. 수술기구, 주사용품, 관절경, 드레싱 세트, 생검겸자나 절단기, 큐렛(조직을 긁으면서 혈관이 노출), 치과기구, 유치도뇨관 등이 있다.

99 상부위장관촬영술에 대한 설명으로 옳은 것은?

① 엑스레이 검사와 동일한 원리이므로 금식이 필요치 않다.

② 바륨을 직장으로 투여한다.

③ 정맥내로 조영제를 주입하여 진단하는 방법이다.

④ 췌장, 간과 담낭의 이상 여부까지 확인할 수 있다.

⑤ 검사 후 수분 섭취를 충분히 한다.

해설

바륨을 경구로 투여하여 식도하부, 위, 십이지장의 이상 여부를 확인하는 방법이다. 금식이 필요하고 검사 후에 바륨으로 인해 변비가 올 확률이 높아서 수분을 충분히 섭취하고 필요하다면 관장이나 하제를 복용하기도 한다.

① 검사 6~8시간 전부터 금식이 필요하다.

② 바륨관장 검사를 말하는데 금식이 필요하며 바륨을 직장으로 투여하여 대장과 직장의 이상 여부를 확인하는 방법이다.

③ 정맥 내로 조영제를 주입하는 검사의 예는 정맥신우촬영 검사이다. 금식이 필요하고 조영제를 주입하여 신장, 요관, 방광의 이상 여부를 확인할 수 있다. 검사 후에는 조영제 배출을 위해 충분한 수분 섭취를 해야 한다.

④ 내시경적 역행성 담췌관조영술을 말하는데 금식이 필요하다. 식도를 통해 십이지장으로 내시경이 들어가서 담도 입구에서 조영제를 거꾸로 주입하여 췌장, 간, 담낭을 관찰하는 방법이다.

100 비위관 삽입 절차에 대한 설명으로 옳은 것은?

① 비위관 삽입 길이는 코에서 검상돌기까지의 길이를 측정한다.

② 앙와위 자세를 취한다.

③ 비위관의 끝을 물에 넣었을 때 공기방울이 생기면 위에 들어간 것이다.

④ 10cc 공기를 주사기를 통해 튜브로 밀어 넣어 하복부에서 바람이 들어가는 소리가 나는지 확인한다.

⑤ 삽입 후 엑스레이 촬영을 통해 삽입이 제대로 되었는지를 확인할 수 있다.

해설

① 비위관 삽입 길이는 코에서 귓불을 지나 검상돌기까지의 길이를 측정한다.

② 앉은 자세에서 비위관이 인두를 지나갈 때 고개를 앞으로 숙여(기도가 앞에 위치) 식도로 비위관이 들어가기 쉽도록 유도해야 한다.

③ 비위관의 끝을 물에 넣어보았을 때 공기방울이 나오면 기관으로 들어간 것이므로 제거하고 재삽입해야 한다.

④ 위는 상복부에 위치한다. 공기를 주입하였을 때 상복부에서 바람이 들어가는 소리가 청진기를 통해 확인된다.

101 오메프라졸 1cap PO(AC)는 무슨 뜻인가?

① 오메프라졸 1캡슐을 식전에 경구복용 하라는 오더이다.

② 오메프라졸 1알을 식후에 경구복용 하라는 오더이다.

③ 오메프라졸 1앰플을 하루 한 번 정맥투여 하라는 오더이다.

④ 오메프라졸 1알을 취침 전에 설하로 투여하라는 오더이다.

⑤ 오메프라졸 1알을 하루 두 번 식후에 복용하라는 오더이다.

해설
cap은 캡슐, PO는 경구복용, AC는 식전이라는 의미이다.

102 등 마사지 중에서 피부와 피하조직, 근육을 들어 올려서 다양한 압력으로 잡았다 풀었다 하면서 주무르는 방법은 무엇인가?

① 진동법

② 지압법

③ 유날법

④ 경타법

⑤ 경찰법

해설
피부와 피하조직, 근육을 들어 올려서 다양한 압력으로 잡았다 풀었다 하면서 주무른다.
① 손바닥을 펴서 진동시키는 방법이다.
② 엄지손가락을 이용하여 압력을 가하며 누르는 방법이다.
④ 손을 컵 모양으로 만들어서 치거나 손끝으로 치는 방법이다.
⑤ 쓰다듬는 방법인데 원위에서 근위 방향으로 진행한다(팔 → 어깨).

103 간호기록 시 주의할 점은?

① 주관적인 견해를 넣지 않는다.

② 간호기록은 근무를 마치기 전까지 하면 된다.

③ 존칭을 쓰도록 한다.

④ 법적 자료가 되므로 개인적인 생각까지 넣어 상세하게 기술한다.

⑤ 동료가 바쁘다면 대신 수정해주는 것은 상관없다.

해설

② 응급상황과 같은 예외를 제외하고 간호기록은 처치를 하고 난 직후에 기록한다.

③ "식사를 모두 하셨다."와 같은 존칭을 사용하지 않는다.

④ 간호기록 시 주의사항이나 주관적 판단을 적으면 안 되고 객관적으로 정확하게 간결하게 적는다.

⑤ 동료를 대신하여 기록·수정하거나 지우지 않는다.

104 오염된 음식을 함께 먹는 과정에서 감염병이 전파되는 방법을 무엇이라 하는가?

① 비말감염   ② 공기감염

③ 직접전파   ④ 곤충전파

⑤ 매개전파

해설

감염된 숙주에서 다른 숙주로 전달되는 과정에서 오염된 물이나 음식, 물건 같은 것이 매개체가 된다. B형 간염 바이러스, 콜레라균이 예이다. 매개전파는 간접전파랑 비슷한 의미를 띤다.

① 비말감염은 5μm 이상의 세균 혹은 바이러스가 기침과 재채기를 통해서 다른 숙주에게 전달이 된다. 감기, 백일해, 폐렴 등이 해당된다.

② 공기감염은 5μm 이하의 세균 혹은 바이러스가 비말에 붙은 채로 공기중에 떠다니다가 다른 숙주에게 전달되는 것으로 결핵, 홍역, 수두가 대표적이다.

③ 감염이 된 사람과 직접적인 피부접촉, 성관계를 통해서 감염이 되는 것으로 성병, 산순포진 등이 예이다.

④ 모기, 벼룩과 진드기와 같은 곤충으로 인해 전달이 되는 것으로 말라리아, 쯔쯔가무시병 등이 있다.

105 역격리를 해야 하는 환자는 누구인가?

① 중증 화상 환자

② 결핵 환자

③ 중증 빈혈 환자

④ 다발성 골절 환자

⑤ 콜레라 환자

해설

격리와 역격리

구분	격리	역격리
정의	전염병에 걸린 환자에게서 타인을 보호하기 위함이다.	감염에 취약한 타인에게서 보호하기 위함이다.
대상	전염성 질환자	감염에 취약한 환자(예 백혈병, 중증 화상, 장기이식)
간호	• 환자에게 적용하는 모든 물품은 격리가 끝날 때까지 병실 안에 두고 써야 한다. • 방문은 항상 닫아두어야 한다. • 전염병이 걸린 환자끼리 같은 병실을 사용할 수 있으며 병실 안에 있는 화장실을 사용해야 한다. • 리넨통과 쓰레기통은 문 앞에 두고 즉각적으로 비울 수 있어야 한다. • 공기로 전파되는 전염병이면 음압격리를 해야 한다. • 접촉으로 전파되는 전염병이면 의료진은 환자를 만질 때 장갑을 사용하고 병실에 나오기 전에 장갑을 벗고 손을 씻어야 한다.	• 내과적 무균법 • 소독 혹은 멸균된 보호장구를 착용한다. 장갑은 직접적으로 접촉할 때만 사용한다. • 외부에서 균이 들어가는 것을 막기 위해 항상 창문과 문을 닫아둔다. • 1인실을 사용한다. • 환자에게 적용하는 모든 물품은 멸균된 상태여야 한다. • 의료진과 방문객의 접촉을 최소화한다.

참 / 고 / 문 / 헌

- 고일선(2024), 최신 기초간호 임상실무, 은하출판사.
- 고일선(2024), 최신 인체 구조와 기능, 은하출판사.
- 김미영 외(2022), 병원간호실무Ⅰ, 도서출판 전국간호.
- 김민소(2025), 간호사 국가고시 한권으로 끝내기, 시대고시기획.
- 김민소(2025), 신규 간호사 임상 매뉴얼, 시대고시기획.
- 김복자 외(2022), 병원간호실무 Ⅱ, 도서출판 전국간호.
- 김유정 외(2022), 기본간호실무, 도서출판 전국간호.
- 문혜경(2022), 기초간호과학, 도서출판 전국간호.
- 이정열(2024), 최신 공중보건학 개론, 은하출판사.
- 이정열(2024), 최신 보건간호학 개요, 은하출판사.
- 이정열(2024), 최신 의료법규 해설서, 은하출판사.
- 최숙자 외(2022), 지역사회간호, 도서출판 전국간호.
- 편집부(2022), 의료관계법규, 도서출판 전국간호.

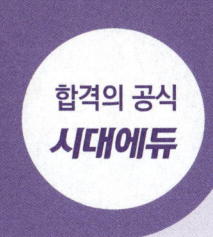

교육은 우리 자신의 무지를 점차 발견해 가는 과정이다.

– 월 듀란트 –

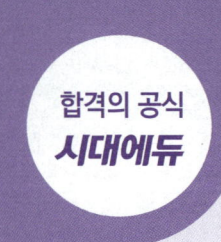
교육이란 사람이 학교에서 배운 것을 잊어버린 후에 남은 것을 말한다.

– 알버트 아인슈타인 –

간호조무사 기출예상문제집 가장 빠른 합격

개정2판1쇄 발행	2026년 01월 05일 (인쇄 2025년 10월 01일)
초 판 발 행	2024년 06월 05일 (인쇄 2024년 04월 04일)
발 행 인	박영일
책 임 편 집	이해욱
편 저	김민소
편 집 진 행	윤진영 · 김지은
표지디자인	권은경 · 길전홍선
편집디자인	정경일 · 박동진
발 행 처	(주)시대고시기획
출 판 등 록	제10-1521호
주 소	서울시 마포구 큰우물로 75 [도화동 538 성지 B/D] 9F
전 화	1600-3600
팩 스	02-701-8823
홈 페 이 지	www.sdedu.co.kr
I S B N	979-11-434-0175-5(13510)
정 가	20,000원

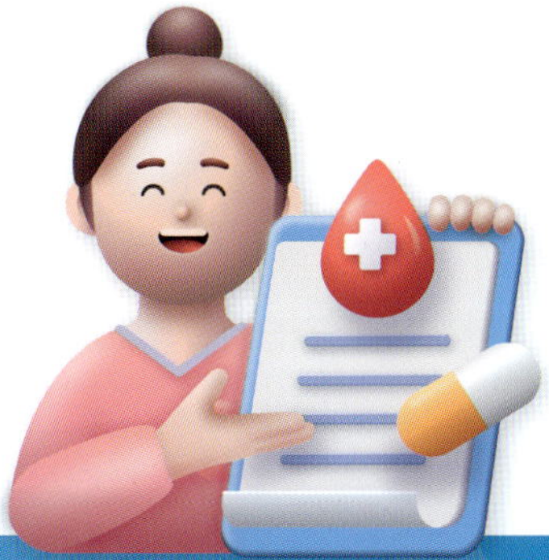

시대에듀와 함께

간호사 면허증을 취득해보세요!

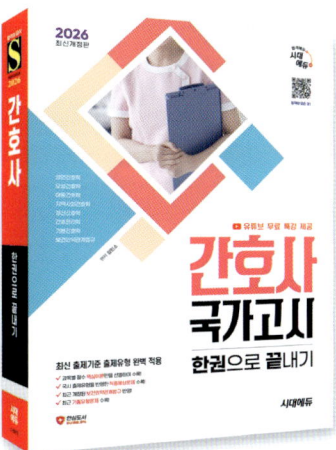

간호사 국가고시
한권으로 끝내기

- 과목별 필수 핵심이론만을 선별하여 수록
- 국시 출제유형을 반영한 적중예상문제 수록
- 최근 개정된 보건의약관계법규 반영
- 최근 기출유형문제 수록

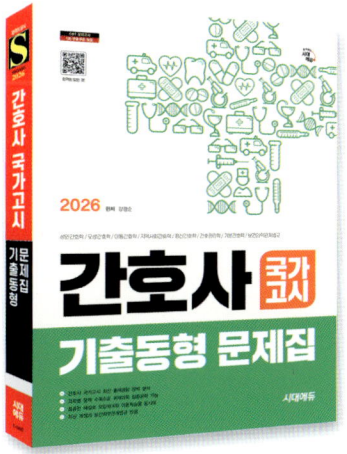

간호사 국가고시
기출동형문제집

- 간호사 국가고시 최신 출제경향 완벽 분석
- 과목별 문제 수록으로 최약과목 집중공략 가능
- 꼼꼼한 해설로 오답체크와 이론학습을 동시에
- 최신 개정의 보건의약관계법법규 반영

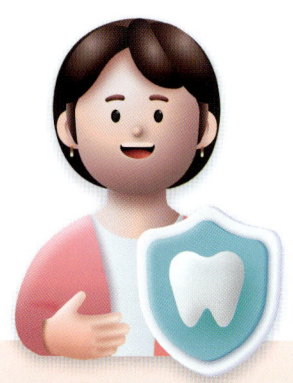
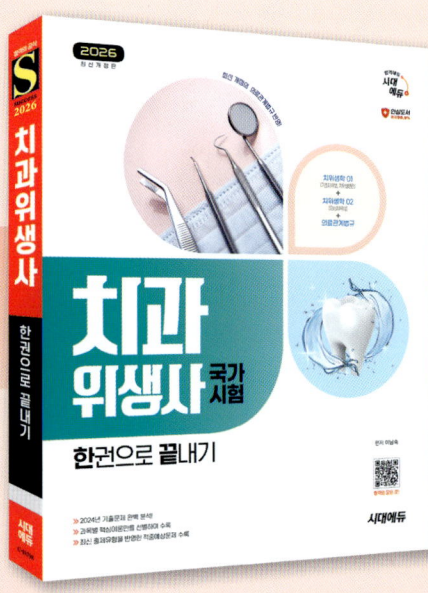

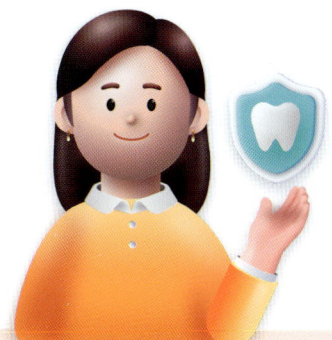
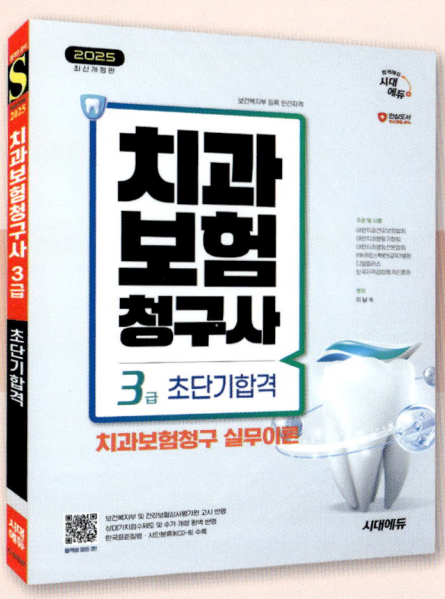

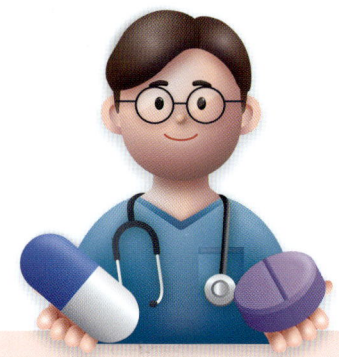
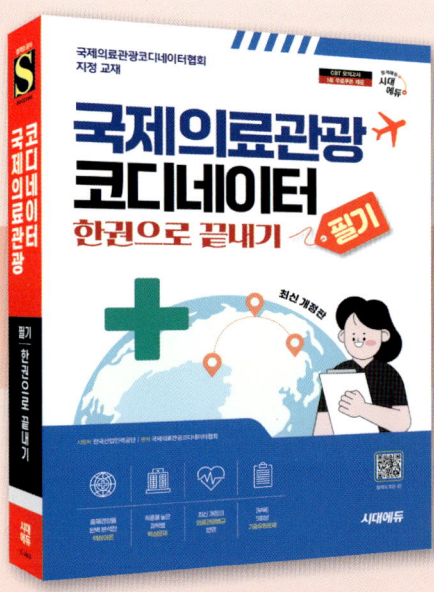